La psychiatrie en boitant

Psycho - logiques

Collection fondée par Philippe Brenot
et dirigée par Joël Bernat

Sans exclusives ni frontières, les logiques président au fonctionnement psychique comme à la vie relationnelle. Toutes les pratiques, toutes les écoles ont leur place dans Psycho - logiques.

Déjà parus

Jean-Claude GRULIER, *Eugène Minkowski, philosophe de la psychiatrie*, 2017.
Christian LEJOSNE, *Un fil rouge. Ce qui relie l'œuvre d'un auteur à son enfance, selon la théorie d'Alice Miller (Abécédaire)*, 2017.
Marie-Laure BALAS-AUBIGNAT, *Identification au traumatisme des petits-enfants de survivants*, 2017.
Cécile CHARRIER, *Tous des monstres. Voir sa violence en face*, 2017.
Myriam NOËL-WINDERLING, *Théorie de la solitude*, 2017.
Arlette VILLA-PORTENSEIGNE, *L'expertise sous le regard de la psychanalyse. « Faux-Pas » ou la question des mères*, 2017.
Sébastien PONNOU, *Le travail social à l'épreuve de la clinique psychanalytique*, 2016.
Souad BEN HAMED-VERNOTTE, *Approche clinique de quelques mécanismes pervers narcissiques, La face cachée de la relation*, 2016.
Mourad MERDACI, *Adolescence algérienne. Liens et cliniques*, 2016.
Paul MESSERSCHMITT et Mélanie DUPONT, *Voulez-vous marcher sur la tête ? Témoins, experts et citoyens*, 2016.
Nadine GOBIN, *La relation et le couple, vecteurs de changement. Changer pour aimer, aimer pour changer*, 2016.
Patrick-Ange RAOULT, *Clinique du corps et de l'acte, Devenir psychologue, Tribulations professionnelles d'un praticien chercheur ordinaire*, 2016.
Martin EGGE, *La cure de l'enfant autistique*, 2015.
Emiléa NKAYÉ, *Une problématique de la douleur chronique*, 2015.
Jean-Claude GUILLAUMUE, *Une petite histoire de la psyché ou quelques reflets de l'âme dans le miroir de l'inconscient*, 2015.
Michel LEMONNIER, *Le travail reconnu. Comprendre, analyser et formaliser l'expérience professionnelle*, 2015.
Jean GODEBSKI, *Tout ce que tu fais pour la personne sans la personne, tu le fais contre la personne, Vers une redéfinition de la fonction paternelle*, 2015.

Jeymo PARRY

La psychiatrie en boitant

Essai de psychiatrie générale : les fondamentaux

L'Harmattan

5-7, rue de l'Ecole-Polytechnique, 75005 Paris

http://www.editions-harmattan.fr

ISBN : 978-2-343-12623-4
EAN : 9782343126234

À Kostas AXELOS, philosophe
À Henri PEQUIGNOT, Professeur à la Faculté de Médecine de Paris
À Henri LABORIT, Chercheur
À André BOURGUIGNON, Professeur de Psychiatrie
qui ont bien voulu et su encourager mon questionnement
À Pierre KARLI, neurobiologiste

IN MEMORIAM

"La vision du monde que chacun d'entre nous s'est constituée n'est rien d'autre qu'un modèle."

J. Forrester

"Les critiques qui accusent un modèle de transmettre une vision artificielle et simpliste du monde réel ont souvent un modèle qui, tout implicite qui soit, est encore plus artificiel et simpliste."

A. Specht

"Une science n'est pas encore une science dans la pleine acceptation du terme tant qu'elle ne sait pas sur quels principes a priori, sur quels fondements, elle s'édifie."

L. Binswanger

"... dans le cadre et sur la base d'une étroite interdépendance des processus mentaux et des processus cérébraux, il peut y avoir émergence d'une logique et d'une dynamique qui appartiennent en propre à notre vie psychique et qui ne se laissent pas simplement réduire à la logique et à la dynamique qui sont celles du fonctionnement neuronal".

Pierre Karli

"Ce dont nous aurions besoin en priorité après les trente ans de développements contradictoires que nous venons de vivre, c'est d'une réflexion unifiante et d'une réarticulation pratique."

Gladys Swain

INTRODUCTION

Il s'agit, élaboré par un praticien, d'un essai de psychiatrie générale au sens donné par Guiraud Paul dans son volumineux ouvrage de "psychiatrie générale" (184) écrit en 1950, avant le développement des neurosciences, du cognitivisme, de la philosophie de l'esprit, de la pensée de la complexité, du chaos, des systèmes, de l'auto-organisation, du déterminisme non linéaire, avant l'invention des neuroleptiques (1952) et de l'imagerie cérébrale fonctionnelle etc. Tout en réfléchissant aux problèmes épistémologiques de la psychiatrie, à sa fondation, à son autonomie qu'il défend, le but de ce grand clinicien était, dans le cadre de ce qu'il nomme un monisme à double aspect : "un même et unique évènement vital peut avoir deux aspects : l'un nerveux, l'autre psychique, tout deux également nécessaires", son intention disions-nous était d'exposer "l'attitude bioneurologique". Cela le conduisait à incorporer la psychiatrie à une biologie en partie mythique, celle de Monakow et Mourgue qui eux opposent deux étages dans le système nerveux central celui des instincts et celui de la "causalité" (fonction du Moi, de la logique, et de l'adaptation du monde réel). L'envahissement de cette dernière sphère par la précédente était "la source des délires et des hallucinations". Mac Lean, vingt ans après, va introduire sa théorie du cerveau tri-unique (reptilien, paléo-mammalien et néo-mammalien) bien des années après l'éclairage déjà mis sur le circuit de Papez (1937) qui sera corrélé à l'émotion et à la mémoire. Ces références anciennes ne nous paraissent pas devoir sombrer dans l'oubli car, contrairement au somaticien qui peut être compétent, performant même en ignorant le passé lointain de sa spécialité, il est certain que l'analyse diacritique du psychiatre clinicien risque de manquer de finesse si ce même praticien ignore l'histoire millénaire et les querelles redondantes de sa vénérable discipline. Le grand Henri EY en était certainement conscient en voulant parachever son œuvre, ce que la mort brutale empêchera, par une histoire de la psychiatrie à l'intérieur de l'histoire de la médecine. Jeune interne formé d'abord à la science du somatique nous n'avons pas oublié notre étonnement lorsque, du jour au lendemain, nous avons été immergés dans un service de psychiatrie. A vrai dire l'étonnement et le questionnement ne nous ont jamais tout à fait abandonné tout au long de notre carrière. Car si "*tout est naturel et tout est fabriqué chez l'homme*" selon Merleau Ponty (310), cet oxymoron dans ses failles n'est pas sans laisser apparaître une étrangeté, étrangeté qui marque aussi la différence anthropologique étudiée par Tinland (442) qui souligne lui aussi "le caractère d'"étrangeté" que revêt l'existence humaine par rapport à l'existence de tous les autres êtres vivants. Il y avait certes à l'époque Henry EY que nous allions entendre le mercredi dans la salle de la bibliothèque de l'Hôpital Sainte-Anne à Paris. Il labourait avec son grand talent le champ de la psychiatrie et illustrait, sans s'y référer, le concept de psychiatrie générale. Il ferraillait aussi contre les dérives de l'époque en publiant peu avant son décès une "défense et illustration de la psychiatrie" avec pour sous-titre "la réalité de la maladie mentale". Dérives parfois aussi stimulantes et éclairantes. Cependant, l'organo-dynamisme du psychiatre catalan ne répondait pas à notre impression d'étrangeté et de "comme si", à notre sentiment de parfois "copier" le médecin somaticien. Nous avons été heureux de retrouver ce malaise chez un Paul Balvet qui écrivait en 1946, au sortir d'une guerre (1939 – 1945) au travers de laquelle il avait eu, psychiatre au Vinatier (Lyon), une attitude particulièrement digne, un article portant le titre "De l'autonomie de la profession psychiatrique" (14). Il notait que "le psychiatre s'est efforcé d'imiter le médecin… l'esprit d'une discipline peut être étrangère, celui des sciences naturelles a été appliqué sans discernement à un objet auquel il n'était pas certain qu'elle s'adaptât " tout en ajoutant "qu'on me comprenne bien, il ne s'agit pas d'exclure la médecine des soucis du psychiatre : "il sent bien que ce n'est pas une maladie comme une autre", soulignait-il. Cette lucidité honnête et questionnante de Balvet tranche avec le discours de beaucoup de psychiatres qui considèrent comme leur mission apostolique de persuader dans une conversion sans doute illusoirement philanthropique, tout un chacun et l'opinion, que le délirant est un malade comme un autre ; du lombalgique et du diabétique, il ne diffère en rien. Un non psychiatre, Hermann Broch (48) le notait : "*à la différence des maladies physiques qui peuvent généralement être diagnostiquées par les observations empiriques effectuées par les observateurs sur le patient (corps du patient) indépendamment de l'environnement, la maladie psychique se manifeste avant tout dans le comportement de l'individu à l'égard de l'entourage*". Si l'activité médicale dans la classification socio-économique peut être située dans le secteur tertiaire, celui des services, le psychiatre émarge aussi à ce que D. Bell (15) a appelé le secteur quaternaire qui regroupe les professionnels qui traitent des relations entre les agents (sociaux) et qui se sont multipliés particulièrement dans les sociétés post-industrielles.

Peut-on importer le modèle médical venant de la médecine pleinement somatique sans le discuter, le nuancer, le critiquer non au sens péjoratif mais au sens étymologique relatif au discernement. Nous étions surpris que les manuels et autres précis de psychiatrie ne s'arrêtent jamais à la question et dévident sémiologie, clinique, thérapie et en toute candeur, célébrant et attestant l'appartenance à la même confrérie que ceux qui, à leurs propres yeux, et en dehors de toute hypocrisie, se représentent eux-mêmes comme les vrais médecins, ceux qui se vouent à l'approche strictement somatique. Le Professeur Milliez, éminent néphrologue et humaniste catholique, représentait bien ses confrères somaticiens lorsqu'il affirmait dans un article du journal Le Monde (24/25 juin 1973) "*on s'apercevra ainsi que la psychiatrie n'est que la somme de nos ignorances organiques*". Et pourtant, en effet, on ne connaît aucune maladie mentale (et même celles relevant de la seule neuropsychiatrie) qui répond au paradigme structurel de la maladie somatique avérée avec ses cinq dimensions. *L'étiologie* puis *les mécanismes pathogéniques* "par lesquels la cause est à l'origine de la maladie". Comme en rend compte le grand interniste Henri Pequignot (342) ces mécanismes vont créer la maladie en provoquant des *lésions*, lésions qui à leur tour, par des mécanismes cette fois-ci définis comme "*physiopathologiques*" vont aboutir à des *symptômes*. Cette distinction capitale entre mécanisme pathogénique et mécanisme physiopathologique n'existe pas dans les modèles de psychoses au long cours et des névroses, encore moins dans les troubles de la personnalité. L'affirmation de Mc Hugh et Slavney (306) selon laquelle "le concept de maladie en psychiatrie n'est pas fondamentalement différent de celui de la médecine générale" est une pétition de principe. Dans leur ouvrage, ces auteurs ne manquent pas de se contredire en évoquant la nécessité de la méthode compréhensive ou l'on quitte le déterminisme de la biologie à la recherche de la signification du comportement humain. Les questions évoquées par Guiraud au début de son ouvrage de psychiatrie générale restent actuelles : "rapport de l'âme et du corps, causes des troubles mentaux, valeur de ce qu'on appelle maladie mentale par comparaison avec les maladies de la médecine générale". L'espoir formulé par Lalonde, Grunberg en 1988 (255) ne s'est pas révélé réalisable. "D'ici l'an 2000, peut-être verra-t-on, pour certaines entités cliniques de la psychiatrie, des marqueurs biologiques plus fiables et plus valides que ceux qui sont proposés actuellement". La théorie de l'organodynamisme de Henri Ey où la maladie mentale est définie comme "la somatose à symptomatologie mentale" ne s'est jamais imposée. Elle est sous tendue par une pensée linéaire alors que le "corps psychique" qu'il imagine et "l'être psychique" qu'il évoque fonctionnent en boucle. S'est imposé à nos yeux comme définition de l'objet de référence de la psychiatrie celui de personnalité au sens de boucle bio-psycho-socio-culturel et corporel. La pathologie de la personnalité ainsi définie comporte des maladies (de la personnalité) et des troubles (de la personnalité). Nous avons tout au long de notre carrière toujours entendu parler d'une crise de la psychiatrie. Mais cette crise est sans doute un signe de vitalité, de santé, elle lui permet de ne pas tomber dans un dilemme qui serait le choix entre un naturalisme aveugle et un cognitivisme ou psychologisme réducteur. Nous n'avons pas la même prévention que Henri Ey vis à vis de la psychanalyse et des sciences humaines ainsi que du concept de psychogénèse. Henri Ey se retournerait dans sa tombe si il lisait sa rubrique nécrologique dans l'austère "encyclopédie historique des neurosciences" (78) où il est désigné comme "psychanalyste français" (sic), bourde qui conforte l'importance que nous donnons à l'histoire de la psychiatrie (peut-être la préhistoire même). Au-delà de cette anecdote, nous voudrions souligner que si la psychanalyse et les psychopathologies ont leurs spécificités et ne sont pas les servantes de la psychiatrie, cette dernière n'a pas été totalement intégrée à la médecine somatique. Elle n'est pas une spécialité mais une discipline médicale dans le champ des disciplines médicales qui comportent aussi la médecine somatique et ses spécialités d'organes ou de système physiologique ou de mesure d'indices etc..., la chirurgie et l'obstétrique. Elle n'a pas non plus à se dissoudre dans les sciences humaines et le néo-nihilisme contemporain. Il y a une tétrade, 4 disciplines. La psychiatrie psycho-dynamique peut s'inspirer de l'image de la table où elle figure le plateau supérieur. Elle repose sur trois pieds, celui symbolisant la médecine et la biologie, celui figurant les sciences humaines et la psychanalyse, enfin, celui incarnant l'anthropologie philosophique. Ce courant de la philosophie est ancien mais s'est autonomisé plus officiellement à une date récente. L'homme, être "risqué" et à risque, être aléatoire qui n'est pas "sûr" comme l'animal, "animal que je ne suis plus" (25) pour reprendre le titre d'un ouvrage riche en réflexions y compris pour le psychiatre.

Nous évoquerons les différentes failles s'agissant de l'homme créées aussi par lui-même à travers la culture et ses systèmes symboliques mais aussi, et cela est lié, "malade de lui-même" selon l'expression de Nietzche (331). Ces failles, celle de la démesure (ubris), celle du mal (malignité) et celle de la folie, ne sont pas à confondre sans écarter les interférences qui ne sont pas totalement exclues. Les maladies mentales sont aussi un drame humain et renvoient à la condition humaine différente de la "nature" humaine. Le courant de l'anthropologie philosophique est vaste et divers depuis, pour ne citer que lui, Max Scheller qui est décédé en 1928 alors qu'il pensait faire paraître l'année suivante son ouvrage ayant ce titre jusqu'à Ricoeur ou Marcel Gauchet etc... Cette approche dépasse la réflexion sur la seule "nature" humaine pour éclairer la spécificité de la condition humaine. Certains ne se réfèrent pas explicitement à ce courant philosophique. Pourtant, pour ne citer que le dernier penseur écrire "exister c'est n'avoir pas choisi d'exister, intéressante limite à l'individualisme" (161) c'est bien à la condition humaine qu'il nous renvoie plutôt qu'à la "nature" comme aussi le suicide qui est, comme le délire, une spécificité humaine n'en déplaise aux célébrants de la fin de l'exception humaine pour reprendre un titre récent. Une élue (les médias) envisageait récemment, en raison des déserts médicaux, de faire accomplir certains actes médicaux par les vétérinaires. Ne leur demandons pas, en plus, d'avoir le regard du psychiatre. Il a été dit que la maladie somatique réalise une expérimentation naturelle qui éclaire sur la physiologie et la physiopathologie. On peut dire en particulier des maladies mentales ne relevant pas de la neuropsychiatrie, qu'elles réalisent une expérience culturelle qui informe sur la psychologie et la psychopathologie, sur la "fabrication" du Sujet et l'architectonie de la personnalité. L'approche de la psychiatrie à travers une grille de lecture, à la fois descriptive, explicative et compréhensive, ne peut être la seule triade bio-psycho-social comme cette option qui est retenue dans des ouvrages comme ceux de Lalonde et Grunberg (255) ou celui de Reynaud (382). Le bio-psycho-social concerne aussi beaucoup d'animaux même en dehors des primates. Ce qui permet aux expérimentateurs de chercher des modèles animaux de certains comportements (comme l'agressivité ou la réaction au stress par exemple).

Cette approche bio-psycho-social véritablement développé en médecine par Engel G.L (132) en 1977 se voit souvent attribuée comme ancêtre le psychiatre A. Meyer (1866 – 1950) qui a développé une conception "psychobiologique" de la maladie mentale. Mais la réflexion sur le bio-psycho-social est bien antérieure et cette triple référence est écrite en toute lettre et avec les traits d'union dans un ouvrage du philosophe français Goblot (1858 – 1935), ouvrage datant de 1898 et traitant de la classification des sciences. Il met l'accent sur le fait que ces trois sciences (biologie, psychologie, sociologie) "forment un système scientifique très complexe" et que les spécialisations dans ce domaine ne sont que des divisions du travail. Mais si ce modèle peut s'appliquer à la médecine, voir à l'éthologie animale, il lui manque une dimension s'agissant de l'homme et de la psychiatrie. La psychiatrie doit tenir compte de la différence anthropologique. Le modèle de triade devient tétrade : il est bio-psycho-socio-anthropologique ou si l'on préfère bio-psycho-socio-culturel. Dans cette tétralogie peuvent s'inscrire les développements modernes des neurosciences et de la nébuleuse cognitiviste qui ne la remettent pas en cause. Il y a un cerveau social. Qu'en est-il du cerveau anthropologique s'agissant bien sûr de fonctionnalité et non de morphologie ? Quelle que soit l'approche et s'agissant du malade mental, il faut toujours de la subjectivité corporelle repasser par le sujet, par le "je". Quelle que soit le poids de la contingence et des déterminismes qui ont présidé à sa construction alchimique et idiosyncrasique.

"Nous devenons individus, nous devenons véritablement des individus au sens psychique, en assurant la contingence qui préside à notre existence...... être un individu, devenir individu, accéder à la puissance d'individu, c'est prendre en charge cette contingence dans la singularité et la solitude qui s'y attachent". Ces propos de Marcel Gauchet (160) illustrent pour nous la fonction de Sujet au sens plénier du terme, l'office du Sujet. D'où l'importance du discours du patient, discours dont l'intérêt a par contre périclité en matière de médecine somatique. Le langage vient non seulement dupliquer le monde et ses objets mais il dédouble le for intérieur lui imposant comme l'écrit Dominique Bourg (41) une forme dialogique. L'animal qui communique mais ne possède pas un véritable langage, lui, ne délire pas même si, pour certaines espèces, il rêve. La compréhension du rêve et de l'imaginaire n'est pas la seule clef du délire. Goblot faisait remarquer, à son époque, que l'atomisme donnait une certaine unité aux sciences que nous appelons maintenant "dures" mais qu'il n'y avait rien de comparable pouvant donner une unité au complexe des "sciences-bio-psycho-sociales". Nous pourrions risquer un candidat intéressant et utile mais sans doute insuffisant, l'auto-organisation. Dans l'unité systémique de la subjectivité corporelle la personnalité relève, comme Janus, de deux réalités. Une auto-organisation neurobiologique et une auto-organisation mentale psycho-socio-culturelle qui intègre l'information, la signification, l'affectabilité, la représentation et l'action. Cette auto-organisation biface rend possible l'énaction terme défini par Godin comme l'inscription du sujet dans un monde qui lui permet non seulement d'avoir des représentations et des émotions mais aussi des attitudes, ajoutons des conduites. Passer d'une auto-organisation à l'autre dans une boucle non sécable (la coupure entraîne le risque certain de mort comme disent les pancartes des transformateurs électriques) suppose que le psychiatre soit, selon l'excellente expression de Tellenbach (435), un caméléon. Ajoutons en raison du développement précédant la boiterie. Un caméléon qui boite comme la psychiatrie elle-même boite. Il trahit l'ordonnance postcartésienne de la classification tripartite des sciences : physiques, biologiques, humaines. Il est "trans" et comme l'écrit Francis Jeanson (226) toujours prêt à des compromissions. Mais ce dernier nous console en soulignant que "la chance de la psychiatrie c'est aussi d'être entraîné de proche en proche par son inéluctable plongée dans la pratique à toutes sortes de compromission". Mais la réalité à notre échelle n'est-elle pas déjà un compromis ? Qu'un sociologue "enquête", qu'un psychologue "teste" et nous ajoutons qu'un neurobiologiste expérimente ou mesure, ils peuvent ignorer, dit l'ancien secrétaire de J.P. SARTRE, "la réalité globale de chacun des individus concernés". Il insiste "c'est d'ailleurs cette ignorance même qui leur semble généralement garantir la scientificité de leur démarche". La psychiatrie est en attente d'une autre scientificité, à venir. Certains comme David Chalmers mathématicien et informaticien en rêve : "quand nous disposerons des théories fondamentales de la physique et de la conscience, nous aurons une théorie de tout" (66). Il n'est pas certain que nous soyons éclairés en remplaçant nos neurones par des puces en silicium non douées d'affectabilité comme le vivant et que les mêmes configurations d'interactions produisent les mêmes comportements. En tant que praticiens nous ne pouvons attendre pour agir le résultat de cette "recherche d'une théorie fondamentale" dont parle Chalmers. En attendant et selon l'humoriste Pierre Dac "il faudrait réfléchir avant de penser". Jeanne Hersch (202) biographe de Karl Jaspers nous révèle que, jeune psychiatre, il avait eu l'impertinence d'oser dire, dans un cercle médical, "les psychiatres doivent apprendre à penser" ce qui aurait provoqué la réplique d'un professeur senior "il faut lui donner la fessée". Nous ne nous comparons pas au grand psychiatre et grand philosophe d'Heidelberg. Nous ne voulions qu'insister sur l'importance de questionner, de problématiser plutôt que de se précipiter dans une réponse hâtive et une pseudo-solution réductionniste.

Le but de notre travail est d'interroger, après nos grands ancêtres tel Guiraud et Ey, les fondations de la psychiatrie et d'autre part de préciser quel est l'objet de la psychiatrie ou plus trivialement de répondre à la question : la psychiatrie est la médecine de quoi ? Cet objet doit être hybride, composite, car la psychiatrie est une discipline hybride, composite. Elle s'inspire de la recherche d'explications neurobiologiques et médicales mais conjointement de la recherche d'une compréhension et d'une explication psychologique apportée par les sciences humaines comme les psychopathologies. Il s'agit d'accepter que la psychiatrie intègre et conserve un socle médical mais en le dépassant. La psychiatrie est appelée, et c'est là son autonomie à sursumer (au sens qu'on a donné à Haufhebung) le modèle médical tout en conservant le socle médical. La psychiatrie doit aussi intégrer l'apport des sciences humaines mais au besoin le dépasser. A propos de cette psychiatrie intégrée, globale et dialectique, on nous pardonnera ce clin d'œil à Hegel. Ce clin d'œil pourrait exprimer la reconnaissance des psychiatres pour le philosophe qui, comme l'a montré Gladys Swain (430), a reconnu l'avancée de Pinel qui écarte l'image traditionnelle et classique de l'aliéné privé de raison pour s'appuyer sur ce qui en persiste en faisant le pari de "la possibilité de nouer un commerce avec l'aliéné au-delà de son aliénation". Nous renvoyons à l'ouvrage de G. Swain intitulé Dialogues avec l'insensé (430 bis). Marcel Gauchet, dans sa préface au livre de Gladys Swain "le sujet de la folie", nous rappelle les termes utilisés par Hegel (dans sa philosophie de l'esprit). Dans ce que nous désignerons aujourd'hui, car il s'agit essentiellement de la référence aux psychoses, comme une syncope, un collapsus de la fonction de Sujet, de la capacité à remplir l'office de sujet, il est dit que la folie n'est pas "perte abstraite" de la raison, mais "contradictoire au sein de la raison toujours présente". Il s'agit d'une véritable révolution mentale et sociétale, révolution continuée par Esquirol.

Par ailleurs, nous disions qu'il s'agit aussi de s'interroger sur l'objet référent de la psychiatrie. Le mouvement hégélien vise ici un objet dialectique, la personnalité globale, bifocale. La personnalité globale est un modèle théorique, et même un idéal-type si on entend par là une construction nécessaire pour penser une problématique complexe. Nous nous éloignons de la définition initiale de Max Weber mais Christian Godin, dans son dictionnaire de philosophie, nous dit que l'idéal type "fait fonction d'expérimentation mentale". La personnalité bifocale ne s'observe pas directement mais à travers ses manifestations, et en particulier s'agissant de la psychiatrie, ses manifestations pathologiques qu'il s'agisse des états mentaux et des conduites. Parallèlement, la psycho-biologie et la bio-neuro-psycho-pathologie sont à la recherche de corrélations et d'indices. Cette personnalité bifocale, plus qu'une simple juxtaposition, est une articulation et une soudure (une soudure articulée !) [1] entre l'auto-organisation complexe neurobiologique (et corporelle) et l'auto-organisation complexe de la psyché. Une bifocalité qui implique interaction et nous évoquerons le néo-dualisme interactionniste (Buser). Cette complexité, de son objet, légitime l'indépendance de la psychiatrie (par rapport aux autres disciplines

[1] Note : Oxymoron : soudure epistémologique et articulation psycho↔biologique.

médicales). Autonomie qui se retrouve sous l'angle de la pathologie qui distingue et associe les maladies de la personnalité et les troubles de la personnalité. Débordant ainsi la seule neuropsychiatrie qui règne sur les neurophrénies et non sur l'ensemble des maladies et troubles mentaux comme l'ont cru et espéré de nombreux aliénistes à commencer par Scipion Pinel dont Gladys Swain nous rappelle qu'il proposait d'appeler "cérébries" ces pathologies "en ferme tenant de l'étiologie organique des maladies mentales" (430). Chemin faisant, nous aurons à souligner que l'anthropologie criminelle (et le champ de recherche psycho-socio-criminologique), anthropologie en voie de constitution, se démarque de l'anthropologie psychiatrique (et de son champ des recherches psychopathologiques et neurobiologiques). S'agissant de conduites criminelles et, comme le montre des affaires marquant l'actualité [1], si une expertise psychiatrique systématique s'impose, elle devrait être complétée, en particulier dans les cas où une maladie mentale avérée est écartée, par une expertise (psycho-socio) criminologique, la seconde confiée à un expert différent (et qui ne serait pas systématiquement un psychiatre). C'était déjà l'avis d'Angelo Hesnard (1886-1969) en 1962 pour ne pas citer de multiples auteurs (202 bis).

[1] Note : Comme l'assassinat d'Agnès le 16 novembre 2011 à Chambon sur Lignon.

CHAPITRE 1

L'objet référent de la psychiatrie

"Le monde dépend du sujet pour apparaître ; le sujet dépend du monde pour être (donc aussi pour apparaître à soi et aux autres)."

Claude Romano

"Autant la représentation me persuade que je suis le centre d'un monde où tout se rapporte à moi, autant la vie m'enseigne qu'elle est un flux dont je ne suis qu'un moment". (1)

Nicolas Grimaldi

"Les mêmes qui se refusent à reconnaître aucune discontinuité entre la matière et la vie, comment peuvent-ils s'en croire justifiés à en établir une entre la vie et l'esprit".

Nicolas Grimaldi

La finalité de la psychiatrie est l'étude et le traitement de la maladie mentale qu'elle s'exprime à travers des états mentaux ou des conduites ou aussi des corrélations et des indices neurobiologiques et corporels.

Mais quel est l'objet de la psychiatrie ? Celui de la médecine scientifique est le corps comme ensemble d'organes. Quel est le référent du psychiatre qui est aussi médecin ? Le cerveau comme il l'est pour le neurologue ? Le mental ? La psyché ? L'esprit ? L'âme ? La personne ? Le Moi ? Le Self ? Le "Je" ? Le Sujet ? L'intersubjectivité ? Les conduites ? etc… Ce ne sont pas des organes sauf le cerveau qui n'est pas un organe comme les autres, ne serait-ce que par son rôle de médiation entre l'individu et le monde extérieur, l'individu et lui-même, de programmation de certains comportements de base etc … Etrangeté de cet organe qui sous forme archaïque et simplifiée, chez les vivants plus élémentaires, est au service de la survie de ce même vivant (et de ses organes) alors que chez la créature évoluée, il inverse son statut en faisant que c'est le corps lui-même qui semble à son service comme le remarquait Raymond Ruyer (398), véritable prise de pouvoir par le cerveau.

Tout un chacun sait que le médecin généraliste, hier omnipraticien, s'affaire auprès de l'organisme tout entier, il est le praticien de tous les organes et aussi celui qui oriente vers le spécialiste de telle ou telle partie du corps. Il n'ignore pas non plus que le chirurgien a le privilège d'ouvrir ce même corps en vue d'enlever, d'extraire, de modifier, de greffer, de mettre en place une prothèse etc..., parfois aidé de nos jours par un robot, assisté le plus souvent d'un médecin anesthésiste qui module la perte de vigilance de l'opéré et maîtrise l'analgésie. L'obstétricien parfois intervient directement mais le plus souvent supervise la grossesse et l'accouchement qui sont des phénomènes physiologiques. On tend à faire de la psychiatrie une spécialité médicale à la manière dont est déclinée la médecine somatique à partir d'un organe ou d'un système physiologique (le système cardiovasculaire pour la cardiologie, le système nerveux central et périphérique pour la neurologie etc...). En réalité, la psychiatrie est une discipline médicale (une des quatre) et non une "spécialité" (sauf au sens trivial et administratif de la nomenclature de la sécurité sociale). On semble avoir oublié la formulation ancienne des quatre disciplines médicales fondamentales : la médecine, la chirurgie, l'obstétrique et la psychiatrie. A sa manière, un véritable quadrivium.

A travers la radiologie, l'endoscopie et autres techniques se réalise une activité médicale voyeuriste de l'intérieur du corps. Le Médecin Biologiste sait tout de nos constantes physiologiques, de notre milieu intérieur. Mais l'intériorité, le Moi-conscience ? De temps en temps, les médias vulgarisateurs nous annoncent que l'imagerie du cerveau ou sa chimie décryptent une facette de notre "for intérieur" mais sans véritablement établir si il s'agit d'une corrélation ou d'une relation de cause à effet. Nos modernes Champollion qui, hier, faisaient la transcription entre nos états d'âme conscients trompés et trompeurs et notre inconscient caché mais lui authentique, font maintenant une translittération entre ces mêmes états d'âmes et le tourbillon de nos neurones, l'alchimie de nos neuromédiateurs. Ces pierres de Rosette, hier issues de la psychanalyse, aujourd'hui des neurosciences se mettent elles à la disposition, pour l'éclairer, du psychiatre méditant dans son "cabinet de curiosités" ou dissolvent-elles – enfin ! – cette pseudo-science psychiatrique ? Son manque de sérieux est attesté par le fait qu'elle ne parvient pas à se légitimer dans le classement post cartésien des sciences, science biologique comme la médecine somatique, science humaine comme la psychologie. C'est une disparition épistémologiquement justifiée que conforte Patrick Juignet (233) qui énonce "la psychiatrie contemporaine est devenue une pratique pluridisciplinaire *sans objet spécifique*. Les domaines sont hétérogènes et il n'y a pas de comparaison possible entre eux". Déjà en 1974 le psychiatre Paul Sivadon faisait remarquer qu'une des principales difficultés de la psychiatrie "c'est l'imprécision même de son objet (421). Relevons le gant et examinons dans un premier temps les candidats qui ont pu être "nominés" et prenons parti pour celui que nous retenons et qui n'est pas embarrassé par ce que Claude Quetel (373) désigne comme "l'atomisation de la psychiatrie". Notre modèle retenu l'est par ce que ce même auteur nomme "un psychiatre de base".

A. À tout seigneur, tout honneur

L'esprit en majesté. Ecarté comme métaphysique, voir religieux il est revenu en force à travers la philosophie de l'esprit (où il a plutôt ici le sens de mental : philosophy of mind). Pour Christian Godin, dans son dictionnaire, ce courant philosophique s'intéresse à la neurophysiologie, à l'intelligence artificielle, à l'informatique. Ajoutons aux sciences cognitives et au fameux "mind body problem". En 1974, le Professeur Sivadon (421) n'hésitait pas à définir la psychiatrie comme la science des maladies de l'esprit. Il affirme avec optimisme qu'une définition scientifique de l'esprit sera donnée dans l'avenir, unifiant enfin la communauté des psychiatres. L'oxymoron du "corps psychique" d'Henri Ey n'a pas réalisé ce miracle... Pour Henri Wallon (460) l'étude non du mental mais de la "*vie_mentale* fait l'objet de la psychologie en soulignant que ... les deux termes vie et mental qui s'accouplent dans l'énoncé de son contenu semblent indiquer quelque chose d'hybride pour ceux du moins qui distinguent entre les sciences de la nature et les sciences de l'esprit". Stanislas Dehaene plus récemment cite les propos de William James, en 1890, pour qui "la psychologie est la science de la vie mentale". Dehaene se reconnaît dans cette approche et ajoute que cette même définition de la vie mentale cerne un domaine, celui de la psychologie cognitive éclairée "par toute la panoplie des méthodes de la biologie, depuis la génétique jusqu'à l'imagerie cérébrale". La psychologie cognitive même aidée des neurosciences ne nous paraît pas prendre suffisamment en compte l'affectivité et tout en donnant une grande importance à cette discipline riche de promesses, nous devons nous contenter, s'agissant de la psychiatrie, d'approches combinées. On pourrait dire de la psychiatrie qu'elle se rapporte aux ratés de la vie mentale (mais quels ratés) et le concept de vie mentale, que nous partageons avec d'autres animaux, est trop large. Par ailleurs, il ne s'agit pas seulement de rendre compte de la pensée mais aussi d'être-soi. Si le terme de "maladies de l'esprit" n'est plus guère utilisé par les psychiatres, on le trouve chez un penseur, sociologue, comme Pierre-Henri Castel (63) qui intitule son ouvrage 'l'esprit malade". Il nous paraît prudent de renoncer à l'esprit comme objet référentiel. Il est trop largement polémique et de plus il est trop lié à la division corps/esprit et à l'héritage dualiste post-cartésien (dualisme des substances et non des propriétés). Il est également justifié de renoncer à un paradigme proche, celui d'âme, bien que l'expression médiévale de "corps animé", de vivant animé, citée par Alain de Libera (99) nous parle davantage, nous évoque la vie mentale plus que nous parle l'esprit désincarné. Evoquons cependant la somme de Jackie Pigeaud (352) consacrée à "la maladie de l'âme" sous titrée "étude sur la relation de l'âme et du corps dans la tradition médico-philosophique antique". Cette doctrine de l'âme chez les anciens va s'appauvrir ultérieurement. Ce n'est plus la tripartition de Platon : dans la tête la partie rationnelle, dans le thorax la partie liée à l'affectabilité (comme l'irascible) et dans le ventre la partie concupiscente. S. Follin et C. Masi (151) dans une réflexion sur la confusion paralysante de la psychiatrie du 19ème siècle mettent l'accent sur le postulat selon lequel une altération des fonctions cérébrales laisse intacte l'âme elle-même. Sous l'influence de la religion chrétienne, l'âme "désanimée" sera considérée comme inaltérable et pour Parchappe (cité par les précédents auteurs) "le terme de maladie est inapplicable à l'âme inaltérable". Pour Heinroth (1773 – 1843) cité par le Docteur J. Borel "la folie est la perte de la liberté morale, elle ne dépend jamais d'une cause physique ; elle n'est pas une maladie du corps mais une maladie de l'esprit, un péché. Elle n'est pas et ne peut pas être héréditaire parce que le Moi pensant, l'âme, n'est pas héréditaire".

B. Le psychisme ?

Pathologie de la psyché qui est la forme "laïcisée" de l'âme ? Le terme de psychisme est souvent laissé à l'usage des philosophes et est souvent absent des dictionnaires de psychologie. On ne le retrouve pas dans le vocabulaire de la psychologie de Henri Pieron (351). Doron et Parot, auteurs du dictionnaire de psychologie (117) renvoient cavalièrement le concept de psychisme à "appareil psychique". Il est vrai que les biologistes n'étaient plus devenus bavards s'agissant du concept de vie qu'ils laissaient plutôt aborder par les philosophes comme Hans Jonas (228) dans son ouvrage. La pathologie du psychique (et la psychologie du pathologique) nous renvoie à la Psychopathologie générale (222) l'ouvrage fondateur de K. Jaspers qui en était à sa troisième édition en 1922. Le philosophe (et psychiatre) y développait en particulier la double approche explicative et compréhensive.

La psychopathologie ne se confond pas avec la seule psychiatrie (elle est aussi revendiquée par des psychologues) mais elle entre dans le domaine de la psychiatrie dynamique. Mais s'agissant de la psychiatrie, il existe aussi de nos jours une neuropsycho-physio-pathologie comme celle d'un manuel récent (56) qui se veut une introduction aux neurosciences affectives qui viendraient ainsi en complément des neurosciences cognitives. Le seul paradigme "psychisme" dans la mesure où il n'implique pas l'approche neurobiologique entre dans le cloisonnement dépassé par la psychiatrie, cloisonnement entre sciences humaines et sciences biologiques. Le terme de psychisme étant trop extensif, beaucoup d'auteurs se réfèrent à d'autres concepts du champ psychique : pathologie du "Moi", de "Ego", du "Je", de l'appareil psychique, du Self, du Sujet etc… Ce sont des concepts incontournables pour le psychiatre qui ne peut qu'être intéressé à la psychodynamique. En effet, des hypothèses explicatives ou compréhensives il faut bien, in fine, repasser par le Sujet qui est le totalisateur et l'interlocuteur. Mais pour être un objet référentiel complet, il manque à ces concepts une référence au corporel, à "l'incarnation". Ce sont des concepts à partager avec les psychologues, psychopathologues, cognitivistes ou d'obédience psychanalytique, et aussi les penseurs du courant de l'anthropologie philosophique qui s'incarne aussi bien chez Alphonse de Waelhens (111) ou Ricœur (386) ne serait-ce pour ce dernier qu'en référence à son concept d'identité narrative sur le quel nous reviendrons.

C. Et les comportements ?

Le psychiatre Emile Meurice (312) les évoque comme objet référent : "la psychiatrie est la partie des sciences qui s'occupe des troubles du comportement de l'homme dans ses relations avec l'environnement et en particulier les autres hommes". Et certes, la psychiatrie réfléchit sur les états mentaux et les conduites. Il sera difficile cependant d'établir une claire distinction entre les déviations normatives (au sens moral, social) du comportement non spécifiquement psychiatrique et les troubles psychiatriques du comportement qui risquent de connaître une inflation non justifiée et de s'étendre à "tous les problèmes de la condition humaine" comme l'écrit Henri Ey (138 bis) dans un de ses derniers textes.

Les penseurs du Droit, de l'Education, les psychologues, les psychosociologues, les criminologues (à travers les psycho-socio-criminologie), les ethnologues, les moralistes, les représentants des cultes, les magistrats municipaux, les responsables de l'ordre, les experts en polémologie etc... s'intéressent tous aux comportements humains sans compter les écrivains, cinéastes etc... Comportement est un cadre trop large, débordant la psychiatrie. Ce cadre s'étend jusqu'à l'ethos qui, pour C. Godin est "la construction subjective de l'ordre légitime du monde organisant la conviction intime de chacun sur ce qui doit ou ne doit pas être fait". Il y a un risque d'aggraver la confusion entre psychiatrie et (psycho-socio)-criminologie.

Pierre Janet, à travers la notion de conduite, a dépassé le simple concept de comportement et élaboré la notion de psychologie de la conduite : "pour appliquer aux hommes la psychologie du comportement, il faut non seulement faire une place à la conscience... sans oublier dans la description de ces conduites leurs formes supérieures telles que la croyance" (219). A travers cette sémiologie des conduites, on a décrit des conduites sexuelles, des conduites alimentaires, des conduites agressives, des conduites sociales diverses etc... Cette richesse du concept de conduite a été réduite par le DSM IV à la seule conduite dissociale sous la rubrique "trouble des conduites". On retrouve cet appauvrissement sémantique dans la publication datée de 2005 de l'I.N.S.E.R.M., étude qui a provoqué une polémique à propos du dépistage "des troubles des conduites chez l'enfant et l'adolescent", polémique qui se voulait vertueuse et humaniste mais qui, comme l'écrivait Pierre Karli (242), n'était pas sans arrière pensée corporatiste et idéologique. On avait noté antérieurement un autre glissement terminologique bizarre et contradictoire à propos du concept de psychopathe. Il désignait, à juste titre initialement, un sujet atteint d'une psychopathie, c'est-à-dire une pathologie du psychisme et on publiait l'observation d'un psychopathe obsessionnel ou psychasthénique etc… Contrairement à son étymologie, depuis, il a pris le sens de personnalité dissociale alors que paradoxalement on s'interroge pour savoir si le comportement dissocial doit être classé parmi les troubles mentaux, la pathologie psychiatrique ou non. Les experts sollicités par les tribunaux ne constatent le plus souvent ni abolition ou altération du discernement, ni abolition ou entrave du contrôle des actes, ce qui sous-entend la responsabilité entière et non un véritable trouble psychiatrique relevant de soins psychiatriques… Que de contorsions sémantiques ! Gageons qu'il n'y aura pas de lobby émanant de "sociopathes" pour obtenir le retrait du concept de "psychopathe" (au sens antisocial) de la grille de la nosologie des troubles mentaux. Comme l'avait été en 1968 l'élimination de l'homosexualité dans la classification américaine célèbre des troubles et maladies mentales (D.S.M.). Retenons la fragilité de la frontière du concept de "troubles" opposé à celui de maladie.

D. Et le cerveau ?

Le cerveau vous dis-je ! pour plagier une célèbre réplique du "malade imaginaire". Objet référent tentant d'autant qu'il est devenu très mode à travers le succès médiatique des neurosciences. La référence moliéresque n'enlève rien à l'importance que nous lui reconnaissons comme condition de toute vie mentale et de son développement. Mais il nous faudra tempérer notre passion pour les neurosciences si talentueuses déjà et si prometteuses surtout en distinguant, ce que ne font pas les vulgarisateurs, condition, contenant, et contenu, corrélation, relation de cause à effet etc… Eviter les dérives naturalistes comme nous avons écarté les dérives idéalistes (les maladies de l'esprit etc…).

Nous aurons à nous demander si le cerveau qui intéresse le psychiatre est le même que celui que connaît le neurologue. Au-delà du cerveau psycho-social (bio-psycho-social) nous poserons la question du cerveau anthropologique. Le cerveau, fonctionne en système ouvert et (ou) fermé avec une coordination entre ces deux systèmes. Comme nous le verrons, André Bourguignon soulignait l'importance, attestée par son métabolisme et son activation, du fonctionnement en système fermé. Un neurobiologiste colombien, Rodolfo Llinas, avait attiré l'attention dès 1981[1] sur ce fait fondamental qui rapproche le fonctionnement cérébral de l'éveil de celui du rêve. Le cerveau n'enregistre pas passivement les données des sens. Percevoir c'est construire, donc concevoir. Et ce qu'on prenait pour un simple bruit de fond "a une influence déterminante dans le traitement des informations sensorielles". Ce fait a été confirmé lorsque le progrès des

---

[1] Note : *La recherche* n°477 juillet août 2013.
"Le cerveau construit le monde de l'intérieur" Article de Anne Lefevre-Balleydier.

techniques d'expérimentation animale a fait renoncer à l'anesthésie générale. Ainsi, "de nombreux réseaux d'aires cérébrales s'activant ensemble en l'absence de toute stimulation sensorielle, sont ainsi mises en évidence dans les régions du cerveau impliquées dans la vision, l'audition, le langage". On ne s'étonnera pas, s'agissant des recherches sur les hallucinations[1] que ces dernières montrent que ces phénomènes pathologiques intéressent plutôt les aires associatives que les aires sensorielles primaires. La neurobiologie explore l'architecture du cerveau, son organisation fine, son fonctionnement global au sein de structures, son fonctionnement local au niveau moléculaire. Les progrès de la psychiatrie dépendront des avancées des neurosciences dans les décennies à venir s'agissant de socle neuro-biologique de la personnalité et de l'explication des symptomatologies (au moins) des maladies mentales et de leur démembrement. Comme nous le développerons, il faudra éviter toute dérive entrainant une confusion entre réductionnisme méthodologique indispensable au chercheur, condition sine qua non de sa recherche et une extrapolation abusive d'un réductionnisme ontologique hâtif. Ce que nous appelons le "ne-quisme" (telle symptomatologie, tel comportement n'est que … etc). Des jeux de langage, au-delà de la métaphore, font attribuer au cerveau les attributs du Sujet, comme le remarquait déjà en 1935 Erwin Straus (1891 – 1975) "l'homme pense et non le cerveau" (429). Plus près de nous, le neurophysiologiste Michel Imbert, spécialiste des sciences cognitives, dénonce (210) l'errance d'une "neuromythologie scientiste qui laisserait croire non seulement qu'on peut voir le cerveau en train de penser (en oubliant que le cerveau ne pense pas) mais surtout qu'on peut directement voir "à quoi il pense".

On cite souvent Griesinger (1817 – 1868) et sa fameuse formulation "les maladies mentales sont des maladies du cerveau". Sa position n'est pas la même que celle que certains lui prêtent, à savoir que les maladies mentales ne sont que des maladies du cerveau, exemple du ne-quisme cité précédemment. Selon les auteurs (368) de la nouvelle histoire de la psychiatrie il croit aussi à "l'utilité d'agir sur le psychisme". La psychiatrie doit-elle se confondre avec la neurologie pour qui le système nerveux est l'objet référent, avec la neuropsychologie ou plus exactement une neuro-psycho-pathologie. Certes, il existe une légitimité de la neuropsychiatrie qui, sur le plan clinique, s'intéresse aux troubles mentaux liés à des atteintes de l'encéphale. Il existe bien des neurophrénies pour reprendre un terme de E.A. Dall cité dans le vocabulaire de Pieron (351). Les neurophrénies s'y rapportent à toutes les altérations du comportement qui sont symptomatiques d'atteintes (impairment) du système nerveux central. Le cadre des neurophrénies débordent des seules lésions et comprend l'action de substance exogène (iatrogène par exemple, ou endogène ou l'effet de perturbations de l'homéostase). La neurologie et la psychiatrie s'intéressent

[1] Note : Dans la même revue article de Arnaud Cachia et Renaud Jardri "D'où viennent les hallucinations".

au syndrome frontal ou à la maladie d'Alzheimer ou aux confusions mentales. Le terme de neuropsychiatrie a pu être déconsidéré par les psychiatres français pour des raisons historiques. Leur combat pour faire reconnaître par le Ministre Edgar Faure, la profession de psychiatre (la psychiatrie intégrée à part entière à la nomenclature administrative de la sécurité sociale). D'autant que l'invention du terme de psychiatrie était antérieure à celui de neurologie... L'histoire de notre discipline laisse des traces confusionnantes et le nouveau lecteur de l'ancienne revue "l'encéphale" serait surpris de n'y rencontrer que des articles traitant de la psychiatrie. Une des plus anciennes revues de la psychiatrie française s'intitule "annales médico-psychologiques".

Cette réalité clinique et étiologique de la neuropsychiatrie rend justifié l'appartenance pragmatique et épistémologique de la psychiatrie aux sciences médicales et pour le praticien une formation médicale. La neuropsychiatrie ente la psychiatrie sur l'arbre de la médecine.

Mais par ailleurs la neuropsychiatrie n'est qu'un secteur du champ psychiatrique et toutes les maladies mentales et troubles mentaux ne sont pas des neurophrénies comme on l'a cru un moment après avoir identifié en particulier l'atteinte cérébrale de la syphilis (Noguchi va identifier le tréponème dans le cerveau des paralytiques généraux en 1913) et lorsqu'on a assisté presque à la même époque aux conséquences de la pandémie d'encéphalite léthargique (1916 – 1920). En effet, les maladies mentales au sens habituel du terme (paranoïa, schizophrénie, névrose etc...) ont un lien plus subtil et problématique avec le cerveau et l'on peut même se demander si le concept d'étiologie, pour certaines, est pertinent. Dans des modélisations plus récentes on évoque la vulnérabilité. Il faudrait peser le poids des multiples facteurs : génétique, épi-génétiques, environnementaux, interactionnels, faire intervenir l'histoire même du sujet, sa construction (hétéro et *auto-construction*), son "entretien" quotidien, sa gouvernance, ses avatars etc... Le modèle de maladie mentale s'écarte plus du modèle médical, d'une médecine basée sur la preuve, surtout si l'on quitte le domaine réservé de la neuropsychiatrie. Peut-être pourrait-on utiliser s'agissant de maladie comme la schizophrénie ou la maladie maniaco-dépressive le terme ancien de diathèse (terme abandonné par une médecine somatique qui se veut scientifique) redevenu libre. Le terme également ancien car créé par Guislain de phrénopathie pourrait s'appliquer aux maladies mentales et aux troubles où l'accent est davantage mis sur la psychogénie, l'élaboration du Moi, du Self (impliquant l'inconscient et l'appareil freudien) comme certains troubles de la personnalité, les névroses etc... Neurophrénies, diathèses, phrénopathies (pourquoi créer des néologismes puisque les termes existent déjà ?) constituent trois modèles de maladies et troubles mentaux où le concept d'étiologie n'est étayé actuellement que dans la première de ces trois nébuleuses et discuté dans la seconde. On attend avec impatience l'apport des neurosciences (comme par exemple dans certaines formes d'autisme du sujet jeune). Mais quid de la neurobiologie de la paranoïa ? Est-ce cette faiblesse de la recherche y compris psycho-pharmacologique qui explique sa quasi disparition (en dehors du caractère paranoïaque) dans la DSM IV[1], alors qu'elle fait la une des faits divers les plus spectaculaires ? Il faut essayer de la deviner dans le concept flou de "trouble délirant" du même manuel. Mais les neurosciences ont leur limite. On peut probablement mettre en évidence, sur le plan neurobiologique, des modifications neuro-synaptiques et chimiques liées à l'émotion de la séparation brutale et radicale, avec aussi un modèle animal (de même qu'on a pu étudier les effets du lien, de l'attachement). Heidegger, dans ses discussions avec les psychiatres du séminaire de Zurich (195), écrit ironiquement que "si la physiologie était le fondement de l'être humain, il devrait y avoir des molécules "d'adieux" par exemple". J'ajoute et des molécules du simple "au revoir". Les journalistes nous ont depuis averti de la découverte de la molécule de la fidélité etc… ! Ce qui bien sûr n'écarte pas la notion de corrélation cérébrale de ces expériences humaines. Mais la psychiatrie se doit d'être sur la ligne de crête qui évite de tomber dans un idéalisme acéphale mais aussi dans un matérialisme d'une naïveté plate et réductrice, matérialisme dont Schopenhauer dit qu'il est "la philosophie du Sujet qui a oublié de tenir compte de lui même" (411). La vie mentale suppose l'étude non du seul "Körper" que j'ai et qui sera mon cadavre mais aussi du "Leib" que je suis. Ce qui nous renvoie à un aphorisme de Lichtenberg (1742 – 1799) "les autopsies de cadavres ne permettent pas de découvrir les troubles qui cessent avec la mort". La mort du Sujet est aussi celle de son Monde. Pour éviter ces errances, les ouvrages de Pierre Karli (240) sont particulièrement à méditer. Pour ce neurobiologiste éminent : "… le biologiste doit reconnaître qu'il existe aussi des biologismes singulièrement réducteurs qui revendiquent des vertus explicatives universelles…". Pour ce chercheur, on ne peut expliquer tout l'homme "sur la seule base de déterminations d'ordre biologique". Il cite Joseph Nuttin pour qui sans Monde et sans Histoire (nous joutons sans interactions) "on n'a qu'une structure formelle c'est-à-dire le squelette de la personnalité". Pierre Karli insiste sur la triade : individu biologique, acteur social, sujet en quête de sens et de liberté intérieure "qui se pense, se détermine et s'évalue lui-même". Il est vrai que cet académicien conjugue l'esprit de finesse et celui de géométrie. Son autobiographie (242) jette un éclairage discret sur le dualisme pascalien de son caractère. Il s'était préparé jeune homme à entrer à l'Ecole Normale (section lettre) mais la mise sous la botte nazie de l'Alsace l'a fait se décider à s'orienter plutôt vers la médecine (puis la biologie) étant contraint d'abandonner son projet initial. Il ne s'agit pas seulement de s'interroger sur le cerveau et la subjectivité mais aussi de prendre en compte le fait que, comme l'écrit Berthoz (24) "on ne peut comprendre l'individu sans comprendre ses interactions avec autrui, c'est-à-dire l'intersubjectivité". Cerveau/subjectivité/intersubjectivité/sujet nous

[1] Note : *DSM IV* Masson éditeur 1996.

conduisent à l'objet référent suivant : la personnalité. Mais quel sens donner à ce terme dont Allport a relevé une cinquantaine de définitions différentes ?

> *"A une époque prête à admettre que seules les forces causales peuvent expliquer notre monde physique, n'avons nous pas besoin d'un nouveau cadre de pensée pour décrire la dépendance mutuelle entre le physique et le mental".*
>
> Gazzaniga

> *"Il est nécessaire de s'avancer sur le terrain d'une théorie de l'individualisation psychique dont nous avons à peine les premiers rudiments".*
>
> Marcel Gauchet

E. La personnalité ?

Nous y invite la référence à J-C Nuttin qui en évoquait le squelette comme nous venons d'indiquer.

Nous ne l'utiliserons pas au sens restreint de caractère ni de la seule personnalité psychique mais plutôt de système psycho-biologique qui a été l'option de Gordon W. Allport (2) qui évoque une organisation dynamique de structures psycho-biologiques corrélées aux comportements et aux états mentaux. On peut se risquer à un schéma :

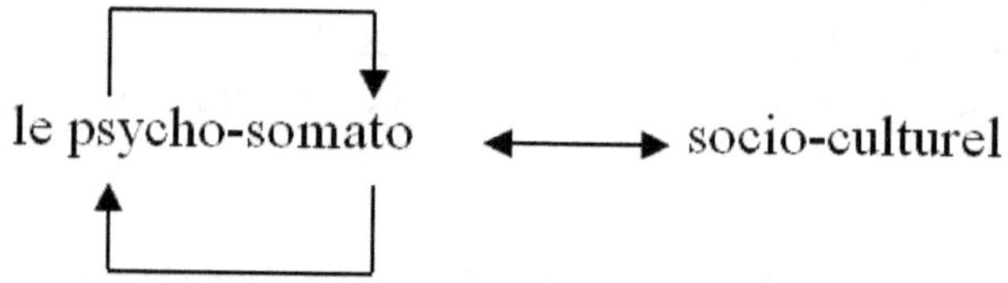

Définition proche de celle donnée par Delay et Pichot (97) et à laquelle nous nous permettons de substituer corporel à morphologique. En effet, la classification de type morphologique a, comme la phrénologie, vécu. Nous reprenons la critique de la morphopsychologie par le Docteur J. Borel (38) qui écrit à son époque (1947) où elle était triomphante : "l'esprit de l'homme dépend un peu trop aujourd'hui de l'épaisseur de son nez, de la hauteur de son cou et du volume de son ventre". La définition des deux auteurs cités devient : la personnalité est l'organisation dynamique des aspects cognitifs, affectifs, conatifs (c'est-à-dire pulsionnel et volitionnel), physiologique et corporel de l'individu. Mais cette définition est trop large car elle s'adresse à d'autres animaux où la dimension psychologique et sociale définit même leurs sociétés animales. Il y manque la dimension proprement anthropologique : le symbolique, l'imaginaire, l'institué, le culturel, l'être-Soi, l'être-au-monde etc… Vladimir Jankelevitch nous rappelle (220) que les Grecs avaient le privilège de posséder deux mots pour désigner la vie : celle qui est commune à l'homme et à l'animal et celle propre à l'être humain et de nature intellectuelle et spirituelle. L'être somato-psychique (et psycho-somatique) de l'homme "vit sur ces deux plans à la fois", rapporte-t-il dans un chapitre qu'il consacre aux "rapports entre la vie morale et le donné psycho-biologique". John Mc Dowell (119) évoque une "seconde" nature. Il faudra impliquer les conséquences du culturel dans la définition de la personnalité et donc de l'artefactualité et de la "Règle" qui s'écartent des faits d'un ordre seulement naturel. Le modèle de la personnalité devient bio-psycho-socio-anthropologique ou si l'on veut, au sens fort de culturel, bio-psycho-socio-culturel. L'objet référent de la psychiatrie est bien *la personnalité* évoquée ici et bien entendu *les indissociables relations interpersonnelles et mésologiques*. Déjà Jaspers dans sa psychopathologie générale (222) note "les anciens auteurs appelaient maladie de la personnalité les maladies mentales" mais il ne définit pas le modèle de personnalité évoqué. Il oppose simplement l'altération de la personnalité aux atteintes des capacités instrumentales (telles que le décriront les neuropsychologues). Gabriel Deshaies affirme nettement et à plusieurs reprises dans sa psychopathologie générale (108) que "la pathologie mentale est la pathologie de la personnalité" et plus loin "la pathologie mentale est en totalité la pathologie de la personnalité". Il explique que la personnalité est un système doté de plusieurs modalités structurales potentielles. La différenciation au sein de ce système de modalités structurales implique la multiplicité des troubles. Ce qui oppose Deshaies aux partisans de la psychose unique, de la monopsychose, théorie qui a intéressé Henri Ey. En effet, Henri Ey était partisan du concept de dissolution globale et écrit dans son Manuel (140) "il est peut-être sage de ne pas écarter systématiquement l'ancien concept". Cette approche, celle de Deshaies, permet un classement général de la multiplicité des entités cliniques en deux nébuleuses :

1. les maladies de la personnalité
2. les troubles de la personnalité et du caractère.

Ces derniers posant la question d'un continuum avec la "normalité", car dotés de frontières floues et d'entités douteuses. Ainsi, à juste titre, Otto Kernberg (243) s'élève contre l'entité fictive de "trouble de la personnalité border line" qui est un fourre-tout. Cette autorité en matière de <u>maladie</u> "Border line" fait remarquer que l'artifice a consisté dans l'oubli de l'exigence de retrouver dans le diagnostic la notion *d'épisode délirant*. Les troubles de la personnalité se veulent asymptomatique et constitués de traits de caractère. Le DSM IV (qui confond caractère et personnalité) les définit comme "des modalités durables d'entrer en relation, de percevoir et de penser son environnement et soi même". "Elles entrainent une souffrance de l'entourage et de l'individu" et "une altération du fonctionnement social, professionnel ou dans d'autres domaines importants". Nous reviendrons sur la construction de cet ensemble par le DSM IV, construction qui ne respecte pas sa prétention descriptive "athéorique". Serge Mendel (309) retient lui aussi le terme de personnalité qui a "l'ambition de recouvrir un modèle théorique de la construction d'un individu". Cette personnalité ne cesse de se faire, voir de se défaire. Elle se construit sur des temps forts comme ceux de la petite enfance et de l'adolescence. Elle va être soumise aux aléas de l'existence et à l'involution. Les conditions nécessaires mais non suffisantes, conditions physiques, biologiques et psycho-sociales de sa construction (qui est aussi une auto-construction) et de son fonctionnement impliquent des limitations, la finitude, la contingence qui caractérisent la condition humaine et non la seule organisation de la "nature" humaine. Nous notons, s'agissant de la médecine et de la psychiatrie, que l'approche bio-psycho-sociale s'est diffusée à une époque récente et bien après l'ouvrage de Gordon – W. Allport qui a été édité en 1937 (2) et avec lequel les tenants de l'approche trine évoquée n'avaient pas établi de relation. Cette approche bio-psycho-sociale a été présentée comme venant d'Outre-Atlantique. Effectivement cette approche figure en sous-titre dans le manuel de psychiatrie de Lalonde et Grunberg (255) paru en 1988. Mais les auteurs influencés par la littérature anglo-saxonne confondent caractère et personnalité "la façon qu'a un individu de penser, de ressentir, d'agir, de réagir". Il y aurait une cohérence logique à établir une correspondance entre l'approche bio-psycho-sociale de la problématique de la pathologie mentale à un moment donné (et dans sa réalisation diachronique, dans son histoire et l'histoire du Sujet) et l'architectonie bio-psycho-sociale de l'objet référent du psychiatre, à savoir la personnalité. Modèle qui implique l'individu aussi dans sa corporéité (voir les termes allemands de Körper, de Leib) et dans sa subjectivité, son être-soi, modèle qui ne prétend pas réifier la Personne dont la pertinence, elle, n'est pas d'ordre scientifique. Comme nous l'avons indiqué, la triade bio-psycho-sociale est trop réductrice s'agissant de l'homme car elle s'applique à beaucoup d'animaux à système nerveux complexe, en particulier aux homéothermes qui possèdent comme nous la caractéristique du sommeil paradoxal et d'un système limbique développé et corrélé à l'émotion et à la mémoire. Le cognitif, l'affectif, le conatif, les instincts correspondant aux besoins sont partagés par l'homme avec des animaux éthologiquement proches. Mais le monde de l'homme est plus que la niche écologique, plus que "l'Umwelt", le milieu des animaux. Les hommes ont créé un monde artefactuel et institutionnel qui participe aussi à leur développement spécifique, à leur fonctionnement spécifique. La dimension imaginaire si développée chez l'homme, l'imaginal selon Corbin propre à la société humaine, la Bildung[1], les systèmes symboliques, l'éthique (qui est plus que la morale sociale), introduisent une différence anthropologique, comme aussi les conduites criminelles, la jouissance sadique etc… Raymond Ruyer (398) remarquait que si l'on peut provoquer chez l'animal des troubles psycho-comportementaux, que si il y a une neuropsychiatrie vétérinaire

[1] Note : *Bildung,* terme allemand. Par opposition à la Kultur collective, la *Bildung* est la culture personnelle en mouvement (*Dictionnaire de Philosophie* de Christian Godin). La Bildung est pour nous proche de l'humanisation de Karli.

expérimentale (je cite le "désespoir appris" bien que postérieur à l'œuvre du philosophe de Nancy) par contre "aucun animal ne peut être vraiment "névrosé" ou "psychotique" comme un homme". Ce sont des phrénopathies comme nous l'indiquions (ou des diathèses). Il ajoutait "c'est que la folie, quelles que soient ses causes provocantes, organique ou non, est essentiellement une maladie propre à l'être capable d'activité symbolique". J-C Reil (1759 – 1813) souligne que selon Kant, à l'état de nature "il est peu possible qu'il (l'homme) soit soumis à la folie. La folie est tout à fait au dessus de ses capacités" (377). La quadruple racine de la personnalité de notre modèle bio-psycho-soci-anthropologique s'incarne dans un corps et a un fonctionnement en boucle, un corps qui est médiateur de l'identité et de l'altérité et médiateur entre le "for intérieur" et le monde de l'extériorité. Personnalité est un terme beaucoup plus tardif que celui de personne, ce dernier étant, selon le Dictionnaire historique de la langue française (Robert) au sens courant, attesté au 11ème siècle alors que personnalité au sens psychologique n'est attesté qu'au 18ème siècle. Nous utilisons donc personnalité dans le sens moderne introduit par Ribot et son école. Lalande (254) dans son dictionnaire philosophique ajoute que ce concept renouvelé implique un soubassement physique, physiologique. Ribot voulait rompre avec le Moi-esprit trop proche pour lui de la métaphysique. Comme il l'explique dans son ouvrage sur les maladies de la personnalité, ce concept évitait de donner au moi une "origine surnaturelle". La personnalité qui est une auto-organisation a une genèse naturelle et culturelle ce qui nous permet de nous recommander de et d'associer trois auteurs, Goblot s'agissant de l'approche bio-psycho-sociale, Ribot s'agissant de la personnalité somato-psychique, et Allport qui y a consacré un ouvrage très documenté. Les psychanalystes, eux, utilisent plus souvent le terme de caractère. Paul Laurent Assoun (8) nous informe que Freud a rarement utilisé le terme de personnalité. Il le fait dans la série de ses derniers écrits en 1933, dans les "Nouvelles suite de conférences d'introduction à la psychanalyse". Assoun évoque les termes de "démembrement de la personnalité", "démantèlement". Dans la traduction récente, parue aux Presses universitaires de France, la conférence a pour titre "la décomposition de la *personnalité psychique*". Freud utilise donc le seul plan de la *personnalité psychique* sans référence au socle neurobiologique qu'il n'ignore pas et il s'en explique. Il déclare en effet que "la personnalité *animique*" est ouverte à son extrémité sur le somatique tout en confessant que le substrat de cette rencontre ne peut, à la date de l'exposé, être précisé et décrit. C'est aussi la position prudente d'Allport qui publiait à la même époque mais insistait davantage sur sa conviction de voir l'avenir apporter une contribution décisive à la neurobiologie de la personnalité. Freud montrait que les maladies mentales réalisent comme une expérience et que là où il y a brisure, fissure de la personnalité malade, il y a chez la personnalité saine articulation. L'expérience (naturelle et/ou culturelle) de la maladie mentale aide à modéliser, structurer le schéma de la personnalité normale. Freud dit des malades mentaux que ce sont "de telles structures fissurées et éclatées". Aujourd'hui on distinguerait les distorsions des névroses et troubles de la personnalité, la dissociation des schizophrénies, les dissolutions des psychoses aigues, la décomposition, la dislocation, le délitement, la déliquescence des neurophrénies sévères comme la démence neuropsychiatrique et sans compter par ailleurs la scission, les troubles du développement, la régression etc… Karen Horney donnera comme titre à son ouvrage de 1937 "la personnalité névrotique de notre temps" mais il s'agit de la seule personnalité psychique. Lacan lui-même utilise en 1937 le concept dans sa thèse de médecine intitulée "la psychose paranoïaque dans ses rapports avec la personnalité". Il n'était pas encore le maître de la psychanalyse et des jeux de langage. Il va devoir se justifier d'avoir utilisé ce terme et semble même faire amende honorable dans son style inimitable que cite Paul Laurent Assoun "si j'ai longtemps résisté à la republication, c'est simplement que la psychose paranoïaque et la personnalité n'ont pas de rapport. Parce que *c'est la même chose*", C.Q.F.D. Pour nous, cette incidente nous conforte le modèle évoqué de pathologie de la personnalité avec à côté des troubles, l'existence de maladie comme la paranoïa délirante. Le concept de personnalité psychique dépasse celui du caractère (même si ce dernier s'y intègre mais cela suppose une stabilité psychique pour qu'il se révèle). Il n'y aurait encore moins de sens (et de grain à moudre) à rechercher des troubles du caractère dans les psychoses aigües qui relèvent plutôt d'une clinique à l'état pur de symptômes. Il faut tirer de l'oubli Lagache (251) qui fut un temps un compagnon de Lacan et qui a écrit un article de synthèse traitant de la psychanalyse et de la structure de la personnalité. Il apporte de l'eau à notre moulin en définissant la personnalité comme une structure *biface* psycho-biologique. Evoquant "les formations psycho-physiologiques" il poursuit "la personnalité est elle-même une structure, une structure que le temps différencie dans l'individu, un ensemble dynamique c'est-à-dire organisé et mouvant de formations psychophysiologiques, elles-mêmes organisées et mouvantes ; elles assurent cependant avec quelques régularités les relations de la personne avec son monde personnel, ce qui veut dire aussi elle-même". Ajoutons aussi la relation et médiation avec l'extériorité, le monde commun du moins chez le sujet vigil. Lagache distingue deux conceptions de la personnalité. L'une qui est un "ensemble hiérarchisé de traits directement observables, conception statique et formelle". Elle nous paraît convenir à la caractérologie. L'autre qui a la faveur de Lagache et que nous retenons : "un système dynamique de relation entre des formations qui ne sont pas directement observables mais auxquelles l'observation de certaines régularités confère une réalité conceptuelle à l'intérieur d'un modèle théorique".

Nous sommes proches dans le modèle que nous adoptons, modèle de la personnalité globale, bifocale, de la description que fait Pierre Karli dans son livre "le Besoin de l'Autre" de cette même personnalité, normale, dont il évoque le "développement biopsychosocial". Il évoque en effet "un ensemble de processus psychiques – cognitifs et affectifs – dont l'agencement détermine, à tout moment, les attitudes et les actes à l'égard de l'environnement en fonction du vécu personnel et de la signification qu'il confère aux événements et aux situations rencontrées ou recherchées. C'est une vision interactionniste, dynamique et évolutive par ailleurs". Et, par ailleurs, il confirma la bifocalité en évoquant de manière complémentaire et parallèle "l'équipement biologique (qui) pourvoit la personnalité de ses fondements de stabilité, d'unité et de cohérence, en même temps qu'il lui fournit les moyens qui sont nécessaires pour construire l'histoire – plus ou moins agitée – d'un parcours de vie, tout "en gardant le cap" et "en préservant une certaine permanence". L'auteur insiste sur "les fonctions de médiation que le cerveau assure dans le dialogue de l'organisme avec son environnement". Selon Gladys Swain, en 1886, Berheim utilisait déjà le terme, plutôt vide à son époque, de psychobiologie. Aujourd'hui, la psychiatric ne peut ignorer les avancées de la psychobiologie contemporaine. Pierre Karli, dans son évocation des multiples facteurs qui "contribuent à déterminer la constitution, l'animation et l'évolution" de la personnalité, propose quatre niveaux d'analyse que nous reprenons ici.

1) Un niveau fondateur qui associe dans son assise facteurs génétiques et épigénétiques qui assurent la structuration fine du système nerveux central.
2) Un niveau neuro-fonctionnel et structurel accessible à l'analyse neurobiologique et qui "comprend de multiples réseaux neuronaux au sein du cerveau, avec la maturation de leurs connexions et celles du fonctionnement de leurs systèmes de neurotransmission et de neuromodulation".
3) Un niveau psycho↔biologique. Il est concerné par l'analyse neuropsychologique et "constitué par les multiples processus – cognitifs et affectifs – de la vie psychique".
   Pour nous, c'est déjà le domaine de l'interaction psycho↔biologique et aussi de ce que Buser nomme l'inconscient cognitivo-affectif.
4) Enfin, émerge un niveau psychique, subjectif et inter subjectif. Celui du vécu, des représentations, des attitudes, des conduites dont P. Karli nous dit qu'il se laisse analyser par l'observation et le dialogue. Nous pensons à l'approche dialogique de Francis Jacques et à l'incidence de l'herméneutique s'agissant des interprétations psychologiques et psychopathologiques.

P. Karli insiste sur l'interaction entre ces différents niveaux : "ces interactions influent tout d'abord sur l'expression des gènes, c'est-à-dire sur l'actualisation concrète des potentialités inhérente à ces gènes. Elles exercent ensuite une influence structurante sur le développement des réseaux neuronaux et des modalités de leur fonctionnement. Elles structurent également la maturation des processus cognitifs et affectifs et elles fournissent l'essentiel des contenus à traiter et à mémoriser." P. Karli insiste sur la bi-directionnalité des interactions entre les différents niveaux. Chaque niveau nait du précédent et rétroagit sur lui et sur les niveaux précédents. Ainsi, les "interactions avec l'environnement retentissent sur le substrat neuronal par l'intermédiaire des processus de la vie psychique". Nous avons noté que la subjectivité n'est pas que passive. Elle est active et nous reviendrons sur cette donnée fondamentale. Le modèle de la personnalité globale, bifocale est celui de l'unidualité, oxymoron qui a été souvent utilisé par E. Morin. L'unidualité de la personnalité globale peut se traduire aussi comme une méta-entité biface, ce terme d'entité biface qui, lui-même, a été développé par le philosophe Stéphane Ferret (144). Même si, ce qui est impossible aujourd'hui comme demain, nous disposions d'une totalité descriptive de l'organisation neurobiologique et corporelle de la personnalité globale, nous ne pourrions pas, probablement, nous passer d'emprunt à une description de l'organisation psychique comme l'écrit Stéphane Ferret : "il est impossible de justifier cette coréférentialité par la description, aussi complète soit-elle, de l'un des deux concepts". Le modèle de personnalité globale, bifocale, est bien celle d'une entité biface ou amphibie (de amphi : double et bioun : vivre) pour utiliser les termes de l'auteur cité : "une entité dotée à la fois des propriétés physiques et de propriétés mentales". Ces propriétés étant incommensurables s'agissant de personne, il faut s'agissant de la personnalité sélectionner des variables. Notre concept de personnalité globale est compatible avec le naturalisme philosophique et avec les sept postulats qu'énumère S. Ferret sous l'appellation de sept croyances et dont il dit "les sept croyances proposées, correctement articulées, constituent l'ossature d'une théorie corps-esprit : une théorie physicaliste..., non éliminative, réaliste ou anti idéaliste..., non réductionniste..., biface ou amphibie..., causale ou non épiphénomale...". Le premier postulat est celui d'un physicalisme atténué. "Il n'y a pas de place, dans l'ameublement du monde, pour des entités purement mentales, comme les spectres ou les ectoplasmes...". Mais également la conscience est irréductible ou physico-chimique. Il y a aussi le Monde 3 de Popper. Celui des productions culturelles et donc aussi de l'esprit. Le second postulat "Nous ne pouvons pas douter, de quelques manières que ce soit, de l'existence de nos propres états mentaux" et "l'impression de percevoir quelque chose, y compris dans le cas d'un rêve ou d'une hallucination, est une expérience dont je ne peux dénier la réalité". Le troisième postulat est celui du réalisme. Il existe des objets du monde 1, objets tridimensionnels, mais aussi des objets abstraits "comme les nombres, les nœuds ou les centres de gravité". Ajoutons des objets vivants, celui du monde animé. C'est un point de vue anti-idéaliste. Le quatrième postulat est celui des corrélations. "Les états mentaux sont corrélés d'une façon ou d'une autre au cerveau ou au système nerveux central". Ajoutons que le corps (en plus du seul cerveau) est impliqué ce qui fait que nous précisons : pôle neurobiologique et corporel. Le cinquième postulat est ainsi évoqué "les types d'états (ou d'événements) mentaux ne sont pas identiques à des types d'états (ou d'événements) cérébraux, contrairement à ce que pourraient laisser entendre les quatre premières croyances". Ce postulat est celui du non réductionnisme. Le sixième postulat constate qu'il existe des états et des événements dépourvus de toute propriété mentale mais qu'il n'existe pas d'état mentaux non neuronaux : "les états mentaux et certains états cérébraux sont coréférentiels, ils désignent les mêmes portions du monde". Il faut distinguer ces descriptions à la troisième personne et ceux à la première personne. C'est donc aussi une prise de position en faveur du non réductionnisme. Enfin, le septième postulat concerne la causalité mentale. Les postulats précédents permettent "de rendre compte du fait qu'une intention, une croyance ou un désir permettait d'accompli une action". A partir du moment où nous considérons la personnalité globale comme une entité biface, amphibie, nous échappons à ce que les philosophes nomment "une clôture du champ causal". La méta-entité biface écarte l'erreur désignée comme épiphénoménisme et qui a valu à Ribot de ne pouvoir exploiter sa découverte des "maladies de la personnalité" et de tirer tout le parti du modèle moderne de la personnalité dont il a été un des initiateurs. Ce postulat intègre le dualisme interactionniste (Büser) et rend obsolète certaines ratiocinations des théoriciens de "l'esprit" ainsi que les joutes opposant champions de la psychogénèse et champions de l'organogénèse. Ce postulat rend compte de l'impasse de l'organodynamisme malgré l'immense talent de son inventeur qui n'a pas développé les conséquences de l'oxymoron dont il est l'auteur "le corps psychique". On pourrait ajouter deux postulats empruntés à André Bourguignon. Un huitième postulat souligne que le cerveau et l'appareil psychique qui sont deux systèmes vivants sont des systèmes complexes hors équilibre. Un neuvième insiste sur le fait que ces systèmes sont organisés (pour l'observateur) en niveaux et que chaque niveau "est caractérisé par des lois et propriétés émergentes spécifiques" (44).

Comme nous l'avons observé et comme le confirme un des penseurs de l'état limite, O. Kernberg (243), "les termes de caractère et de personnalité ont été utilisés de manière interchangeable "dans la psychiatrie anglo-saxonne ce qui n'est pas sans entraîner une certaine confusion dans le DSM IV. Ce dernier reconnaît et tente d'établir une liste des troubles de la personnalité. Mais sa classification semble laisser supposer que les formes graves des maladies mentales qu'il tente de recenser n'impliqueraient pas d'altération de cette même personnalité. Le schizophrène aurait une personnalité sans altération. On n'échappe pas à un point de vue théorique, à un a priori théorique même s'il n'est qu'implicite. Il n'y a pas d'immaculée description, d'immaculée sémiologie. Comme le souligne Emmanuel Sandler qui, en compagnie de D. Hofstadter, a réfléchi sur "l'analogie, fondement de nos apprentissages" : "il n'existe pas de frontière entre percevoir et concevoir". Disons ici entre percevoir un symptôme et le construire intellectuellement. Seule la théorie permet ce dernier travail et la reconnaissance du symptôme comme forme clinique.

La psychiatrie continentale a eu une position différente. Ainsi, un paragraphe du Traité de Psychiatrie de l'enfant et de l'adolescent (262) de Leibovici et collaborateurs s'intitule "Trouble de la personnalité *et* (1) du caractère". Pour l'auteur de ce paragraphe, la personnalité psychique "renvoie à l'ensemble de l'organisation du fonctionnement mental, à l'élaboration de l'ensemble des investissements objectaux et narcissiques, aux différents contre-investissements, symptômes et mécanismes de défense" alors que le caractère renvoie "à la partie perceptible de cette personnalité pour l'entourage de l'individu". Il est du domaine du transactionnel.

Le psychanalyste Bergeret affirme aussi vigoureusement cette différence sémantique dans son ouvrage : la personnalité normale et pathologique (20), le caractère est d'ordre relationnel, intersubjectif, visible mais n'est pas la structure même de la personnalité. Il déplore que "la pauvreté de nos connaissances nous empêche de mettre en relation processus cognitif et affectivité pour les intégrer à une psychologie de la personnalité". On ne retrouve pas dans l'œuvre d'Henri Ey une définition systémique de la personnalité, qu'il tend à réduire au Moi. Il oppose la pathologie du Moi à celle de la conscience, un Moi qui serait "l'être conscient de Soi", ce qui implique la conscience (cette différence : pathologie du Moi et de la conscience peut être justifié du seul point de vue sémiologique mais non dans l'architectonie de la personnalité). Le Moi d'Henri Ey n'est pas celui des psychanalystes qui lui "n'est pas maître dans sa maison". Il le célèbre comme "sujet de sa propre connaissance – comme auteur de son propre personnage – comme maître de son propre caractère" (140). Ce Moi du grand clinicien nous paraît pécher par orgueil et solipsisme et avoir emprunté à "l'aséité" qu'Anselme de Canterbury réserve à Dieu. Ou en nous écartant de l'occident ce Moi n'est pas sans évoquer ATOUM du panthéon religieux égyptien, l'être auto-suffisant dont le nom signifiait paradoxalement "ne pas être" et "complet". Nous n'aurons pas la prétention de faire du Moi un tel démiurge (ce qui serait bien tentant du fait qu'il associe création et néant ce qui n'est pas sans évoquer Libido et Destrudo). Nous reprochons, disons nous, cette opposition du Moi et de la conscience. On n'a jamais vu un Moi sans conscience et inversement et, même chez le rêveur, un Moi-conscience sans Monde. Nous ne résistons pas au clin d'œil littéraire en citant "l'autobiographie" du grand écrivain argentin Macedonio Fernandez (143) "l'univers ou Réalité et moi naquîmes le 1er juin 1874 et il est facile d'ajouter que les deux naissances se produisirent près d'ici… Il y a un monde pour chaque naître, et ne pas naître n'a rien de personnel, mais signifie tout simplement que le monde n'est pas. Naître sans le trouver n'est pas possible : on n'a jamais vu un moi se retrouver sans monde à la naissance, ce qui m'induit à croire que c'est nous-mêmes qui apportons la Réalité qui s'y trouve, et qu'il n'en resterait rien si effectivement nous mourions, comme certains le craignent". Pas de conscience non plus sans moi comme on le constate dans la conscience onirique, encore que, dans le coma végétatif apparaît un rythme éveil / sommeil mais avec un contenant, de cet état vigil, qui paraît rester vide.

Nous développerons l'idée suivante. A discipline composite comme la psychiatrie il faut un objet composite : la personnalité bifocale (un pôle neurobiologique et corporel et un pôle psychologique). La personnalité globale, hybride, bifocale relève d'une double complexité, celle du pôle neurobiologique (et corporel) et celui du pôle psychique. S'agissant du contenu de la psyché, disons avec Pierre Karli (242 bis) que des aspects essentiels de ce contenu "ne se laissent ni déduire de – ni par conséquent, réduire à – la seule connaissance des processus et des mécanismes d'ordre neurobiologique". D'où la nécessité de maintenir deux pôles dans ce modèle de la personnalité globale. Ce modèle rejoint le domaine défini par A. Berthoz comme celui de la simplexité, complexité déchiffrable progressivement et dans certaines limites, car sélectionnant des variables. Ce même auteur nous dit de la conscience (qui est au cœur du modèle de la personnalité) qu'elle est "un des outils inventés par l'évolution pour nous permettre d'anticiper en sélectionnant. En cela, c'est un mécanisme simplexe puisqu'elle correspond à la construction cohérente d'une réalité d'un instant, qui convient à notre cerveau en fonction d'un but et de l'état interne et externe du flux de perçaction" (24). La nature composite de l'objet référent visé, la personnalité globale impose une approche dialectique, dans le sens de la néo-dialectique de E. Sanchez-Palencia (402). Nous aurons à évoquer l'interactionnisme (Büser), le déterminisme non linéaire, la propension, le fonctionnement en boucle, le passage du quantitatif au qualitatif (la survenance, l'émergence), celui du qualitatif au quantitatif (l'incarnation) etc. Nous sommes conscients de tout ce qui, dans ce modèle, reste indéfini. Ce que le dictionnaire Littre nomme l'indéfinité. Mais les avancées de la psycho↔biologie et de la bio-neuro-psychopathologie nous contraignent à ne pas attendre, à ne pas différer un modèle qui fixe aux chercheurs les tâches de le compléter. L'expression de personnalité amphibie en empruntant le qualificatif à Stéphane Ferret nous paraît intéressante. Il s'agit bien, au sens étymologique (deux côtés et vie) de deux formes de vie qui coexistent : la vie mentale et la vie neurobiologique et corporelle.

F. Et la personne ?

"Qui ne ressentirait comme une atteinte impitoyable à l'intégrité de son être une définition précise et définitive de sa personne".

Manuel de Diegez

Si la finalité de la psychiatrie est l'étude et le traitement de la pathologie de "la vie mentale" et si son objet référent est la personnalité, le psychiatre a une personnalité et est une personne, il rencontre des personnes, dont ses patients. Il est fondamental de différencier personnalité psychique, Sujet, Moi, de la Personne, qui elle n'est pas une modélisation. Dans un article étoffé qui retrace l'histoire du concept de personne, le philosophe Paul Ladriere (249) ne manque pas de différencier les deux termes parfois confondus comme on l'a vu dans la théorie de l'organodynamisme et en particulier du "corps psychique", oxymore ou autonomie de la personnalité et liberté de la personne ne sont pas distingués. Paul Ladriere reconnaît la scientificité du seul modèle de personnalité : "ce n'est pas la notion de personne qui devient un concept scientifique mais celui de la personnalité". La personne est un concept philosophique, religieux, moral, juridique, et aussi existentiel qui renvoie non à la simple nature (ni même à la seconde nature) mais à la condition humaine. Ladrière évoque Hegel qui, à travers la reconnaissance, donne à la personne une dimension intersubjective, relationnelle, interpersonnelle en fin de compte. Axel Honneth réfléchit sur les processus sociaux et culturels en rapport avec "les exigences normatives inscrites dans la relation de reconnaissance mutuelle". Ajoutons à la reconnaissance la réciprocité sur laquelle insiste Buber (49). Mauss (304) a reconnu notre dette à l'égard des théologiens s'agissant de l'invention anthropologique du concept de personne. Après avoir évoqué la querelle trinitaire, et le concile de Nicée se prononçant sur la dualité du Christ et les trois personnes de la Trinité (notons l'utilisation dans ce concile des termes aboutissant à celui de schizophrénie ![1]), il remarque "c'est à partir de la notion d'*un* que la notion de personne est créée… à propos de personnes divines mais du même coup à propos de la personne humaine, substance et mode, corps et âme, conscience et acte". Le bébé, on l'a répété, est une personne (mais pas encore un sujet), l'adulte atteint d'une maladie d'Alzheimer à la période terminale demeure une personne même s'il n'est plus un véritable sujet mais les ruines de celui qu'il a été. Nous ne pouvons que souscrire à Etienne Bimbenet (25) : "quel que soit l'état empirique de celui que je rencontre, aussi déchu soit-il dans ses différentes capacités de langage, de pensée ou d'action, je lui reconnais immédiatement la qualité d'homme…". C'est ce respect, cette valeur absolue qui renvoie à la qualité de personne, de centre axiologique dans un monde axiologique selon le philosophe allemand William Stern (427) qui se rapproche du courant personnaliste.

Etienne Bimbenet, déjà cité, évoque les difficiles tâches de la bio-éthique à arbitrer entre "l'infini plasticité d'un corps de *fait* " et "la dignité d'un corps de *droit*, objet non de manipulation mais de respect". On peut, et on doit, reconnaître des droits à des animaux même s'ils ne sont pas capables de les exercer (comme chez les humains incapables majeurs) mais il faut répondre par la négative à la question "l'animal est-il une personne ?". Il a une personnalité et donc une affectivité, une subjectivité. Mais selon l'auteur cité "quels que soient les motifs qui président à la reconnaissance d'un droit des animaux, quelle que soit la définition de la subjectivité animale (conative ou pathique, perceptive ou pratique) il n'empêche que cette subjectivité reste

[1] Note : couper l'esprit comme accusation de voir une dualité dans le Christ.

de fait, n'atteignant à aucun moment l'absoluité dont s'investit...la subjectivité en tant qu'humaine". Terminons en évoquant le monde des Personnes, du "Mit-Sein". C'est le monde je-tu de Buber (49) opposé au "cela". C'est celui de la nostréité (Wirheit) de Binswanger, de l'imaginal de Corbin, de la dimension institutionnelle (Legendre) et imaginaire (Cornelius Castoriadis).

G. Et le sujet ?

Il y a souvent confusion entre sujet et personne. Nous avons insisté sur la personne et le constat de Etienne Bimbenet "la reconnaissance par l'homme vise non des faits mais une dignité". Nous évoquerons un cas d'infanticide récent ou des nouveaux nés étaient entreposés dans un congélateur. La malheureuse mère tentait d'expliquer que, pour elle, cette chair du bébé n'était pas une personne mais une chair, une "viande", détachée de sa chair à elle. Plutôt qu'un déni de grossesse (que les médias affectionnent d'évoquer dans ces cas comme elle affectionne de manière rituelle d'invoquer "le travail du deuil") on retiendra le déni d'altérité, le déni de statut de personne. L'identité réussie suppose l'altérité. "Autrui est ainsi au plus intime de moi-même. Le moindre repli de mon for intérieur, son sol même, sont relatifs à d'autres voix que la mienne, distinctes ou perdues dans la rumeur d'un passé immémorial" écrit Dominique Bourg (41). Dans ce cas dramatique, des voix futures, des "je" futurs ne sont pas perçus par la génitrice chez ce bébé qu'est déjà une personne mais pas encore un sujet. Si nous écartons le concept de personne afin d'éviter toute réification dans la psychodynamique par contre celui de Sujet nous paraît central dans le développement et la maturation de la personnalité psychique et donc son accession à la fonction identitaire. En même temps le concept de Sujet est aussi lié à celui de Personne et il fait ainsi la transition entre personnalité et personne, en assurant le lien. Nous risquons le schéma suivant :

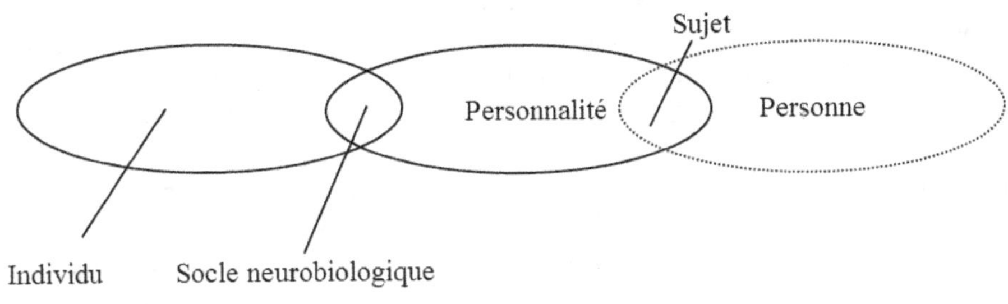

Il y a plusieurs dimensions dans le concept de Sujet. Celui lié à la personnalité est le sujet empirique et corporel. Celui lié à la personne est un méta-Sujet, sujet de la méta-morale (l'éthique) et de la métaphysique. Nous n'hésitons pas à utiliser ce dernier terme qui a pu paraître désuet mais qui est réactualisé par Etienne Bimbenet (25). Il est temps pour le philosophe de faire droit à une nouvelle métaphysique qui est réflexion sur la "mutualité" du Sujet et de son MONDE. Pour Paul Ricœur, *l'attestation* est liée au concept de Sujet et de Personne. L'attestation qui dans son amplitude embrasse "réflexion et analyse, ipséité et mêmeté, ipséité et altérité". Cette attestation "s'étend aussi loin que la question : *qui*[1] ? et que la réponse : soi. L'attestation est cette croyance non doxique, cette confiance que le sujet a de pouvoir répondre à la question qui *parle* ? qui *agit* ? qui *raconte* ? qui est *responsable* ? en se désignant soi-même comme celui qui..."

Ce terme de Sujet est souvent utilisé dans le langage juridique, dans les questions posées à l'expert psychiatre. Ainsi l'article 122 du Code Pénal : le sujet était-il atteint au moment des faits d'un trouble psychique ou neuropsychique ayant aboli son discernement ou le contrôle de ses actes ou ayant altéré son discernement ou entravé le contrôle de ses actes ?

Le juge des mineurs se risque lui à évoquer la personnalité : l'infraction reprochée au sujet est-elle ou non en relation avec les composantes de la personnalité ? Pour Kant, la personne est un individu doué de raison donc capable de distinguer vrai et faux ainsi que bien et mal et libre (donc capable de se déterminer par des motifs qu'il peut justifier devant d'autres personnes). Kant insistait sur la conscience de Soi. Pour Bimbenet (25) un "soi capable de se présenter devant tout un chacun comme un et le même, instance permanente et substantiellement fidèle à soi..., pouvoir de répondre de soi devant les autres et devant la loi". Bimbenet insiste sur la capacité de ce que nous nommerions le Sujet mature, paradoxalement, de la capacité disons nous, d'une mise à distance de Soi (de la traiter comme un autre). Pour nous, le propre du Sujet mature "est à chercher dans le geste qui l'éloigne à jamais de soi et de toute appropriation de soi par soi", donc dans un détachement de soi. Mais le lieu n'est pas ici d'évoquer, au-delà de la maturité, la sagesse, etc. De cette connaissance de soi qui implique une mise à distance, de cette relation essentielle à la connaissance de soi, se constitue le Sujet lui-même nous dit Dieter Henrich. Il insiste sur la relation essentielle à la connaissance de soi "de la rationalité de la norme fondamentale morale" (196). Pour lui cette norme fondamentale apporte une stabilisation de la problématique identitaire du sujet (sujet doté d'identités – au pluriel). Cette identité réussie ou l'éthique ajoute à la fonctionnalité n'est pas sans évoquer les thèmes freudiens du Surmoi et de l'idéal du moi et de l'identification primaire à l'autre qui, en dépit des avatars, a été respecté et aimé et nous a aimé et respecté. Dans sa réflexion sur le sujet, en tant que principe d'organisation juridique et politique de la société, pour Dominique Bourg, la règle est "aussi la façon dont nous appréhendons nous même". Le sujet est un lien entre la personnalité et le social, il est institué (pour reprendre le terme de Legendre et celui de Cornelis Castoriadis).

Pour abréger nous adhérons à la définition modeste du sujet par Monique Canto Sperber (59) "responsable de ses actions, au moins partiellement

---

[1] Note : souligné par l'auteur.

lucide sur ses motifs d'action et capable de se représenter comme membre d'une communauté historique." Partiellement lucide (le fameux S barré) il reconnaît en lui un "insu" que jamais discours n'épuisera totalement. Il s'agit d'un sujet fonctionnel et indemne de maladie sévère de la personnalité, en particulier en phase processuelle. Le sujet a des capacités dont nous empruntons la liste à Paul Ricœur (385) : capacité de pouvoir dire, pouvoir faire, pouvoir raconter et se raconter, pouvoir de reconnaître sa fonction d'agent. A travers le concept d'imputabilité le Sujet est "comptable de ses actes au point de pouvoir les imputer à lui-même". Dans un champ lexical, celui de Stéphane Chauvier (73) nous pourrions reprendre les termes applicables au Sujet : "un être qui vit et pense égologiquement" et par ailleurs dispose "d'un noyau transtemporel de pensées égologiques". Le même auteur cite J. Campbell qui souligne la capacité de penser en première personne, en "je" et à une existence organisée autour "de la pensée autobiographique". On reviendra sur le concept si éclairant d'identité narrative élaboré par Ricœur et qui est une capacité majeure du Sujet. Etre sujet c'est donc posséder cette capacité de mise en perspective qu'évoque Nietzche (330) : "ils ont oublié d'inclure dans l'être vrai cette force que nous mettons en perspective… Pour parler le langage de l'école : le fait d'être un sujet". La névrose implique la pathologie du Moi mais chez le névrosé la fonction sujet persiste. Chez le psychotique, il y a une syncope, un collapsus de la fonction sujet. Le psychotique en phase processuelle de sa maladie n'a plus le fonctionnement d'un Sujet, même si on s'en tient à la définition modeste de ce dernier que nous avons évoqué. De même, la personne atteinte d'une maladie d'Alzheimer a la période d'état. Le bébé est un sujet potentiel.

H. Conclusion

La personnalité hybride (Bio-psycho-anthropologique) est l'objet référent de la psychiatrie. En résumé la personnalité en boucle bio-psycho-socio-anthropologique et corporel est la "machinerie" de la personne, c'est une auto-organisation dotée d'autonomie, d'une marge d'aléatoire. C'est plus qu'un automate au sens de Pascal : "car il ne faut pas nous méconnaître, nous sommes automates autant qu'esprit". Nous pensons être fidèle à Hans Jonas (228) qui réclame "pour l'unité psychophysique de la vie cette place dans le schéma théorique qu'elle avait perdu en raison du divorce du matériel et du mental depuis Descartes". Nous avons ajouté au schéma bio-psycho-social la dimension anthropologique pour tenir compte comme l'écrit Dany Robert Dufour de "cette conjoncture proprement humaine ou le parlant a pris le relais du vivant" et ajoute cet auteur contemporain "supplémente le vivant". Il ajoute enfin qu'il faut explorer cette conjoncture et que "l'explorer avec soin, ce n'est pas chercher à réduire les lois du parlant à celles du vivant comme font les cognitivismes. Ce n'est pas davantage écraser le vivant pour le dissoudre dans le parlant, comme le font certaines perspectives post-modernes qui affirment que tout (par exemple le réel, le sexe) n'est que construction discursive. Enfin ce n'est pas autonomiser totalement le parlant par rapport au vivant, comme a eu tendance à le faire le structuralisme. La seule position acceptable me semble de concevoir le parlant comme la prolongation du vivant par d'autres moyens" (123).

Nous développerons la distinction entre hominisation et humanisation en nous inspirant des travaux de Pierre Karli (242 bis) et de son approche de la neurobiologie. Selon lui, "le cerveau est le lieu où interagissent et se structurent réciproquement des système biologiques caractéristiques de notre espèce, les potentialités d'interaction spécifique d'une certaine personnalité et des représentations sociales qui traduisent l'expérience acquise dans les interactions concrètes du sujet avec un contexte socio-culturel donné". Nous mettrons l'accent sur l'histoire du sujet et sur la temporalité. Nous aurons à évoquer une pluralité de disciplines, certaines descriptives, d'autres explicatives, d'autres compréhensives. Devant cette pluralité, nous pouvons nous poser la question formulée par P.H. Simon (420 bis) "les structures font l'homme (nous dirions plutôt nous, P.J., la personnalité) mais qui fait d'abord les structures ? ". S'agissant de la personnalité bifocale et non de la Personne ou de l'homme, notre réponse à cette question se réfère à un fonctionnement en boucle et à l'existence d'une auto-organisation. L'auto-organisation (et la plasticité) sursume le concept psycho↔biologique et intègre l'interactionnisme néo-dualiste (Büser). Le Moi est une auto-organisation et non un appareil guidé par des mécanismes, des automatismes, ceux du biologique ou ceux de l'inconscient freudien, ou de l'inconscient cognitif, ou ceux du pulsionnel, ou aussi ceux résultant de notre inscription dans le social et dans l'ordre langagier. Terminons ce chapitre par un schéma associant niveaux et fonctionnement en boucle et voulant illustrer l'épistémologie régionale propre à la psychiatrie et au modèle de la personnalité globale.

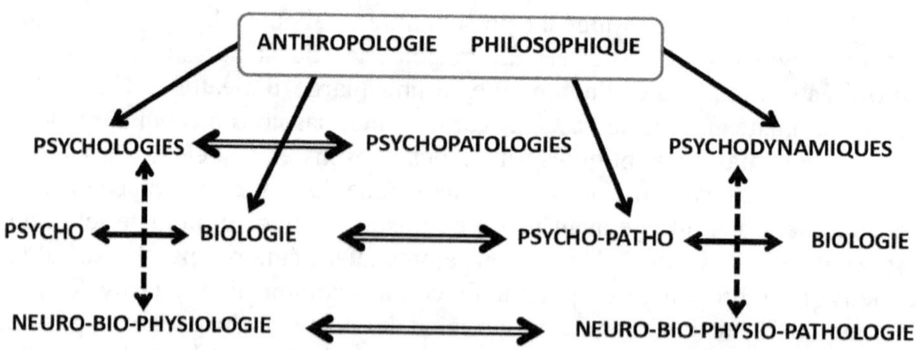

Est-il besoin d'ajouter que la pathologie de la personnalité est toujours circonscrite, limitée, partielle voir même dans certains cas (en dehors par exemple des démences à la période d'état ou de la confusion mentale)

focalisée. Qu'il s'agisse de l'organisation de la psyché à un pôle ou de l'organisation neuro-biologique, analogon du Moi, à l'autre pôle. La personnalité globale permet cet "assemblage des trois éléments, le biologique, le social et la subjectivité", assemblage qu'évoque Pierre Legendre dans le prologue de l'ouvrage consacré à la Filiation (Leçon IV, suite 2). La personnalité hybride est neuro-bio-psycho-anthropologique. Elle est un système complexe reliant l'organisation neurobiologique et corporelle et l'organisation psychique. S'agissant des systèmes complexes, Amaral et Ottino[1] nous rappellent que leur caractéristique commune "est qu'ils présentent une organisation sans qu'un principe organisateur véritablement externe leur soit appliqué". A l'arrière plan de notre travail, il y a une métaphysique, c'est celle que nous reconnaissons par exemple chez "Marcel Conche, celle du naturalisme philosophique (l'homme est une partie de la nature et non de la simple matière). Nous reviendrons sur ce sujet et la différence naturalisme et matérialisme. En paraphrasant Marx, nous dirions que tout naturalisme authentique est un naturalisme dialectique. Ce naturalisme s'applique aussi à la réflexion sur le mind-body problem. Le système nerveux n'est pas qu'un simple substrat du mental. Inversement, la subjectivité n'est pas entièrement passive à l'égard du neuronal, elle peut être active. C. Malibou écrit en s'inspirant de et dépassant Hegel "toute individualité est donc à la fois réceptrice et donatrice de sa propre forme". C'est ce même naturalisme qui rend compte des concepts que nous aborderons : l'auto-organisation, l'autopoïèse, l'émergence, la survenance, l'incarnation, la plasticité etc.

Notre modèle de personnalité globale ne prétend pas combler ce que les anglo-saxons nomment le "fossé explicatif ", "l'explanotory gap" comme le rappelle Pierre Buser qui a su approfondir cette question. Avec ce dernier nous devenons dualiste interactionniste, mais comme l'écrit ce chercheur qui a illustré les neurosciences : " (mais) uniquement sur le plan fonctionnel et parfaitement à l'écart de toute tendance spiritualiste". Nous développerons ce que ce scientifique nomme "le néodualisme interactionniste". Nous développerons aussi l'articulation (A. Bourguignon), sur le *plan fonctionnel*, entre l'organisation neurobiologique et corporelle et l'organisation mentale. Sur *un autre plan*, celui de l'*épistémologie* et à travers la *complexité*, nous évoquerons la soudure (E. Morin) inrerdisciplinaire et transdisciplinaire. Cet oxymoron de "soudure articulée" nous obligera à évoquer des faits probants mais aussi à élaborer des vues théoriques, spéculatives ; ne serait ce que devant ce constat souligné par J. Delay "tout se passe comme si ces superstructures mentales étaient capables de réagir sur les infrastructrures organiques dont elles dépendent et réciproquement". Constat qui s'impose dans au moins une partie du champ de la pathologie de la personnalité globale, pathologie qui va contribuer à une analyse spectrale de cette même personnalité bifocale.

---

[1] Note : Cités dans l'ouvrage de Gazzaniga.

CHAPITRE 2

Quelle description de l'homme ?
L'unidualité

"Je n'invente pas je transmets" (attribué à Confucius)

"Il ne suffit pas de produire la chair humaine, encore faut-il l'instituer pour qu'elle vive, pour que la vie se reproduise".

Pierre Legendre 1996

"De son espèce, chaque individu hérite non seulement sa forme anatomique et le rythme de son développement, mais encore l'ensemble de ses dispositions organiques et son éthologie, autrement dit sa nature. A l'inverse, chaque homme reçoit de l'humanité non pas ce qu'il doit devenir, mais le ***milieu***[1] *dans lequel il accomplira ce qu'il tend à devenir".*

"Car notre vie n'emprunte à son milieu que les éléments nécessaires à l'avenir que nous projetons d'accomplir. Or, cet avenir, chaque homme doit l'imaginer pour s'y projeter et former un modèle par rapport auquel se construire".

Nicolas Grimaldi 2005

Il y a, à l'arrière plan de la psychiatrie, de la manière de rendre compte du sujet atteint de pathologie mentale, une conception globale de l'être humain, une anthropologie implicite. Un travail de réflexion sur cette anthropologie occulte devient une anthropologie philosophique. Ne prétendant pas au statut de philosophe patenté nous nous autorisons des citations de vrais penseurs qui nous ont aidé à nous forger, au long des années, notre propre conception. Selon la formule consacrée nous sommes le nain sur des épaules de géants. La réflexion sur l'anthropologie philosophique n'est pas enseignée au cours des études à la faculté de médecine. *La clinique psychiatrique* appartient au champ médical mais constitue en même temps de riches alluvions pour une *anthropologie philosophique* et à ce titre est aussi une *clinique anthropologique*. Ce que souligne avec justesse la théorie de la médiation. Selon les philosophes canadien Leclerc et Pucella (266) "une anthropologie

[1] Note : **milieu** souligné par l'auteur.

philosophique propose une définition de l'être humain, elle en décrit la spécificité, elle en exprime l'originalité, elle en interprète le devenir." Notre propos ne sera pas celui des auteurs qui expose des courants de pensée (courant rationaliste, courant idéaliste, courant naturaliste, courant freudien, conception religieuse etc...). Nous avons opté, avec la même naïveté que Monsieur Jourdain réalisant (après coup) qu'il s'exprime en prose, pour une croyance en une relative mais certaine intelligibilité de la matière et de nous-mêmes comme de nos patients... Nous sommes conscients de l'opposition socratique (mais aussi la complémentarité) entre savoir et croire, et de notre besoin de conviction (qui aide à supporter la Réalité) mais qui est perméable au doute et aspire à s'enrichir du dialogue et de la critique venant d'autrui. Pour Jean Marie Schaeffer (407) vision du monde (et de l'homme) et savoir empirique "ne renvoient pas à deux structures mentales cloisonnées. Les deux types et représentation relèvent en effet de la relation que nous entretenons avec le monde et avec nous-mêmes." Dans l'ouvrage de logique édité par un de ses élèves Kant (237) arpente le champ de la philosophie avec quatre questions "Que puis-je savoir ?" Que dois-je faire ?" Que m'est il permis d'espérer ?" "Qu'est ce que l'homme ?" et pour lui à la première question répond la métaphysique, à la seconde la morale, à la troisième la religion et à la quatrième l'anthropologie. Il s'agit de déterminer les sources du savoir humain, l'étendue de l'usage possible et utile de ce même savoir et enfin de réfléchir aux limites de la raison. Tout pourrait se ramener pour le sage de Könisberg à la quatrième car les trois premières questions peuvent être mises sur le compte de l'anthropologie. Le traducteur de l'ouvrage de Blumenberg (34) "la lisibilité du monde" fait remarquer dans sa préface les insuffisances de la "définition classique de l'homme (comme) être vivant raisonnable ", définition restreinte qui justement empêche le développement d'une véritable anthropologie philosophique. Hans Blumenberg (1920-1996) commence son ouvrage en ajoutant à celle de Kant cette ouverture : "Que voulons-nous savoir ? et sous-entendu : "Que ne voulons-nous pas savoir et en particulier sur nous-mêmes ?" On sait quelle énergie fait se déployer la faculté de méconnaissance. L'homme freudien, "l'homo psychanalyticus" de Colette Chiland (75), l'inconscient, auront leur place dans le deuxième homme que nous évoquerons, celui de la seconde nature, du culturel, l'homme post-darwinien. Nous évoquerons avant lui l'homme naturel, l'homme darwinien et aussi l'unidualité de l'homme qui l'oblige, comme le psychiatre, à boiter en raison de cette même coexistence qui à elle seule imposerait une "thérapie de couple" pour en éloigner les crises et passage à l'acte. Le psychiatre serait-il ce thérapeute du couple darwinien - post darwinien ? Nous verrons que la question est plus complexe et que ces deux hommes ne s'emboitent pas comme des poupées gigognes.

A. L'Homme naturel. L'homme darwinien, l'homme psycho-biologique

Comme le résume Georges Chapouthier "tous les résultats de la biologie démontrent que les mécanismes génétiques, biochimiques ou physiologiques qui gouvernent nos corps sont voisins de ceux qui gouvernent le corps des autres vivants, et particulièrement de ceux qui nous ressemblent le plus, les mammifères et notamment les singes". Nous avons notre place au sein de l'embranchement des vertébrés, dans le groupe des mammifères et plus particulièrement des primates. Cette animalité de l'être vivant lui assure sa maintenance vitale, sa nutrition, sa reproduction dans une gouvernance, "un self-monitoring" permettant une adaptation à son "umwelt", son environnement. Cette gouvernance implique la conscience, la subjectivité, la communication (plutôt ici que le langage) les motivations, la cognition, l'affectabilité qui appartiennent au champ bio- éthologique commun à l'homme et à certains animaux. Il existe une éthologie humaine qui enregistre les capacités de l'homme programmé.

Comme l'indique l'éthologue Jacques Goldberg (172) l'étude du comportement animal passe par la compréhension du monde subjectif de ce même animal, de son monde propre qui s'oppose au simple habitat de la plante dont la survie se passe de mobilité. Jacob Von Uexküll a décrit "l'umwelt", peut-être à traduire par "entours" terme peu usité. On peut évoquer aussi la péristase, le milieu ambiant, l'environnement. Le même auteur distingue aussi le "Merkwelt"[1], le Monde propre, l'ensemble des stimuli-signaux, des prégnances auxquels l'espèce réagit électivement. On pourrait ajouter le terme d'affordance utilisé par Gibson et qui fait lien entre percept et action, entre Merkwelt et Wirkwelt. L'énaction évoque aussi le lien entre représentation et action (ou attitude) mais aussi le lien avec l'émotion, l'affectabilité. Ce même penseur du comportement animal a développé le monde de l'action, le Wirkwelt qui s'inscrit dans les relations avec le milieu et les modifications de ce dernier. Ainsi, au delà de *l'espace* et du *temps* où nous plaçons le monde des choses, de l'inanimé, il y a pour Von Uexküll une *troisième dimension* qui est le milieu, l'Umwelt (nous pourrions évoquer une quatrième dimension en anticipant sur notre seconde partie où nous traitons de "l'homme culturel" à savoir le Monde qui ne se confond pas avec le milieu). Ce milieu est "le clavier sur lequel la nature joue sa symphonie de significations supra-temporelles et extra-spatiales" (447).

Nous sommes proche du "thématisme" de Raymond Ruyer (398), *de l'activité thématique* propre à l'animal et à l'homme "tous les organismes sont, non des amas de molécules, mais des ensembles d'organes ayant une *fonction*, un *thème de constitution et d'action* et la conscience cérébrale ne fait qu'appliquer au monde perçu, la *thématique inhérente à l'organisme*".

---

[1] Note : de Merken : percevoir.

En ce sens, l'animal et l'homme sont programmés par leur organisation et l'originalité de l'homme est ailleurs comme nous le verrons dans la seconde partie. Le psychologue Dumas met en évidence, à travers la pensée éclairante de Von Uexküll, la *cohérence* de l'animal chez qui on ne trouve pas les failles (voir dans la seconde partie les trois failles) qui sont chez l'homme l'envers de son extraordinaire et disruptif développement artéfactuel, culturel. Chez l'animal le champ de la perception (Merkwelt) et le champ de l'action (Wirkwelt) s'ajustent avec "des correspondances entre l'objet comme support des caractères perceptifs agissant sur les récepteurs et comme support des caractères actifs subissant la réaction des effecteurs". Ainsi, l'animal est *sûr* (au sens éthymologique de libre de souci et de soin), fiable alors que l'homme est *incertain, à risque* comme nous le développerons dans la seconde partie. Cet ajustement bio-éthologique est moins aléatoire que la fabrication "institutionnelle" du Sujet, de la personnalité, de la Personne à travers la socialisation, l'enculturation, la Bildung, le partage social des émotions, l'auto-hétéro construction de son Moi. Les mécanismes régulateurs en sont incertains et la conduite souvent imprévisible. Comme le résume Blumenberg "l'homme est un être risqué, qui peut se rater lui-même".

Certes, s'agissant de l'éthologie animale, Frans de Waal (112) se penche sur une éventuelle proto-morale liée aux aptitudes sociales et Dominique Lestel (286) enquête sur ce qui pourrait évoquer des origines animales de la culture, mais en dehors de l'évidence que les conduites humaines spécifiques ne naissent pas ex nihilo, nous maintenons la notion de *différence anthropologique* et ne pensons pas avoir l'occasion de nous émerveiller un jour de la découverte de proto-délire chez l'animal, graphomane ou pas. Mais c'est un sujet que nous aborderons ultérieurement. Revenons à l'homme darwinien.

Antononio Damasio (88) distingue chez l'homme, mais il existe déjà chez les animaux qui lui sont proches, un proto-moi gestionnaire des contraintes homéostasiques de l'organisme et assurant la survie de l'être vivant, de l'agent, et gérant aussi son comportement sexuel, donc la survie de l'espèce. Damasio rejoint Derek Denton (104), autre neurobiologiste pour qui l'émergence de la conscience donnait un avantage de survie pour les espèces évoluées (non pour les bactéries !) chez qui elle se manifestait. Pour ce dernier auteur, elle est plutôt liée à l'affectabilité primaire, à ce qu'il nomme les "émotions primordiales". Les émotions ou sensations archaïques sont déclenchées par les variations des intérocepteurs cérébraux (récepteurs ou capteurs qui réagissent aux écarts des paramètres physiologiques du milieu intérieur par rapport aux normes : par exemple température centrale, concentration de sodium plasmatique, taux de dioxyde de carbone – mais aussi distorsions des organes internes, douleurs etc). L'auteur cite comme affectabilité physiologique de base : la soif, la faim, le besoin d'air, la douleur, l'envie de dormir consécutif à une privation de sommeil, etc. Nous ne sommes pas très loin de Bergson (22) pour qui l'instinct est une action qui prolonge l'organisation du vivant, de l'agent, et qui se confond avec le mouvement initial de l'intelligence naissante, de l'intuition (avant l'autonomisation de l'intelligence et son auto-développement presque exponentiel). Avoir soif conduit à trouver le chemin du point d'eau, à mémoriser et éviter les prédateurs. De cette antériorité de l'affectabilité sur la cognition (en tant que représentation d'une scène), on peut rapprocher la phrase de Michel Henry (199) qui concerne l'homme "l'affectivité est l'essence de l'ipséité" et l'importance qu'il donne à la conscience impressionnelle par rapport à la classique, maintenant, conscience intentionnelle. Nous développerons ultérieurement cette question fondamentale car l'accent mis actuellement surtout sur les sciences cognitives privilégie la connaissance, le penser au détriment de la conation (agir et avoir des attitudes) et de l'identité : *être-soi*. Penser, agir, ressentir, être soi forment une tétrade.

Il est devenu, enfin, faut-il le souligner, plus évident que nous partageons bien des émotions et peut-être des sentiments (l'attachement, la curiosité, etc) avec des animaux à système nerveux complexe. Ces derniers ont des capacités cognitives, et même pour certains la capacité de se reconnaître dans un miroir (en identifiant par exemple une marque introduite de manière cachée sur leur facies) manifestant ainsi un sens du soi corporel. Ils sont concernés par le stade du miroir décrit par Henri Wallon chez l'enfant. S'agissant des compétences du bébé humain, on les a longtemps ignorées, considérant le bébé essentiellement comme un tube digestif et conseillant même à une époque, de l'isoler dans la plus grande passivité et pauvreté d'interaction et au nom d'une pseudo-hygiène orthopraxique. Les phénomènes d'empreinte étudiés en éthologie animale concernent aussi l'être humain en devenir mais ce sont les travaux de Harry Harlow, éthologue, qui ont apporté de nouvelles lumières sur le concept d'attachement. Ce dernier a mis en évidence l'importance du contact dans la relation à la mère de jeunes macaques, détrônant l'impérialisme du sein, de l'allaitement qui avait été uniquement privilégié et qui ne devient qu'une variable. On ne peut s'empêcher d'évoquer le holding et le handling mais aussi avec Didier Anzieu le moi-peau ; mais l'essentiel des travaux de l'éthologue cité converge avec ceux du psychanalyste Bowlby. Sur le plan de la socialité, de la socialisation, les éthologues ont mis en évidence une date seuil. Il est nécessaire pour que l'animal artificiellement isolé puisse nouer des relations avec ses congénères, qu'il échappe à cette claustration dans un délai précis. Au-delà, la socialisation est un échec. L'éthologue Jacques Goldberg (172) précise que le comportement social de ces jeunes animaux devient très limité avec accentuation de l'agressivité et par contre un comportement sexuel quasi inexistant : "il manque aux individus, qui ont été isolés durant cette phase, tous les jeux de l'enfance permettant d'apprendre à exprimer la dominance et à connaître les rôles sexuels des autres partenaires. Les jeunes mâles apprennent les bousculades et les menaces qu'il faut savoir développer au moment et au lieu adéquat. Ils en ont été privés par l'isolement. Quant aux jeunes femelles, elles apprennent pendant ces jeux les comportements d'approche et de retrait et les postures utilisées plus tard dans les relations avec les mâles"[1]. Ce qui est important c'est de souligner dans la formation de la personnalité l'importance des interactions qui participent elles aussi à la structuration du système nerveux central et à l'élaboration du moi.

Pas d'ontogénèse génétique sans épigénèse interactionnelle, sociale, mésologique[2] qui participe à la structuration du socle neurobiologique du futur moi-conscience. L'hominisation nous renvoie au développement de l'individu biologique sur le plan des formes, des structures, des fonctions, comme l'indique Pierre Karli (242), en 2009 ; ce développement dépend d'un déterminisme génétique qui lui donne une identité "tant sur le plan de la morphologie, des formes... que sur celui de certaines caractéristiques moléculaires (le système immunitaire...). Il pourvoit aussi l'individu de structures et de fonctions qui permettent de satisfaire ses besoins biologiques élémentaires, qui consistent pour l'essentiel à préserver l'intégrité physique de l'organisme et la constance du milieu intérieur dans lequel baignent toutes ses cellules". Dans ce dialogue primordial avec l'environnement (liés au besoin et non au Désir) les comportements concernés sont essentiellement innés. Pour Raymond Houdart (206) l'instinct chez l'animal et en particulier chez les reptiles atteint une véritable perfection. Les circuits nerveux concernés intéressent aussi bien la vie végétative que la vie de relation. Pour cet auteur chez l'homme "dont l'espèce est la plus corticalisée de toutes, on peut dire que l'instinct concerne toujours la vie végétative, régulée automatiquement par l'hypothalamus, et ne concerne plus la vie de la relation qui dépend du cortex, est volitionnelle...". Pierre Karli rejoint Denton Derek pour qui c'est à l'étage cérébral inférieur (partie haute du tronc cérébral et hypothalamus) que sont localisés les mécanismes qui contrôlent les manifestations des besoins biologiques primaires et le maintien de l'homéostasie dans les limites normatives compatibles avec la vie. La circuiterie du plaisir et de la récompense nous est commune avec d'autres êtres vivants comme aussi celle concernant l'aversion. Ce sont des systèmes neuronaux câblés dès la naissance et doués d'automatisme. Automaticité note le même neurobiologiste, qui peut être modulée par des influences "descendantes" de préférence acquises. Il est possible que la répétition des prises dans l'usage d'une drogue modifie aussi les structures cérébrales en agissant sur l'expression de gênes (exemple de la cocaïne). Alors qu'une seule prise n'agit que en libérant de manière ponctuelle un neuromédiateur. On est dans le domaine de l'épigénèse liée à l'introduction répétée d'une substance *étrangère* (c'est aussi pour cette raison qu'il paraît

[1] Note : on est prié de ne pas évoquer les espaces parascolaires, des collèges et des lycées.

[2] Note : mésologie : c'est l'étude de la peristase en biologie et sociologie. S'agissant de l'être humain, le terme paraît plus adapté que celui d'écologie, terme rival qui a triomphé mais qui a pris une trop grande extension s'étendant au domaine même politique.

abusif d'étendre le terme d'addiction à la passion du jeu ou au donjuanisme, etc).

Pierre Karli souligne aussi qu'il faut dépasser une conception de type triadique du cerveau qui fait coexister trois cerveaux. Il faut en effet savoir que "ces réseaux de neurones qui constituent le substrat matériel des processus d'ordre affectif s'étendent à travers l'ensemble du cerveau jusque dans ses régions les plus antérieures". Le dialogue avec l'environnement, avec aussi le milieu social, s'étend aussi avec pour conséquence le développement du for intérieur et le développement de circuits et de boucles neuronales qui dépassent la simple juxtaposition hiérarchique de cerveaux à la manière de Mac Lean.

L'unidualité s'impose comme la complexité.

Ceci va nous conduire à dépasser l'hominisation pour arriver à ce que Pierre Karli nomme l'humanisation (qui s'inscrit dans le cerveau) et qui, pour nous, regroupe la personnalisation et la personnation à travers la Bildung, le partage social des émotions, des valeurs, l'enculturation, l'artéfactualisation, l'éducation et les apprentissages etc. Ce qui nous fait achever ce paragraphe par le titre subtil donné à son ouvrage par Etienne Bimbenet "l'animal que je ne suis plus" et que je ne pourrai jamais redevenir. Nous anticipons le passage de l'homme darwinien à l'homme post-darwinien en raison du remaniement culturel irréversible. Il était, selon Alain Prochiantz, dans la nature de l'homme (darwinien) de passer de l'état de nature à celui, selon son terme, "d'anature". Pour Prochiantz, l'histoire du développement individuel et collectif de l'homme est "nécessairement sociale, culturelle, linguistique et affective, poussant là le processus d'individuation à un degré qui n'a pas d'équivalent dans la nature. Bref, qu'il est dans la nature de l'homme de s'être séparé de la nature, d'être véritablement et définitivement anature". Dans un dialogue avec l'anthropologue Philippe Descola[1] il confirme "Sapiens est et n'est pas un animal. Je dis qu'il est un animal car je suis matérialiste et darwinien, mais ses caractéristiques évolutives le placent aussi en dehors de la nature". D'où le concept d'homme post-darwinien que l'on pourrait peut-être appeler, en raison de la transmission des caractères acquis par la culture, un homme "lamarckien". Dans son investigation brillante qui relève de l'anthropologie phénoménologique, Etienne Bimbenet écrit "le fait évolutif est définitivement vrai, et ... pourtant un comportement humain apparaît infiniment éloigné des comportements animaux dont il est issu". Sans en exprimer la nostalgie ou prétendre à un retour possible en arrière, l'auteur évoque comment l'homme est privé de son origine animale. Il y a là une "violence fondamentale" et fondatrice. L'auteur cité résume "la définition de l'homme comme vivant, "désanimalisé". Il nous semble donner davantage à penser qu'un naturalisme aveugle (réductionniste) ou qu'un humanisme vide".

---

[1] Note : *Le Point*, 28 juillet 2011.

B. L'homme post-darwinien. Les failles

> *"Il n'existe pas plus d'individu indépendamment de son espèce, qu'il n'est possible à aucun homme d'être un homme indépendamment d'aucun langage et d'aucune société".*
>
> *"Est-ce le même moi qui, comme sujet de sa présentation, s'éprouve retranché de tout ce qu'il observe, et qui, comme être viant a reçu tout ce qu'il est de ce qui le précède ?".*
>
> Nicolas Grimaldi
>
> *"L'homme contrevient constamment, en affirmant son humanité, aux lois de la vie et à l'adaptation biologique".*
>
> Jean-Claude Quentel et Attie Duval.

Le titre de ce chapitre aurait pu être aussi l'homme prométhéen, l'homme à risque, l'homme aléatoire. Exit donc l'anthropologie naturaliste, pure et dure, résolument réductionniste comme modèle de pensée unique. Après avoir reconnu notre dette à l'égard de Darwin, de la neurobiologie et de la biologie moléculaire, de l'agent neuronal, nous continuons notre cheminement avec les pensées stimulantes de l'approche anthropologique, et en particulier phénoménologique. Oui, l'homme darwinien nous laisse beaucoup sur notre faim d'explication, de compréhension de cet étrange être. Ainsi, dans le style Monty Python quand un chevalier en armure incarné par Terry Gillian tape tout le monde avec un poulet mort. A quand une thèse savante sur les racines animales du burlesque ? Nous prenons date mais nous ne pouvons attendre. Nous nous écartons d'une anthropologie naturaliste trop dogmatique et allons chercher les sources de la différence anthropologique. Nous aborderons les thèmes de la néoténie, de la plasticité, de l'artéfactualité, bref, de la seconde nature. On ne peut se dissimuler le saut, la rupture introduite par le langage et la culture même sans nier les ébauches, chez l'animal, d'outils élémentaires, de capacité de résolution de problème, d'une vie sociale. Comment n'y aurait-il pas d'ébauche de comportements humains chez nos frères animaux ? Mais il y a bien bifurcation et non simple progression, il y a bien accommodation saltatoire et non simplement assimilation. Nous avions abandonné notre nouveau né en célébrant ses compétences longtemps ignorées. Cependant, ces mêmes compétences paraissent, à la naissance, plus réduites que celles de certains de ses cousins animaux à cette même période de sa vie. Il y a bien le réflexe de succion, celui de la marche automatique (qui va être déprogrammée et disparaître), le réflexe d'orientation de la tête, la sensibilité au son, à l'odeur, la capacité de discrimination sensorielle (en particulier à la voix humaine), le rythme veille sommeil, le besoin alimentaire qui va étayer le relationnel etc… Mais cependant, il paraît moins bien programmé pour sa survie que d'autres mammifères. Il est moins programmé pour savoir faire mais il sera mieux programmé pour apprendre nous dit François Jacob que cite André Langaney (256) qui lui même ajoute "la plus grande spécificité de l'humain nous semble donc être l'indétermination de son répertoire de comportement et son adaptabilité culturelle à l'environnement et à la société". Raymond Houdart (206) indique également que pour lui ce qui est propre à l'homme "c'est son exceptionnelle capacité d'apprendre". S'agissant du cerveau "l'organisation topographique et fonctionnelle de ce cerveau est restée la même. Ses voies d'information, comme ses voies d'exécution motrice n'ont pas varié. Les modifications consistent dans l'enrichissement de sa capacité d'analyse..." et sont liées à "complexification des aires corticales dites associatives... complexification résultant aussi de son activité. C'est cette activité qui a transformé la fonction motrice en fonction de dextérité manuelle, la fonction de communication en fonction de langage, les représentations mentales en pensées. C'est elle qui, ultérieurement, a créé le langage écrit, a créé les chiffres, a créé la musique".

1) La rencontre avec le Néotène

Pour rendre compte de ce développement épiphane, de cette apparition du monde culturel qui va devenir inépuisable à travers le langage, nous devons introduire deux concepts complémentaires, la néoténie et l'artéfactualité, eux-mêmes reliés par la plasticité cérébrale. Pour Georges Chapouthier (68), la néoténie est initialement un "phénomène évolutif, propre à certaines espèces, qui consiste en ce que les individus juvéniles ou larvaires peuvent se reproduire"[1]. Le terme a été aussi utilisé, ultérieurement, dans le sens qui nous intéresse ici pour "expliquer certains caractères de l'homme considéré comme un être ralenti dans sa croissance et son développement". Stephen Jay Gould (175) marque bien le lien entre la flexibilité de l'être humain, son adaptation aux situations et milieux différents et la néoténie. Freud rattachait l'état de détresse (Hilflosigkeit) à la prématurité de l'être humain "il est moins achevé que ceux-ci (la plupart des animaux) lorsqu'il est jeté dans le monde". Au-delà de cette citation des auteurs du vocabulaire de psychanalyse (258) Freud insiste sur le besoin de protection et sur l'objet protecteur, l'altérité qui "voit sa valeur énormément accrue". D'où cette importance prolongée, pour sa survie, de l'Autre et de la relation qui se noue. Lacan lui-même ne manque pas de se référer à la néoténie selon Paul Laurent Assoun (9) qui le cite : "la pré-maturation spécifique de la naissance chez l'homme". Les "inventeurs" de ce concept mettent l'accent sur des caractères anatomiques : pilosité réduite, cloison cardiaque non fermée, immaturité du système pyramidal, insuffisance des alvéoles pulmonaire, absence de dentition à la naissance etc. La sexualité d'un primate de cinq ans est proche de celle d'un adulte. Un enfant met 180 jours pour doubler son poids et un bovin 47 jours. Le célèbre éthologue De Waal confirme que "comparés aux autres primates, les êtres humains ont une maturation

[1] Note : l'exemple classique est l'axolotl, forme de batracien urodèle conservant toute sa vie des branchies externes et se reproduisant sous cet état, mais qui peut, le cas échéant, se métamorphoser en devenant une salamandre terrestre connu sous le nom d'Amblystome.

retardée" (112). Remarquons que "l'invention" de l'adolescence (et non de la puberté) prolonge cette immaturité. Adolescence interminable et courtisée jusqu'à faire de la société actuelle comme on l'a dit, une société "adolescentrique"[1]. Des neurobiologistes nous disent que c'est seulement à l'âge de 25 ans que le lobe préfrontal atteint sa maturité[2]. Peter Sloterdijk, dans "la domestication de l'être" écrit (423) que "la plus grande partie, et de loin, de la formation et de la structuration du cerveau humain se déroule en situation extra-utérine". Pour lui, la famille et le groupe social, ce qu'il nomme la "serre de groupe stabilisée" va remplir ce rôle d'utérus externe. Selon cet auteur et "selon les travaux des biologistes et des psychologues, l'enfant humain aurait besoin d'une gestation de 21 mois s'il devait atteindre dans le ventre de sa mère l'état de maturité qu'ont les primates à la naissance" ??

Dany Robert Dufour (123) a consacré des pages brillantes à celui qu'il nomme le "néotène". Ce dernier témoigne de l'échec explicatif du schéma darwinien basique et donc de l'anthropologie naturaliste la plus intégriste. Il proclame le scandale : "avec la néoténie humaine l'invraisemblable est arrivé dans l'histoire naturelle : le triomphe d'une espèce que l'on peut qualifier de débile[3] ". Le néotène est un homme "lamarckien" dans la mesure où, à travers la culture, lui sont transmis des acquisitions, des "caractères acquis". Le néotène doit acquérir à travers la "Bildung" assurée par les interactions avec son entourage proche, et l'enculturation, la socialisation, une deuxième nature. On peut évoquer aussi le plan du système nerveux central ou "s'implémente" un moi neuronal, analogon du moi psychique, avec des processus de stabilisation des synapses, corrélés avec des dates seuils à respecter dans le développement (des périodes critiques où la sensibilisation est plus pertinente et l'interaction plus productive). On peut évoquer aussi le rôle de l'épigénèse et en particulier d'une épigénèse interactionnelle où c'est l'expérience interactionnelle qui active ou inactive l'expression de gênes multiples aux périodes critiques évoquées et donc participe à la structuration du système nerveux central.

S'agissant de cette seconde nature D.R. Dufour poursuit : "certes le néotène possède un corps avec son organisation et ses nécessités internes. Mais ce n'est pas pour autant qu'il existe une nature humaine car enfin chez tous les animaux ces processus et cette organisation sont dirigés en vue d'une fin. Une fin qui est liée en dernière instance à la place qu'occupe l'animal dans la hiérarchie des espèces et dans l'écosystème global ...". Ce que Fichte (146) énonçait : "Tout animal est ce qu'il est, l'homme originellement n'est rien". Ce dont D.R. Dufour (123) se fait l'écho "le néotène n'a en somme nul lieu spécifique où vivre et nul rendez-vous défini

[1] Note : Et peut-être d'adolescents tristes selon certains sondages.

[2] Note : Lorsque le Président Giscard d'Estaing a réduit l'âge légal du vote il devait ignorer cette donnée !

[3] Note : Débile : au sens étymologique de faible, de fragile

avec nul objet du monde". Que l'homme soit déprogrammé (en dehors des systèmes neurobiologiques assurant la survie) et qu'il doive acquérir une seconde nature (non plus éthologique mais culturelle) ne facilite pas la tâche du neurobiologiste et rend l'expérimentation sur l'animal plus aléatoire (on ne peut transposer le cerveau "culturel" chez l'animal de laboratoire). Pourtant, comme le notait en 1996 Michel le Moal (282) "l'essentiel de la neurobiologie moderne a été établi à partir du rat adulte, mâle, albinos, de 300 grammes : plus de 80% de publications" ! Cette seconde naissance liée à l'artéfactualité, à la "Bildung", et en particulier à l'apparition du langage, à l'enculturation, à l'institutionnel, fait passer l'homme de la *nature humaine* à la *condition humaine*. Edgar Morin remarque que "le terminus de l'hominisation est en même temps un commencement. L'homme qui s'accomplit en homo sapiens est une espèce juvénile et enfantine, son cerveau génial est débile sans l'appareil culturel, ses aptitudes ont toutes besoin d'être nourries... Ce sur quoi s'achève l'hominisation c'est sur l'inachèvement définitif, radical et créateur de l'homme". La Bildung, l'artefactualité, l'institution (méga-institution) et cette dernière aussi à travers l'enculturation et la socialisation vont suppléer à ce manque, à cet inachèvement et en faire la condition de la "fabrication" d'une "créature" si différente de l'animal qu'elle a imaginé un créateur divin. Le rôle de l'institution a été souligné et répété par Pierre Legendre (274) : "instituer le vivant : vitam instituere". Il est intéressant de noter deux sources majeures de la "fabrication" du Sujet. Une source romaine "l'institution" et une source grecque, cette formation du corps et de l'esprit symbolisée par le terme "Paideia" qui aura un impact sur la langue allemande à travers le terme de Bildung, Bildung qui est une autre explication que religieuse de la fabrication d'une "créature" humaine (il fallait l'appoint de la culture grecque ou le dieu n'est pas véritablement le grand créateur et la source de ce qui est). Pierre Legendre évoque cette longue maturation qui "constitue dans l'espèce parlante l'impératif de la seconde naissance, d'où émerge le sujet de la parole...". Naitre une seconde fois est naitre à l'institution et à la parole et "à l'institution de la parole dont relève l'organisation de la vie en société". Nous reviendrons sur cette question où "l'individu joue sa subjectivation" dans un contexte où "la société représente la pérennité de l'espèce". Retenons que l'anthropogenèse individuelle, la "fabrication" de la personnalité psychique et de la personne, à travers l'humanisation, relève de deux sources complémentaires et aussi indispensables l'une que l'autre : la Bildung qui est l'étayage et le formatage du néotène et l'institutionnalité qui aboutit au sujet institué à travers l'imaginal et les montages normatifs. Les acteurs de la Bildung qui partagent la vie du néotène sont, bien entendu, aussi des acteurs institutionnels de la transmission mais sans en être pleinement conscient.

D.R. Dufour fait une allusion aux écrits prémonitoires de Pic de la Mirandole (349) écrits qui anticipent sur la néoténie et la différence anthropologique, la plasticité, l'artefactualité. L'adresse de Dieu à l'homme, écrite au 15ème siècle, mérite d'être citée car elle devance le concept de seconde nature et celui de condition humaine. Pour être trivial, l'homme n'est pas "tricoté", jusqu'au bout il a à poursuivre cette tache chaque jour et pour ce faire, le créateur lui a laissé en mains les aiguilles jusqu'à ce qu'elles se brisent dans sa mort. Pic de la Mirandole nous dit que l'homme ayant été créé en dernier, il n'y avait plus dans les "archétypes" de quoi véritablement façonner une nouvelle lignée. Le créateur s'adresse à sa créature "Si nous ne t'avons donné, Adam, ni une place déterminée, ni un aspect qui te soit propre, ni aucun don particulier, c'est afin que la place, l'aspect, les dons que toi-même aurais souhaité, tu les aies et les possèdes selon ton vœu, à ton idée. Pour les autres, leur *nature définie est tenue en bride*[1] par des *lois que nous avons présentées* : toi, aucune restriction ne te bride, c'est ton propre jugement, *auquel je t'ai confié*, qui te permettra *de définir ta nature*... Si nous ne t'avons fait ni céleste ni terrestre, ni mortel ni immortel, c'est afin que, doté pour ainsi dire du *pouvoir arbitral* et *honorifique* de *te modeler* et de *te façonner toi-même*, tu te donnes la forme qui aurait eu ta préférence...". Le génial penseur italien va ironiser sur le "caméléon", et sur une comparaison avec Protée, en fonction de la nature changeante de l'homme et il cite une formule qu'il attribue aux chaldéens : "l'homme est un être de nature variable, multiforme et voltigeante". Ce texte de Pic de Mirandole "De la dignité de l'homme" (De hominis dignitate) renvoie à la fois à la condition de l'homme et aux cultures qui partagent cette égale dignité. Ce récit allégorique a valeur anthropologique de Pic de la Mirandole semble s'inspirer de Platon. En effet, dans le "Protagoras" est évoqué le début de l'humanité. Les dieux, après avoir modelé les êtres vivants (avec un mélange de terre, de feu et de substances pouvant s'y combiner) demandent à Prométhée et Epiméthée de les doter d'attributs, de qualités nécessaires, en particulier, à la survie. Mais, malheureusement Epiméthée (dont le nom signifie celui qui ne réfléchit qu'après) souhaite se charger seul de la tache et propose à Prométhée (celui qui réfléchit par avance) de se borner à contrôler le travail terminé. Quand le Titan arrive au dernier vivant, à l'homme, il a déjà tout utilisé (sabots, cornes, fourrures, carapaces, ailes, griffes, vélocité etc). Pour D.R Dufour, le néotène est cet homme inachevé qui devient l'homme prométhéen. Prométhée, pour permettre la survie de l'homme, va dérober aux dieux les arts et le feu [2]. Platon nous dit de l'homme prométhéen qu'il a l'art d'émettre des sons (mots), d'inventer un habitat, des vêtements, l'art de cultiver la terre et qu'il honore les dieux. Zeus, compatissant à l'homme, et pour faire cesser une trop grande discorde qui aurait éteint sa

---

[1] Note : c'est nous qui soulignons ce déterminisme strict auquel va échapper l'homme "aléatoire".

[2] Note : Le mythe a aussi une dimension politique. Prométhée n'a pas réalisé son projet de soustraire l'art de la politique, abrité dans le temple de Zeus, trop bien gardé. Cet art du vivre en commun, de se rassembler, de bien gouverner. Dans notre culture, "science politique" désigne une école alors que la politique n'est pas une science. L'économie elle-même n'est qu'en partie mathématisable et reste une science "molle".

lignée, va lui envoyer Hermes porteur de la justice en particulier. Selon Erasme (134) "les hommes, crois moi, ne naissent pas homme, ils le deviennent"[1]. Tout humain nait avec une disposition au langage qui attend d'être activée. Le langage va développer et doper une activité symbolique et imaginative qui, à son tour, va permettre la création d'un monde artéfactuel, un monde de substitution. D'où l'évolution du néotène vers "l'homo substituens", terme que nous empruntons à Arnaud Villani (454).

2) L'imaginaire. L'imaginal

La dimension symbolique a été, à juste titre, célébrée pour rendre compte du monde du néotène. Cassirer (62) avait déjà développé dans son œuvre cette dimension : "plutôt que définir l'homme comme animal rational nous le définirons animal symbolicum". Ce philosophe a développé ce thème selon lequel l'homme ne vit pas dans un "umwelt" marqué par l'importance de signaux que nous avons évoquée dans le "Merkwelt". Le Monde de l'homme est celui du langage, du mythe, de l'art, de la religion, de l'institution, des idéologies, savoirs, croyances, sciences etc. A la triade matière, énergie, information vient s'ajouter le symbolique. On peut évoquer un hexaèdre où s'associe matière, énergie, information, affect, image, symbole. Nous reprendrons ce thème à propos en particulier de l'artefactualité et de l'œuvre de Franck Tinland. Nous n'introduirons pas de hiérarchie entre symbolique et imaginaire (ce qu'on fait à une époque, sans être fidèle à leur maître, les tenants d'une vulgate lacanienne). Nous évoquerons l'imaginal. Il y a du symbolique dans l'imaginaire même comme le fait remarquer Pierre Legendre. Avec Cornelius Castoriadis (84), nous acceptons l'option selon laquelle "le symbolique présuppose la capacité imaginaire". Nous avions de même admis que la conscience impressionnelle (Michel Henry) précède la classique conscience intentionnelle et même la conscience comme représentation scénique de l'extériorité. De l'imagination Cornelius Castoriadis dit qu'il revient "à la faculté originaire de poser ou de se donner, sous le mode de la représentation, une chose et une relation qui *ne sont pas données dans la perception* ou ne *l'ont jamais été*". Pour cet auteur : "cette capacité élémentaire et irréductible d'évoquer une image ... (est) la racine commune de l'imaginaire effectif et du symbolique". L'imaginaire s'est extraordinairement développé chez l'homme et le langage a contribué à la multiplication de ses effets. Quelle est la part du cerveau davantage corrélé à l'imaginaire chez le sujet vigil ? En dehors du rêve et de l'attente, existe-t-il un imaginaire chez l'animal qui en est réduit à l'hic et nunc[2] ? Les neurobiologistes semblent peu s'y intéresser (en dehors du rêve) et la publication des cognitivistes s'intéressant à l'imaginaire ne semblent pas

[1] Note : *Dictionnaire de philosophie,* Ellipse 2007.

[2] Note : il y a, chez certains animaux, le jeu qui suppose l'imagination.

envahissantes. La mémoire par contre a été l'objet de recherches neurophysiologistes soutenues.

Les études concernant le rêve avec son moi-conscience (onirique) et son "monde" créé en dehors de l'extériorité mériteraient des développements. Pour les psychanalystes comme Legendre le rêve "est un texte". En fait un certain nombre d'animaux rêvent comme l'ont montré les observations et expériences de Jouvet sur le chat en particulier. Le rêve est plutôt qu'un "texte" une *thématique* comportementale au sens de Raymond Ruyer. Le récit du rêve n'est pas le rêve et les représentations thématiques ne relèvent pas en elles-mêmes et pour le dormeur du statut de la parole. Elles ne l'acquièrent que chez "l'animal parlant" qui en fait le récit à lui-même déjà considéré comme un tiers lorsqu'il note le souvenir de ses rêves. Dans le rêve se rencontrent la pensée "sans mot" "et celle avec mots", mots qui chez "l'animal parlant" peuvent parfois être prononcés dans le rêve, mais sans véritable mode "dialogique". Le monde du rêve n'a pas de lieu, il relève de l'atopie (de a : privatif et topos : lieu). Le rêve en tant que phénomène vécu n'est pas dans l'extériorité et il n'est pas dans le cerveau ou n'existe que circuiterie et chimie. Est-ce qu'une biologie qui comblerait le hiatus entre biologie moléculaire et physique quantique (le cerveau est un "objet quantique") est possible et nous en dirait plus ? Dans le rêve il apparaît que nous créons notre "monde" et ses scénarios. Quoi qu'il en soit "nous créons notre environnement" s'agissant du sujet vigil confirme André Bourguignon (45). Cet auteur, peu cité, ignoré de la plupart des psychiatres, est pourtant éclairant. Nous ne faisons pas que "refléter" la réalité, nous la créons. Cette prédominance de l'imaginaire chez l'homme n'est pas sans évoquer le différentiel entre la somme des circuiteries neuroniques liées aux entrées et sorties et la somme des circuiteries, beaucoup plus importante, assurant la circulation des informations "internes" du système nerveux central. Les neurophysiologistes nous ont démontré combien le cerveau du rêveur a une activité métabolique et électrique intense.

Nous rencontrons l'imaginaire chez l'individu et dans le groupe. On peut évoquer cet imaginaire collectif et interpersonnel et que, en nous inspirant librement de Henri Corbin nous pouvons désigner comme imaginal. L'imaginal comporte aussi la dimension symbolique. "Dans l'imaginal, le symbolique est déjà là" nous dit, répétons nous, Pierre Legendre (271) qui utilise aussi ce terme. Il est ce qui relie, pour le meilleur et pour le pire, qu'il s'agisse des religions, des idéologies, du politique au sens du vivre ensemble (société, état, entreprise, famille etc). Il est aussi ce qui nous constitue comme Sujet institué, il est à la jonction du social et du subjectif. Selon Levi-Strauss, toute culture peut être considérée comme un ensemble de systèmes symboliques et il cite le langage, les rapports économiques, la science, les règles sociales comme les règles matrimoniales, l'art, la religion etc. Imaginaire et symbolique tissent ces tissus ; la fiction est présente. "Tout état social exige des fictions" selon Paul Valery (449). Pierre Legendre nous dit que toute société, pour exister, a besoin d'une scène et que "l'institutionnalité est comme une fiction nécessaire pour que la scène ne soit pas vide" (dans son ouvrage : De la société comme texte). Ainsi, "sans le montage de discours au nom duquel fonctionne l'Etat ou le Totem, ni l'un ni l'autre n'existerait". L'inventeur de l'anthropologie dogmatique développe le thème de "l'agencement civilisateur" et de "l'établissement de cette scène portant l'édifice social, support des fictions qui nous autorisent à penser l'ordre normatif à compter d'une théâtralisation structurante". Cette rencontre du subjectif et du social paraît être inachevée dans les psychoses schizophréniques sévères. Cette rencontre paraît être distordue, aberrante dans des actes criminels qui se réclament d'oripeaux, idéologiques chez tel idéaliste passionné[1] ou terroriste djihadiste[2] dont les profils psychologiques sont différents. La bienveillance et la haine viennent colorer les idéologies respectives de l'humanisme mimétique et de la violence mimétique, elle, étudiée par René Gérard. Dans ce dernier cas, la démonstration est faite d'une haine qui relie contre le bouc émissaire, ou l'étranger ou le barbare. L'envie a été considérée comme un des sentiments emblématiques de la démocratie. La haine réelle est aussi un ferment de lien comme la colère qui elle est souvent mise en scène dans des manifestations rituelles et médiatisée, des mouvements dits sociaux. La phrase célèbre de Kant sur "l'insociable socialité" peut être évoquée. L'imaginal est un imaginaire qui créé du lien, pour le meilleur et pour le pire.

Cornelius Castoriadis a développé ce qu'il nomme l'imaginaire collectif et que nous trouvons commode de désigner comme imaginal. Pour cet auteur, l'institution est "un réseau symbolique socialement sanctionné où se combinent en proportion et en relation variables une composante fonctionnelle et une composante imaginaire". Cet imaginaire collectif est "social-historique". Initialement, il renvoie aux religions. Dans son ouvrage sur "la question dogmatique en occident", Pierre Legendre remarque que "dans son essence, la religion a pour fonction d'instaurer une référence fondatrice du sujet, à l'échelle de la culture" et que la démocratie "a pris statut du substitut laïque du divin". Les montages dogmatiques demeurent et "l'horizon des montages dogmatiques, c'est la construction de l'homme", "l'aedificatio" évoqué, que l'on peut traduire par "*l'institution du sujet*".

Dans son ouvrage "le désenchantement du monde" où il étudie ce "social historique" cité plus haut, Marcel Gauchet explore comment le religieux a été fondateur de la réalité collective et des formes politiques qu'elle va revêtir. Le mouvement vers une sortie de la religion de nôtre vie sociale contemporaine s'accompagne du fait que "le pouvoir des hommes sur les hommes a pris une partie de la place du gouvernement exclusif de la religion" (163). Le grand "d'hommesticateur" comme le nomme D.R. Dufour a tiré sa révérence après s'être rétracté (tsimtsoum), nous

[1] Note : Nous pensons au tueur d'Oslo Anders Behring Breivik (2011).
[2] Note : Nous évoquons Mohamed Merah, l'auteur des tueries de Toulouse et Montauban en 2012.

abandonnant à notre sort. Les croyances laïques (la science, la technique, le progrès, les idéologies politiques), l'exaltation hédoniste, sans tabou, le consumérisme exacerbé, le divertissement "pascalien" développé par internet, n'ont pas apporté le bonheur espéré, à "l'homo festivus" (Philippe Muray), héritier lointain de l'homo religiosus.

Plus modestement, revenons en à l'aspect non plus collectif mais individuel de l'imaginaire. Castoriadis reproche à l'imaginaire lacanien de se cantonner dans le "spéculaire qui est pour notre auteur un "sous produit de l'ontologie platonicienne". Il y a pour lui dans l'imaginaire individuel création ex nihilo sans avoir à passer par le miroir, le reflet, ou même le regard de l'Autre. L'imaginaire n'est pas une simple image "il est création incessante et essentiellement indéterminée … de figures, formes, images à partir desquels seulement il peut être question de "quelque chose"". Pour lui, non seulement le symbolique mais aussi l'imaginaire s'inscrivent dans la différence anthropologique, la différence avec l'animalité. En effet, dans une première caractéristique "les processus psychiques humains sont dé-fonctionnalisés relativement au substrat biologique de l'être humain. Souvent ils sont anti-fonctionnels et la plupart du temps a-fonctionnels. La sexualité humaine n'est pas fonctionnelle, la guerre pas davantage. Chez *l'humain il y a domination du plaisir représentatif sur le plaisir d'organe* . Cette domination est liée à ce que Freud appelait la *toute puissance magique de la pensée qui est, en vérité, une toute puissance effective* dans le monde inconscient ou "*penser c'est faire*. Si un désir surgit, la représentation qui l'accomplit apparaît également aussitôt". Cette toute puissance magique de la pensée, de l'imagination et même du langage évoque l'échec cuisant et naïf de celui qui cherche à convaincre un délirant de son erreur d'appréciation de la Réalité comme si le malade mental commettait un sophisme qu'il suffirait d'épingler pour le ramener à la Raison. On attribue à Paracelse (1493 – 1541) la formule "la fantaisie imaginaire est la pierre angulaire des fous". L'interlocuteur de bonne foi fait fi du plaisir à délirer (domination du plaisir représentatif sur le plaisir d'organe).

Dans une deuxième caractéristique, l'imagination (conçue non seulement comme représentation mais tout autant comme affect, désir spontané) est automatisée : "chez l'humain, le flux spontané de l'imagination, dans ce qu'il a de spécifiquement humain, est *dégagé de la finalité biologique*". L'être humain en tant que système clos et ouvert créé son environnement (ne fait pas que le refléter) et vise "quelque chose relatif à soi". Cela ne s'applique pas que au monde physique mais aussi au Monde (avec majuscule), au monde artefactuel de l'humain, et en particulier au monde social. Le sujet institué par la médiation de l'imaginal qui noue le subjectif au social manifeste "l'entre-appartenance du Sujet et de la Société" (formule de Pierre Legendre, auteur déjà cité). Pour Castoriadis, le dégagement de la finalité biologique est "la condition de la capacité de l'être humain à rompre la clôture (cognitive, affective, désirante) dans laquelle le simple vivant reste enfermé". Cette autonomisation de l'imagination, sa dé-liaison d'avec la stricte fonctionnalité biologique est, pour le même auteur, ce qui "permet aux humains de passer du simple signal au signe, à l'arbitraire quid pro quo du langage". Le même auteur critique la conception philosophique classique de l'imagination qui "en cantonnant l'imagination dans la simple reproduction de déjà perçu et la recombinaison des éléments" a ignoré "cette autonomisation de l'imagination, sa dé-liaison avec la fonctionnalité". Il cite le processus de sublimation qui est une des caractéristiques de la personnalisation, de l'élaboration de la personnalité psychique.

Chez l'homme, les capacités de représentation décollent de l'isomorphisme fonctionnelle grâce à l'imagination. Helmuth Plessner insistait sur la position "excentrique" de l'homme qui est à la fois dans la nature et à *l'extérieur de la nature*. Nous sommes bien au-delà de la relation fonctionnelle à l'environnement, à "l'Umwelt" avec ses "saillances" (c'est-à-dire les propriétés d'un élément qui le fait ressortir par rapport aux autres), les prégnances, les affordances, les formes (Gestalt) thématiques chères à Raymond Ruyer (398). Cette capacité de représentation et d'action implique l'isomorphisme de la conscience animale. Tout en bénéficiant de celle-ci, l'être humain non seulement reflète l'environnement mais créé son monde à travers l'imaginaire et le symbolique.

Et par la médiation de la "Bildung", de l'enculturation, de la socialisation, l'être humain accède à la sublimation définie par Castoriadis "cette capacité d'investir des "objets" imperceptibles, socialement constitués, qui n'ont d'existence autre que sociale et d'y trouver du plaisir au sens psychique".

Nicolas Grimaldi, dans son ouvrage "à la lisière du réel" (180 ter) élabore une analyse de l'imaginaire et de ce qu'il nomme *l'envoutement*, voir *l'auto-envoutement*. Etymologiquement, le dictionnaire historique Robert nous dit que terme dérive de l'ancien français volt, vout (vers 1120) "visage", "image". Il manifeste une action magique. Dans sa conception de l'imaginaire, Grimaldi évoque le rêve, la rêverie, mais aussi le jeu (déjà existant chez certains animaux comme y existe aussi l'attente) et, ce qui nous intéresse particulièrement, les croyances. Grimaldi écrit à propos de cet imaginaire au pouvoir magique "le propre de l'imaginaire est de nous faire éprouver l'irréel comme réel et, comme par réciproque, de nous faire aussi inattentifs au réel que s'il n'existait pas". Nous avons évoqué l'escapisme comme fuite du réel par le biais de l'imaginaire, de la rêverie. L'envoutement par influence n'existe que si il existe un auto-envoutement. L'auteur nous décrit le jeu comme cette capacité "à tenir une fiction plus intense et plus réelle qu'aucune réalité". Il évoque un privilège d'extra-territorialité dans nos villes pour "les casinos, stades, théâtres". Ajoutons salles de cinéma, salles réservées aux jeux virtuels, minitel rose etc. Le jeu produit un effet de croyance. Le philosophe critique et le scientifique seraient les seuls à ne pas jouer. S'agissant des croyances (idéologies, religions, discours ésotériques etc) : "la croyance relève toute entière de la volonté. Je n'ai d'autre raison de croire que de vouloir croire". Cette croyance est "une sorte de jeu ou l'on oublie qu'on joue". Il serait intéressant d'étendre cette analyse à l'hypnose et au délire. Dans l'un et l'autre cas, il s'agit d'auto-envoutement avec, s'agissant de l'hypnose, une influence consentie. Des phénomènes collectifs sont abordés par la psycho-ethnologie. Nos croyances (imaginaires) nous renvoient à l'effet de ce que Gazzaniga désigne comme un système cérébral spécialisé qu'il nomme interprète ou module interprète. Il situe ce module relié à tout un ensemble d'autres sous systèmes dans le cerveau gauche, qui est aussi celui du langage. Nous reviendrons sur ce thème en abordant les différents cerveaux (spéculaire, émulateur, simulateur etc). Comme le langage nous dit le neurobiologiste "le module interprète semble être unique à l'être humain et une spécialité de l'hémisphère gauche". C'est aussi dans le registre symbolique et imaginaire que s'expriment la plupart des troubles mentaux.

3) La seconde nature et la condition humaine

Avec les substitutions, aux régulations animales des comportements, des montages anthropologiques des conduites va se constituer chez l'homme une seconde nature à travers la néoténie et grâce à la plasticité du cerveau. Cette artéfactualité qui dépasse et englobe le symbolique et l'imaginaire, l'institutionnel, la technique, le monde trois de Popper (monde de la culture) a été longuement exposé dans l'œuvre de Franck Tinland, œuvre que ne peut ignorer la réflexion sur la psychiatrie générale. Elle éclaire aussi les trois failles de la condition humaine (la malfaisance radicale, la démesure, la folie). Nous aurions pu donner comme titre à ce chapitre, qui succède à celui de "l'animal que j'ai été", le titre d'un livre de ce penseur "l'homme aléatoire" (443). Il est proche de "l'homme sapiens demens" d'Edgar Morin qui mérite une longue citation que nous ferons en cours de route. Proche aussi de "l'homo artifex" voir de "l'homo duplex" de Maine de Biran et dans un autre registre de Pascal. Déjà ce dernier résumait dans son grand style "la coutume est une seconde nature qui détruit la première" (pensée 117, édition Le Guern (339)). Mettons l'accent sur le terme de seconde nature plus que sur celui de destruction. Nous remplacerions aujourd'hui ce terme de "coutume" très ancien (attesté au XIème siècle) par celui de culture qui a pris son sens moderne au XVIIIème siècle (dans la traduction de Kultur de la langue de Kant) et surtout au XXème siècle : ensemble des formes acquises du comportement dans les sociétés humaines, selon Mauss. Mœurs a été proche de coutume mais ce qui privilégie pour nous coutume c'est que, selon le dictionnaire historique Robert, il est dit que coutume appartient à un groupe de mots dont la racine indo-européenne marque justement l'*appartenance* à un groupe humain (nous verrons plus loin à travers la Bildung et la construction du moi le thème de l'appartenance qui culmine à l'adolescence : appartenir solidement à… pour mieux se séparer de …). Avant Marcel Mauss, l'anthropologue britannique Tylor avait donné une définition exhaustive de la culture : "ce tout complexe qui comprend la connaissance, la croyance, l'art, la morale, la coutume et *toutes les autres aptitudes acquises par un homme en tant qu'il fait partie de la société*" (cité par John Dewey). Il nous paraît fondamental d'avoir ajouté l'anthropologie au modèle antérieur bio-psycho-social car la psychologie ne suffit pas étant "étrangère à une théorie de la culture" selon John Dewey (114).

Jean Poirier, dans son histoire des Mœurs (358), nous dit que les régulations sociales revêtent quatre formes essentielles, a) les normes, formulées par la religion, b) la loi morale "idéal hérité d'un groupe intériorisé, mais aussi réinterprété par l'individu, c) la règle juridique, droit[1] proprement dit et coutume formalisée et enfin d) l'éthos qui est impératif, celui des mœurs qui est le seul à ne pas compter de sanction formalisée[2]. Selon Poirier, les mœurs sont liées à l'impératif le plus exigeant et le mieux obéi sous l'effet de la pression sociale. Nous évoquerons quant à nous la dysrégulations de ces conduites et donc de l'insertion de l'individu dans une société, insertion conditionnée par l'observation de l'ethos.

Nos thèmes gravitent autour de la dérégulation éthologique, biologique, du néotène et à la substitution par des montages anthropologiques, plus aléatoires, plus fragiles, plus propices à des dysrégulations. La régulation culturelle, sociale, morale etc n'a pas la fiabilité déterministe des dispositifs bio-éthologiques. Elle transforme la néoténie en un être risqué et à risque selon Hans Blumenberg (34) : "la culture humaine est un programme de secours pour compenser des manques des dispositions biologiques". Et ce même auteur souligne qu'en déviant de son origine et de son fonctionnement darwinien, par bifurcation, le néotène "a mis hors circuit pour lui-même les conditions justement de cette origine, pour vivre dans un monde qui n'est plus fondé ni conservé sur un mode darwinien" et "la perte de la disposition à l'adaptation a engendré de force la naissance de la sphère culturelle...". Il invoque aussi l'inquiétude existentielle devant la trop grande ouverture du champ des décisions, devant l'inattendu. Raymond Boudon, de son côté, souligne que l'incertitude et l'ambigüité qui caractérisent certaines situations, incitent le sujet à "la production de systèmes symboliques" (39). Ajoutons, chez le psychotique dont la perception du Réel est affecté par le Déni de celui-ci, la production d'imaginaire, la production du délire. Blumenberg nous dit que l'angoisse existentielle est liée à la situation d'avoir un "horizon" qui "est quelque chose de tout autre qu'avoir un environnement de caractéristiques déterminées et déterminantes".

Dans ce drame lié à la condition humaine (et non à la nature) culmine le suicide. En effet "la possibilité de mettre fin à ses jours est l'une des spécificités de cet être, pour lequel la réussite de son existence n'est pas programmée avec assurance". L'homme n'a pas la sûreté de l'animal. La

[1] Note : De nos jours on distingue le droit civil qui a pour vocation la régulation des relations entre particuliers et le droit pénal qui a pour vocation la régulation des comportements déviants perçus comme attentatoires à la collectivité elle-même.

[2] Note : Il y a dans la famille un modèle plus ou moins formalisé de convenance et de convention, de statut et de rôle et aussi de punition (cf voir les discussions passionnées sur la fessée).

"rationalité" des êtres humains implique le risque mais aussi une pathologie mentale spécifique. Certes, il y a une psycho-somatique chez l'animal et ce dernier est soumis au stress dans son umwelt mais aussi en laboratoire. Mais, comme l'indiquent Quentel et Duval[1] "s'il n'existe pas d'animaux, aphasiques, on n'en connaît pas non plus qui soient névrosés ou psychotiques, quoi que soutiennent abusivement et anthropocentriquement certains : ces réalités cliniques là prouvent l'existence de processus propres à l'homme, occultés par l'approche continuiste issue de l'évolutionnisme".

4) La différence anthropologique

"Nous appelons liberté le fait que la nature de l'homme soit si indéterminée que son telos en soit rendu aléatoire".

Nicolas Grimaldi

L'homme a longtemps triomphé comme "animal rational", célébré depuis Boece (480-524) par tant de penseurs. Ce dernier le définissait donc dans la formule "substance individuelle de nature rationnelle". Mais les trois failles évoquées nous font nous interroger sur son caractère irrationnel qui l'accompagne tout aussi bien, et sans cependant nous enfermer dans le dilemme rationnel/irrationnel (beaucoup de nos activités n'appartiennent ni à l'un, ni à l'autre, mais au transrationnel (Cournot)). Ernst Cassirer (62) souligne que le terme de raison est peu adéquat pour englober les formes de la vie culturelle de l'homme dans leur richesse et leur diversité. Et il propose une définition de l'homme comme "animal symbolicum", dans son maitre ouvrage sur "la philosophie des formes symboliques". Pour lui, l'homme a inventé une nouvelle méthode d'adaptation différente de celle résultant des systèmes récepteurs et effecteurs propres à l'animal. Cette méthode nouvelle est le "système symbolique" qui constitue aussi une nouvelle dimension de la réalité. L'homme vit dans un univers symbolique dont les éléments sont le langage, la science, l'art, l'histoire, la religion, le mythe. L'auteur insiste aussi sur le fait que le langage n'est pas seulement conceptuel mais qu'il existe un langage émotionnel qui n'exprime pas des idées mais des sentiments et impressions et qui est plus originaire que le précédent. De même, le grand linguiste Benveniste (18) marque la différence entre la communication (que nous partageons avec d'autres espèces) et le langage spécifique à l'homme : "le langage est la forme la plus haute d'une faculté inhérente à la condition humaine, la faculté de symboliser". De plus si l'homme, comme d'autres animaux, se soumet aux règles de la vie sociale, il est apte, de plus, à participer activement "à la détermination des formes de la vie sociale et il a le pouvoir effectif de les modifier". Uexküll avait souligné que, au delà de l'espace-temps, le *milieu* (umwelt), et ainsi le vivant,

[1] Note : *Le Débat* n°140 mars – août 2006, numéro comportant une synthèse sur "une nouvelle théorie de l'esprit : la médiation".

introduisait un troisième chainon (au delà du seul concept d'information). Avec Cassirer, il s'agit d'un quatrième chainon, le système symbolique, qui ne fait pas qu'agrandir la Réalité mais ajoute une nouvelle dimension. Il ne s'agit pas simplement de plus d'assimilation mais chez l'agent qui devient acteur et auteur d'une véritable accommodation. La différence anthropologique implique l'artéfactualité (la bifurcation artéfactuelle, culturelle) et la transmission. En ce qui concerne l'artéfactualité, cette différence a été développée par Tinland. Ce concept signifie que l'homme se distingue de l'animal par les particularités des rapports qu'il entretient avec les choses, ses semblables et lui-même. L'auteur développe et rappelle un fait fondateur déjà évoqué "l'existence humaine tant individuelle que collective en appelle à d'autres régulations qu'à celles que la vie a lentement mise en place..." (442). Il ne faut pas entendre artefact nous prévient-il comme "production consciente d'elle-même" car il naît "enveloppé de contraintes et pourvu de cette autonomie, par quoi, souvent au plus loin de la conscience de l'artifex, il règle les conditions de sa propre production et entraîne à sa suite la structuration de l'existant humain". Peter Berger et Thomas Luckman font écho dans "la construction sociale de la réalité" (19). Ils reconnaissent certes que "l'homme est biologiquement prédestiné à construire et habiter un monde avec autrui...mais (que) une fois construit ce monde rétroagit sur sa nature". Cette dialectique nature/culture rejoint le thème que nous rencontrons souvent, le thème de l'émergence, du saut qualitatif piagétien (et même du saut quantique). Cette dialectique est riche en bifurcation, en boucle, en chiasme (Merleau Ponty). Ainsi l'être à vocation humaine (humanisation ici plutôt qu'hominisation) est lui-même transformé tout en devenant source de transformation. Il a produit une réalité sociale qui le produit, il est une auto-organisation poïétique qui s'auto-construit dans l'interaction, l'intersubjectivité, la transmission. Il est à la fois autodéterminé et hétéro déterminé à travers les générations. Edgar Morin dans "la Méthode" (321) a beaucoup insisté sur le concept de boucle générique. Pour Tinland "les hommes partout et toujours s'entourent d'objets techniques, se soumettent à des règles dont ils reconnaissent la normativité, tissent entre eux des formes de communication irréductible à tout autre, élaborent des mythes et des savoirs par lesquels ils se donnent représentation du monde et d'eux-mêmes, manifestent par leurs pratiques rituelles le pouvoir qu'a sur eux l'absence et lisent dans le monde les signes de ce qui n'est pas encore". Ce surcroît, cette accumulation de substitutions aux dispositifs bio-éthologiques, cette révolution de l'artéfactualité, a été favorisée par la disponibilité cérébrale liée à la plasticité du cerveau et au développement privilégié des lobes frontaux cérébraux et des systèmes associatifs, tout ceci pris dans le triplement du volume cérébral au cours d'une période de cinq à six millions d'années. Cette bifurcation a été rendue possible, comme nous l'avons souligné à plusieurs reprises, par le manque de substrat bio-éthologique dû à la néoténie. Nous avons fait allusion à un des fondateurs de l'anthropologie philosophique Arnold Gehlen (1904-1976) qui a théorisé cette bifurcation en rompant avec l'idéologie perfectionniste du plus du même (par rapport à l'animal) au profit d'une rupture radicale. Nous nous trouvons ici en compagnie de Hans Joas (né en 1948) qui rend compte dans son ouvrage sur la créativité de l'agir (227) qu'il a opté, avec Axel Honneth pour ce point de vue. Il reprend le terme, s'agissant de l'homme, d'"être déficient" (Mängelwesen) qui ne jouit plus "de la sûreté de l'instinct animal". Il résume ainsi la thèse de Gehlen qui évoque "la situation de cette créature dotée d'organes relativement primitifs et de sens beaucoup moins affinés que d'autres animaux, de cette créature dépourvue de fourrure protectrice et d'organes d'attaque spécifiques dont les petits restent pendant une période excessivement longue dépendants et sans défense ; ...déficience organique qui menace la survie de l'espèce". La capacité d'action et de création culturelle de l'homme qui caractérise le facteur décisif de sa domination sur les autres espèces est donc rapportée non au perfectionnement du même mais à une insuffisance naturelle fonctionnelle qui le condamna à développer pour survivre d'autres capacités. Dans une réflexion plus ancienne sur le déterminisme et l'autonomie Pierre Vendryes (453) avait déjà mis en avant le concept d'aléatoire : "l'homme en acquérant son autonomie par rapport au milieu extérieur acquiert la possibilité d'entrer avec lui en relations aléatoires". Cet indéterminisme favorise aussi bien l'anxiété existentielle que le développement du champ symbolique et imaginaire et du cognitif. Franck Tinland a pu approfondir ce thème de "l'homme aléatoire" (443). Pour lui, "il faut insister sur le fait que la complexité des interactions qui donnent forme à l'existence humaine ouvre sur des devenirs possibles et divergents. Nulle prédestination ou prédétermination, nulle nécessité ne peut, d'avance, se lire dans ce qui offre prise aux circonstances aléatoires et aux réponses incertaines. Une telle existence, entrecroisant dynamismes internes auto-organisationnels, évènements, interprétations, choix, bifurcation, est foncièrement aventureuse". C'est vrai pour l'histoire des sociétés et pour l'histoire individuelle. Sans évoquer Gagnepain et la théorie de la médiation, dont il paraît pourtant proche, Tinland se réfère à Benveniste et étend son analyse "de la singularité de la manière humaine d'exister". Celle-ci repose "sur l'originalité des interactions et rétroactions qui se tissent entre ce que nous sommes (ce à quoi nous nous identifions) et les systèmes, issus de nos activités qui *médiatisent* nos relations avec nos entours comme d'ailleurs avec nous-mêmes, s'il est vrai que nul ne peut se référer à lui-même et développer la conscience qu'il a de lui-même sans prendre appui sur le langage". Penser et être soi. Le fondement de la subjectivité et l'intersubjectivité n'est pas sans lien avec le "statut linguistique de la personne", terme emprunté à Emile Benveniste (18). De même, l'interaction entre les personnes (dans le cadre de l'intersubjectivité) peut, à travers le langage et la communication, se manifester par des *échanges de signification* qui relèvent de l'ordre dialogique (Francis Jacques) et qui ont été défini comme appartenant à *l'interactionnisme symbolique*. Ces interactions font, selon David Le Breton (263), que le monde social est sans cesse créé et recréé" à travers des interprétations mutuelles suscitant un ajustement des acteurs les uns par rapport aux autres. Le sujet est socialement construit et héritier d'une histoire personnelle et familiale". Ce même auteur cite Simel selon qui les interactions qui caractérisent la société sont objectivées dans "des structures durables et caractérisables tel l'état, la famille, etc...".

Ceci nous introduit au paragraphe suivant traitant de la transmission et de la Bildung. Abordons donc la question de la transmission et de la construction du Sujet. Le Moi ne doit pas seulement être-dans-le monde, le Sujet doit être-du-Monde. La Bildung, la transmission visent l'homme "lamarckien", l'homme post-darwinien qui vit dans et par l'artéfactualité. Tout au long de son œuvre, Pierre Legendre s'interroge sur les "montages normatifs" propres à l'espèce humaine, sur la cohérence entre le champ du subjectif (de la subjectivité) et le champ du social, sur l'identité qui a une dimension incontournablement relationnelle et intersubjective, sur le principe doté du pouvoir intégrateur et structurant. Ce penseur écrit que de manière cachée et à l'ère de la triade techno-science-économie, l'Etat reste "le garant totémique" et, à ce titre, "l'état est bel et bien notre parent au sens mythique des liturgies sauvages" même si le scientisme, en particulier sociologique, s'en offusque. Mais la modernité méconnait "la problématique structurale de l'identité, point d'ancrage de la sociabilité dans le langage, c'est-à-dire dans la vie de la représentation"[1] (1). En dépit de ses écrits, véritables pavés, Legendre paraît peu entendu. L'inventeur de l'anthropologie dogmatique montre qu'au principe institutionnel, associant le mythe et le rite, est inscrite la question de l'identité/altérité. Cette identité est aussi de nature relationnelle. "C'est dans l'autre que le sujet s'identifie et même s'éprouve tout d'abord" énonce Lacan (248) s'agissant de l'imago dans son premier effet sur le nouvel être humain. Ce dernier bifurque par rapport à l'animal en "s'aliénant" transitivement. On évoque alors une aliénation constitutive du sujet normal ce qui n'est pas sans évoquer la phrase déjà citée de Levi-Strauss (289) : "c'est à proprement parler, celui que nous appelons sain d'esprit qui s'aliène puisqu'il consent à exister dans un

[1] Note : Il est amusant de constater la position d'un site médiatique (Mediapart) sur la question proposée en 2009 par le Ministre Eric Besson à propos de l'identité nationale. Ce responsable du site a formulé une pétition contre le débat qui aurait été signée par 35 000 personnes du monde politico-médiatique et dont le noyau reposait selon Elizabeth Levy (288) sur un postulat : "affaire publique la nation ne relève pas de l'identité, affaire privée" Nous sommes bien loin de Bergson (21) qui dans une conférence à Madrid (il est vrai pendant la guerre de 1914-1918) comparait la nation à une personne "lorsqu'une société a des traditions, des lois, des institutions qui synthétisent son passé et y jouent le même rôle que joue la mémoire dans chaque individu, elle est une personne". Et dans un autre texte (les Deux sources de la morale et de la religion) il évoque une société qui a une histoire, des souvenirs et des espérances partagés et qui constitue une civilisation.
Dans la pétition citée, l'état devient un sac contenant un agrégat d'individus autosuffisants. On peut aussi se référer à l'ouvrage de Olivier Rey "une folle solitude" (382) avec son sous-titre "le fantasme de l'homme auto-construit".

monde définissable seulement par la relation de moi et d'autrui". Une identité réussie implique une altérité reconnue et assumée. Legendre dénonce une illusion des modernes (de l'occident) qui imaginent possible une légitimité "anormative" de l'individu auto-fondé, auto-construit, auto-suffisant. Tour de passe-passe pour évacuer la question de l'autorité et du pouvoir. Legendre rappelle la distinction entre ces deux concepts. "L'autoritas" de fondation divine (qui a été par exemple le Saint Siège) et le "potestas" c'est-à-dire le pouvoir ou puissance de gouverner. Cette dualité complémentaire continue à exister mais masquée dans les états contemporains même si, "l'autorité divine ne faisant plus l'affaire", c'est sous forme laïcisée de la triade "techno-science-économie" qu'on tente, sans véritablement y réussir pleinement, à créer une référence, une légitimité. S'agissant de la "fabrication" de l'identité et de la subjectivité, fabrication qui implique une autopoïèse mais aussi une transmission par des tiers de la manière "d'être une personne" et d'avoir une personnalité, nous manquons d'un concept opérationnel et opérateur. Il pourrait être celui d'humanisation (différencié de l'hominisation). Nous n'avons pas de traduction possible en français du terme allemand Bildung qui nous paraît proche. Il s'agit bien de l'interaction avec les proches au moment où se construit le moi, le je, le futur sujet, moment où l'accession au langage est privilégiée. Racamier déplorait (374) que le la langue française n'ait pas de mot pour désigner "l'élaboration progressive des structures fondamentales de la personnalité". La Bildung diffère des termes de culture et de civilisation que possède également la langue allemande. Elle n'est pas simple acquisition de compétence, éducation, apprentissage. Au-delà de la socialisation, de l'enculturation, elle est le chaînon manquant qui rend compte de la reproduction de la "personne", de la transmission, de la constitution d'une identité, d'une subjectivité, d'une intersubjectivité qui, de manière individuelle et collective, répond à la maxime romaine répétée par Legendre : "instituer le vivant". La Bildung est propre à l'homme post darwinien et à l'artéfactualité. A travers le lien, le partage social des émotions, les expériences de vie, des valeurs, il s'agit "d'instituer le sujet de la parole" (Legendre) et assurer "l'entre – appartenance du sujet et de la société" (Legendre)

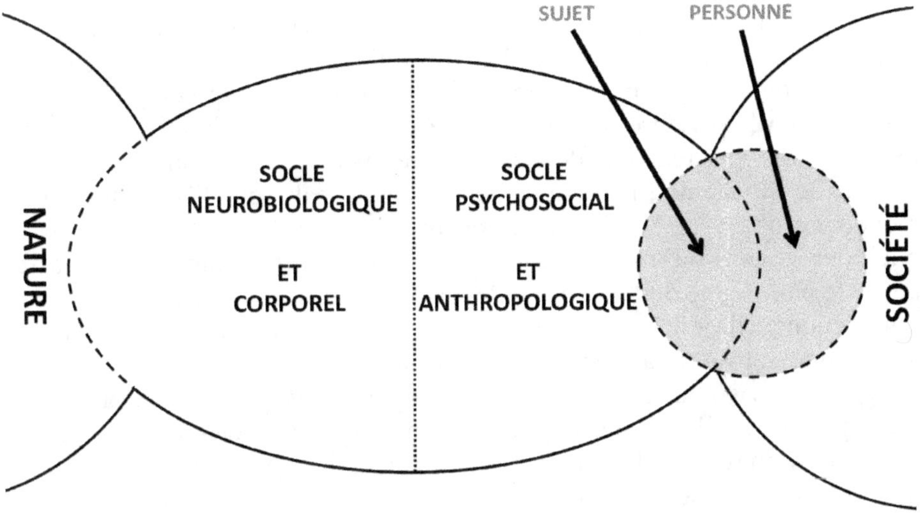

Notre schéma hybride et bifocal de la personnalité implique des processus de la personnalisation qui résultent de l'action conjuguée de l'hominisation (et de son auto-organisation) et de l'humanisation. S'agissant du Sujet et de la personne, l'hominisation n'est plus impliquée. Reste l'humanisation mais aussi l'activité autopoiétique du sujet sur lui-même (en particulier en ce qui concerne les identifications secondaires). Travail permanent que Lequier résumait en une formule "faire et en faisant se faire" ou pour reprendre une autre formule célèbre, de Sartre (405) "l'essentiel n'est pas ce qu'on a fait de l'homme mais ce qu'il fait de ce qu'on a fait de lui". Plus complexe que notre schéma est la Bildung qui passe par la relation aux proches. Elle existe déjà "lorsque l'enfant paraît" et avant même ce moment hugolien. Comme le note Freud, la dépendance (liée à la néoténie) augmente la valeur de "l'objet" qui assure la survie, de "l'objet" qui seul peut protéger contre les dangers et remplacer la vie intra-utérine perdue" (155). Nous ne suivons pas Freud lorsqu'il évoque l'hypothèse que cette prématuration et cette dépendance pourraient favoriser tel ou tel type de névrose ou de trouble du caractère. Pour nous, il n'y a pas lieu de retenir un déterminisme particulier mais affirmer que cette prématurité était nécessaire pour permettre "l'humanisation". Elle rend compte en même temps de la fragilité des montages anthropologiques et donc des trois failles évoquées de la condition humaine. C'est dans cette relation aux proches, aux parents, aux différents tiers, aux systèmes symboliques et en particulier au langage que se construit la personnalité psychique. A travers le lien réciproque, l'attachement, le soin, le holding et le handing, le partage social des émotions et des expériences, des valeurs, le dialogique, l'interaction symbolique, l'élaboration des limites et des normes, l'accession aux capacités. C'est le monde du "je", du "tu", du "il", de la "nostréité" pour reprendre un terme emprunté à Binswanger. Cette intersubjectivité comme dimension essentielle de notre expérience (et qui pour nous est un quatrième monde ajouté aux trois mondes de Popper) apparaît évidente lorsqu'on évoque le dysfonctionnement révélateur de l'autisme de l'enfant (le déficit de l'attention partagée par exemple). De son côté Merleau-Ponty, dans son livre inachevé se réfère à la membrane de l'intersubjectivité et y voie la rencontre des existentiaux de nos histoires personnelles, existentiaux par lesquels le Monde de l'homme devient visible car ils sont "l'armature de ce monde invisible". Ce dernier, avec la parole, "va imprégner toutes les choses que nous voyons". De cette surface de séparation et d'union entre moi et autrui le philosophe dit "qu'elle est le lieu géométrique des projections et des introjections, elle est la charnière invisible sur laquelle ma vie et la vie des autres tournent pour basculer l'une dans l'autre..." (on peut se demander si le délire n'a pas pour fonction de se substituer à des existentiaux ou s'il ne vient pas en combler une absence particulière). La néoténie et le besoin absolu de l'autre pour la survie, l'office parental incontournable, renvoie à un concept de la scolastique médiévale : l'abaliété (qualité des êtres dont l'existence est conditionnée par d'autres êtres qu'eux mêmes[1]). Le proto-sujet, doué d'auto-organisation ne bénéficie pas lui de l'aséité "attribut de ce qui est par soi, c'est-à-dire à soi-même sa propre cause"[2]. Ainsi se dessinent l'autonomie/hétéronomie, l'identité/altérité de la créature humaine. Le concept de Bildung relatif à la fondation de cette créature, de cette personne est proche de l'humanisation, terme employé par Pierre Karli (241). Le vocabulaire européen de la philosophie (61) nous apprend que Bildung est aussi utilisé (à travers Bildungroman) pour définir les romans d'apprentissage et cite un personnage de Goethe qui s'exprime ainsi : "que je te dise d'un mot, me former tout entier tel que j'existe, c'était obscurément depuis ma jeunesse mon souhait et mon intention". Ce qui nous évoque la formulation souvent citée "deviens ce que tu es" et s'agissant de Goethe "ce que tu as hérité de tes ancêtres acquiers le afin de le posséder". Mais ici il s'agit davantage de la continuation de l'élaboration de la personnalité psychique qui est déjà là. Pour nous l'importance de la Bildung c'est qu'elle s'adresse au pré-Moi, au futur Sujet. Proto-Moi qui nous fait évoquer Kohut (244) et son narcissisme fondateur et primordial ainsi que le concept de "Selfobjet" bien décrit par Agnès Oppenheimer (334) dans son ouvrage consacré à ce psychanalyste novateur. A ce propos, il est intéressant de noter que le savant dictionnaire cité nous indique que Bildung est issu de Bild (image) et signifie d'abord la création, la fabrication, le fait de donner une forme. Bilden signifierait quand à lui donner une forme à une chose ou reproduire la forme d'une chose. Or, à travers le mythe, créateur et créature sont à l'image l'un de l'autre. Dans le sens mystique de Bildung celle-ci nous renvoie à l'identité de la créature. Dieu imprime son image dans l'homme et contribue donc à l'identité (et à la subjectivité) de la créature. Il y a par ailleurs pour les mêmes auteurs cités (du vocabulaire européen de

[1] Note : Dictionnaire de Godin déjà cité.

[2] Note : aséité : Godin ajoute que pour Anselme de Canterburry seul dieu est par soi.

philosophie) un lien entre la Bildung et la "paideia" grecque. Il est question chez les anciens grecs de modeler le corps et l'âme, conduire au logos par le logos (B. Cassin). La Bildung s'écarte de la nature et renvoie, s'agissant de la formation originaire de la personnalité psychique à l'artéfactuel, à l'œuvre d'art. De même que le sculpteur modèle sa création (au point d'en devenir amoureux selon le mythe), de même le caractère est façonné. La Bildung (en négligeant la dérive mystique évoquée plus haut) jette un éclairage laïque sur les mystères de la créature sans avoir recours à un démiurge, un créateur, un méganthrope. Ce serait la "paideia" grecque qui aurait été le modèle inspirateur de la Bildung et non la "cultura" romaine. Pour Herder (1744-1803) le développement de la personne "échappait au pur raisonnement et à l'entendement" et était lié "au cœur, au sang, à la chaleur, à la vie". Ce qui n'est pas sans évoquer de nouveau "le cercle de famille" hugolien et le partage intime des émotions, des sentiments, des réussites, des échecs, des affects et des valeurs. Pour paraphraser Michel Henry (l'affectivité est l'essence de l'ipséité) on peut suggérer que cette même ipséité, sous l'égide de la Bildung, a à voir avec aussi l'intersubjectivité, le dialogique, l'interaction symbolique. Le registre du symbolico-cognitivo-conativo charnel et de l'imaginaire qui nous pose la question du nœud qui en relie les éléments.

5) Les failles de l'humaine condition

> *"Comment se fait-il que prévalent largement, au sein de la communauté scientifique, la certitude et la promesse que – bientôt – on "expliquera" tout l'homme en termes de causalité rationnelle ? Cette disposition d'esprit traduit la conviction, réelle ou opportuniste, que tout ce qui n'est pas formalisable, computable, ne saurait exister. Une semblable conviction a d'autant plus facilement droit de cité qu'elle s'accorde bien avec les tendances qui dominent nos sociétés dites développées : prétention à une maîtrise totale de la nature par la logique et la technique... Dans tous ces domaines, le seul homme qui compte, c'est l'acteur rationnel, avec les capacités cognitives qui lui permettent d' assurer telle ou telle fonction hic et nunc. On ignore ainsi que l'homme et son cerveau ont une histoire, que les interactions avec le monde sont à la fois reflet et moteur de cette histoire, et que c'est l'affectivité – plus que la raison – qui dynamise les dimensions historique et sociale de la vie et de la pensée humaine".*
>
> Pierre Karli (242 bis)

Bien entendu, nous reconnaissons la légitimité de célébrer le règne humain. Ainsi, Cassirer évoque la culture qui "prise dans son ensemble peut être envisagée comme le procès de la libération progressive de soi de l'homme". L'homme ainsi se "découvre un pouvoir nouveau et le prouve – le pouvoir de construire son propre monde, un monde idéal". Mais nous devons, pour être cohérent avec notre essai, nous focaliser sur le côté obscur, voir aberrant, de la condition humaine : les failles, dont nous retenons trois. Nous avons évoqué l'homme, créature risquée et à risque, l'homme aléatoire, ambivalent, conflictuel, tragique, l'homo duplex, l'homo sapiens démens selon l'heureuse formule d'Edgar Morin. Nous n'oublions pas l'homme freudien dont le moi n'est pas maître dans sa propre maison, dont le su se fait doubler sans cesse par un insu. Tranchant avec l'optimisme de la philosophie des lumières, de la croyance aveugle au progrès, à la toute puissance de la science et de la raison, nous insisterons sur cette vulnérabilité qui est consubstantielle à la condition humaine, à la seconde "nature". François Flahault critique la tradition de la philosophie occidentale qui "dans l'ensemble, a déployé beaucoup plus d'efforts pour masquer notre vulnérabilité que pour la reconnaître et la penser". Il aurait pu signaler qu'il existait un courant qui s'était développé au 20ème siècle en particulier avec Gehlen mais aussi Blumenberg. Dans sa préface aux essais anthropologiques d'Arnold Gehlen (167) Jean-Claude Monod s'interroge sur ce courant à l'égard duquel "la France est restée remarquablement imperméable". François Flahault (149) ironise sur l'illusion selon laquelle "l'être humain, étant capable de pensée rationnelle, serait du même coup raisonnable dans ses désirs et dans ses relations avec ses semblables". Des penseurs font exception comme La Rochefoucauld, étiqueté comme auteur d'une anthropologie pessimiste : "on ne peut pas percer les ténèbres de ces abimes" et surtout Pascal, bien avant Freud, nous éclaire sur "l'homo duplex" : "cette duplicité de l'homme est si visible qu'il y en a qui ont pensé que nous avions deux âmes" (fragment 5 3 6 (339)) et "nous ne sommes que mensonge, duplicité, contrariété et nous déguisons à nous-mêmes" (fragment 5 5 4). François Flahault cité plus haut poursuivait : "il est frappant de constater à quel point la blessure narcissique, que nous infligent notre dépendance et notre vulnérabilité, nous rend crédule à l'égard des discours, qui, en les déniant, permettent d'être "en idée" ce que nous ne sommes pas en réalité". Ce n'est que tardivement qu'un Freud, réactualisant les thèmes d'Empédocle sur l'un et le multiple, l'amour et la haine, va abandonner sa vision positiviste de la libido pour ajouter à l'aspect simplement conflictuel, l'aspect tragique de Thanatos. Trop tard pour être entendu mais l'est-il plus maintenant ? L'être humain est une chimère (au sens de la biologie des chimères, un tissu culturel greffé sur un tissu naturel). Nous ne sommes plus des animaux (que nous avons été), nous ne sommes pas des machines même si "nous sommes automates autant qu'esprits" 671. Pascal entend chimère, non dans son sens fort qui est celui d'une vaine imagination, mais dans celui du classique monstre mythologique, créature composite. "Quelle chimère est-ce donc que l'homme ? Quelle nouveauté, quel monstre, quel chaos, quel sujet de contradiction, quel prodige ? juge de toutes choses, imbécile ver de terre, dépositaire du vrai, cloaque d'incertitude et d'erreur, gloire et rebut de l'univers" (fragment 121). Edgar Morin a défini de manière particulièrement heureuse cette duplicité caractéristique de la condition humaine par l'oxymore "sapiens/demens"[1]. Nous ne pouvons résister au plaisir de citer

[1] Note : Ses propos, à l'instar de Valéry évoquant le caractère mortel des civilisations

cet auteur dans son ouvrage ancien "la Paradigme perdu" où il évoque l'être humain : "c'est un être d'une affectivité intense et instable, qui sourit, rit, pleure, un être anxieux et angoissé, un être jouisseur, ivre, extatique, violent, furieux, aimant, un être envahi par l'imaginaire, un être qui sait la mort et ne peut y croire, un être qui sécrète le mythe et la magie, un être possédé par les esprits et les dieux, un être qui se nourrit d'illusions et de chimères, un être subjectif dont les rapports avec le monde objectif sont toujours incertains, un être soumis à l'erreur, à l'errance, un être ubrique qui produit du désordre. Et comme nous appelons folie la conjonction de l'illusion, de la démesure, de l'instabilité, de l'incertitude entre réel et imaginaire, de la confusion entre subjectif et objectif, de l'erreur, du désordre, nous sommes contraints de voir l'homo sapiens comme l'homo démens" (320). Il ne s'agit pas de la démence, de la folie, au sens de maladie mentale mais dans celui littéraire et philosophique plus élargi de folie au sens d'errance radicale opposée à sagesse. Edgar Morin, et c'est son point faible, reste trop optimiste et bienveillant et ne met pas assez l'accent sur le côté inhumain de l'humain, sur la malfaisance absolue. Nous aborderons ce thème à l'occasion des failles de cette chimère. Retenons que la description de Morin correspond à la faille ubrique, à l'absence de sagesse et non à la folie proprement dite.

Les montages anthropologiques, contrairement aux régulations animales, font appel à l'imaginaire, au possible, à l'aléatoire, aux incertitudes identitaires de l'acteur. Pierre Legendre est ici présent, à travers le concept de théâtralité, la scène du for intérieur et la mise en scène de la socialité. Cette théâtralisation du monde ne va pas sans le vertige de l'angoisse. Ortega Y Gasset (cité par Jean Fondrane (152)) insiste sur l'être soi qui ne va pas de soi et est une tâche à accomplir. Contrairement à l'animal qui ne peut se poser ce genre de question, l'être-soi n'est jamais sûr d'être lui-même. Penser son être-soi aboutit à une formulation qui déjà le transforme. Nicolas Gomez d'Avila (91) l'exprime ainsi : "aussitôt après avoir défini l'homme, nous devons modifier notre définition par ce que la conscience de cette définition le transforme". Ortega Y Gasset évoque ce vertige où "être humain signifie précisément être sur le point de ne pas l'être, c'est une interrogation vivante, une aventure totale et hasardeuse ou encore, comme je le dis souvent un drame essentiel". Politzer aussi a voulu rendre compte de "l'énigme de l'homme" en évoquant "le drame humain", la dimension individuelle ne pouvant être séparée du relationnel, du situationnel dans un jeu scénique de l'existence humaine. Evoquons d'abord la première faille de l'être-soi, la folie. Non pas au sens d'Edgar Morin où elle est proche de "l'hubris". Lui-même qualifie l'être humain "d'être ubrique". Ici nous nous

---

mériteraient de figurer sur les murs de nos édifices publics. Comme les salles de délibération des assises (où figurait autrefois le Christ), les cours de récréation des collèges (où s'exerce plus que dans les entreprises le harcèlement sadique à l'égard de certains), les chambres de nos députés et sénateurs qui voient fleurir la rhétorique des mêmes, voir leurs incivilités. Pourquoi pas de nos stades en particulier de football, où s'exerce parfois une violence mimétique et mortifère etc.

en tenons au sens médical de maladies et troubles mentaux. Cette faille est spécifique à l'homme si nous ne nous en tenons pas à la seule neuropsychiatrie (il y a une neuropsychiatrie animale naturelle ou expérimentale). Raymond Ruyer (398) indique que la folie "quelles que soient ses causes provocantes, organiques ou non, est essentiellement une maladie propre à l'être capable d'une activité symbolique". Il évoque une activité symbolique commune et non privée qui, pour lui, appartient au "réel transversal" et est liée à l'activité thématique et sémantique du moi/conscience, lui même construit à travers le langage et l'interactionnisme symbolique. L'aliéné perd cette communauté transversale et s'isole dans un monde symbolique d'imaginaire privé en ne participant plus au "logos commun", ce qui n'est pas sans évoquer la formule d'Heraclite (201) "il y a pour les éveillés un monde unique et commun mais chacun des endormis se détourne dans un monde particulier ".

Nous serons bref ici car notre essai va aborder ce thème dans les chapitres ultérieurs. Nous évoquerons seulement la dispute (au sens étymologique et médiéval) entre Lacan et Ey au fameux colloque de Bonneval. Pour Henri Ey, et comme il l'écrit aussi ultérieurement (138), l'objet de la psychiatrie est la "pathologie de la liberté" tandis que Jacques Lacan lui réplique que la folie est "la virtualité permanente d'une faille ouverte dans son essence" et que "l'être de l'homme non seulement ne peut être compris sans la folie mais ne serait pas l'être de l'homme si il ne portait en lui la folie comme limite de sa liberté". Comme en écho à une phrase de Sartre indiquant que "un fou ne fait jamais que réaliser à sa manière la condition humaine" et dans un texte datant de 1945 Ey reconnaît que "la folie est immanente à la nature humaine, qu'elle est en puissance chez tous les hommes"et que la psychiatrie ne doit pas se limiter à être biologique mais doit se montrer "résolument anthropologique". Paradoxalement, il bloque cette évolution en créant la théorie organo-dynamique qui écarte la psychogénèse des maladies mentales alors que le cerveau porte les traces de l'élaboration du Moi (Moi-conscience) élaboration et perpétuation toujours à poursuivre, que l'on soit malade mental ou normal, cerveau qui n'est donc pas un organe comme les autres, ceux de la médecine strictement somatique. Dans son commentaire sur le colloque de Bonneval cité, Clotilde Leguil (280) écrit que "la valeur humaine de la folie est alors de révéler qu'exister c'est faire l'épreuve d'une faille ouverte dans notre essence. Cette faille s'inscrit en nous avec la rencontre du monde de la signification, monde que nous n'avons pas choisi, mais dans lequel nous devons pourtant tenter d'exister". Ce monde commun ce n'est pas l'environnement dans lequel je suis, c'est le Monde de l'homme. Celui dont parle Novalis "Le Monde de l'homme est maintenu par l'homme comme les particules du corps humain sont maintenues par la vie" (cité dans Encyclopédia Universalis Article Sciences Humaines). Allons plus loin et évoquons la psychose (schizophrénie en particulier), psychose à laquelle est confrontée le psychiatre en particulier celui du service public. L'anthropologie clinique de cette structure mentale rend évident que l'être humain n'est pas simplement un être-dans-le-monde (comme un moi animal dans son umwelt) mais qu'il est avant tout un être-du-monde (celui intersubjectif et subjectif du symbolique, des significations, des émotions partagées, des prises de positions axiologiques). Comme nous l'avions indiqué Merleau Ponty, à propos de l'intersubjectivité, a évoqué ces existentiaux qui sont l'armature d'un monde invisible et qui avec la parole imprègnent toutes les choses que nous voyons. Kostas Axelos, à qui nous avons emprunté la formule (12) "nous ne sommes pas dans le Monde, nous sommes du Monde", souligne cette "co-appartenance de l'homme et du Monde". Ce monde commun ce n'est pas donc simplement l'environnement (le monde 1 de Popper), où les institutions et les productions intellectuelles (le monde 3 de Popper) c'est celui de la "nostréité", celui dont parle Novalis. Quand est-il de la perte en monde du psychotique (du déficit en existentiaux), du collapsus du Sujet, de l'éloignement, de l'exil de la nostréité. Il ne s'agit pas de faire semblant de s'en absenter comme dans l'escapisme (dictionnaire de philosophie de Godin) qui est une "stratégie consciente ou inconsciente qui pousse un individu qui ne veut pas se conformer aux normes de sa société à se révolter contre elle ou à fuir dans des conduites d'abstention ou dans l'imaginaire". Il lui manque "du Monde". Il peut tenter "d'en être " par forçage, forçage du délire ou du passage à l'acte. Ou d'organiser la coupure, l'exil comme dans l'autisme de l'adulte, dans une impossible autosuffisance. Mais il n'est pas un démiurge et ne peut rivaliser avec Atoum le personnage de la cosmogonie égyptienne "celui qui vient à l'existence par lui-même"[1]. On voit déjà dans l'autisme de l'enfant (si différent de celui de l'adulte) la difficulté à entrer dans le monde commun du partage (on évoque actuellement l'hypothèse que l'enfant autiste aurait un cerveau doté, en partie, d'une organisation différente). Sans prendre partie dans la querelle des deux compères psychiatres (EY et LACAN), notons que la liberté a un envers, un risque, et que ce risque (celui de l'homme risqué, aléatoire) n'est pas seulement la folie mais aussi la malfaisance radicale et la démesure, l'hubris.

A propos de cette deuxième faille l'hybris (ou hubris ou ubris), on se souvient du mythe de Pratagoras qui nous conte que Promethée n'avait pu apporté aux hommes et dérober à Zeus l'art de gouverner (trop bien gardé). Zeus, inquiet pour le devenir des hommes qui sont tués par des animaux ou qui s'exterminent entre eux, leur envoie Hermes porteur de " Aidôs" et "Diké" (Diké est l'usage, la norme et aidôs est la tenue, la retenue). L'hubris est ce qui porte atteinte à l'aidôs. Elle est la démesure, l'excès. Jean Clair (77) a intitulé "Hubris" son ouvrage sur la fabrique du monstre dans l'art moderne. Pessimiste, il évoque une société en crise "au bord probablement de sa disparition". Le châtiment de cette démesure était incarné par la divinité grecque Némésis personnifiant l'indignation, la vengeance des

[1] Note : Un patient d'un milieu rural, au cours d'une hospitalisation, nous avait exprimé l'idée que les choses auraient été différentes si il avait pu être à l'origine de lui-même !

dieux. Selon l'encyclopédie philosophique, l'ubris est chez les anciens grecs l'opposé de la sagesse. L'ouvrage nous indique que la sagesse est d'abord cette santé de l'esprit qui "chez Homère, comme chez Eschyle, les lyriques, ou Aristophane, se manifeste par le respect des lois divines et humaines déterminant notre place dans le monde, par la soumission au destin, le sens de ce qui revient à chacun, la belle ordonnance de la vie". Une maxime de la Rochefoucauld (41) énonce que "la sagesse est à l'âme ce que la santé est pour le corps". La sagesse, à l'opposé de l'hubris, se manifeste "par la maitrise de soi et la conscience de ses limites", l'acceptation de la contingence et de la finitude. Sont soulignés la tempérance, la retenue, la modération, la connaissance de soi, la dimension éthique qui régule l'usage des plaisirs et la prédominance de la raison par la juste mesure.

Selon le dictionnaire de philosophie Ellipses, il y a aussi dans la démesure la notion d'une transgression, transgression des règles qu'elles soient politiques, juridiques ou morales. On pourrait ajouter concernant la crise mondiale actuelle les règles de régulation financière et économique. Sur un plan individuel également le respect du corps, de sa physiologie, est perdu dans la transgression toxicomaniaque comme dans l'abus de nourriture. Ajoutons les prises de risque excessives dans les conduites ordaliques etc. A son ouvrage sur l'homme prométhéen (149 bis) François Flahault donne comme sous-titre : "contributions à une histoire de la démesure humaine". Comme nous l'avons vu, cette démesure existe aussi bien au niveau collectif qu'individuel : les passions envers les objets et les pratiques que l'on nomme actuellement de manière abusive addiction (terme qui devrait être réservé à la pénétration d'une substance dans l'organisme) : jeu, pornographie, films violents etc. Sur le plan collectif, on peut se souvenir du bilan de la seconde guerre mondiale : sur l'ensemble du monde, 60 millions de morts et 35 millions de blessés. Sur le plan collectif, on a évoqué les dérèglements économiques et financiers, la dégradation de la planète et sa conséquence sur la santé, sur la survie des espèces, sur le climat, sur la détérioration des paysages. On peut évoquer aussi les excès des religions et des idéologies, l'errance du politique. On peut dire de la démocratie qu'elle a aussi sa face obscure, les passions, la haine qui rassemble, la culture de l'illusion (déni) et du divertissement à outrance. François Flahault note que "les humains n'aiment pas se plier à des limites" et que la conscience individualiste, narcissique, s'est développée "au point que chacun d'entre eux – chacun de nous – se vit comme quelque chose d'absolu". Foin de la finitude ! La finitude étant dans sa définition existentialiste[1] : l'ensemble des limites objectives rencontrées par la liberté lorsque elle se heurte aux expériences négatives de la condition humaine, à savoir, contingence de la situation finie, temporalité, souffrance et mort et qu'elle dépasse en l'assumant". Etre-en-vue-de-la-mort le Dasein nous

[1] Note : Dictionnaire de philosophie Godin déjà cité.

renvoie à une finitude incontournable. Kohut (244) cite un poème éclairant de Goethe :

> "Et tant que tu n'as pas compris
> Ce : Meurs et deviens !
> Tu n'es qu'un hôte obscur
> sur la terre ténébreuse".

Assumer la finitude c'est aussi renoncer au désir de toute puissance du Moi idéal. André Gorz (174) nous y invite "il faut accepter d'être fini, d'être ici et pas ailleurs, de faire ça et pas autre chose, d'avoir cette vie seulement. Le Socrate de Valéry disait : je suis né plusieurs et je suis mort un seul. L'enfant qui vient est une foule innombrable que la vie réduit assez tôt à un seul individu, celui qui se manifeste et meurt. Pour la pensée chrétienne, l'insuffisance radicale de l'homme, par rapport à la transcendance, cherche une réponse incertaine dans la grâce sur laquelle elle n'a aucune prise". Cependant, des figures idéales nous semblent assumer cette finitude comme "la personnalité évoluée" qu'évoque Kohut (244) et la transformation au long d'une vie d'un narcissisme réussi. Selon ce psychanalyste, c'est "la capacité qu'a le moi de dompter des investissements narcissiques et les employer à accomplir ses buts les plus élevés". Kohut établit une relation entre ce narcissisme réussi et une constellation de traits : la créativité, l'empathie, le sentiment de finitude, l'humour, la sagesse. Dans un langage différent Gordon W. Allport avait esquissé une personnalité adulte, au sens de la maturité réussie. Il expose sept critères : extension du sens de soi, relation chaleureuse avec autrui, sécurité émotionnelle, perception réaliste, objectivation de soi et juste sentiment de soi, humour et enfin "philosophie unificatrice de la vie".

Les figures nous ramènent à l'idéal de sagesse opposé à l'ubris. Le vingtième siècle est, on l'a vu, particulièrement riche en illustrations de la démesure collective. La boucherie des deux guerres mondiales, les totalitarismes, les exterminations. Les fanatismes ont continué à ensanglanter la planète[1]. Cette démesure peut maintenant, du fait des progrès techniques, affecter la terre entière et faire de l'homme le plus grand prédateur. Descartes, fidèle à l'ancien testament, invite l'homme au projet ubrique de "se rendre maître et possesseur de la nature" en échos aux paroles adressées au premier couple "remplissez la terre et soumettez la ! ". H. Jonas (229), à l'encontre de cette injonction divine, a développé une éthique de la responsabilité et souligne dès 1979 le risque démiurgique de l'utopie du progrès, de l'idolâtrie de la croissance, de l'hybris collective. On lui a reproché sa référence à la peur. Il écrit "qu'une heuristique de la peur qui dépiste le danger devient nécessaire". Mais cette peur est aussi une des motivations qui donne le courage d'assumer la responsabilité. Elle est le

---

[1] Note : Un exemple relativement récent : les Khmers rouges célébrés longtemps par les intellectuels français. Il aura fallu trente ans pour que le philosophe Alain Badiou (le Point du 08/03/2012) exprime un regret d'avoir signé en 1979 un manifeste "Kampuchea vaincra".

désir de protéger les nouvelles générations. Il ne s'agit donc pas de pusillanimité ni de négativisme. Cette peur "n'est pas celle qui déconseille d'agir, mais celle qui invite à agir".

La troisième faille est un oxymore et concerne l'inhumaine humanité. Elle fait l'objet d'un déni, ou d'un oubli, au mieux d'une négligence car la modernité n'a pas réussi à laïciser de manière conséquente le problème du mal traité d'abord par les religions. Dès que la presse évoque un crime particulièrement odieux une majorité de commentateurs et une partie du public souhaitent que le discours collectif nous rassure en établissant qu'il ne s'agit pas du mal mais d'une maladie dont est victime l'auteur et que la neurologie alliée aux sciences cognitives et à la biologie moléculaire ne manquera pas d'en trouver la source et de proposer une "thérapie". Les psychanalystes médiatiques alliés aux sociologues humanistes nous invitent à comprendre l'acte, opinion "publiée" qui, elle, coïncide moins ici avec l'opinion public qui perçoit plus ou moins confusément l'amalgame entre comprendre et avaliser. Celui à qui l'acte est imputé devenant à son tour victime de l'autre dans son passé secret et associant l'effigie de ce dernier, grâce à la répétition, à son propre sacrifice en s'offrant ainsi publiquement aux rigueurs du droit pénal réprimant ce qui est attentatoire à la collectivité. Ce qui semble réanimer le mythe du péché originel transmis de génération en génération. Par ailleurs "appeler sociaux les problèmes qui dépendent de la nature même de l'homme n'a qu'une utilité : faire croire que nous pouvons les résoudre" raille l'impitoyable Nicolas Gomez Davila (92). Il s'agit du mal, de la malignité, au sens de méchanceté mais ce terme, et ce n'est pas un hasard s'est affadi, édulcoré. Il paraît réservé au badinage des amoureux ou aux petits enfants (a qui on ne lit plus de contes évocateurs de la méchanceté) et qu'on fait semblant de menacer "si tu es méchant"... Arthur Schopenhauer (411) ne manquait pas, lui, d'évoquer l'animal méchant par excellence "en effet l'homme est le seul animal qui inflige des douleurs aux autres sans autre but. Les autres animaux ne le font jamais, excepté pour apaiser leur faim ou dans l'ardeur de la lutte. Aucun animal ne torture pour torturer, mais l'homme le fait et ceci constitue le caractère démoniaque". Il ajoute qu'on peut l'appeler le mal radical en montrant ainsi qu'il distinguait la violence sadique et l'agressivité. C'est un mal autotélique.

Radmila Zygouris (472) évoque cette cruauté de l'espèce humaine "une compétence au meurtre du semblable sans aucun besoin vital, sans nécessité aucune, sinon d'un autre ordre, d'un ordre qui nous échappe". Pour emprunter le terme d'élan à Bergson c'est ici un élan meurtrier qui peut se propager (voir la violence mimétique). Pierre Legendre évoque les coulisses des deux interdits fondamentaux "l'inceste et le meurtre"[1], interdits auxquels est accroché l'institutionnel. Pour Radmila Zygouris le "moi" des individus

---

[1] Note : on pourrait y rattacher l'interdit de l'anthropophagie comme nous y invite des cas évoqués dans la presse.

responsables de meurtres de masse n'est explicable ni par le moi freudien (celui des conflits) ni par le moi spéculaire lacanien. Pour Alexis Philonenko (346) il y a quatre actions et attitudes qui n'appartiennent qu'à l'homme. La première est l'écriture (Joas Hans évoque lui le dessin tel qu'il existe dans les cavernes), puis la prohibition de l'inceste, enfin la guerre et l'assassinat. Ce dernier, assassinat gratuit, a été célébré par certains littérateurs comme un des beaux-arts. Breton dans son second manifeste du surréalisme lance nous dit Jean Clair (dans Hubris ouvrage cité) un appel au meurtre : "l'acte surréaliste le plus simple consiste, revolvers aux poings à descendre dans la rue et à tirer au hasard, tant qu'on peut dans la foule". Ce meurtre de masse célébré vient après la boucherie légale et autorisée de la guerre de 1914-1918. Si l'on faisait l'addition à chaque minute de toutes les images violentes vues dans le même temps dans le monde actuel médiatisé on trouverait un chiffre qui confirmerait le mot de Calderon" le plus grand crime de l'homme c'est d'être né". Jean-Claude Nouet (333) qualifie l'homme "d'animal inhumain" et souligne le paradoxe inepte qui fait qualifier un crime que seul un humain peut commettre de crime "bestial" (terme souvent employé par les commentateurs des faits divers). Que l'homme soit le seul être "bestial" ne veut pas être entendu de l'opinion ! Il résume son argumentation en quatre points :

1. L'espèce humaine présente des comportements violents et est capable de cruauté.
2. Ces comportements lui sont spécifiques.
3. Ces comportements ont existé de tout temps et se sont manifesté en tous lieux.
4. Ces comportements résistent aux tentatives de les limiter de de les éliminer.

Le christianisme avait élaboré une théorie du mal, celle du péché originel. La philosophie n'a pas pu, ou su, laïciser cette question de la malfaisance radicale et psychologues et sociologues contournent la question. La psychanalyse n'a pas été très éclairante et reste marquée par le positivisme de son fondateur. Pierre Legendre cependant a évoqué la question du meurtre "métaphorisé ou en acte" et la violence spécifique qui est inscrite chez l'être humain désigné comme normal. Il fait allusion au "potentiel fanatique que recèlent les processus d'identité en particulier l'allégeance aux images instituées". Accéder à la toute-puissance, à la reconnaissance de sa toute puissance en détruisant l'autre devenir Demiurge ou Démon. Comme l'écrit Jean Pierre Lebrun (265) la haine est en elle-même un sentiment banal "normal" si elle reste contrôlée : "N'est-il pas inévitable de vivre comme un déplaisir le fait de ne pas pouvoir tout avoir, ni tout être ? Donc j'éprouve de la haine pour celui ou ceux qui me contraignent à l'accepter pour entrer dans le processus d'humanisation."

A propos d'un fait divers particulièrement tragique, le philosophe (et ancien ministre de l'éducation nationale) Luc Ferry[1] rappelle que la haine liée au mal radical, à la malfaisance absolue, ne consiste pas simplement "à faire du mal" mais bien plutôt à prendre le mal en tant que tel comme *projet*. Projet non utilitaire mais gratuit. Pour lui, cette haine spécifique à l'homme, ce mal absolu, démontre beaucoup mieux que le bien le fait que nous ne sommes pas réductibles à des gênes, des circuits neuronaux, des productions de la biologie moléculaire. Ajoutons que la vulgate psycho-politico-sociologique n'éclaire en rien en invoquant "la société" mais déresponsabilise et donne aux meurtriers potentiels un permis de tuer. A propos du même fait divers[2] un écrivain, Olivier Rolin, s'insurge (Le Monde du 30 mars 2012) contre la banalisation qui consiste à essayer d'apprivoiser l'ignoble. Il évoque "derrière des prêts-à-porter sociologiques ce que désigne, plus mystérieusement peut-être mais plus profondément, le nom du MAL". Toujours à propos de ce massacre, André Glucksmann insiste sur "l'intrusion du réel" et prend à rebours les commentateurs et experts de l'opinion publiée (terme que nous empruntons à Maffésoli) qui dissimule cette même question du mal. On voudrait, comme le dit Marcel Gauchet, qu'elle ne relève pas de l'ontologie mais de la pathologie. S'agissant de la même affaire, un quotidien citait un avocat qui n'hésitait pas à affirmer (et anticiper) "il y a *forcément* une *explication d'ordre psychiatrique*". Voilà qui justifierait de soumettre le psychiatre expert à la question. Glucksmann n'hésite pas, lui, à désespérer non seulement Billancour ou Les Minguettes mais tout le peuple de France en assénant "la cruauté n'est jamais éradiquée ni éradiquable et … il faut la combattre." Un philosophe allemand Jean Philippe Reemtsma (376) oppose à la violence utilitaire (comme celle de l'atteinte crapuleuse aux personnes) la violence raptive (qui veut posséder le corps et où il discerne une thématique sexuelle souvent associée) et surtout, ce qui nous intéresse particulièrement ici, la violence *autotélique* (qui est à elle-même sa propre fin). Ces deux dernières (raptive et autotélique) peuvent s'associer comme le montre ce passage de Sade à propos d'une jeune femme prénommée Augustine. "… ensuite le Duc lui fait cinquante huit blessures sur les fesses dans chacune desquelles il coule de l'huile bouillante. Il lui enfonce un fer chaud dans le con et dans le cul et la fout sur ses blessures avec un condom de peau de chien de mer – ce fut là qu'elle rendit l'âme...". Nous citons ce texte tant il nous parait important que le psychiatre en tant qu'expert plutôt que de se précipiter sur un étiquetage "nosologique" prenne le temps de réfléchir à ce thème de la violence sadique et de la barbarie tant est forte la *pression* exercée par l'opinion publique et pour une fois confondus l'opinion publiée, celle des sociologues, politologue, politiciens,

[1] Note : *Le Point* n° 2062 22/3/2012.

[2] Note : Les tueries de Toulouse et Montauban du 11 mars, 15 mars et 22 mars 2012 dont l'auteur était Mohamed Merah (trois militaires tués, un autre blessé, un enseignant juif tué, trois enfants de 7,5 ans et 4 ans abattus par tir à bout portant et un adolescent blessé).

commentateurs de tous poils, experts médiatiques etc.. Ces derniers souhaitent que l'expert psychiatre finisse par intégrer cette dimension ontologique, anthropologique du mal qu'ils évacuent dans la sommaire pathologie mentale avec l'assurance d'une "thérapie". Ainsi se réalise enfin le déni de la "méchanceté ontologique" pour reprendre l'expression de Vladimir Jankelevitch (1903-1985). Dans une société enfin sécurisée "dormez, dormez, petits enfants !" Pour Luc Ferry (déjà cité) la théologie traditionnelle désignait cette méchanceté, cette cruauté, en en faisant avec lucidité l'un des traits propres de l'humanité. De même pour Michel Erman (135) "en s'attaquant à l'intimité et à la dignité d'autrui (la cruauté) ne relève pas d'une logique de combat mais repose sur une intentionnalité dirigée vers le mal ; elle n'a pas d'autre projet que de détruire". Dans Pourquoi la guerre (156), Freud relève le plaisir, la jouissance prise à la violence et à la destruction. Ce plaisir peut être obtenu à partir d'un acte accompli à cru, directement, ou se déguiser sous des oripeaux politiques ou des haillons idéologiques voir en particulier religieux. Michel Erman n'épargne pas celui qu'on a voulu définir trop rapidement comme "animal rational". *L'entendement peut aussi être au service du mal.* Il souligne : "il faut en convenir, la raison n'est pas liée par nature comme le voulaient Kant et les Lumières, à la justice et à l'humanisme, elle entretient autant d'affinité avec le bien qu'avec le mal ; la perfectibilité humaine a pour envers l'indignité et la perversion". L'homme n'est ni ange ni bête (fragment 572) selon Pascal. Il n'est ni l'homme "bestial", machine à tuer soumise à un déterminisme linéaire et réducteur, ni l'ange dévoyé et donc victime d'un ordre familial et social qui l'avait condamné à la marginalité et à la transgression. Paradoxalement les médias font témoigner les voisins, les membres de la famille, les collègues, les anciens enseignants et qui manifestent leur étonnement. Le meurtrier est ainsi et aussi décrit comme "sympathique" voir "sociable". Le criminel ne fait jamais que réaliser à sa manière la condition humaine (ce que disait Sartre du fou). Il est bien difficile d'accepter la réalité ambivalente de l'être humain. Pourtant La Rochefoucauld n'ignorait pas cette dualité "il y a des méchants qui seraient moins dangereux s'ils n'avaient aucune bonté" (284): fait partie de l'essence de l'homme non la faculté d'être bon *ou* mauvais mais celle d'être bon *et* mauvais. La capacité morale d'être bon ou mauvais est liée à la faculté ontologique d'être bon *et* mauvais. Barbe Bleu, Gilles de Rais, Saint François d'Assise, Mère Thérésa, Pol Pot, relèvent les uns et les autres de l'humanité, de la condition humaine "car les grands scélérats relèvent de l'essence de l'homme aussi bien que les Saints" selon Jonas. Bien entendu, Jonas n'encourage pas, devant cette réalité incontournable, la résignation, le fatalisme. La fatalité du mal ne dispense pas de donner, en particulier aux enfants, le contexte le plus favorable à un développement réussi. Mais il nous faut être modeste, il n'y a pas de certitude d'un effet positif mais seulement une probabilité améliorée. Il y a une illusion de l'idéologie de la prévention sociale calquée sur la prévention strictement médicale, celles de campagnes de vaccination et d'hygiène.

Le concept flou de "santé mentale" ne manque d'étendre cette illusion. Cette naïveté idéologique, politique, contraste avec le sérieux de Jonas pour qui "on peut améliorer les conditions de vie individuelle et commune, les conditions éducatives, sociale etc, mais on ne change pas l'essence de l'homme dans son ambiguïté vis-à-vis de la problématique bien/mal, sa grandeur et sa misère, son bonheur et ses tourments, sa justification et sa culpabilité, bref son ambivalence qui est inséparable de lui .. mais penser qu'on puisse avoir les uns (les saints) sans la possibilité des autres (les monstres de l'humanité) est donc également sans leur réalité occasionnelle est une illusion de la conception sécularisée de la nature et du bonheur ...". La sécularisation du péché originel, la laïcisation du mal et de la culpabilité n'ont pas trouvé leurs passeurs dans le monde de la modernité incapable de *penser* ces réalités. Dans son essai sur Pascal et Baudelaire Jean Dubray (121) évoque la vision radicale du premier où l'homme est incapable de justice véritable, de vérité, et de bonheur assuré mais manifeste une oscillation douloureuse et perpétuelle entre le Bien et le Mal : "une aptitude congénitale au sublime comme au sordide". L'auteur de cet essai évoque un disciple d'Adorno, le philosophe Horkheimer qui reconnait que la doctrine du péché originel issue des religions juive et chrétienne a marqué l'histoire de la pensée et reste une référence. L'homme conflictuel et coupable de Freud aurait-il pu naitre sans lien avec ce dogme judéo-chrétien ? Nous lui associons l'homme tragique, celui du désenchantement et de la mort de Dieu. L'homme tragique a été évoqué par Kohut. Il est clairement exposé dans l'analyse de l'œuvre de ce dernier par Agnès Oppenheimer (334).

Il nous faut revenir et insister sur l'inhumaine humanité et la tendance permanente à camoufler la malfaisance ontologique, réalité anthropologique, en une malfaisance "pathologique" dans une confusion entre les normes morales, celle de l'ethos (qui est la construction subjective de l'ordre légitime du monde organisant la conviction intime de chacun sur ce qui doit ou ne doit pas être fait) et les normes psychiatriques. Toute conduite criminelle non utilitaire serait pour beaucoup de "commentateurs" médiatiques une conduite pathologique (à médicaliser) et non simplement déviante par rapport aux normes sociales et morales. Du criminel né de Lombroso (primitif égaré dans notre monde) au dégénéré, au porteur de chromosome Y supplémentaire (qui comme chromosome du crime a eu son heure de gloire dans les années 1960 – 1970), aux dernières "révélations" de la neurobiologie pénétrant dans le prétoire…

La thèse, un gène égale un comportement a été cependant écarté par le décryptage récent du génome qui a rendu plus modeste devant la complexité des faits. Pierre Karli montre dans son ouvrage (239) que, même chez la souris sélectionnée, l'interaction, l'expérience, l'apprentissage, l'histoire des couplages de l'individu et du contexte mésologique écartent un déterminisme linéaire, mécaniste. L'épigénèse montre le rôle du milieu dans l'expression des gènes. De même en ce qui concerne les maladies mentales, on a pu, pour certaines d'entre elles, évoquer une vulnérabilité, mais celle-ci implique un nombre de gènes très élevé et d'autres facteurs (maladie complexe et non mendélienne). Est également impliqué dans la construction du moi (dans sa dimension pathologique) les interactions avec l'environnement dans une épigénèse qui implique la relation à l'autre, la Bildung. L'inhumain n'a pas de cause spécifique génétique ou moléculaire ou psychologique. Comme l'écrit Nicolas Grimaldi dans son ouvrage (180) sur l'inhumain : "l'univers concentrationnaire aura démasqué ce que le monde civilisé oblige à dissimuler", que "l'inhumain est une des manières fort communes qu'ont les hommes d'assumer leur humanité… l'inhumain est une catégorie de l'humain". Michel Serres (419) lui fait écho "nous bifurquons des bêtes par le sublime, certes, mais par le hideux aussi". Jan Philippe Reemtsma (déjà cité) souligne "qu'il ne sert à rien de faire comme si la violence autotélique n'existait pas. Encore moins faut-il nier qu'elle fait partie des potentialités humaines et qu'une majorité de gens en use, dès qu'elle peut".

Dans son ouvrage écrit pendant la deuxième guerre mondiale, Denis de Rougemont (106) élabore, invente, le concept de décréation. Lucifer s'est trouvé frustré car le Démiurge n'avait rien laissé à créer, à sortir du néant (ce n'est pas la thèse d'un Pic de la Mirandole comme nous l'avons vu). Pour accéder à "être auteur" il ne lui restait qu'à détruire (Destrudo). L'écrivain évoque le mystique allemand Jacob Boehme (1575 – 1624) qui imagine une question posée à Satan "Pourquoi es-tu sorti du Paradis ? ". Ce dernier répond "j'ai voulu me faire auteur". Freud, dans "Malaise dans la civilisation" cite ces vers du Faust de Goethe :

> "car toutes choses tirées du vide
> méritent d'être détruites
> ....
> Destruction. Bref, le mal tout court
> c'est mon véritable élément.
> Si je ne m'étais pas réservé la flamme
> vraiment, qu'aurais-je encore en propre ? "

Détruire pour exister. L'allusion à la flamme évoque ce qu'on pourrait nommer le complexe d'Erostrate. Ce complexe[1] élargi ne se limiterait pas à des destructions matérielles mais s'étendrait, dans une rage narcissique de ne pas être "reconnu", à des meurtres et aux comportements barbares. Un Erostrate démoniaque et un narcissisme malin (au sens de malignité). Faire le mal nous fait du bien. Etre méchant est aussi une manière d'exister souligne François Flahault. L'inhumain s'est exprimé au siècle dernier au cours de la deuxième guerre mondiale par les meurtres de masse, les camps

[1] Note : On se souvient qu'Erostrate, déçu de ne pas être reconnu par ses contemporains et dans l'espoir d'immortaliser son nom faute d'œuvre ou de fait glorieux à faire valoir, incendie le temple d'Artémis (vers – 356) à Ephèse (une des sept merveilles du monde).

de concentration des systèmes totalitaires et dans le bombardement massif et aveugle des villes. Il le fait actuellement par exemple, à travers le fanatisme terroriste. Ainsi, Mohamed Merah, auteur des tueries de Montauban et Toulouse, enregistre ses crimes et souhaite leur diffusion. Il est remarquable, qu'à la demande des familles des victimes, demande relayée par le Président de la République, la chaîne qui détenait ces documents ait accepté de ne pas les diffuser. On trouve un écho à notre allusion à Erostrate. Ce dernier avait été condamné à être brûlé (le lieu de sépulture du terroriste a été l'objet de contestation et de refus). Mais, de plus, toute mention de son nom fut interdite sous peine de mort. On retrouve ce même désir de figurer dans la mémoire collective, à travers les médias, chez le tueur d'Oslo, Anders Behring Breivik.

Socrate, pour qui le mal ne serait dû qu'à l'ignorance, nous paraît bien optimiste et naïf. François Flahault (149) relève, aussi naïf, le souhait de Kant de vouloir expliquer la méchanceté humaine dans la simple propension "à placer l'amour de soi avant les principes de la morale". Il passerait à côté de l'essentiel et Flahault notait que Sade était plus lucide et avait plus réfléchi à la méchanceté humaine : "ce qui exalte le libertin[1], c'est d'être la cause du malheur d'autrui". C'est se sentir exister dans l'autre, sous les espèces de la souffrance qu'on lui inflige et qui l'empêche, lui, d'exister. Luc Ferry (déjà cité) confirme "la vérité c'est que la plupart des grands pervers savent parfaitement ce qu'ils font, qu'ils agissent avec intelligence, en pleine conscience du mal qu'ils prennent comme projet et que c'est justement cela qui les fait jouir". Henri Ey (140), qui fut un maître de la psychiatrie française, tenait à préciser que si il y a des comportements antisociaux graves qui relèvent de manière minoritaire, dans les statistiques, d'une pathologie mentale, il y a aussi "des sujets dont le comportement antisocial est volontairement subversif et résultant d'un choix délibéré et lucide. La perversité des conduites s'inclut alors dans un Moi cohérent … Toutes les subversions[2] ne sont pas pathologiques, toute infraction à la loi ou à la morale n'est pas en soi pathologique".

Sur un plan individuel, et collectif, des mauvais sentiments peuvent se cacher derrière le masque, la posture, de l'indignation, de la "colère". Une haine, éventuellement partagée, cherche des boucs émissaires pour se laisser aller, dans ce dernier cas de figure, à une violence mimétique. Clément Rosset (394) évoque "les fougues de la folie militante, le plus souvent engagée dans des causes d'autant plus sanguinaires qu'elles sont vagues et incohérentes… elle procède cependant me semble-t-il du même principe : d'une nécessité de se repaitre de biens imaginaires, issue d'une incapacité à se satisfaire de biens réels". L'indignation se nourrit avec complaisance d'accusations construites et faussement légitimes (on s'indigne de tout sauf de soi-même dans une position qui est à l'opposé du principe bouddhiste :

[1] Note : Nous préférerons remplacer le terme libertin par le terme pervers sadique.
[2] Note : Nous ajoutons : et transgressions.

aides-toi, tu t'aideras). La désignation de boucs émissaires est nécessaire à la jouissance du "j'ai la colère", "j'ai la haine". Dans une société qui a tendance à saper les bases de sa propre légitimité (Charles Taylor) il ne manque pas de "conseillers" pour susurrer perfidement au futur auteur de la transgression "si tu es en rupture et sans lieu, c'est que la société autour de toi a tout fait pour que tu ne sois pas reconnu. En tant que victime qu'on a voulu marginaliser, exclure du festin, tu as droit à la vengeance". Les profils psychologiques des auteurs de meurtres de masse sont différents. Ainsi par exemple du père absent au père écrasant.

Tel, Richard Durn[1] qui se suicidera son geste accompli. Il aurait écrit vouloir en finir avec la vie mais pas dans l'anonymat (sic). Anonyme signifie sans nom et chez lui on a signalé la quête impossible du père. Le cas du Caporal Lortie a été longuement étudié par Pierre Legendre dans un texte magistral. Pour ce meurtrier, ce huit mai 1984, alors qu'il était caporal de l'armée canadienne "le gouvernement du Québec avait le visage de mon père" sic. Plus psychiatrique sont le cas des idéalistes passionnés décrits par le psychiatre français Dide en 1913 et où le trouble de la personnalité appartient à la nébuleuse paranoïaque. Sans entrer dans cette pathologie, en ce qui le concerne, retenons la phrase d'un physicien (condamné à quatre ans de prison pour terrorisme avec la particularité qu'il n'était questions que de messages électroniques échangés avec un responsable d'Al-Qaida (Aqmi)) : selon la presse, il a témoigné ainsi "j'ai été pris dans un système avec le sentiment idéaliste de rompre les injustices". Le cas du tueur d'Oslo Anders Behring Breivik[2] paraît bien lui entrer dans la structure mentale définie par Dide : l'idéaliste passionné.

Il se présente devant le Tribunal d'Oslo comme un militant nationaliste (mais paraît en fait isolé) et voit dans l'expertise psychiatrique une intention d'invalider, de délégitimer ses actes. Ce célibataire de 33 ans défend une idéologie et dit avoir agi pour protéger la Norvège d'une contagion par l'idéologie islamiste. Il affirme : "si j'avais été un djihadiste barbu, je n'aurais pas du tout fait l'objet d'une expertise psychiatrique". Dans ses écrits copieux, il énonce une maxime qui aurait pu rallier les "indignés" de tous les pays : "une personne avec une croyance a la force de cent mille personnes avec un intérêt". Il ne semble pas s'interroger sur la différence

---

[1] Note : Richard Durn dans la soirée du 26 mars 2002 tire sur les conseillers municipaux de Nanterre en tuant huit et en blessant dix neuf autres. A une époque trésorier de la section locale de la ligue des droits de l'homme et adhérent au parti socialiste, il avait eu l'occasion d'accomplir une mission humanitaire à Sarajevo. Il aurait eu pour idoles Ben Laden, Pol Pot et Hitler ! Il faut noter que Durn prenait un antidépresseur et avait particulièrement fumé du cannabis avant son passage à l'acte.

[2] La tuerie a fait 77 morts le 22 juillet 2011 et le sujet est jugé en avril 2012. Les premiers experts ont incrimé une schizophrénie paranoïde. La contre expertise a conclu qu'il était sain d'esprit. Les psychiatres norvégiens semblent s'en tenir à une nosologie type DSM qui, bien entendu, ignore l'idéalisme passionné et fait presque l'impasse sur la psychose paranoïaque.

entre croire et savoir. Chez ce grand solitaire ce qui frappe c'est le caractère solipsiste de sa créativité, de sa graphorrhée.

De la maladie de la personnalité au trouble de la personnalité, une analyse sémiologique est possible. Mais du trouble de la personnalité à la simple déviance (qui ne relève pas de la psychiatrie mais de la psychologie et de la psychanalyse) le point du curseur est difficile à établir. La référence à la santé mentale (qui a succédé à l'hygiène mentale plus axée sur la conduite à tenir) est confusionnante par ses frontières particulièrement floues (d'où aussi son succès politique et médiatique). Abusive et démagogique est la naïve définition de la santé mentale selon l'organisation mondiale de cette même santé : ce ne serait pas moins que l'état de complet bien être corporel, mental et social !! Complet bien être peut peut-être satisfaire le toxicomane à l'acmé de l'effet euphorisant de sa drogue (avant la descente) ou le maniaque qui connaît un moment d'élation dans son exaltation narcissique. Cette définition ubrique et critiquée par Blumberger. Pour lui, l'objection majeure à cette définition est que "tout devient maladie et du coup demande à être soigné potentiellement comme un état durable". Et ainsi on "traite" la souffrance en tant que mal être (pourtant incontournable) et aussi la précarité, le chômage, la criminalité etc… Comme le craignait déjà Goethe (dans son voyage en Italie) le monde est devenu un vaste hôpital. Comme l'écrit Jean-Pierre Lebrun (265) "tout le monde aujourd'hui est prêt à aider, accompagner, à compatir. A cet égard, on peut dire que nous sommes dans une société maternante". Philippe Muray observateur dont l'ironie décape dans son ouvrage "L'empire du bien" réinvente le terme cordicole et donne le nom de Cordicopolis à la planète occidentale où se déroule "l'orgie cordiolâtre, cordicolienne, cordicophile".

Bigmother[1] a succédé à Bigbrother selon Michel Schneider, le grand frère ayant lui-même succédé au patriarche, au père de la patrie. Le réel (heureusement reporté à une date ultérieure selon Philippe Muray) est devenu en soi traumatisant. Pourtant, Freud appelait à surmonter l'infantilisme sous le terme d'éducation à la réalité nous dit Jean Pierre Lebrun. Ainsi, la fin des grands récits (la Religion, le Progrès, la Patrie etc) et la levée des tabous auraient laissé le néotène plus fragile encore. D'où la prolifération de "praticiens" se donnant comme raison sociale aujourd'hui : "praticiens du lien" sic (sous-titre d'un manifeste lu dans un quotidien). Après chaque fait divers tragique (sauf les fermetures d'entreprises) les médias nous rassurent en nous assurant que le préfet a déclenché l'action d'une "cellule psychologique".

Quittons ces masques pour en revenir à l'inhumaine humanité et la barbarie. L'absence de barbarie, de violence implique la reconnaissance de

[1] Une candidate à la désignation présidentielle avait en 2012 mis le "care" à son programme. Une précédente candidate nous "rassurait" en déclarant dans un meeting "je serais une présidente protectrice, attentive, je vais bien m'occuper de vous" sic. Philippe Muray en a décrit l'inquiétant sourire breveté people.

l'Autre et le renoncement à la toute puissance. Prenons l'exemple du Dieu de l'ancien testament. Dans le discours de la cabale hébraïque, pour faire place au Monde et à l'homme, Dieu s'est contracté, rétracté et a laissé un vide pouvant être habité. Il a aussi abandonné une partie de sa toute puissance. Il n'est plus omniprésent et peut-être n'est-il plus non plus omniscient. Ce mythe Tsim-Tsoum, chacun, à son échelle infiniment plus petite que Dieu, devrait l'observer et laisser à l'autre une place intangible. Reconnaitre l'autre comme Personne à part entière suppose qu'on abandonne la toute puissance du Moi Idéal. Cette reconnaissance de la Personne est évidemment le mécanisme anthropologique régulateur basique mais il est plus fragile, vulnérable, que les mécanismes bio-éthologiques de nos frères animaux. On peut évoquer par exemple Lorentz qui décrit des mécanismes inhibiteurs de l'agressivité extrême, limitant la violence dans les relations intra spécifiques. Nous empruntons à Grimaldi (180) cet avertissement : "quiconque ne reconnaît pas son semblable dans l'autre s'éprouve du même coup délié à son égard aussi bien de toute compassion et de toute pitié que de toute justice". Si je prive l'autre d'humanité, tout m'est permis. Le lien entre le mal radical et liberté est souligné par Myriam Revault d'Allonnes "car de la radicalité du mal procède que ce dernier ne peut en aucun cas être extirpé… puis qu'il n'est autre que l'insondable mal de la liberté. C'est en cela que réside l'inhumaine condition de l'homme, l'inhumanité de l'humain ou, pour le dire encore autrement, le fait que l'humanité de l'homme est l'espace même de la manifestation du mal" (379).

6) Conclusion du chapitre

L'hominisation darwinienne et l'humanisation"lamarckienne".

Nous avons conscience d'avoir multiplié de façon peut-être lassante les références mais nous nous sentons soutenus dans notre démarche par les propos nostalgiques de Jean-Pierre Lebrun (265) qui déplore une certaine évolution scientiste de la psychiatrie et exprime le regret de l'époque où "il y a encore vingt-cinq ans la majorité des psychiatres[1] devaient s'intéresser à l'anthropologie, à la philosophie", formation aujourd'hui négligée. Notre obstination à rédiger cet essai de psychiatrie générale, ouvrage laborieux d'un praticien de base, se soutient du souhait de voir chaque psychiatre, tout au long de sa carrière, et de manière plus ou moins systématique faire de même. Faire un récit de ses interrogations toujours renouvelées, de ses doutes et déceptions, de ses tentatives de chercher un éclairage en s'écartant de la seule psychiatrie clinique et thérapeutique à travers d'autres lectures. Nous sommes persuadés que pour mieux éclairer notre discipline hybride et tenter de mieux traiter nos patients il faut savoir en sortir au moment opportun (Kairos) dans une attitude praxéologique qui choisit l'interaction la moins nocive et la plus favorable quitte à en changer dans une révision

[1] Note : Etait-ce vraiment la majorité ?

permanente du cas du patient et de sa situation. De même dans le problème des 9 points, il faut pour le résoudre sortir de la prégnance de la figure[1] qui formate notre esprit et inventer en franchissant la clôture. Nous avons évoqué le passage de l'homme darwinien à l'homme post-darwinien et l'unidualité se retrouve dans le modèle de la personnalité hybride, bifocale, modèle que nous proposons pour définir l'objet de la psychiatrie qui est d'en étudier les pathologies. L'homme post-darwinien n'est ni un animal amélioré (chaque animal est parfait), perfectionné ni une machine physique cognitive hypersophistiquée plus complexe, plus performante, que celle des robots et ordinateurs créés par l'intelligence artificielle. L'homme darwinien renvoie à l'animal "que j'ai été" et à la dimension bio-éthologique, Antonio Damasio évoque le proto-Soi, gestionnaire des conduites homéostasiques de l'organisme et assureur de la survie et de la reproduction sexuelle de l'espèce. Il propose aussi l'hypothèse du Soi-noyau dont l'existence est reliée aux événements de "l'Umwelt" et qui se protagonise en particulier grâce aux "saillances" de l'objet captant l'attention. Cela suppose un engagement, une forme d'intentionnalité primitive (au delà du simple tropisme), forme qui s'inscrit aussi dans l'exercice de la mémorisation des couplages entre l'agent acteur et son milieu. Nous reviendrons sur ces processus qui constituent la conscience primaire et le self-monitoring ainsi que son expression et incarnation dans des comportements thématiques. C'est particulièrement dans l'hominisation, dans la construction de l'homme bio-éthologique (darwinien) que va se jouer un rôle fondamental, celui de "l'inconscient génomique" selon le terme du neurobiologiste cité. La configuration de base des circuits cérébraux est dictée par le génome et elle contient le tout premier répertoire de savoir-faires inconscients qui régissent notre organisme y compris à travers les émotions de base. Bien entendu, ces circuits se complexifient dans l'épigénèse, les interactions avec le milieu et l'histoire des ces interactions en particulier la Bildung mais ici nous entrons dans le domaine de l'humanisation (y compris de l'appareil psychique et de l'inconscient freudien). C'est auprès de l'homme darwinien que s'affairent essentiellement nos collègues médecins et chirurgiens pour aider à la maintenance de l'adaptation physiologique de son système de relation qui le rattache au milieu physique et technique. En tant que psychiatres, nous sommes davantage spécialisés dans l'homme post darwinien. Ses difficultés à se construire et à être, son involution inéluctable, ses attentes diverses. Nous pourrions emprunter à Damasio le concept "d'homeostase socioculturelle", celle de la deuxième nature, de la condition humaine, à propos de laquelle le langage et les systèmes symboliques sont prévalents. Nous nous intéressons à l'identité narrative, aux récits que nous tissons et qui nous tissent. Sans citer Paul Ricœur, le chercheur cognitiviste Daniel Dennett (103) évoque le moi narratif et pointe "notre tactique fondamentale

[1] Note : Schéma : Il s'agit de relier par seulement quatre segments de droite sans lever son crayon. Pour se faire, il faut se détacher de la figure et en sortir.

d'autoprotection, d'autocontrôle et d'autodéfinition (qui consiste) ... à raconter des histoires et particulièrement à concocter et à contrôler l'histoire que nous racontons aux autres et à nous-mêmes sur ce que nous sommes". Ce qui implique aussi... la mauvaise foi, l'inauthenticité. Ce langage a-t-on dit humoristiquement a été créé pour exposer sa pensée... mais aussi pour la dissimuler (aux oreilles des autres mais aussi à nos propres yeux). Anne Reboul, dans son ouvrage sur le langage et la cognition humaine, résume "le langage conditionne notre conscience réflexive qui organise notre subjectivité, notre identité personnelle et qui fait de nous des êtres sociaux, en un sens bien différent de celui qui fait des primates non-humains des êtres sociaux" (375). En écho à Dennett pour qui "notre environnement humain ne contient pas seulement de la nourriture et un abri, des animaux à combattre ou à fuir, et des congénères avec lesquels nous devons nous unir, mais des mots, des mots, encore des mots. Ces mots sont de puissants éléments de notre environnement que nous incorporons, ingérons, et évacuons aisément, en les tissant comme des toiles d'araignées en des chaines auto protectrices de narrativité". Plus simplement, l'homme ne fait pas que vivre dans un environnement, un Umwelt, il vit dans un Monde. Mais l'homme n'est pas seulement dans le Monde (humain) à la manière d'être dans un espace physique, il est du Monde dans sa dimension symbolique et temporelle.

Ce monde humain suppose des montages anthropologiques qui diffèrent des montages bio-éthologiques. Les montages liés à l'humanisation incluent des régulations axiologiques et éthiques (l'éthos étant, selon le dictionnaire de Godin déjà cité, la construction subjective de l'ordre légitime du monde organisant la conviction intime de chacun sur ce qui doit ou ne doit pas être fait). Ils permettent une socialisation relativement réussie mais toujours vulnérable et instable. Elias (132) s'est intéressé au contrôle socioculturel des émotions et des pulsions. A propos des relations d'interdépendance, il évoque une causalité circulaire et critique la représentation monadique, insulaire, de l'homme, ce qu'il désigne comme "homo clausus". Il insiste sur le lien dialectique de l'individu et de la société, il évoque le fait que "contrôle de la nature, contrôle social et contrôle individuel forment une sorte d'enchainement en cercle : ils constituent une trilogie fonctionnelle... et si l'un des trois s'effondre, les autres le suivent tôt ou tard dans sa chute...". Il fait remarquer que les êtres humains, contrairement à d'autres êtres vivants, ne possèdent pas de façon innée les autocontrôles internes leur permettant de vivre en groupe dans une cohabitation fiable. Ce que Marcel Gauchet évoque de son côté "il y a, dans ce qui attache constitutivement l'homme à son semblable, le ferment d'une indétermination conflictuelle". Il y a un apprentissage complexe et individuel des mœurs, de l'Ethos, des habitus (système de disposition durable acquis par l'individu à travers la socialisation, l'enculturation, la Bildung). Les religions en proposaient une première mouture. Refoulement, identification à un modèle, contrainte par une autorité, entrainent une intériorisation. Elias insiste sur le processus collectif (et pas seulement familial) dans lequel le sujet est immergé de l'enfance à la vieillesse. Il n'y a pas lieu d'apposer liberté et interdit, la liberté s'appuyant sur des déterminismes et des interdits, les uns et les autres étant compossibles. Nous serions tentés d'évoquer la colombe qui s'était imaginée mieux voler en supprimant l'air et sa résistance. Son vœu comblé… elle tombe dans le vide. L'homme post-darwinien est celui de la condition humaine, de la situation au sens de Sartre. Il est en charge de sa propre existence et non seulement de sa survie, c'est l'homme aléatoire qui s'est construit dans l'artefactualité au sens de F. Tinland pour qui l'artefact est "tout ce qui renvoie au pouvoir de faire exister des formes et des systèmes à partir de pratiques excédant l'actualisation des programmes issus de morphogénèses à l'œuvre dans la nature". C'est aussi l'homme du libre arbitre selon Saint Thomas (438), liberté sans laquelle "les conseils, les exhortations, les préceptes, les défenses, les récompenses, seraient vains". Liberté et responsabilité dont la négation radicale devrait entrainer la fermeture des tribunaux consacrés aux fautes civiles et pénales et la transformation des prisons en hôpitaux ou en centre de rééducation. Comme le fait remarquer Simon Blackburn (29) il est essentiel pour nous de nous considérer comme des agents, non comme des patients. Il ajoute que "si l'on traite les auteurs de crimes et délits comme des patients plutôt que comme des délinquants qui ont fait des choix, on perd une bonne partie de ce qui fait l'humanité des relations humaines". Simon Blackburn imagine une situation où je veux m'expliquer devant des tiers sur mon comportement mais où je me rends compte, aux regards et aux commentaires, que les gens qui m'écoutent ne voient dans mes propos qu'un symptôme de plus de la pathologie de ma criminalité ou de ma déviance. Mes propositions sont-elles examinées en elles-mêmes du point de vue de la logique ou de l'éthique, ou sont-elles méconnues et invalidées en étant interprétées à la lumière d'un déterminisme de type cause ou raison ? C'est la différence que fait Bolzano, selon Popper, comme nous l'avons indiqué, entre les énoncés et les mécanismes subjectifs de la pensée. C'est alors "un signe que j'ai besoin d'être géré, manipulé, soigné ou formé". Ce "care" est une forme d'invalidation du sujet, de réification. Comme nous l'avons évoqué précédemment c'est la forme de critique que cherche à privilégier le tueur de masse d'Oslo, Anders Behoring Breivik. Evoquant les experts, il indique "ils essaient de délégitimer tout ce en quoi je crois" (il se présente comme un ultra du nationalisme et comme un croisé). Nous avons évoqué trois failles différentes mais qui peuvent s'associer dans des cas rares, l'ubris et le mal, la folie et le mal, la folie et l'ubris, voir les trois : la folie, l'ubris et le mal. Ce dernier cas peut être évoqué chez un psychotique utilisateur de fortes doses de cannabis et qui a décapité une soignante d'un service d'un hôpital psychiatrique (en plaçant de plus une tête sur un appareil de télévision) [1]. Nous avons évoqué le mal ontologique, la monstruosité qui est impliquée au moins potentiellement dans l'humain. D'où la critique du terme "bestial",

[1] Note : il a tué l'autre aide soignante en la lardant de coups de couteau.

associé au crime. L'inhumaine humanité. Et pourtant, des magistrats continuent à entretenir ce mythe du bon ou méchant et du monstrueux inhumain. Le Procureur de la République qui avait requis contre le tueur en série Fourniret Michel[1] commence son discours solennel par cette affirmation : "Ce sont des faits terrifiants, nauséabonds. Ce n'est pas à vous que je m'adresse, Fourniret, mais aux vrais êtres humains". Mais s'il est non humain, anhumain (néologisme inventé) peut-il être jugé ? Nous nous en tiendrons aux trois failles auxquelles expose la condition humaine et nous n'aborderons pas la tentative post humaniste pour qui il faut exploiter le filon de l'environnement socio-technique qui va permettre de construire différemment l'espèce humaine. Tout en constatant que l'homme post-darwinien a évolué culturellement comme le confirme la préhistoire et l'histoire et qu'il va continuer à évoluer, nous restons réservés sur la dimension démiurgique, ubrique, ou pour employer une formule de Sartre "l'homme se fait homme pour être Dieu".

Nous avons souligné l'intérêt et la richesse des mythes (pour Levi-Strauss l'objet d'un mythe est de fournir un modèle logique pour résoudre une contradiction voire une aporie de la vie quotidienne). L'homme s'est créé un créateur en dépassant la dualité corpus/anima par le tiers "spiritus" (pneuma) qui fait de lui une personne. L'image du "méganthrope gazeux" selon le terme de Raymond Ruyer (398) pour qui il est passionnant d'étudier l'effort des grandes religions pour "rattacher l'esprit et l'ordre humain à l'ordre universel, au Brahman, au tao, au Logos, à l'UN". Sous la forme aussi, pouvons-nous ajouter, avec D.R. Dufour, du Totem, d'esprits, de dieux immanents au monde et non du seul Dieu transcendant. "Il existe toujours un Tiers plus ou moins lointain". Ce sont dans les religions monothéistes que ce Tiers est le plus évident. Comme l'écrit Suso, disciple de Maître Eckhart "lorsque la créature comprend qu'elle est une créature, elle reconnaît son créateur, dieu". Mais aussi bien l'homme post-darwinien en se reconnaissant comme créature, ce que ne peut faire l'animal, cherche à se définir comme autre que l'animal inaugurant tout une recherche théologique puis philosophique (et laïque). Se reconnaissant comme créature en créant un créateur, l'homme participe à sa propre création. Dans un monde séculier, désenchanté, les idéologies ont pris le relai de la religion avec leurs cortèges de promesses et de malheurs. Il s'agit, complète D.R. Dufour, "dans tous les cas de figure de tenir les hommes dans des règles de vie en groupe". Il propose un néologisme emprunté à la lecture de Lacan "la d'hommestication". Nous nous contenterons, sur un plan individuel, et s'agissant de la construction (et de l'auto-construction) de la personnalité (personnalité psychique) du terme d'humanisation (qui vient en complément et différenciation de l'hominisation et de sa programmation plus

[1] Michel Fourniret bizarrement étiqueté dans les médias comme "maniaco-pédophile" a en fait été considéré comme auteur de 9 meurtres de jeunes femmes et jeunes filles (de 22 ans à 12 ans).

déterministe). Complément révolutionnaire introduisant un saut "quantique", un autre ordre au sens pascalien du terme. L'humanisation nous a fait faire un détour par la richesse des concepts de la langue allemande ou à côté de la culture et de la civilisation et de la socialisation existe la Bildung. C'est une tâche (construction et auto-construction, hétéronomie et autonomie, exodéterminisme et endodéterminisme) à accomplir jusqu'à, au moins, l'adolescence comme l'indique la moisson des faits sociaux recueillie par les ethnologues africanistes. Un long procès, un long modelage de la vie psychique et corporelle et qui concerne ainsi les rites d'initiation. La Bildung se réfère à la construction du Moi, du Sujet, de la Personnalité, de la Personne à travers les interactions avec l'entourage mais aussi dans la dimension de ce qu'est une auto-organisation comme justement la personnalité hybride est. L'être humain ne fait pas qu'être-dans-le-monde, et au-monde. Etant un Sujet, il est-du-monde, celui en particulier de la "nostréité", de l'imaginal (imaginaire commun), du symbolico-charnel. Déficits et biais de la construction de ce Moi (et Sujet), qu'il s'agisse d'un travers de l'auto-organisation dans sa partie programmée (hominisation) ontogénétique, ou dans l'épigénèse des interactions du sujet avec les autres (entre le moi et le moi-même il y a l'Autre pour utiliser un langage sartrien), dans l'humanisation, ou dans les deux (ontogénèse et épigénèse), on a là les phénomènes à l'arrière plan du concept de vulnérabilité, de diathèse psychiatrique. La construction différente de zones cérébrales invoquée dans l'autisme infantile entre dans la première hypothèse, celui d'un biais de la programmation. S'agissant de l'amusie congénitale, peut-être des facteurs génétiques rendent compte de particularités défaillantes de connexion entre le cortex auditif primaire et la zone frontale mais il s'agit d'un trouble neuropsychologique et non psychiatrique. La difficulté à évaluer la participation génétique dans des diathèses comme la maladie maniaco-dépressive ou la schizophrénie, difficulté liée à la complexité produite par le nombre de gènes éventuellement impliqués tiennent peut-être au fait que ces multiples gènes appartiennent à un ensemble non dénombré qui entrent dans la constitution de l'analogon neuro-synaptique du Moi. Il est impossible ici et maintenant de faire la part de l'ontogénèse et de l'épigénèse. L'épigénèse du moi est pourtant une des clefs pour comprendre la décompensation de ces diathèses et l'effet des médications et de la psychothérapie, voir de certains événements de vie. On peut évoquer aussi le ratage des interactions qui, dans le développement, structurent elles aussi le système nerveux central et s'incarnent dans les "traces" du Moi ou le biais de la construction programmée ? Ou l'association des deux ? Il nous faudra en savoir plus en particulier sur la construction neurobiologique de ce même moi pour lequel Damasio évoquait trois étapes : Proto-Moi, Moi-noyau, Moi autobiographique. En attendant le modèle hybride, bifocal de la personnalité peut se lire en tant que biface avec son socle neurobiologique et corporel et les traces neuro-synaptiques de la personnalité psychique et leurs relations en boucle, chiasmatique. Ce pôle neurobiologique est déjà documenté à l'heure actuelle. Il permet de mieux appréhender les troubles lésionnels neuropsychiatriques. Il permet aussi de réfléchir sur l'effet des médicaments psychotropes (et des drogues). Il permet de réfléchir sur la compréhension de certains symptômes (hallucination, angoisse, troubles thymiques majeurs). Il n'a pas encore cependant atteint un seuil suffisant. On le voit bien lorsqu'on feuillette un ouvrage récent comme le Manuel de Psychiatrie Clinique et psychopathologique de l'adulte (238) qui a le mérite de maintenir l'étude de pans de la Clinique oubliés par le DSM IV (comme la psychose paranoïaque). Sur 78 pages consacrées aux troubles de l'humeur, seulement 5 pages évoquent les ébauches d'hypothèses neurobiologiques sans pouvoir évoquer un véritable modèle d'une organicité sans lésion (dans la majorité des cas). Il s'agit pourtant de troubles dont certains peuvent être évoqués dans des modèles animaux (le désespoir appris) et l'angoisse comme la dépression impliquent bien une composante corporelle. De plus, les troubles thymiques sont ceux qui relèvent d'une thérapie : les thymoanaleptiques qui sont parmi les psychotropes connus les plus efficaces sur les symptômes, plus que les neuroleptiques par exemple. Pour en revenir à la personnalité hybride, nous avons été conduits à opposer (et à faire jouer l'opposition et la complémentarité) entre deux conceptions anthropologiques : l'homme darwinien (que nous sommes et avons été) et l'homme post darwinien (que nous sommes). Nous avons implicitement écarté le modèle connu comme cerveau triunique. Il n'y a pas pour nous un cerveau darwinien (et bio-psycho-social) logé dans un cerveau post-darwinien (et anthropologique) selon le schéma des poupées gigognes et des hiérarchies du néo-jacksonisme. Le développement post-darwinien a *retissé* le cerveau darwinien et la texture est devenue commune. L'effet des mots n'est pas limité à la zone cérébrale du langage oral et écrit, zone conçue comme instrumentale. Il se retrouve dans toutes les traces inscrites du Moi-conscience voir de la mémoire. Devant notre ahurissement provoqué par la complexité, nous nous permettons d'évoques les vers baroques d'un Michel Houellebecq (208) :

> "Regarde : il y a des molécules
> Qui existent en semi-liaison
> Il y a des demi-trahisons
> Il y a des moments ridicules".

Nous risquons de décevoir car nous ne nous calons pas vraiment dans la grille très élaborée de Francis Wolff (466) qui distingue quatre cas de figures, quatre manières d'être homme pour "qu'une science, qu'elle porte sur la nature ou sur l'homme, soit possible". Notre modèle de personnalité à prétention partiellement scientifique (la personnalité biface a cette prétention partielle, non le concept de personne) trouve-t-il sa place dans cette grille ? L'auteur cité accorde les quatre places suivantes :

1) "L'homme est essentiellement un vivant doté de "logos" (définition essentialiste et moniste).

2) L'homme est essentiellement une substance pensante (non naturelle) étroitement unie avec un corps (naturel) : définition essentialiste et dualiste.
3) L'homme structurel est l'objet de sciences divisées et par là même un sujet divisé, assujetti aux formes infiniment variables de sa propre constitution : définition anti-essentialiste et dualiste.
4) L'homme neuronal est un animal (naturel) comme les autres, rejeton variable de l'évolution naturelle, et adapté à la diversité de milieux où il se trouve : définition anti essentialiste et moniste."

Cette dernière définition peut suffire au médecin somaticien et est proclamée par les penseurs du réductionnisme ontologique, en particulier par un nombre important de neurobiologistes (dans la confusion évoquée du réductionnisme méthodologique légitime et du réductionnisme ontologique qui est un point de vue matérialiste et métaphysique particulier). Notre modèle emprunte donc partiellement à la définition n°4 mais aussi, en tant que relatif à l'homme post-darwinien à la définition n°3. Il peut relever aussi de la définition n°2 si on la modifie : la pensée n'est pas une substance mais une propriété étroitement unie à un corps qui n'est pas que naturel mais aussi subit l'empreinte culturelle. Nous aboutissons là aussi à une solution provisoire et boiteuse mais qui nous convient. Un dualisme non des substances mais des propriétés et même un trialisme (il y a des propriétés physiques, des propriétés biologiques et des propriétés mentales). Le modèle de la personnalité envisagé n'est pas triunique (modèle bio-psycho-social), ce dernier concernant d'autres espèces que l'homme, mais quadripolaire (bio-psycho-social et anthropologique). De par sa complexité, ce modèle n'est pas réductible à la marionnette telle celle décrite par Platon, selon Ada Neschke-Hentsche (329), à savoir : l'homme empirique et conflictuel est mû par des fils ordinaires mais l'âme raisonnable est reliée au divin par des fils d'or. Cette dernière possède ses objectifs propres mais ceux-ci sont contrariés par la force des émotions, du plaisir et des désirs. Plus récemment, ces fils rustiques ont été remplacés par ceux du déterminisme neurobiologique et le fil d'or est devenu, lui, par la grâce de la psychanalyse, relié à l'inconscient qui a pris la place du divin, ou du malin plutôt, hélas, que du démon de Socrate. Nous nous sentons plus près du modèle d'Aristote qui, développe le même auteur cité, est une *unité psychophysique*. Nous avons évoqué les nœuds, les boucles, les chiasmes qui relient les deux réalités psychiques et physiques par le biais de propriétés qui sont des processus et s'inscrivent dans le temps, dans un mouvement neural et mental. Nous remplaçons cependant modèle psycho-physique par modèle psycho-physico-charnel. Le philosophe H. Rombach selon Alexandre Ganoczy (159) a créé le concept de "texture" pour désigner ces successions de processus décisifs fonctionnant comme un tout physiologique et mental. Pas de mental sans physiologie neuronale mais l'inverse n'est pas vrai, il peut y avoir du physiologique neuronal sans mental (le cerveau n'est pas éteint et au repos pendant le sommeil profond du point de vue physiologique).

Pour Aristote, selon le même auteur cité, l'homme relevait d'une réflexion se situant au carrefour des sciences de la nature et de la philosophie première. Pour nous, le modèle de personnalité hybride ne dépend pas d'une dyade mais d'une triade, d'un trépied : les sciences médicales et biologiques (et en particulier la neurobiologie et la biologie moléculaire), les sciences humaines par ailleurs (dont la psychanalyse, les psychopathologies cognitives et affectives etc) et enfin l'anthropologie philosophique. Ce modèle de la personnalité hybride est pluridisciplinaire et interdisciplinaire et même transdisciplinaire car il converge vers le concept de sujet à la fois libre et déterminé (dans son fonctionnement "normal"), sujet qui appartient à la personnalité et à la personne. De même, la psychiatrie, qui n'est pas une spécialité médicale mais une discipline médicale, a cette particularité si on interroge ses bases épistémologiques d'être d'emblée pluridisciplinaire et interdisciplinaire s'agissant de sa réalité ontologique (elle associe bien la médecine et la biologie, à la psychologie et psychopathologie et aussi à l'anthropologie philosophique). Même si cette interdisciplinarité nécessiterait une refonte conceptuelle à venir comme l'évoquait John Sterwart tandis que dans le même ouvrage le psychiatre André Bourguignon se penchait aussi sur le cadre conceptuel inadéquat dont nous avons hérité et qui ne permet pas de répondre, car notre ignorance dans ce domaine reste trop élevée, de manière satisfaisante aux questions : Qu'en est-il de la relation entre l'esprit et le cerveau ? Comment se constituent psychiquement un enfant puis un adulte ? Et dans cet article écrit peu de temps avant sa mort de déplorer : "le matérialisme tend à ne voir que le cerveau, le spiritualiste à ne voir que l'esprit et le militant politique à mettre en cause la société". Et de s'interroger sur la validité du concept de cause en psychiatrie, ce que nous aborderons ultérieurement à propos de l'étiologie, terme qui paraît convenir plus à la neuropsychiatrie qu'à la psychiatrie non lésionnelle. Nous avons rendu hommage à Allport mais insisté sur la nécessité de dépasser l'approche bio-psycho-sociale (dont l'acquis est considérable) en y associant la dimension anthropologique qui en dehors de son apport propre rebat les cartes du bio-psycho-social. Nous échappons à la critique de Lucien Seve (420) envers Allport. Il lui reprochait d'ignorer la dimension biographique (qui dépasse la seule dimension mémorielle).

Lucien Seve évoque la personnalité biographique : "ce qu'un être humain fait de sa vie et ce que sa vie fait de lui". Ce qu'il fait et ce qui lui arrive, les actions, les conduites et les événements ont un lien avec la personnalité psychique, lien dialectique mais aussi empreinte, trace dans le noyau neurobiologique de cette même personnalité qui n'est pas sans évoquer le Soi autobiographique d'Antonio Damasio, concept que nous aurons l'occasion d'aborder comme par ailleurs nous avons évoqué déjà et évoquerons le concept d'identité narrative illustrée par Paul Ricoeur. La personnalité se constitue, évolue, se modifie tout au long du cycle de vie.

"Faire et en faisant se faire" selon Lequier tandis que Marcel Conche nous prévient "je suis constitué de mes choix". Notre référence anthropologique de la personnalité hybride intègre la dimension biographique comme elle intègre l'identité narrative et l'identité relationnelle et interactionnelle. Nous avons vu que la Bildung est une tâche et qu'elle concerne le cheminement du devenir homme (individuel). La Bildung vise implicitement à faire du nouveau né une personne vivant dans un monde de personnes et ce par création-emprunt. Se considérer comme personne et considérer les autres comme des personnes. Comme l'écrit le neurologue et théoricien de la médiation, en 2004, la Personne est "un objet qui n'existe pas dans la nature". C'est un objet artéfactuel qui appartient à l'imaginaire de la "nostréité", c'est-à-dire à l'imaginal. Ce rôle de l'imaginaire n'est pas sans rapport avec le délire en particulier paranoïaque : la personne est une création comme l'imago. "La machine à délirer est présente chez tout créateur de Personne" (400). Les trois failles que nous avons évoquées, la démesure, la malfaisance et la maladie mentale (sans lésion) sont celles de la Personne parmi d'autres personnes. Elle a un lien matriciel avec la personnalité psychique. Nous avons donc ajouté à l'hominisation et en nous inspirant de Pierre Karli (241) l'humanisation et ses risques. Ce terme est utilisé aussi par Jean-Pierre Lebrun (auteur déjà cité). Il avait été analysé anciennement par Henri Pieron (350) dans un chapitre intitulé "de l'enfant à l'homme et de son humanisation". Lucien Seve, pour nous, a tort de récuser ce terme au seul prétexte qu'il risque d'être trop connoté à la morale. La résonnance morale vient en plus et ne nous gêne pas car c'est une dimension fondamentale de la personne comme le sont les axes axiologiques et éthiques. P.C. Racamier (374) propose le terme de personnation mais il y a chez lui confusion, semble-t-il, comme chez Seve, entre personne et personnalité. Pour nous, hominisation et humanisation aboutissent à la "personnalisation" mais c'est plutôt l'humanisation seule (la Bildung en particulier) qui débouche sur la personnation, l'être-une-personne. Le Sujet fait le lien entre une personnalité dont il émerge mais qu'il déborde pour s'inscrire aussi dans la Personne. Le modèle tétra-polaire de la personnalité (bio-psycho-socio-anthropologique) est par nécessité, par contingence, inachevé et évidemment inachevable dans sa totalité. Il n'est pas nécessaire d'avoir totalisé (mais on a dit même que la totalité est la non vérité) pour se rendre compte à quel niveau un champ causal peut être abordé pragmatiquement (et certainement plusieurs champs sont à associer). Pragmatique et praxéologie (conduite à tenir) se rejoignent. Conduite à tenir est l'expression consacrée par la médecine s'agissant de cette attitude pragmatique (qui n'est pas celle du psychanalyste qui lui peut se retirer purement et simplement de la situation en arguant qu'en ce qui concerne la demande il y a maldonne). Ce modèle de personnalité restera une ellipse avec deux pôles définitifs et non un cercle où le pôle biologique finirait par naturaliser le pôle psychique. Il n'y a pas de théorie unitaire de la personnalité. Mais, une absence de théorie unitaire (pourtant recherchée contrairement à la précédente et peut-être possible) de la physique n'a pas empêché le développement et les applications de celle-ci. Elles ont bouleversé notre vie quotidienne. Enfin, l'inachèvement de la personnalité la rend peut-être fiable. Elle est un gage d'une liberté possible vis à vis des déterminismes qui restent un appui s'ils s'équilibrent. Musil fait dire à un personnage de l'Homme sans qualité (325) "ce qui distingue un homme sain d'un aliéné, c'est précisément que l'homme sain a toutes les maladies mentales, et que l'aliéné n'en a qu'une". On pourrait remplacer le terme de maladie par celui de mécanisme de défense (et exclure les maladies neuropsychiatriques). Pour revenir à l'inachèvement poïétique selon Octave Manoni "la personnalité continue de se développer dans un jeu d'identification et de désidentification qui la constitue" (296). Cet inachèvement lui aussi peut contribuer à nous rendre optimiste en écartant par la plasticité liée à l'inachèvement, un déterminisme strict et réducteur.

Nous avons pu lasser le lecteur par la multiplication des références et, nous nous en excusons, nous avons pu oublier quelques uns des membres de ce "collège invisible" où nous avons cherché consolation et inspiration concernant la formulation des questions et plus rarement des réponses définitives. Le questionnement, au moins, montre qu'on est sur le chemin éloignant de la pensée unique et dogmatique. Mais, nous avons écrit en pensant aussi à nos collègues praticiens (et en particulier aux jeunes collègues) qui n'ont pas, étant sur le terrain, le temps de se poser dans une réflexion méditante. Ils ont la malchance de ne pas croiser des penseurs majeurs et éclairants et apparemment étrangers à notre discipline médicale. Aggravons notre cas par une dernière citation, celle d'un auteur de qui nous resterons éternellement inconnu, Platon en majesté : "je suis bien conscient qu'aucune de ces idées ne pourraient être venues de moi. Je connais ma propre ignorance. La seule autre possibilité, je crois, est que j'ai été rempli comme une outre vide, par les mots d'autres personnes, entrant à flot par mes oreilles et que dans ma grande stupidité je suis allé jusqu'à oublier d'où et de qui j'avais pu entendre ces mots" (Phedre).

CHAPITRE 3

Les trois piliers d'une psychiatrie cohérente dans son autonomie / hétéronomie

"... suivre un certain chemin de pensée, hors des sentiers battus de la fragmentation scientiste et qui conduise vers le point carrefour des interrogations immémoriales ; soit, dans les termes d'une anthropologie générale, soucieuse de cohérence : concevoir qu'il existe une fonction coextensive au vivant parlant, fonction de nouage ou symbolique (au sens le plus radical du terme), ayant en charge de faire tenir ensemble et combiner les données humaines élémentaires, le ***biologique***[1]*, le* ***social****, le* ***subjectif*** *(dans son intégrale dimension conscient/inconscient)."*

Pierre Legendre 1999

"Les problèmes fondamentaux de l'esprit et de la matière, du libre arbitre et du déterminisme, demeurent à l'ordre du jour et plus urgents que jamais, non comme thème de débats philosophiques mais comme questions immédiatement liées à la morale politique et individuelle, à la justice criminelle, à la psychiatrie et à toute notre conception de la vie."

A. Koestler (1968)

Nous l'avons évoqué, la table psychiatrique, discipline médicale hybride, est soutenue par trois pieds, trinité qui est le garant de son autonomie. Bien entendu d'abord le pilier de la médecine, et à notre époque particulièrement, de la neurobiologie et de la biologie moléculaire ; La référence est celle des symptômes (et la recherche obstinée d'indices). Une médecine devenue scientifique, médecine fondée sur la preuve (évidence-based-médecine). Mais le rapport à la biologie, s'agissant de la psychiatrie, est plus complexe que celui engagé par la médecine somatique. Il est plus documenté s'agissant de la neuropsychiatrie (et des neurophrénies) que s'agissant de la psychiatrie "sans lésion" et à la recherche de sa pathogénie (problème d'organisation du système nerveux et (ou) de transmission etc…). Le concept d'étiologie paraît insatisfaisant et remplaçable par celui de vulnérabilité multifactorielle le plus souvent. Pathogénie de type diathèse terme redevenu disponible car il a été justement abandonné par la médecine somatique fondée sur la preuve.

[1] Note : souligné par l'auteur.

Quoiqu'il en soit, on retrouve dans ce pilier la référence à l'assise neurobiologique et corporelle de la personnalité bifocale, ce que, pour aller vite, nous pouvons désigner comme personnalité biologique (un des deux foyers de la personnalité hybride figurée par l'ellipse, non le cercle). L'autre pilier est celui des sciences humaines, y compris les psychopathologies, la psychanalyse et les approches psychothérapiques. La maladie de la personnalité et encore plus le trouble de la personnalité ne sont pas des agrégats de symptômes. Il faut bien en repasser par le Moi, les états du moi. Le DSM IV[1] lui-même s'agissant des troubles de la personnalité ne fait pas allusion a des symptômes cliniques de la sémiologie psychiatrique avérée mais à des : « modalités de l'expérience vécue et des conduites ». Il s'agit de décrire le fonctionnement particulier du Moi. Avec une limite à établir avec de simples traits de caractère « qui n'atteignent pas le seuil d'un trouble de la personnalité ». Il y a rupture de continuité entre la maladie de la personnalité et les troubles de la personnalité mais il y a un continuum entre troubles de la personnalité et les variations normales du caractère. La psychiatrie psycho dynamique a l'intérêt de ne pas considérer les seuls symptômes mais de se référer aux états du Moi. Ainsi par exemple l'expérience du transitivisme, de la dépersonnalisation, de la disposition, etc. jusqu'aux mécanismes de défense (clivage, etc), etc… On voit apparaître à l'arrière plan deux modèles de la pathologie mentale. Un orienté par la médecine, la neurobiologie, les neurosciences et axé sur la causalité. Avec la difficulté posée par le fonctionnement d'une auto-organisation qui relève d'autre causalité que du seul déterminisme linéaire. Un autre où expliquer et comprendre s'associent dans l'approche du fonctionnement de la personnalité psychique (avec une relation d'implication, A implique B, qui nous éloigne du modèle de la causalité mécanique et une logique identitaire s'agissant du Moi, différente de la logique du tiers exclu). Pour nous, le premier modèle n'a pas remplacé le second. Ses modèles coexistent. Ils se complètent de manière dialectique, c'est à dire qu'ils peuvent aussi se contester mutuellement. Le Moi, le sujet dans sa pathologie n'est pas réductible à un trouble de l'organisation du système nerveux central (SNC) et de la transmission neuro synaptique. Le praticien s'adresse à la personne, donc au Moi, au sujet. Enfin, le troisième pilier reste vivant et incontournable, celui de la philosophie (dont se sont séparés avec succès les sciences dures). Les progrès de la neurobiologie ne le rendent pas obsolète au contraire, elles multiplient le questionnement. Les avancées des sciences humaines multiplient aussi les questionnements (on sait l'attitude restée ambivalente de Freud à l'égard de la philosophie). Nous avons à l'esprit avant tout ici l'anthropologie philosophique mais aussi l'épistémologie voir la métaphysique (osons là). Mais pourquoi être métaphysicien sans le savoir (voir en le niant) ? Nous nous autorisons de Marcel Conche (79) et du sens qu'il donne à ce terme dans l'ouvrage qui porte le même nom. Nous adhérons à la conception" naturaliste" de cette

[1] Note : Masson éditeur 1996.

approche et comme lui nous n'en restons pas à une option du type matérialiste (toujours mécanique et réductrice donc idéaliste !). Ce naturalisme philosophique est compatible avec la créativité de cette même nature et avec le concept d'émergence donc de conscience. Nous inverserons ici l'ordre précédent plus rationnel en commençant par détailler davantage ce dernier pilier.

A. Le pilier philosophique (de la philosophie générale à l'anthropologie philosophique)

"Sans une science bien documentée sur les faits psychotiques, sans la connaissance si passionnément recherchée de ce que représentent les psychoses, toute idée de l'Homme, et partant toute anthropologie, garde quelque chose de fragile et de théorique."

K. Jaspers

"On l'a dit : il faut ouvrir l'anthropologie."

Francis Jacques

1) Dualisme et dualitude

Comme nous venons de le voir, la psychiatrie est une discipline dualiste (ce qu'on retrouve dans le modèle de la personnalité hybride, bifocale). Mais il s'agit d'une unidualité. Aujourd'hui, le terme de dualisme est regardé avec un certain mépris par beaucoup de scientifiques et en particulier de neurobiologistes pour qui, en dehors de la biologie moléculaire point de salut (en serait-il de même d'une biologie quantique si le cerveau est aussi un objet quantique ?). Mais (horresco referens) de quel dualisme s'agit-il ? Car il y en a plusieurs. Il y a confusion entre le dualisme des substances (que nous rejetons, l'esprit n'est pas une substance) et le dualisme des propriétés qu'il est difficile de nier à moins de pratiquer, pour des raisons idéologiques, non le réductionnisme méthodologique qui est licite et même indispensable au chercheur mais le réductionnisme ontologique aux extrapolations matérialistes et idéalistes. L'esprit n'est pas une substance. Quand à la matière (qui donne son nom au matérialisme et à son péché originel mécaniste, indélébile) si nous quittons l'échelle macroscopique, la physique quantique en à radicalement renouvelé la nature. Cette matière n'a pas horreur du vide ! Il y a des propriétés du monde physique (le monde 1 de Popper), il y a des propriétés du monde biologique, il y a aussi des propriétés du monde mental. A propos de ce dernier, l'information est venue s'ajouter à la matière et à l'énergie, nouvelle trinité. Ajoutons ici, l'existence de signification et d'affects. Nous communiquons et échangeons des informations, des significations, des affects. Notre naturalisme philosophique s'accorde donc d'un trialisme (les propriétés de l'inanimé, de l'animé et du mental).

Identifier la différence entre la réalité physique et la réalité mentale peut se faire en empruntant à Ernst Cassirer (62). Ce philosophe évoque l'approche du linguiste Troubetzkoy et sa distinction entre phonétique et phonologie. Cassirer nous rappelle que "chaque langue choisit entre la multitude indéfinie de sons physiques possibles, un nombre limité de sons nommés phonèmes". Le phonème, unité discrète est selon le dictionnaire Robert : « la plus petite unité du langage parlé dont la fonction est de constituer les signifiants et de les distinguer entre deux ». Pour Georges Mounin (323) le mot est fait de monèmes, monèmes construits par les unités minimales distinctives et successives : les phonèmes, c'est ce que cet auteur nomme la double articulation et qui caractérise la *spécificité du langage humain*. Le monème n'est pas qu'un son il a une forme (Gestalt) et un sens, c'est une forme signifiante, une forme qui a un sens. Georges Mounin donne comme exemple le mot "réembarquons" décomposable en 4 monèmes, chacun de ces segments ayant un signifié commutable : "Ons" peut commuter en "ez", "em" peut commuter avec "dé" "ré" peut commuter avec zéro (rien) et barq peut être remplacé par beaucoup de candidats (comme dans les verbes emboîter, embaucher etc…). Nous sommes dans le domaine de la phonologie qui traite des monèmes (et donc des phonèmes) c'est-à-dire des éléments constitutifs du signifiant linguistique. Le monème est (pour reprendre les termes empruntés à Cassirer) incorporel car le signifiant n'est pas définissable en terme de physique ou de physiologie. Limite de la physiologie ! Par contre, la phonétique, elle, va appartenir à l'ordre de la physique et de la physiologie. Elle va étudier les facteurs matériels des sons de la parole humaine : les vibrations de l'air (physique), les mouvements des organes qui les produisent (physiologie). La phonétique peut être définie comme la science de la face matérielle des sons de langage humain, l'étude du complexe phonique et non celle de sa signification linguistique. La phonétique relève ainsi, à travers les propriétés physiques, du monde 1 de Popper ; la phonologie du monde mental qui est empruntée au monde 2, 3 et 4, de la communication, du sens. On retrouve la dualité, les deux pôles, un pôle physique, un pôle mental. Dilthey a opposé les sciences physiques basées sur l'explication à ce que nous appelons aujourd'hui les sciences humaines et qui font appel à la compréhension, au sens, au vécu, à l'intentionnalité, voire même à l'échange de significations (interactionnisme symbolique) donc au partage mettant en relief la force qui relie *le lien lui-même à l'autre et le sens*. Réalité dialogique. Comme exemple de double-articulation monème/phonème, nous aurions pu prendre un exemple lié à la créativité psychotique. Une patiente, apprenant que dans la famille qui accueille son fils, aux USA, il y a parmi les voitures, de cette même famille, une Chevrolet noire (chev/ro/let/noire), lui interdit d'y monter au motif de la chèvre-au-lait noire qui est pour elle l'archétype de la mauvais mère… Dans le modèle psychophysique de la personnalité on retrouve les deux pôles l'un concernant le mental (comme le fait la phonologie) et l'autre le physique-physiologie (comme le fait la phonétique). Mais ce modèle introduit aussi le *cerveau* à côté des organes phonatoires *et* du sens (si nous le nommons modèle psycho-physico-charnel). La spécificité du système nerveux central va établir des corrélations entre l'ordre physique et l'ordre mental ce qui intéresse le neurologue et le psychiatre (le neurologue davantage dans la dimension instrumentale où le sujet est l'émetteur et le récepteur du message, le psychiatre où il en est l'auteur mais en résonnance dialogique avec l'autre). Le cerveau est la condition nécessaire mais non suffisante du mental selon Wittgenstein les lois physiques supporteraient l'ordre de la parole sans le déterminer.

Selon le schéma :

Ordre langagier (parole, pensée, sujet)

Ordre empirique (lois physiques et biologiques)

L'ordre langagier n'a pas un support propre mais il constitue une dimension différente de la réalité. Les lois physiques et biologiques ne déterminent pas (sauf s'agissant de la physiologie du besoin et des émotions primordiales homéostasiques) les contenus de conscience mais elles constituent cependant les conditions de leur possibilité, de leur émergence en tant que contenant et ouverture. On reviendra sur la question plus complexe d'un déterminisme « aléatoire » s'agissant des rêves ou des maladies mentales en phase processuelle. La dualité est ici récurrente. Expliquer et comprendre, expliquer pour mieux comprendre, comprendre pour mieux expliquer. Apparaît la dimension herméneutique et la causalité de type implication (A implique B etc…). Nier cette dualité des réels serait réduire la psychiatrie à un résidu scientiste « moniste ». Pour souligner cette opposition/complémentarité il était légitime d'invoquer l'homme comme être parlant. L'unité de la personnalité hybride, bifocale, n'est pas substantielle mais fonctionnelle. Cette unidualité d'une texture liée aux processus d'émergence et d'incarnation permet d'évoquer aussi bien la neuro-physio-psycho-pathologie que la psychopathologie même s'il n'y a pas de pierre de Rosette pour passer de l'une à l'autre (d'où une boiterie revendiquée de la psychiatrie. Pour éviter de boiter le psychiatre peut sauter sur une seule jambe tout en, de préférence, sachant en changer au moment opportun). On retrouve la dualité dans l'approche synchronique (celui de la conscience comme processus) et dans l'approche diachronique (le moi et son histoire comme processus). Conscience et moi, moi/conscience, nous renvoient aux traces corrélées et inscrites dans le système nerveux central et la chair et toujours modifiables. Le modèle bifocal de la personnalité hybride répond dans son unidualité à l'unité psycho-physique (et pour nous psycho-physico-charnelle) qui pour Gadarmer ne saurait être niée.

Cette approche pragmatique de la psychiatrie est corroborée par la suggestion que fait Popper, suggestion de décrire la réalité à travers trois mondes (mais nous sommes contraints en tant que psychiatre d'ajouter un quatrième monde, celui de l'intersubjectivité). Popper n'excluait pas que l'on s'inspira de son schéma et que on le remania. Pour cet auteur, le Monde 1 est celui désigné habituellement par le monde physique, celui des objets qu'ils appartiennent au règne de la nature (animée ou inanimée) ou qu'ils soient construits par l'homme.

2) Les Mondes de Popper

Le cerveau en tant qu'organe appartient au Monde 1 et peut être l'objet de manipulations du neurochirurgien ou du neurobiologiste. L'originalité de Popper repose sur le développement de la distinction faite par Balzano entre les énoncés en soi et les mécanismes subjectifs de la pensée. Les énoncés peuvent être étudiés et analysés au titre de raisons, les mécanismes subjectifs à ceux de motifs. Comme il l'indique dans son ouvrage "la quête inachevée" les mécanismes subjectifs de la pensée ne peuvent être en contradiction avec les mécanismes subjectifs de la pensée d'un autre individu. Par contre "le contenu de ses pensées peut bien entendu contredire le contenu de pensée d'un autre individu". Dans la foulée, Popper spécifie un Monde 2, celui des expériences subjectives comme les mécanismes de la pensée ; le monde de l'expérience consciente (qui est compatible avec le concept d'inconscient freudien[1]), le monde des processus de la vie mentale. Pour Popper, ce monde 2 n'est pas un épiphénomène, il a sa réalité propre, autonome. Il est aussi celui de la psychiatrie et de la personnalité psychique. Pour nous, ce monde 2 est celui du mental, de la subjectivité et aussi des conduites, ce qui implique un lien avec le corps, le corps (Körper) qui appartient au monde 1. Mais ici le corps comme chair (Leib) qui, lui, appartient au monde 2, comme la conscience, le rêve ; l'être-soi (et donc pas seulement la pensée) est particulièrement concerné. Popper développe l'idée d'un monde 3 propre à l'homme (et dont on peut évoquer la pré-ébauche dans l'Umwelt, le milieu animal). Le monde 3 est lié au langage, à la co-appartenance des humains, à la culture, aux produits culturels, au monde artéfactuel évoqué par Franck Tinland (déjà cité). Selon Popper "j'appelle monde 3 au sens large le monde des produits de l'esprit humain… le monde des théories y compris les théories fausses". Il y ajoute le monde des problèmes scientifiques, mais aussi les œuvres d'art et ce qui est de l'ordre des institutions. C'est ainsi celui des religions, des mythes, du droit, des valeurs, de l'éthos, de l'imaginal, … et des transgressions. Quelle est la place de la production délirante ? Si le délire est exprimé oralement ou par écrit, il appartient au monde 2 de la subjectivité et aussi au monde 3. Alors que le rêve, activité

[1] Note : Popper, cependant critique de la psychanalyse, dit à propos du monde 2 "celui des vécus conscients et peut-être subconscient".

solipsiste, ou le délire non exprimé, appartiennent au monde 2. Le récit du rêve et son interprétation appartiennent au monde 3. Un objet technique appartient au monde 3 et au monde 1. Popper met l'accent à la fois sur l'autonomie de ces trois mondes et sur leurs interactions. Pas de monde 2 (les états mentaux, la vie mentale) sans le cerveau qui appartient au monde 1 mais qui a été structuré aussi par le monde de la culture (monde 3), et par le monde 4 (de la Bildung). Pour Popper (comme pour Luria), l'enfant est dans une certaine mesure, dans sa personnalité psychique, un produit du monde 3 (mais aussi nous le verrons du monde 4, celui de l'intersubjectivité et en particulier de la Bildung[1]). Le même auteur insiste sur l'autonomie du monde 3, les structures internes propres à ce dernier sont partiellement indépendantes du monde 2, même si elles supposent comme condition nécessaire mais non suffisante ce dernier. Quelle est la place des mathématiques ? Elle est incluse dans le monde 3 ou existe-t-elle dans un monde propre, platonicien comme nous le dit Roger Penrose (341) dans son ouvrage consacré à la conscience ? Il évoque une trilogie : monde mental, monde physique et monde platonicien des formes mathématiques. La parole que nous avons évoquée appartient au monde 1 (vibration de l'air, organe de la phonation et aussi mécanismes neurophysiologiques). Elle appartient aussi au monde 2, celui des processus subjectifs mais aussi sémantique (ce que parler veut dire). Elle habite aussi le monde 3 : les contenus de pensée peuvent être contestés par un tiers et les humains échangent des significations (avec en plus le développement récent de la toile). Mais ce monde de communication par internet s'appuie sur le monde 3 (technique) et sur le monde 1 (ordinateur). La parole appartient aussi au monde 4, celui de l'intersubjectivité et du dialogisme. Karl Popper, en grand seigneur de la pensée, nous dit qu'il s'agit d'un schéma et qu'il ne voit pas d'inconvénient à ce que d'autre s'empare de ce dernier et ajoute des mondes. Nous ajouterons donc, en tant que psychiatre et en nous écartant d'un modèle trop monadique, un quatrième monde, celui de l'intersubjectivité, du nous (de la nostréité) du dialogisme, de l'"entre", celui de l'imaginal (Corbin) comme celui du social-historique de Cornelius Castoriadis, de l'institutionnel au sens de Pierre Legendre dont la recherche se focalise sur "l'entre-appartenance du sujet et de la société", du sujet et de la culture, et qui débouche sur ce qu'il nomme l'anthropologie dogmatique. Une personne seule n'a pas plus de sens qu'un nombre seul (la position qu'il occupe dans le système numérique lui donne sens). Une personne ne peut se concevoir sans un monde de personnes. De même, quel sens aurait un mot seul sans d'autres mots pour en rendre compte, sans le système synchronique et diachronique du langage humain.

L'humanisation, la Bildung, comme nous l'avons souligné, appartient au Monde 4 (et au monde 3 qui en est sa condition nécessaire mais non suffisante). Celui non seulement de l'éducation (monde 3 et 4) mais aussi du

[1] Note : On ne nait pas Homme, on le devient selon Erasme. Ce qui illustre la Bildung.

partage des affects et des valeurs. Monde 3 et Monde 4 interagissent et rétroagissent entre eux et avec le Monde 2.

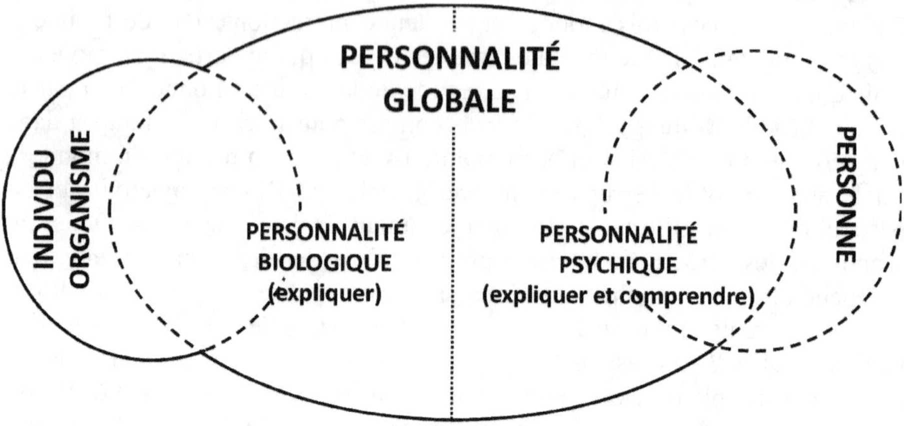

Si nous évoquons la personnalité hybride bifocale, ses assises biologiques et corporelles (la personnalité biologique) nous renvoient au Monde 1 qui en est la condition nécessaire mais non suffisante. Elle relève de l'approche de type explications et rend justifié, dans le domaine de la recherche, le réductionnisme méthodologique. Ainsi Erik Kandel[1] neurobiologiste de la mémoire rend compte dans un entretien qu'après avoir étudié l'hippocampe du chat, il avait jugé ce modèle trop complexe et opté pour un animal d'une organisation plus simple : la limace de mer. "L'approche réductionniste m'est alors apparue comme une méthode de choix, pas comme une philosophie".

La personnalité psychique nous renvoie au monde 2 mais aussi au monde 3 et au monde 4 dans son développement et son fonctionnement. Son développement implique comme condition le monde 1 avec des traces laissées par l'histoire de ses interactions avec le monde 3 et le monde 4, interactions qui participent à la structuration du système nerveux central et donc à l'élaboration d'un analogon neuro-synaptique du Moi/conscience qui, lui, relève du monde 1. La création de la personnalité ajoute à l'homme darwinien une seconde nature. Les quatre mondes sont donc impliqués avec leurs interférences dans ce modèle trine.

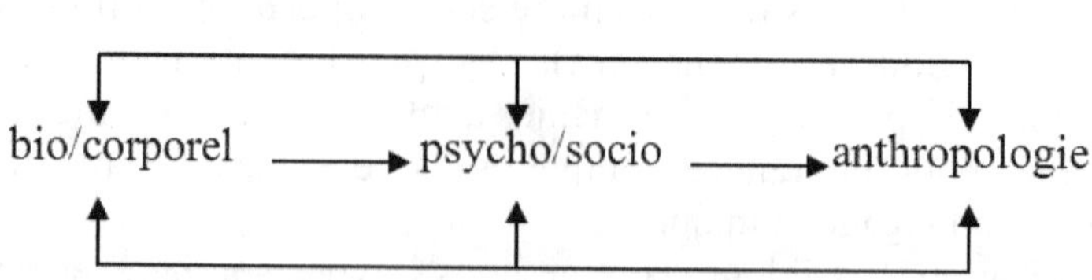

[1] Note : *Le Monde,* 14 janvier 2012.

Nous avons complexifié le modèle trop réducteur du psycho-physique pour un modèle psycho-physico-charnel. Poincaré a souligné la difficulté d'évaluer le parcours de trois planètes en interaction. Que dire de la personnalité trine et de nos quatre mondes ! Le concept de complexité et même celui de chaos se sont dotés heureusement aujourd'hui d'une positivité épistémologique. Cette approche épistémologique, métaphysique et poppérienne nous rappelle à la modestie. Nous allons la compléter par l'abord de l'anthropologie philosophique et en particulier sa version phénoménologique qui tente de rendre compte du système :

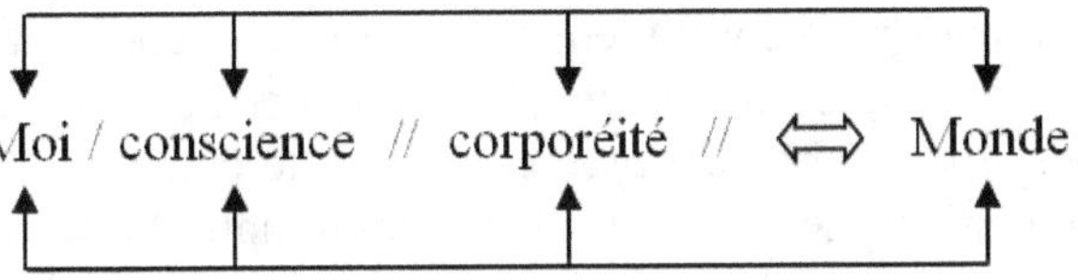

système qui représente un ensemble de boucles.

3) Les anthropologies philosophiques

"... exister n'est pas seulement un terme anthropologique : l'existence dévoile, face à la liberté, toute une nouvelle figure du monde, le monde comme promesse et menace pour elle, le monde qui lui tend des pièges, la séduit ou lui cède, non plus le monde plat des objets de science Kantiens, mais un paysage d'obstacles et de chemins, enfin le monde que nous "existons", et non pas seulement le théâtre de notre connaissance et de notre libre arbitre."

Maurice Merleau-Ponty (1967)

Nous suivrons Claude Romano (393) qui dans un important ouvrage développe une phénoménologie actuelle. En vrai disciple il n'hésite pas à s'écarter du maître. Pour lui "revenir à Husseil c'est penser avec lui, ce qui signifie souvent aussi contre lui et au-delà de lui". On aurait aimé une attitude aussi ouverte chez ceux des psychanalystes qui ont prétendu faire retour à Freud... Pour Romano il faut dépasser une conception de la conscience comme "détachée" et donner sa véritable importance au "sujet corporel engagé dans des *pratiques*, pourvu de *capacités* et ouvert au monde à travers une *situation*, à un monde qui revêt tel ou tel configuration". Pour l'auteur "le sujet qui est au monde, le monde et l'être-au-monde font système et ne peuvent être conçus l'un indépendamment de l'autre". Disons que le sujet n'est pas seulement au monde, il est du monde. Nous pensons par exemple au monde des personnes qui est l'objet d'un séisme dans l'expérience psychotique inaugurale, ce que Grivois évoque sous le nom de psychose naissante. Le trouble de l'identité et de la dialectique ipséité/altérité fait que le patient vit au-delà de la formule de Pirandello (cité chez un de ses biographes, Jean Michel Gardair), au-delà de la logique identitaire du double : "Il y a quelqu'un qui vit ma vie à ma place. Mais c'est tout ce que je sais de lui". Dans les expériences transitivistes inaugurales que rapporte Grivois (181) l'autre est légion et le patient est toute l'espèce humaine dans le balancement de la polarisation d'une conscience oniroïde sans véritable confusion mentale. La relation d'emprise est à double sens : le plus souvent on m'influence, parfois j'influence les autres. Il y a altération ici des *capacités* que le philosophe dit d'arrière plan et qui orientent la compréhension du sujet normal dans son agentivité, sa conscience de lui-même. Il précise que la *situation* est "le visage individuel que présente le monde pour chacun de nous à un moment de son histoire" alors que *l'horizon* qui est une totalité (à la fois des potentialités et d'actualités) est lui "l'arrière plan indéterminé contre lequel se *détache* la chose et son entourage thématique". A noter que dans le rêve manque cet horizon indéterminé qui permet aussi au moi de choisir librement ce qui le concerne et sa trajectoire de pensée anticipative. Le rêve est fait de l'automaticité de scénarios d'une conscience captive. De même chez le sujet qui est soumis à une expérience délirante processuelle inaugurale il n'y a pas cet horizon qui nous permet le détachement et la conscience réfléchie qui est aussi celle de l'évidence naturelle et de la liberté de configurer en se détachant du fond, de l'arrière plan de l'horizon évoqué ci-dessus. La conscience du psychotique est aussi captive. Bien entendu, la conscience (et encore plus celle qui est oniroïde car tout une tradition centrée sur la méditation développe la capacité du vide, capacité qu'a perdu le psychotique évoqué incapable de cette attitude méditante qui ne pourrait que l'angoisser) a horreur du vide et le monde du psychotique répond comme celui du sujet normal, au-delà de sa forme spatio-temporelle à "un temps concrètement rempli et un espace concrètement rempli", selon la formule d'Husserl. La perte de cet horizon indéterminé et aléatoire fait de potentialités inépuisables et d'actualités aux significations aussi inépuisables est remplacée par un imaginaire solipsiste qui semble répondre à la question "qu'attend-on de moi ? ". Cette expérience psychotique a été qualifiée de concentrique et référentielle. Grivois a décrit sous le terme de concernement cette expérience inaugurale où le patient a le vécu d'être l'objet de l'intérêt singulier des autres voir de l'espèce. Intérêt qui peut être celui auquel répondrait une mission à accomplir mais qui devient plutôt en s'inversant la preuve d'une hostilité d'une personne ou d'un ensemble de personnes. Le "Monde" du patient ou celui du psychiatre est monde dans sa relativité à l'un et à l'autre. Cependant, celui du psychotique évoqué n'est plus le monde de la "nostréité". Ce monde dont parle le philosophe n'est pas celui du physicien qui n'est pas le monde perçu et vécu mais "une construction théorique, une idéalisation qui repose sur un certain nombre d'opérations méthodiques d'abstraction". Dans sa relativité à nous, le monde est le monde même (y compris pour le psychotique) et non une nouvelle interface comme pour le physicien. C'est lui qui mérite d'être appelé un monde car il n'est pas abstrait mais lié à des significations vitales et à un imaginaire commun (Imaginal) mais modulé aussi par l'arrière plan fantasmatique idiosyncrasique de chacun (et à l'imaginaire solipsiste du psychotique, pour ne pas évoquer le rêveur dont la physiologie est différente). C'est le monde dans lequel nous existons, c'est le monde de l'être-soi et non de la seule pensée[1]. Chez le sujet normal et historiquement situé c'est aussi le monde partageable, le monde de la "nostréité". Romano nomme "être-au-monde" cette ouverture sans médiation qui est un tout structurel indécomposable en éléments. Pour lui "l'ouverture du monde" est la caractéristique structurale du *système*[2] que forment un "sujet" et un "monde". Romano insiste sur le corps qui fonde l'inhérence du sujet au monde. Sans lui pas d'ouverture. Dans le modèle hybride de la personnalité, la corporéité a sa place comme nous l'avons indiqué, place qui est au-delà de la seule condition d'existence à travers la chair (Leib). L'inhérence du sujet, en tant que corps, au monde "y est structurellement solidaire de l'ouverture d'un monde en tant que transcendant absolument ses pouvoirs (y compris de compréhension) et donc offrant un sens inépuisable, qui ne *pourra jamais être explicité intégralement*, ou plutôt qu'il n'y a pas de sens à prétendre intégralement *expliciter*". Il résume "je suis ouvert au monde pour autant que je lui appartiens, je lui appartiens pour autant que je suis au monde". Ici nous évoquerons le monde des personnes. Devenir sujet c'est appartenir au monde des personnes, être du monde des personnes et non seulement au monde. Un patient d'Henri Grivois qu'il évoque dans son "itinéraire d'un psychiatre iconoclaste" (181) exprime une perte : "les autres sont ensemble et je suis à l'extérieur", perte qui peut conduire à un forçage comme cet autre patient qui assure "je suis l'espèce humaine". Perte qui est une catastrophe (au sens de René Thom) et qui conduit à une tentative instable de ré-arrangement ne permettant pas de fonctionner comme sujet, comme personne à part entière capable du discernement qui nécessite la distanciation y compris vis à vis de soi-même et la fonctionnalité ipséité-altérité (entre le Moi et le Moi-même il y a l'Autre).

Dans les séminaires de Zurich (195) Martin Heidegger évoque la représentation de l'être humain (pour nous la personne et non la personnalité) autour de trois composants "je, corps physique, monde" pour en dire qu'un assemblage de ces composants n'est pas pertinent et ne crée pas une unité. L'unité est, elle, justement l'être-au-monde. Pour nous en effet il y a la science (molle) de la personnalité mais il n'y a pas de science de la subjectivité et encore moins de la personne. Pour Claude Romano le sens "relève toujours du système que forme le sujet avec son monde" et "l'être-au-monde rend compte du caractère à la fois relationnel et contextuel du sens". Ce "monde de l'homme qui est maintenu par l'homme comme les particules du corps humain sont maintenues par la vie de l'homme" selon Novalis. On pourrait rapprocher cette conception du monde commun, celui des existentiaux, de l'aire des phénomènes transitionnels de Winnicot. "Nous expérimentons la vie dans l'aire des phénomènes transitionnels, dans

[1] Note : Pour reprendre le titre d'un ouvrage : "Penser et être soi".
[2] Note : souligné par l'auteur.

l'entrelac de la subjectivité et de l'observation objective ainsi que *l'aire intermédiaire* qui se situe entre la réalité intérieure de l'individu et la réalité partagée du monde extérieur". Il évoque ailleurs la *trame existentielle* de l'homme. Il y a aussi une aire intermédiaire intersubjective que nous avons évoqué sous le terme d'imaginal institué et collectif et qui, sur un plan plus individuel, évoque les existentiaux par lesquels selon Merleau-Ponty "le monde devient visible". On peut invoquer aussi "l'innigkeit" que cite Heidegger à propos du poème (193) que par la lecture et l'émotion nous partageons, à la fois dans l'intimité et l'universel humain. Dans le rêve c'est le moi onirique (et non le sujet) qui fait système avec son monde onirique. Le même rêve voit une succession de moi qui ne sont que l'ombre du moi conscient. Le sens n'est plus immédiat et de plus le rêveur ne se pose pas la question du sens dans son rêve. Il n'a plus l'immédiateté partageable avec un tiers. Ce sens après coup est recherché dans une interprétation qui relève de l'herméneutique faisant par exemple intervenir des instances psychanalytiques. Le rêveur n'accède pas au stade de sujet et le psychotique en phase processuelle a perdu la fonctionnalité de sujet. Le sens n'est plus véritablement partageable et le psychiatre en est réduit à se dire "tout se passe comme si" ce qui ne veut absolument pas dire qu'il doit renoncer à ses efforts de compréhension. Henri Grivois (181) donne à voir ces efforts pathétiques pour tenter de partager le vécu de ce qu'il nomme la psychose naissante. Ces efforts doivent être maintenus et l'on a souligné l'importance de la rencontre avec le psychiatre à un stade précoce de l'expérience délirante. Sans prétendre cependant comme l'auteur qu'ainsi on a une action assurée sur la prévention des rechutes ou de l'installation dans un délire au long cours, il est vraisemblable que le parcours du patient en subisse un impact plus satisfaisant et qu'une meilleure compréhension de sa problématique incite à une conduite à tenir plus adaptée et soit gage d'une relation thérapeutique à commencer à créer unilatéralement dans la durée[1]. Le psychiatre pour éviter de "réifier" le patient doit faire ce détour par l'anthropologie philosophique éclairée par le fait incontournable et insécable à méditer : "sujet et monde sont co-originaires". Il y a bien une *cohésion* du système moi-monde chez le sujet psychotique cité même si il n'y a pas une *cohérence* au sens du respect de la logique du tiers exclu. Le tiers est exclu et la logique du tiers exclu l'est aussi ! Reste la logique identitaire qui, chez le sujet, normal, est en relation dialectique avec l'autre logique. Est-ce que le délire ne remplace pas l'horizon et les existentiaux, selon Merlaux Ponty ceux "par lesquels le monde devient visible". Mais c'est un monde partageable qui n'est plus tout à fait celui du psychotique chez qui la dialectique identité/altérité ne fonctionne plus et est remplacée par une mosaïque instable ego-alter. Une réflexion inspirée de l'anthropologie

---

[1] Note : Bien entendu le psychiatre des urgences ne peut suivre l'ensemble des patients rencontrés mais il serait souhaitable qu'une co-thérapie de courte durée permette le relais thérapeutique.

philosophique en particulier dans son acceptation phénoménologique ne donne pas de clef mais permet une relation plus fiable avec le patient, tout particulièrement avec le sujet psychotique. De plus elle aide le psychiatre à supporter sa frustration dans une communication marquée si souvent par l'échec dans les phases processuelles des psychoses "sans lésion".

Dans une approche de l'herméneutique en psychiatrie Hans Gadamer (158) évoquant le métier de psychiatre écrit ainsi "... il s'agit encore ici de se faire comprendre du patient même si celui-ci se dérobe". Comme l'indique Francis Jacques dans "l'Espace logique de l'interlocution" : "le dialogue est la forme transphrastique dont chaque énoncé, appelé alors *message*, est déterminé tant pour sa structure sémantico-pragmatique que pour sa syntaxe elle-même, par une *mise en commun* équitable du *sens* et de la valeur *référentielle*, et dont l'enchainement séquentiel est régi par des règles pragmatiques assurant une propriété de convergence". Cette mise en commun, cette co-appartenance, si elles ne se produisent pas, aboutissent non à un dialogue mais à une profération alternée, une suite de monologues. Rappelons une formule frappante de Francis Jacques dans son ouvrage "Différence et subjectivité" (216). Il s'agit du principe dialogique "une énonciation est émise en communauté de sens, elle est produite bilatéralement de quelque manière entre les énonciateurs qui s'exercent à la bivocalité et au double entendre". L'auteur insiste sur ce fonctionnement dyadique : "normalement l'auteur du dire est "scindé" parce que concerné par son autre". Mais cette capacité d'être "scindé" fonctionnellement suppose une unité préalable et "si il n'y a plus de sujet unifié et fixe pour porter la fixité du sens, le discours n'aura de signification qu'en perdant tout sens fixe". Il y a chez le psychotique une attaque contre les significations (tout se passe comme si) pour le dire en nous inspirant de Bion, dans son article sur "attaque contre la liaison" (23). L'anthropologie de Francis Jacques qu'il qualifie d'anthropologie relationnelle (anthropologie d'un point de vue relationnel) est très éclairante pour le psychiatre et en particulier celui qui côtoie chaque jour des sujets psychotiques. Francis Jacques cite un poème d'Eluard

"Je suis un étrange animal,
Mes oreilles te parlent,
Ma voix t'écoute et te comprend".

Francis Jacques commente : "je signifie pour autant que je te comprends, que je parle l'écoute que je te prête de ma propre parole". Nous sommes avec ce poète à l'opposé du personnage d'Alice au pays des merveilles qui profère "lorsque j'utilise un mot - il signifie exactement ce que j'ai décidé qu'il signifierait, ni plus, ni moins" (cité par Francis Jacques). Pour Francis Jacques, le psychotique (pour nous par exemple le schizophrène en phase processuelle) a perdu la compétence pragmatique qui associe compétences linguistiques, communicatives et *contextuelles*. Nous ne sommes pas loin d'un trouble du langage et de la communication chez l'enfant, trouble connu sous le terme de syndrome sémantique pragmatique et que Laurent Danon-Boileau décrit ainsi "le sujet ne se plie plus aux contraintes imposées par la situation de l'échange ni par les attentes ou la compréhension de son interlocuteur". Il y a absence d'adéquation du discours au thème de l'échange et au contexte. Francis Jacques fait l'hypothèse d'une atteinte de la compétence pragmatique dans les psychoses et en particulier dans la schizophrénie. Chez ce patient le signifié cesse d'être contextualisé "et en perdant toute pertinence pragmatique il devient incompréhensible pour tout locuteur". De plus en dehors de cette perte de référence commune "n'importe quel symbole peut, substitutivement ou associativement, évoquer un même signifié". Il s'ensuit que le patient "a perdu (ou n'a pas assez acquis) l'aptitude à entrer dans cette relation interlocutive équilibrée qui conditionne la possibilité même du discours." On doit reconnaître que cette carence ne s'étend pas à l'ensemble du champ de la parole et de la communication. Chez le sujet délirant nous dit Francis Jacques un signifiant peut renvoyer à n'importe quel signifié. Si l'on considère le triangle :

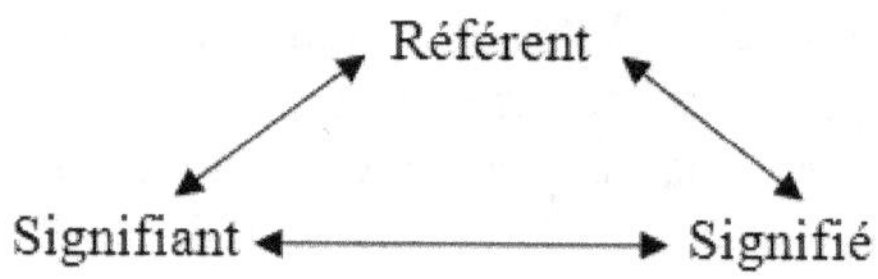

on constate que le signifiant est délié du référent et peut avoir plusieurs signifiés, plusieurs significations. Nous sommes au-delà de la fonction magique du langage où le mot remplace la chose. Evoquons aussi des jeux de langage. Une patiente, déjà citée, nous dit qu'il ne fallait absolument pas que son fils monte dans une Chevrolet noire au cour d'un voyage aux Etat Unis. Comme dans le jeu littéraire attribué à Victor Hugo :

"Gal amant de la reine
Alla, tour magnanime
Galamment de l'arène
A la tour Magne à Nîmes"

Il fallait entendre "la chèvre au lait noir" qui pour la patiente aurait été la mère décrite par Mélanie Klein ! Nous avons noté au cours d'échange avec les psychotiques leur emploi fantaisiste des embrayeurs (shifters) comme je, hier, là-bas, avant, etc. Francis Jacques évoque l'accès de l'enfant à l'identité personnelle, au "je", mais surtout à l'aptitude à faire jouer les instances "je, "tu", "il", distinctivement et relativement et la capacité *d'opérer à son profit* le recouvrement intégratif des trois instances. Pour nous à son *profit* signifie la réappropriation réussie du langage, langage d'abord donné, extérieur, confondu avec l'Autre et donc aliénant. Francis Jacques confirme que la rétro-référence à soi s'effectue en particulier par les embrayeurs, les déictiques *codifiés* dans le système de la langue. Pour lui la rétro-référence à soi n'est acquise aussi que par un "retour au sein d'un *énoncé élaboré* avec l'adulte sur le monde" ce qui nous renvoie à la Bildung. Enfin cette rétro-action est différée car entre l'identité personnelle et sa marque langagière s'introduisent masque, miroir, mensonge de la mauvaise foi. Après ce développement consacré à l'anthropologie, d'un point de vue relationnel et en renvoyant à l'œuvre de Francis Jacques, revenons à la question herméneutique.

Dans une autre conférence consacrée à l'angoisse (158) Gadamer souligne que chez une bonne partie des personnes atteintes de maladie mentale, il y a comme une absence de tout sentiment de maladie (anosognosie) ou en tout cas que ce sentiment subconscient est nié "avec raideur". C'est le déni de la maladie qui rend si problématique une tentative de collaboration personnelle entre patient et médecin surtout en phase processuelle, ajoutons nous. Nous sommes là au-delà du concept de transfert. Pour Gadamer, essayer de partager du sens avec un tel patient risque quasi toujours de mener à un quiproquo. Il convient cependant que, véritable travail de Sisyphe, le psychiatre soit condamné à rechercher du sens en dépit de "l'inquiétante étrangeté de l'abime qui (le) sépare du malade". Le philosophe rend même hommage à la psychiatrie "une grande discipline", consolation pour le praticien. Martin Heidegger évoque (194) lui aussi la psychiatrie qui "vise la vie psychique de l'homme dans ses manifestations pathologiques, c'est-à-dire toujours en même temps dans ses manifestations saines. Elle se représente les unes et les autres à partir de l'objectivité de l'unité corporelle psychique et spirituelle de l'homme tout entier. Dans l'objectivité de la psychiatrie, l'existence (Dasein) humaine qui est déjà présente, se met chaque fois en évidence. L'être-là (Da-sein) dans lequel l'homme ek-siste comme homme demeure l'incontournable de la psychiatrie". Dans cette même conférence prononcée en 1953, il affirme que "la science est la théorie du réel" et que la "théorie du réel est nécessairement une science compartimentée". La personnalité (contrairement à l'individu, à l'organisme) au sens où nous l'entendons, la personnalité hybride bifocale est bien un objet théorique et plus qu'un être de raison ou une hypostase. Ce n'est pas un objet concret comme le corps à qui s'intéresse le médecin somaticien. Du moins dans la dimension personnalité psychique où il appartient au monde 2 de Popper et au monde 4. Dans sa dimension de personnalité biologique, d'assise neurobiologique et corporelle de la personnalité psychique, il appartient bien aussi au monde 1. La personnalité bifocale est-elle une chimère au sens mythologique du terme ? Mais c'est en raison de cette complexité qu'il nous a toujours paru abusif d'emprunter, sans réflexion critique, le modèle médical, le modèle de la maladie somatique. En particulier au delà de la neuropsychiatrie (neurophrénies) et s'agissant de la "psychiatrie sans lésion". Certains confrères psychiatres plaident pour qu'on considère (on, c'est-à-dire le public) la maladie mentale comme une maladie comme une autre, c'est-à-dire dans la même optique que la pathologie somatique. Tout en comprenant et partageant ce souci du message indirect contre l'exclusion, le rejet, nous nous inscrivons en faux contre cette affirmation. Je suis schizophrène n'a pas la même résonnance que j'ai une sciatique ou un infarctus. Ne confondons pas être et avoir. Les rares fois où nous avons entendu un patient s'exprimer sous cette forme "je suis schizophrène" il s'agissait d'une erreur de diagnostic. La qualification est en troisième personne "il est schizophrène".

Dans le premier tome de ses Etudes psychiatriques, Henri Ey affirmait la nécessité d'une triade "la formation du psychiatre exige qu'il soit d'abord un médecin ensuite un neurologue et un psychologue". De nos jours, ce neurologue doit s'intéresser particulièrement à la neurobiologie et aux neurosciences. Le psychologue aux psychopathologies. Si il est expert près des tribunaux, qu'il se forme aussi à la psycho-socio-criminologie en particulier pour bien différencier cette approche de la psychiatrie. Nous transformons le trio d'Henri Ey en un quartette en ajoutant à sa formation l'anthropologie philosophique.

Cette branche de la philosophie reste très vivante comme l'est aussi la psychiatrie phénoménologique. La psychopathologie phénoménologique a fait récemment l'objet d'un exposé systématique de Georges Charbonneau (70). Cet auteur et important animateur de ce courant affirme que "le point de vue d'une anthropologie philosophique se construit autour de quatre questions : le vivre humain, l'habiter humain, la situation de l'homme dans le monde et l'irréductibilité de l'homme à l'entendement". La médiation au monde "n'est pas simplement de l'ordre de l'esprit ou de la "psyché", et encore moins de l'entendement, mais aussi du sujet de chair, éprouvant et désirant…". Des psychiatres éminents (Binswanger, Tellenbach, Blankenburg, Kuhn, Boos, Tatossian, Kimura ets) se sont illustrés dans cette inspiration phénoménologique et dans l'analyse existentielle. La psychose soulève les questions de fond de la subjectivité et de l'identité, des avatars de la "nostréité" et de l'échec à partager le code de communication concernant le Réel que Bateson attribue au groupe humain (la question du Réel ne se pose pas à l'animal). Code qui n'est pas sans lien avec la Raison qui scelle l'entre appartenance de la personne et de la société. Raison qui ne va pas sans sa compagne la déraison, l'irrationnel ou pour reprendre les termes de Pierre Legendre "l'autre-scène" celle du for intérieur (et du rêve) où "tout est possible". Pour Legendre cette autre scène où le principe de non contradiction, de tiers exclu n'est pas de mise est "le creuset délirant de la Raison". Délirer suppose utiliser le raisonnement, l'entendement, même "hors du sillon" du Réel.

Dans son ouvrage "La Méthode" (321) Edgar Morin confirme aussi la folie comme problème central de l'être humain et non simple déchet ou maladie. L'anthropologie philosophique se penche sur l'existence et la condition humaine (et non sur la seule "nature" humaine). A Sartre pour qui l'existence précède l'essence, Heidegger répond que "l'homme est l'être dont l'essence est d'exister". L'animal vit, l'homme vit et *existe*. On peut relever le changement sémantique des deux verbes exister et vivre. Victor Hugo oppose encore "ceux qui vivent" c'est-à-dire qui luttent à ceux qui ne se contentent que d'exister. L'existentialisme a inversé les significations respectives. L'existence maintenant caractérise ontologiquement le monde d'être de l'homme en opposition à la chose (être en soi) et à l'animal qui selon Heidegger est "pauvre en monde". Pour Tzvetan Todorov (445) l'anthropologie générale est un espace intermédiaire, un pont entre philosophie et sciences humaines. François Flahault (148) définit cette même anthropologie générale comme un domaine de recherche qui tourne autour de la question : qu'est-ce que l'être humain ? Ce qui renvoie au célèbre questionnement élaboré par Kant. Pour Alphonse de Waelhens (111) qui a été un traducteur de Heidegger "il est hors de question qu'une anthropologie philosophique puisse désormais se constituer sans le secours de la psychanalyse, de la psychiatrie". Dans le même ouvrage traitant de la psychose il évoque "l'inscription potentielle de la folie au cœur des structures constitutives de la condition humaine". On prête à Kierkegaard cette phrase : "je veux aller dans un asile d'aliénés pour voir si la profondeur de la folie ne pourra m'apporter la solution à l'énigme de la vie". L'énigme devant sans doute s'entendre sous forme de questions fondamentales : pourquoi vivre ? Pourquoi le monde ? Que Pierre Legendre nomme les questions anthropologiques universelles.

Pour l'inventeur de l'anthropologie dogmatique "l'état où le totem civilise, en ce qu'il est relié à la mise en scène de l'indéracinable pourquoi". Comment ces réalités, le totem, l'état, s'inscrivent chez le psychotique ? La condition humaine n'est pas sans condition selon le titre même de l'ouvrage de Jean Pierre Lebrun (265). On peut se demander si, chez les modernes, la conception d'un état sans racine, simple instrument plus ou moins évanescent n'est pas un facteur favorisant une certaine agénésie identitaire voir même le trouble identitaire. Jean Claude Michéa (314) évoque la rupture des obligations qu'implique la filiation, l'appartenance et d'une façon générale l'héritage moral, culturel, linguistique. Mais peut-être, comme en 1968, s'agit-il seulement de mimer cette rupture ? Olivier Rey (381) fait remarquer que, pour les modernes, l'autorité pose problème " au point que, dans les textes de l'union européenne, toute mention à l'autorité parentale a été supprimée, remplacée par la seule "responsabilité parentale". Pour les chrétiens, l'enfant n'est pas qu'enfant de ses parents, il est enfant de Dieu et jusqu'à une période récente "l'enfant est enfant des lois autant que de ses parents ou enfant de ses parents de par les lois" et "avant de contraindre l'individu, lois et interdits lui permettent d'être". L'auteur développe le thème du "fantasme de l'homme auto-construit". C'est une grande chance pour la psychiatrie de voir se développer ce courant anthropologique depuis les travaux d'Alphonse de Waehlens à ceux de Paul Ricœur et Pierre Legendre en passant par Michel Henry et bien d'autres pour s'en tenir aux auteurs d'expression française. On a souligné la circularité de penser et être-soi qui, pour le psychiatre, est une boucle insécable. Ricœur lui souligne la circularité entre " je parle" et "je suis". Ce n'est pas un cercle vicieux mais plutôt vivant où sont convoqués aussi bien la fonction symbolique que les racines imaginaires, pulsionnelles et le contexte situationnel, l'ensemble renvoyant à la condition humaine c'est-à-dire à l'existentiel. On pourrait mettre en avant un ordre symbolico-cognitivo-imaginaire et charnel où, au travers des signes psychiques individuels et culturels "viennent s'exprimer et s'expliciter le désir d'être et l'effort pour exister qui nous constituent".

Le psychiatre ne peut se désintéresser de cette approche herméneutique pour laquelle "il y a d'abord l'être-au-monde, puis le comprendre, puis l'interpréter, puis le dire" Paul Ricœur (dans Parcours de la reconnaissance) confirme que ses recherches s'inscrivent dans la philosophie anthropologique et il cite également Hannah Arendt comme penseur de la même veine. Il entend par là "une investigation qui vise à identifier les traits les plus durables de la condition humaine, ceux qui sont les moins vulnérables aux vicissitudes de l'âge moderne". Nous nous inscrivons, avec ces auteurs cités, en faux contre Lanteri Laura, par ailleurs si érudit et qui, sans doute dans son esprit par fidélité idéologique à Husserl, affirme avec désinvolture "qu'il n'existe pas d'anthropologie générale" Francis Flahault remarque que les sciences humaines doivent méthodologiquement accepter le partage entre les faits et les valeurs laissées à la philosophie. Selon le même auteur "elles laissent de côté ... les questions d'anthropologie générale ... questions dont l'examen est pourtant devenu nécessaire à leur propre développement". L'anthropologie philosophique nous aide aussi à déterminer le domaine de la psychiatrie et son objet. Le même auteur dans son ouvrage "le sentiment d'exister" fait remarquer que "la philosophie n'accepte pas toujours de s'exposer aux connaissances acquises sur l'homme et la société et n'admet pas volontiers que ces savoirs pourraient la conduire à des révisions radicales". Ce n'est pas le cas de Marcel Conche qui a remis en chantier la question de la métaphysique en montrant la fiabilité du naturalisme philosophique et les insuffisances d'un matérialisme traditionnel aussi obsolète que l'ancienne conception de la matière dont il tire son appellation.

Le psychiatre, contrairement au médecin somaticien, par exemple à l'ophtalmologiste qui, lui, est concerné par l'œil en tant qu'objet physique (du Monde 1) et ses constantes instrumentales, et peut se passer le plus souvent de connaître la biographie de son patient et les liens de ce dernier, etc, le psychiatre, disons-nous, ne peut pas ne pas s'y intéresser et de plus ainsi qu'à sa situation, à la péristase. D'une manière plus générale à la condition humaine. Pour chaque patient on peut se poser la question : en quoi sa problématique nous renvoie à la condition humaine. Si l'on s'en tient au livre de Jean-Michel Schaeffer "la fin de l'exception humaine" (407) nous pouvons l'entendre comme la fin d'une nature humaine spécifique (à discuter) et la célébration de l'unité biologique de toutes les espèces (y compris l'humaine). Il n'en demeure pas moins qu'il existe une condition humaine qui ne se confond pas avec l'animalité. Nous avons distingué l'homme darwinien et l'homme post-darwinien qui n'est pas seulement celui de la culture, de l'artéfactualité, mais aussi de la condition humaine.

Le psychiatre est condamné à s'interroger (questionnement souvent associé à la méthode philosophique et à l'étonnement) d'autant que les patients donnent à penser. Ainsi, ce jeune psychotique, sans connaissance culturelle approfondie, qui nous faisait remarquer, au cours d'un entretien, que les choses auraient été pour lui différentes, le cours même de son existence... si il avait pu être à l'origine de lui-même. Il nous renvoyait sans le savoir aux approfondissements de la scolastique médiévale avec ses concepts comme ceux d'abaliété, d'aséité. De même les troubles psychotiques de l'identité nous renvoient aux concepts d'ipséité et d'altérité. Cette ipséité dont Sartre (403) évoque le circuit dans sa relation à l'égo : "sans l'ipséité, sans la personne, pas de monde" et "cette moïtié du monde est une structure fugitive et toujours présente que je vis". Il résume "le monde (*est*) mien par ce qu'il est hanté par des possibles dont sont consciences les consciences possibles (de) soi que je *suis* et ce sont ces possibles en tant que tels qui lui donnent son unité et son sens de monde". Nous pourrions utiliser aussi l'apport des finesses de cette philosophie médiévale à propos des concepts de quiddité et de quoddité. Le terme de Personne relève de la quiddité (de quid quoi ?) qui répond à la question qu'est ce que c'est ? Selon le dictionnaire Godin (déjà cité) la quiddité désigne ce qui appartient à un être depuis sa naissance jusqu'à sa disparition, intégralement, sans progrès ni déficience. La quoddité se réfère, elle, plutôt à la personnalité car elle désigne les caractéristiques d'une chose (attribut, manifestation). Ces caractéristiques peuvent être modifiées, peuvent subir progrès ou régression, connaître une déficience. De la scolastique médiévale à l'existentialisme : cela pourrait être considéré comme un tohu-bohu philosophique, qu'on nous pardonnera, et nous conduit à nous référer maintenant à Michel Henry et à son ouvrage traitant de la subjectivité. Il énonce que la phénoménologie est la philosophie de la subjectivité.

Nous retrouverons cet auteur lorsque nous évoquerons le deuxième pilier de la psychiatrie, les sciences humaines, et en particulier à propos de la psychopathologie qui est le tissu même de la psychiatrie psychodynamique. Pour le psychiatre, cette approche phénoménologique se conjugue comme nous l'avons indiqué avec l'anthropologie relationnelle et intersubjective de Francis Jacques et avec l'anthropologie dogmatique de Pierre Legendre. Instituer le vivant, instituer la subjectivité est au centre des réflexions de ce dernier et en particulier dans son ouvrage au titre évocateur "l'inestimable objet de la transmission" (277). Nous avons déjà abordé cette question s'agissant du rôle formateur et fondateur de la Bildung à propos de la personnalité. Mais si il y a une science "molle" de la personnalité hybride, il n'y a pas de science intégrée de la subjectivité. Il y a une convergence de penseurs venant de bords différents dans la quête du Graal subjectif qui relie personne et société. Pour Legendre "sans discours fondateur pas de vie humaine". Il énonce le principe généalogique qui renvoie à l'historicité constitutive du sujet humain. Le Monde des Personnes est aussi celui de l'histoire, de l'histoire de chacun (qui s'exprime à travers l'identité narrative) et l'histoire du groupe et de l'espèce toute entière. Nous avons déjà cité un patient de Grivois en phase psychotique processuelle inaugurale et qui se proclame "toute l'espèce humaine". Pour en revenir à Michel Henry, il distingue la conscience intentionnelle, devenue classique de la conscience impressionnelle. Il y a l'affectibilité par le Monde (dont la structure est l'intentionnalité) et l'auto-affectibilité du sujet qui renvoie à la conscience impressionelle qui est au-delà de la simple cœnesthésie qui lui appartient en tant qu'éprouvé global ou focalisé. Elle n'est pas sans rapport avec la disposition. En écho, les neurobiologistes constatent l'importance du fonctionnement métabolique et vasculaire du cerveau fonctionnant en circuit fermé. Le rêve montre aussi que le cerveau est loin de correspondre alors à un état de repos. Il est difficile de distinguer les deux consciences intentionnelles et impressionnelles dans le rêve en raison de la capacité de simuler un monde. La conscience intentionnelle, au sens de Husserl, est celle qui cesse d'être une intériorité close sur elle-même pour s'ouvrir à l'extériorité, aux objets du monde visé et à autrui. Il y a confusion sujet objet chez le rêveur qui fonctionne, lui, en circuit fermé. Nous reverrons ultérieurement l'importance de cette capacité simulatrice. L'affectabilité a une importance incontournable dans la compréhension et l'explication des troubles thymiques, des états de stress post-traumatique, des troubles de l'adaptation (qui est une rare originalité du D.S.M. IV) marqués par les émotions et les sentiments et à distinguer des états dépressifs réactionnels. Mais l'affectivité ne concerne pas que la thymie : souvent à tort, on considère comme synonyme troubles affectifs et troubles thymiques. Elle concerne aussi l'ensemble des dispositions, émotions, pulsions, sentiments, passions etc. Pour Michel Henry l'affectivité "est le fondement de l'ipséité". Elle ne peut être comprise qu'à partir du corps en tant que chair (Leib) et milieu intérieur. Michel Henry revient sur les critiques qui se voulaient dissolvantes du concept de sujet, critique qui, ironise-t-il, a été le passe temps favori des philosophes de la seconde moitié du 20ème siècle, et en particulier des maîtres du soupçon (freudisme, marxisme, structuralisme). La critique "de la critique du sujet" le conduit à affirmer que la philosophie du sujet n'a pas à rougir de son passé, encore moins à se tourner nostalgiquement vers lui : "elle n'a pas de passé, son travail et ses tâches elle les tire d'elle-même, ils se trouvent devant elle". L'analyse de penser et celle d'être soi (pour reprendre le terme d'un ouvrage déjà cité) a encore de beaux jours devant elle. Sans avoir la prétention d'exposer la riche pensée de Michel Henry contentons-nous d'un détail. Il se rapporte à l'identité et l'identification. Dans son livre "Incarnation philosophie de la chair", il évoque la réponse du Christ à la question d'un de ses disciples : "ne sais-tu pas Philippe que je suis dans le père et que le père est en moi". Logique ici réussie de l'identité qui n'est pas celle du tiers exclu ! Il poursuit le long de son œuvre une réflexion sur la chair (Leib) qui se distingue de l'objet spatial (Körper) qui survit un certain temps à la mort de la première. La philosophie de l'esprit paraît virer à un jeu de langage lorsqu'elle prétend passer du mental au physique en court-circuitant le biologique et en particulier la biologie du cerveau vivant et la phénoménalité de la chair. Merleau Ponty a largement développé ce fait d'avoir une chair et même d'être une chair allant même l'associer à une "chair" du "monde", que l'on retrouve chez le rêveur déployant sa capacité de simuler la réalité.

4) Force et faiblesse du socle du sujet

> *"L'ipséité de soi-même implique l'altérité à un degré si intime que l'une ne se laisse pas penser sans l'autre, que l'une passe dans l'autre, comme on dirait en langage hégélien."*
>
> Paul Ricœur

En continuant d'invoquer le terme d'identité nous pouvons nous référer à Paul Ricœur et à son concept si éclairant d'identité narrative qui, pour nous, confirme le statut identitaire de sujet (et auquel va progressivement accéder l'enfant qui d'emblée est par contre déjà une personne). L'identité narrative n'est pas sans converger avec la mémoire autobiographique des neurobiologistes qui va se déliter au cours de graves pathologies organo-psychiques (certaines neurophrénies). Déjà Bergson, dans ses conférences à Edimbourg, soulignait que "la conscience de notre moi est faite pour une grande partie de la mémoire de notre passé". Muriel Gilbert (170) a consacré une étude au concept d'identité narrative et indique que "la mélancolie comme la schizophrénie pourraient être repensées à partir de ce travail de Ricœur" qui lui-même s'inscrit dans l'anthropologie philosophique. Son originalité est de distinguer l'identité idem et l'identité ipsé. L'identité idem, en résonnance à la mêmeté invoque une permanence dans le temps, un certain noyau invariant de la personnalité psychique. Cette mêmeté caractérise les choses et les êtres animés. Dans une certaine mesure, on peut évoquer la dimension relationnelle (aux autres, à soi, au monde) qu'on nomme le caractère et qui suppose structuration et stabilité achevante et fonctionnelle de la personnalité psychique. Cette identité "collapse" dans l'expérience psychotique (qu'on pense à la bouffée délirante) trop fluctuante et fragmentée pour identifier "un trait de caractère". Chez l'être humain existe une autre structure identitaire, identité "ipsé". L'ipséité introduit un type différent de permanence qui est une constance de soi-même vis à vis de soi-même et des autres que le philosophe illustre par la parole tenue, la fidélité à la promesse. Bien que "les tendances, les intérêts, les soucis du sujet aient pu changer" et ajoutons certains traits de caractère, "le sujet tient sa promesse ou est appelé à le faire". Pour Ricœur, l'ipséité relève d'investissement existentiels,, "ceux que Heidegger appelle existentiaux". L'identité ipse ne coïncide pas avec le même et a une dimension profonde qui pour nous n'est pas celle du caractère mais de la personne. A la promesse on pourrait ajouter la surprise, l'étonnement, l'inattendu, celle de la créativité et de l'éthique, mais pourquoi pas aussi de la monstruosité. Ce qui évoque le jugement : "je me suis trompé sur cette personne" qui peut s'appliquer à un saint ou a un être "inhumain". Quoi qu'il en soit, il nous semble que dans l'expérience processuelle psychotique l'identité ipse collapse comme le fait l'identité idem dans le bouleversement des repères identitaires. Un self élaboré et intégré suppose une dialectique mêmeté/ipséité qui, créativement, s'exprime dans un système moi/monde compossible avec les autres (nostréité). Il débouche sur le statut de sujet pouvant à son tour transmettre à travers la Bildung et donc personne accomplie incluant une dimension éthique idéalement incontournable. Ricœur évoque une autre dialectique associée à l'identité celle du couple ipséité/altérité et précise "une altérité telle qu'elle-même puisse être constitutive de l'ipséité elle-même". Comme les chronomètres bracelets qui montrent par transparence de la paroi leur mouvement, on assiste dans certains automatismes mentaux chez le psychotique à la déconstruction de ce fonctionnement dialectique et l'accusation venant de "l'altérité" est celle non d'un auto-reproche mais est proférée par une voix, voix mécanique en quelque sorte car celle d'un "appareil" (psychique), d'un mécanisme. De même, comme nous l'avons évoqué, dans un texte célèbre Levi-Strauss indiquait que la normalité supposait une "aliénation" constitutive et primordiale à l'autre(les autres qui nous apportent la parole). Ricœur suggère d'entrée de jeu (et de je) que l'identité de soi-même implique l'altérité à un degré si intime que "l'une ne se laisse pas penser sans l'autre comme on dirait en langage hégélien". Les troubles de l'identité sont particulièrement analysés dans les descriptions des expériences délirantes processuelles. La perte du sens personnel de ses actions (l'agentivité) de ses sensations, de ses pensées, de ses émotions, de ses pulsions, de ses intentions etc va culminer dans l'expérience décrite sous le terme de transitivisme. Le syncrétisme, lui, se borne à un état global, indifférencié des états mentaux, de la relation au monde et des conduites. Il y a porosité entre le for intérieur et l'extériorité. Au-delà de cette pensée syncrétique, le transitivisme est caractérisé par la perte de la fonction identitaire (ipséité-altérité) voir de la distinction animé et inanimé. Pensée propre ou pensée d'autrui, corps propre et objets de l'extériorité ne sont plus ontologiquement distingués. Un exemple ancien souvent cité est celui de l'appareil à influencer. Il prend de nos jours une forme plus sophistiquée. Une mère de deux enfants qui comprenait mal le fait pour ceux-ci d'accéder à penser par eux-mêmes et de ne pas être des clones psychiques de leur génitrice imagine des objets satellites commandités par un homme politique et incluant des dispositifs à visée neurobiologique agissant sur le cerveau (quelques termes étant puisés dans la presse qui annonce régulièrement des victoires retentissantes des neurosciences). Sa croyance justifiant ainsi les gifles, qu'elle leur distribuait à ces occasions. Le transitivisme est un syndrome rarement cité dans les manuels de psychiatrie récents et ignoré de beaucoup de psychiatres actuels. Ainsi dans cette expérience (ou sémiologie et psychopathologie se partagent la description) le sujet projette une partie de lui-même sur autrui ou sur un objet du monde extérieur mais également introjete. Il peut attribuer une intention à un objet (une poupée, le bruit des cloches etc) ce qui n'est pas sans évoquer l'enfant qualifiant de méchante une porte qui 'lui" refuse de s'ouvrir. La question du transitivisme a été bien exposée par J. Sutter dans le manuel alphabétique de psychiatrie de A. Porot (366). Cette description ancienne reste très pertinente. Elle rappelle que c'est un terme introduit par Wernicke. L'auteur de l'article regrette déjà à l'époque (1984) sa faible utilisation car "il est le seul qui embrasse dans leur ensemble les processus dans lesquels s'altère ou disparaît la distinction entre le corps et l'espace ambiant, entre la pensée personnelle et celle d'autrui, entre le moi et le monde extérieur". L'auteur rappelle que pour H. Wallon il existe chez le jeune enfant une pensée syncrétique et donc un transitivisme relatif. Wallon donne comme exemple le fait de conférer par l'enfant la vie à un objet sur lequel il exerce une action. Il aurait pu aussi invoquer Winnicott, qui, au-delà de l'objet transitionnel (comme une poupée ou un chiffon pour qui l'enfant à un attachement et manipule avec un sentiment de réconfort et qu'il traite comme un objet intermédiaire entre lui et une autre personne), a développé l'idée d'un champ transitionnel d'illusion "normale" et créative, champ dont il n'y a pas à justifier l'appartenance à la réalité extérieure ou à la réalité intérieure (en fait elle appartient aux deux réalités compossibles). Il voit la prolongation chez l'adulte dans les domaines "des arts, de la religion, de la vie imaginative, de la création synthétique". Ainsi la capacité normale de construire, voir simuler, la réalité (capacité boostée par le langage) a aussi une faille celle sur le versant pathologique du transitivisme. Transitivisme s'opposant au syncrétisme normal et à la créativité du transitionnel. Sutter évoque la perméabilité. Nous dirions que dans le fonctionnement normal le sujet sait faire la part de la créativité et que le for intérieur est séparé de l'extériorité par une membrane semi perméable. Ici elle devient perméable avec perte du sentiment d'agentivité. Pour Sutter il y a altération de l'espace vécu et aussi celle du for intérieur. Ajoutons l'altération de la corporéité, de la chair. Pour ce même auteur est atteint ce qui avait été progressivement élaboré (par stade) "dans la construction de la personnalité". Autrement dit le self redevient un self-objet puis un selfobjet (si nous utilisons le langage de Kohut). Le patient peut avoir la conviction qu'il influence et ordonne les sentiments et les actions des autres et inversement qu'il est dirigé. L'emprise peut être ainsi à double sens. C'est aussi le syndrome d'action extérieure de Claude où les phénomènes xénopathiques de Guiraud. Bien entendu ce fonctionnement est celui de l'automatisme mental de Clérambault au sens large. Et Sutter va conclure "toutes choses paraissent participer les unes des autres et le sujet est tantôt entrainé dans un chaos vertigineux où toutes les forces du monde le pénètrent et le traversent douloureusement, tantôt promu au rôle de moteur et d'ordonnateur de cet univers mouvant qu'il ressent comme une extension indéfinie de lui même". Les descriptions plus partielles données par Grivois (et que nous avons cité) sous le terme de concernement, de centralité etc... rejoignent ce syndrome majeur qu'est le transitivisme. Il serait sans doute éclairant de rassembler dans la partie sémiologique et psychopathologique de la clinique de la psychiatrie (parties associées contrairement à l'impression donnée par des catalogues de symptômes et conduites) sous le terme de troubles de l'identité un ensemble allant des personnalités alternées, à la dépersonnalisation (désomatisation, déréalisation, désanimation) et enfin au transitivisme. Ces troubles de l'identité qui se manifestent au maximum dans l'expérience psychotique processuelle naissante sous forme de transitivisme comme nous venons de le voir se voient aussi à des degrés partiels dans certaines expériences favorisées par la prise de psychodysleptiques et dans les états oniroïdes. Nous terminerons cette évocation du transitivisme par une référence littéraire extraite d'Aurélia de Gérard de Nerval. Elle semble d'abord un panthéisme de bon aloi chez cet éminent poète d'une grande culture (en particulier celle relative à l'antiquité) : " je me jugeais en héros sous le regard des dieux ; tout dans la nature prenait des aspects nouveaux, et des voix secrètes sortaient de la plante, de l'arbre, des animaux, des plus humbles insectes, pour m'avertir, m'encourager ". Plus inquiétant et déjà évocateur de la centralité : "le langage de mes compagnons avait des tours mystérieux dont je comprenais le sens" et s'agissant des personnes rencontrées : "il me semblait qu'ils étaient les représentants de toutes les races de la terre". Cette créativité du génie n'est pas celle du sujet psychotique dissocié. Nous nous interrogeons cependant sur la fin tragique et prématurée du poète.

Nous en arrivons au monde institué-instituant, à la vie dans un monde parlant de personnes ce qui implique pour chaque personne, et pour la perpétuation de ce monde et son fonctionnement, que se créé entre le moi et le moi-même une déhiscence, place de l'Autre. En tout cas pour une majorité d'être humains et dans la plus grande partie (en moyenne) de leur cycle de vie. Cela vaut pour toute conduite, y compris de la vie quotidienne (par exemple les manières de manger et ce qui ne se mange pas) comme la si bien montré Norbert Ellias, penseur, entre autres, de la civilité, des mœurs. Il y a ainsi, comme l'indique Renaud Camus (58) : "la non coïncidences avec son désir… l'introduction entre soi et soi de cet espace qui est la forme même – et la forme c'est l'autre, la place de l'autre, et d'abord l'autre en nous-mêmes…". Il n'y aurait pas de langues (ou même de code de communication) sans cette présence de l'autre en nous. Ebauché chez l'animal et le nourrisson qui communiquent, cette présence, va structurer le futur sujet avec l'accession au langage et l'appropriation en particulier des déictiques (je, tu, il etc..). Nous avons déjà insisté sur le dialogisme et l'œuvre de Francis Jacques. Plutôt que d'évoquer comme on le fait habituellement, la célèbre formule de Rimbaud (je est une autre) nous convoquerons le poète Guillevic.

"Je
Qui a dit je ?
Ni je, ni l'autre
Mais à la fois
Je et l'Autre
Et quelque chose de plus
Le bourgeonnement du tout"

Ainsi l'identité est aussi d'essence relationnelle, qu'il s'agisse du rêveur ou du sujet éveillé (bien que chez le rêveur et en particulier les rêves comportant une épreuve, il semblerait que le moi cherche à préserver une moïté idiosyncrasique, qu'il cherche à se mettre à l'abri d'une altérité obtuse, bornée). Chez le sujet éveillé la dialectique ipséité /altérité de l'identité évoque dans sa construction (autoconstruction et hétéro-construction mêlées) les processus interactifs que nous avons évoqué à propos de la Bildung. Le Moi résultant n'est pas celui de l'aseïté (du latin : par soi) comme semblerait le déplorer le patient que nous avons cité et qui imaginait qu'il aurait pu être à l'origine de lui-même. Etre cause de soi-même (latin : causa sui) est un concept d'origine platonicienne qui signifie que Dieu s'engendre lui-même nous précise David Jousset (231). C'est par contre celui de l'abaliété (du latin par/autre) celle d'un être dont l'existence (rappelons-nous la néoténie) et le monde (rappelons l'artefactualité développé par Tinland et l'institué/instituant développé par Legendre) sont dépendantes d'autres êtres qui ont le statut de personnes. On a évoqué un échec de cette dialectique ipséité/altérité, dialectique qui est celle de l'identité, chez le psychotique en phase processuelle. Dialectique qui assure la fonction du principe dialogique. Selon Montaigne : " la parole est à moitié à celui qui parle, moitié à celui qui l'écoute".

Le trouble de l'identité a un lien avec l'angoisse psychotique que les anciens psychiatres illustraient par le signe du miroir. Insécurité ontologique d'un self (système moi/monde) primordial décrit comme clivé ou même fragmenté. Laing a utilisé le terme de sécurité ontologique pour signifier "un sens ferme et bien centré de sa propre réalité et celle des autres" (cité par Charles Rycrof (399)). Angoisse archaïque que Wimicott définissait comme "crainte de l'effondrement" avec les modalités de défense antérieure à la distinction moi/non moi. Les frontières du moi "sécure" sont semi perméables et contrôlées par ce même moi. Celle du Moi insécure et fragmenté sont perméables et le contrôle est remplacé par un déterminisme aléatoire qu'on le nomme automatisme mental ou inconscient.

Nous avons évoqué à plusieurs reprises une défaillance relative de la fonctionnalité des déictiques dans le discours psychotique, déictiques indispensables à l'articulation signifiante et à l'architecture pragmatique. A ne pas confondre avec la maitrise avec laquelle Gérard de Nerval dans "Aurélia" (328) recomposa une histoire liée à des événements d'époque différentes, des souvenirs sans liens temporels ou spatiaux directs et rapprocha des éléments de contexte différents si bien que, comme l'écrit l'auteur de l'introduction au texte "le lecteur qui voudrait reconstituer la chronologie des événements à partir du texte de la "revue de Paris" s'expose à bien des déconvenues". Par contre Muriel Gilbert (déjà cité) retient chez le patient schizophrène une atteinte de la "capacité à créer des liens entre les différents événements constitutifs d'une histoire de vie". Le sens d'événement de vie défini par un tiers n'est pas partagé par le patient. D'où une rétraction en peau de chagrin de la mémoire autobiographique et l'affaiblissement de cette capacité du sujet qui est l'identité narrative. Le même auteur cité indique que le patient peine à se reconnaitre comme sujet unique d'expériences multiples et pour lui cette pathologie renvoie à une carence de l'unification nécessaire à l'élaboration de l'identité narrative. Charbonneau (déjà cité) confirme en précisant que le patient "n'est pas rassemblé lui-même dans sa propre histoire". Il est facile de vérifier cette défaillance en invitant le sujet à écrire sa propre biographie. Ce qui est remarquable c'est que certains patients semblent cultiver ce trouble de l'identité (ce qui évoque aussi ce que Bion décrit comme une attaque de sa propre pensée) soit dans des postures induisant une autohypnose passagère, autohypnose favorisée par la distorsion entretenue du cycle veille/sommeil, soit par le recours à des drogues favorisant un état oniroïde et une activité hallucinatoire. Il s'agit d'une fuite du réel qui est d'un autre ordre que l'escapisme de la rêverie ordinaire.

Dans "Ecrits et conférence", Ricœur indique à propos de l'identité narrative constituante de notre moi et de notre histoire "c'est ainsi par le moyen de variations imaginatives sur notre propre égo que nous tentons de prendre de nous-mêmes une compréhension narrative, la seule qui échappe à l'alternative apparente entre changement pur et identité absolue". De même ce que nous appelons la subjectivité n'est ni une suite incohérente d'événements, ni une substantialité immuable inaccessible au devenir.

Les histoires racontées émergent d'un arrière-plan d'histoire non dites et "avec cette émergence le sujet impliqué émerge aussi" et "c'est ainsi que (normalement)[1] nous apprenons à devenir le narrateur de notre propre histoire sans que nous devenions entièrement l'auteur de notre vie". Le renoncement à l'aséité que nous avons évoqué et la prise en compte de l'abaliété nous laisse une marge en tant qu'acteur de notre vie, marge qui fait que nous ne sommes pas entièrement soumis à un destin. Comme nous l'indiquions le schizophrène a une difficulté à être le narrateur de sa propre vie. L'autobiographie du paranoïaque est elle systématiquement biaisée, c'est un roman, le faux rêve d'une vie idéale sans l'Adversaire et qui tourne évidemment au cauchemar car "c'est comme si nous étions reliés par un élastique" fait dire au narrateur l'auteur Eric Chevillard dans son ouvrage "Démolir Nisard" (74).

S'agissant plutôt des névroses Ricœur imagine le rôle d'une psychanalyse efficiente dans la restructuration narrative. Déjà Schopenhauer (412) avait eu l'intuition de la difficulté du malade mental à accéder à sa propre histoire,

---

[1] Note : Normalement est ajouté par nous.

"la folie ne serait-elle pas le désarroi de la mémoire ?". Ainsi l'anthropologie philosophique nous aide à approfondir la question de l'identité et du sujet. Sujet qui n'est plus le sujet cartésien maitre de lui et possesseur potentiel de l'univers. Il est devenu le sujet modeste (et aussi le sujet barré $ lacanien), qui n'est plus le maitre absolu même dans sa propre maison. Nous citons souvent cette définition du sujet *modeste* de Monique Canto-Sperber (59) "au moins partiellement lucide sur ses motifs d'action et capable de se représenter comme membre d'une communauté historique." Nous l'évoquerons ultérieurement à propos de la question posée par le juge à l'expert psychiatre, s'agissant des affaires pénales, question portant sur l'altération ou l'abolition du discernement. C'est une référence au sujet modeste qui lui reste capable de discernement. La personne qui accède au statut de sujet, ce qui implique les capacités soulignées par Ricœur, ne peut s'absenter du geste qui lui est reproché. Le sujet "fonctionnel" ne peut s'abriter derrière le personnage créé par Sophocle (dans Oedipe à Colonne) et répéter : "mes actes je les ai subis et non commis". Cette notion de sujet apparait aussi dans l'approche de Gagnepain qui a élaboré une théorie de la médiation et se réclame d'une anthropologie clinique (cependant il me semble que cette école n'a pas notre approche de la Trinité : Moi, Sujet, Personne).

Pour les tenants de la théorie de la médiation les prémisses de cette approche orientent vers Théodule Ribot dont nous avons souligné qu'il avait donné, avant Gordon W. Allport (2) une première définition moderne du concept de personnalité. Pour Ribot, la clinique psychiatrique est "une expérimentation de l'ordre le plus subtil.... susceptible de nous renseigner sur les mécanismes de fonctionnement de l'esprit". Comme nous l'avons indiqué dans le chapitre sur l'objet référent de la psychiatrie, la personnalité hybride, Freud évoquait aussi les maladies mentales comme expérience permettant l'analyse des fissures de la personnalité malade, fissures révélatrices des articulations de la personnalité normale. Pour Ribot de même que la pathologie somatique informe sur la physiologie de l'organe atteint, la psychopathologie de la personnalité informe sur les faits psychologiques et "les pathologies sont les révélateurs non pas du fonctionnement normal mais de la nature de ce qui fonctionne."

Nous distinguons socialité et sociabilité. La socialité est liée à l'humanisation (qui est plus que la socialisation) et elle est la condition d'accession au statut de Personne, à la fonction anthropique qui est plus qu'une simple théorie de l'esprit. Il y a une invention d'un monde de Personnes. Gabriel Deshaies (108) a lui aussi un besoin de distinguer à côté du concept d'humanité (concept abstrait évocateur du genre humain), celui d'"humanerie". Ce néologisme se référant pour lui à la "globalité concrète des hommes vivants entre eux et créant de façon continue leur monde existentiel", monde différent du monde social animal. Pour lui c'est aussi le monde des dieux et des morts. Pour nous c'est l'institution au sens de Legendre et de la formule : instituer le Vivant. La relation institué/instituante caractérise la socialité et le monde des personnes et dépasse la simple aptitude relationnelle de vivre en société qui caractérise elle la sociabilité. La sociabilité qui évoque Kant dans un oxymoron "l'insociable sociabilité" de l'être humain est liée à l'éducation, à la civilité, à la morale, au caractère. Godin, dans son dictionnaire (déjà cité) nous révèle que le terme de socialité est devenu désuet (il était mal distingué de sociabilité mais signifiait aussi essence du social). Nous profitons de cette liberté conférée par la désuétude pour lui donner un sens fort et fondateur : essence du social caractérisant le caractère institué/instituant des relations humaines. Instituer l'être humain et le socialiser est la double tache de l'entourage (l'éduquer au sens de l'instruire étant devenu une tâche de l'organisation étatique). Nous l'avons abordé à propos de l'humanisation et de la Bildung. Tâche ou internalisme et externalisme se conjuguent car le futur sujet est capable non seulement d'assimilation mais aussi d'accommodation et est une auto-organisation dotée d'auto-poïese. Le sujet n'est pas simplement conditionné. Selon Sartre le projet humain "repose sur l'obligation de réaliser sa propre existence", a l'ardente obligation. Martin Heidegger évoque "un dialogue avec le monde entendu comme destin". Cela suppose une autonomie rendant le futur sujet capable de réappropriation. Ainsi le langage ne doit pas seulement être appris (assimilation) il doit être réapproprié par celui qui dit je (accommodation). C'est cette réappropriation fondatrice du sujet qu'on peut lire dans la célèbre formule de Goethe (déjà cité) "Ce que tu as hérité de Tes pères, acquiers le pour le posséder." La pathologie schizophrénique, en particulier en phase procensuelle, est révélatrice par ses manques de cette socialité et de la fonctionnalité de l'identité, du lien, et de la dialectique appartenance/séparation qui est une des tâches de l'adolescence (une appartenance fonctionnelle favorise une séparation maturante). Sa défaillance a été désignée par les premiers psychanalystes comme la perte de la "réalité".

Nous évoquerons plus loin le cerveau anthropique propre à l'homme et qui s'ajoute au cerveau social (que nous partageons avec certains animaux). Cerveau anthropique lié en particulier au langage qui précède chacun de nous comme nous précède l'ensemble de ce monde symbolique évoqué par Cassirer. Dans un article de la revue Débat (déjà cité), J.C. Quintel et A. Duval font remarquer que si le névrosé peut être analysé à l'aune de la question du Désir, du manque (de la frustration et du conflit ajoutons-nous), le psychotique, lui, est bien en deçà de cette problématique. Il est, lui, dans celle de l'identité, de l'être sujet. Nous ajoutons il est même dans le manque du manque. Il s'agit pour les auteurs du registre (que nous avons nommé socialité) qui permet à l'homme de se reconnaître comme Personne (et non seulement comme Moi), de nouer le lien social primordial. La rencontre comme nœud ou mieux comme nouage chiasmatique de la subjectivité et de la société. La socialité est un ensemble de processus qui "nous rendent apte à constituer des relations et à contribuer à l'histoire", nous ajoutons une histoire partagée, celle de la nostréïté. Les mêmes auteurs soulignent que "le fait psychotique est alors crucial parce qu'il touche spécifiquement l'aptitude à la relation[1] (socialité)". Il s'agit d'une *relation où se joue le nouage subjectivité/société* et non du "style relationnel" de l'insociable sociabilité. Pour ces mêmes auteurs, le schizophrène (nous ajoutons en phase processuelle) "se singularise jusqu'à devenir inaccessible et place pathologiquement sa singularité hors de la transaction". La transaction qu'évoque les auteurs ne se fait pas de moi à moi mais de *Sujet à Sujet* ce qui suppose l'engagement par la fonction institutionnelle, son marquage, qui est aussi l'accession à une forme de rationalité (frapper la monnaie suppose une monnaie commune qui s'échange. Instituer le vivant fait accéder au monde des sujets et de l'échange, y compris des statuts et des rôles avec les règles qu'on retrouve aussi dans les sociétés dites archaïques). Dans le même article, les auteurs opposent les troubles du langage (et de la communication) chez certains schizophrènes à ceux relevant de l'aphasie. S'agissant de la psychose, ils citent une observation de glossomanie. Cette dernière est un discours où les mots sont manipulés, sont l'objet de transformations phonémiques, monémiques (nous avons cité le glissement de Chevrolet noire, le véhicule, à chèvre-au-lait-noire). Le but n'est pas la communication mais la construction d'une néo-réalité où le mot = la chose. Les néologismes sont fabriqués en fonction de l'allitération et de l'assonance ou d'associations signifiantes implicites. Ce pseudo langage s'observe chez certains schizophrènes ou paraphrènes. Les observations en sont rarement publiées de nos jours : désintérêt ? sémiologie moins affutée ? diminution de la créativité liée à l'usage des neuroleptiques et à leurs effets sédatifs ? Pour en revenir aux auteurs cités, ils remarquent que le malade est capable d'expliquer le sens qu'il assigne aux mots. Il peut être réticent aussi pour rendre compte à l'interlocuteur de cette pensée magique évocatrice du démiurge : "au commencement était le verbe". Les auteurs opposent le psychotique à l'aphasique qui peine à se faire comprendre mais utilise toute son énergie pour manifester son appartenance sociale et communautaire et cherche (en dépit de son handicap instrumental) à apporter sa contribution à l'entretien. Nous sommes à l'opposé de l'escapisme langagier et du monologue du psychotique. Une lecture performativiste du Delire montre que le verbe du psychotique, comme celui de Dieu, peut créer " ex nihilo".

Le programme scientifique des tenants de l'école de la médiation repose sur la constatation que l'homme n'a pas comme l'animal un rapport immédiat aux choses. Il a un rapport médiatisé au "réel", aux réalités aussi construites par les hommes, celle de l'artéfactualité, celle aussi de l'espace transitionnel (Winnicott), de l'institutionnel, du symbolique, de l'imaginal, celles qui lui font vivre une vie sociale et historique. Nous sommes ici proche de Cornelius Castoriadis et de l'imaginaire, du social historique collectif. Proche -également de Tinland (déjà cité) à propos de

---

[1] Note : nous avons remplacé par ce terme de socialité le terme social pour éviter la confusion entre sociabilité et socialité.

l'artéfactualité, de Cassirer, de l'anthropologie dogmatique de Legendre. Ces transactions (y compris dans leur défaillance) nous renvoient aussi à Francis Jacques et au principe dialogique, structure/fonction altérée dans certaines psychoses. Cette socialité basale et fondatrice, ce lien et ce lieu, ces significations, émotions et sentiments partagés, cette histoire partagée, nous les évoquerons ultérieurement à propos de la fonction anthropique du cerveau. Nous avons été de nouveau ramenés au monde de l'intersubjectivité (quatrième monde).

Assez proche de l'école de Gagnepain (aux théories duquel il a consacré un numéro de la revue Débat qu'il dirige) on peut citer Marcel Gauchet qui, à une époque antérieure, s'est intéressé à la problématique psychiatrique. Dernièrement il évoque, à propos du changement, "le socle anthropologique de toute pensée du sujet aujourd'hui". Il invoque la "désinstitutionalisation" de la famille passée d'une réalité publique à une réalité privée. Pour lui, et pour d'autres, la famille, au croisement, comme la personnalité, du biologique et du social, ne fonctionnerait plus significativement comme ordonnatrice du social, comme rouage, comme capacité de nouage du lien social. Le lien est pour Legendre le nouage du subjectif et du social. Il voit dans la fonction et structure institutionnelle la réalisation de l'entrelacement du subjectif et du social. Ce chiasme du subjectif et du social nous l'avons évoqué s'agissant de la Bildung et en distinguant la socialité et la socialisation. La socialité est le partage des émotions et des significations, la réponse réciproque à des attentes. La socialisation qui à la fois coïncide et succède a plus à voir avec l'intériorisation de systèmes de pensées, de normes, de l'apprentissage de rôle etc. Le partage des valeurs concerne les deux. La Bildung évoque aussi l'espace transitionnel et la culture. En effet, Winnicott écrivait à propos de cette aire transitionnelle "je pense à quelque chose qui est le lot commun de l'humanité, auquel les individus et les groupes peuvent contribuer et d'où chacun de nous pourra tirer quelque chose si nous avons un lieu où mettre ce que nous trouvons" (465). On ne peut négliger le rôle des religions dans l'histoire et l'avènement de la socialité. On pourrait écrire : de la créaturialité à la socialité, de la créature (concept lié à la religion monothéiste) à la personne (concept initialement religieux mais qui s'est émancipé et laïcisé). Suso, disciple de Maître Eckhart écrivait "… lorsque la créature comprend qu'elle est une créature, elle reconnaît son créateur et son Dieu". Qu'il nous pardonne de retourner sa formule : la créature nomme le créateur, le transcendant, et se faisant, elle se crée elle-même comme différente de l'animalité. A propos de la Bildung et de la socialité (termes auxquels il ne se réfère pas) nous pouvons évoquer René Kaes et son dernier ouvrage (236) où il invoque l'homme désaccordé (que nous pourrions concevoir dans l'évolution de l'homme post darwinien). Il se réfère à Freud tout en élargissant l'approche de ce dernier "Une part de ce travail psychique revient à ce que Freud nomme justement le Nebenmensch, la personne qui se tient près de soi et qui nous soutient dans notre impuissance et nos vacillements au cours du travail culturel… Le travail culturel est un travail collectif qui mobilise des processus et des formations psychiques spécifiques, distinctes de ceux de l'appareil psychique individuel... Ce travail se transmet... Le sujet ne peut pas se concevoir comme une entité indépendante de ceux qui l'entourent." Est aussi impliquée la parenté en tant qu'elle est une "institution structurant la différence des sexes et la différence des générations" pour reprendre les termes de Irène Thery (436). La parenté est bio-psycho-socio-anthropologique. La parenté est un des supports de la fonction institutionnelle "ce noyau de la civilisation où s'organise l'articulation normative du lien subjectif et social" souligne Legendre dans "la Balafre". Marcel Gauchet s'interroge sur les formes contemporaines de la personnalité, celle de l'époque de la post modernité et en particulier sur les défaillances psychopathologiques, comme le font aussi d'autres auteurs, psychanalystes, comme Melman C.H. et Lebrun J.P. Il y aurait dans la construction de la personnalité un effacement relatif de la structuration par l'appartenance. Pour nous, la structuration solide du sujet exige deux temps forts : le (bien) appartenir et le (bien) se séparer. On le voit à travers les pathologies limites (au sens authentique du terme et non dans le concept fourre-tout de la personnalité limite du DSM IV), pathologies qui paraissent en pleine efflorescence (en particulier aussi dans les familles dites à transaction de type pseudo mutualité). L'imaginaire familial et l'imaginaire sociétal s'entre-appartiennent et ils entrent en jeu dans la personnalisation qui intègre l'hominisation et l'humanisation, l'accès à la socialité et à la socialisation, ce qui déborde le seul noyau freudien des relations parents-enfants. S'agissant de l'anthropologie du Sujet, Marcel Gauchet fait remarquer que la théorie freudienne s'est constituée essentiellement à partir d'une réflexion sur la névrose et "qu'elle ne rend pas compte véritablement de la psychose". Ajoutons de certains comportements criminels marqués par le "mal radical[1]". La conception révolutionnaire de l'hystérie a bien étayé le paradigme freudien. Nous aimerions, après le Freud de l'hystérie, entendre ou lire celui des états limites, de la schizophrénie etc... et celui de la malfaisance, du mal radical ! Pour Marcel Gauchet, une analyse des processus de constitution du sujet est indispensable car c'est dans ces processus "que se trouve le principe des éclipses, oscillations ou défaillances du pouvoir subjectif dont les psychoses offrent la manifestation". Pour nous, les effets du forçage lacanien du nœud gordien de la subjectivité/société, y compris l'invocation rituelle de la "forclusion du nom du père" demeurent

[1] Note : On le voit bien dans l'impuissance des commentateurs. Ainsi, un psychologue évoque, dans un quotidien (le Figaro du 4 octobre 2012), le drame d'Echirolles où, le 28 septembre 2012, une quinzaine de jeunes gens ont massacré avec des couteaux et des objets contendants et des pistolets à grenailles, deux jeunes d'un autre quartier. L'auteur, de manière inadéquate, évoque des "nazillons" ? et fait appel à la morale et bien que psychologue cognitiviste au bon vieux "surmoi" freudien qui pourtant lui non plus n'a pas résolu l'énigme du mal radical. Demandons à René Girard, auteur de la formule la violence mimétique, son point de vue.

trop près de jeux de langage plus ou moins ésotériques. Dans ce dernier exemple, on ne peut pas ne pas évoquer le non nommable, Dieu et le mystère du nom. "Nous l'appelons donc l'inexprimable, l'inaccessible, l'invisible et l'incompréhensible, celui qui vainc la puissance de la langue humaine" (Saint Jean Chrysostome). Le nommable innommable selon Derrida (107). Tous ces auteurs cités ne rendent pas compte "des ratages du devenir du sujet ni des failles de l'être sujet". Et l'auteur avec sagesse invite le monde "psy" à plus de modestie et d'esprit critique. Il ajoute "en matière de dévoilement du sujet dans le miroir de sa folie, le principal du chemin reste à faire". Il souligne aussi la fin du bel ordonnancement clinique : psychose, névrose, perversions, trinité qui ne suffit plus à structurer le champ psychopathologique. S'agissant des comportements criminels les plus graves, l'auteur avoue avec franchise "ils nous mettent devant une zone de l'humain dont nous ne savons pas trop que faire et vis à vis de laquelle nous ne pouvons pas grand chose". Nous reviendrons sur ce sujet et sur une certaine confusion pour le public et les médias entre la déjà vieille psychiatrie et une psycho-socio-criminologie encore en gésine dans une société et une culture sorties de la religion mais impuissante à penser le mal radical. Toujours aussi non conformiste, notre auteur note la radiation de l'homosexualité des troubles de la personnalité[1] par le DSM récent qui utilise par ailleurs le terme de paraphilie à la place de celui de perversions (sexuelles). Il reste, pour Marcel Gauchet, à continuer à s'interroger librement sur le "sens de l'option homosexuelle (qui) n'en demeure pas moins ouverte sur le fond". Le modèle de personnalité intégrée, bifocale, psycho-physico-charnelle et corporelle, ne manque pas d'interroger les processus qui conduisent (majoritairement) à l'hétérosexualité, hétérosexualité déjà pratiquée par l'homme darwinien ! Pour notre auteur non conformiste (peut-être pas totalement convaincu par le discours sur le genre), l'homosexualité et l'hétérosexualité ne peuvent se réduire à des "choix de vie" sur le marché de la consommation sexuelle comme si "chacun disposait de lui-même, en toute lucidité et en toute liberté, ses préférences sexuelles comprises". Il épingle le retour à une approche anté-freudienne alors que la sexualité humaine a, par rapport à la sexualité animale, une spécificité comme le montre le découplage avec la base biologique de la reproduction et sa dimension de "dénaturalisation" et de déploiement du symbolique et de l'imaginaire bien au-delà de la ritualisation éthologique animale. C'est notre penchant qui nous choisit plutôt que c'est nous qui choisissons notre option sexuelle ou nos options sur les catalogues de la société de consommation. Est-il encore admis de penser qu'il y a d'autres

[1] Note : Contrairement à ce qui se dit encore aujourd'hui, l'homosexualité n'était pas considérée comme une maladie. L'approche que nous proposons : pathologie de la personnalité = maladies de la personnalité + troubles de la personnalité éviterait ces bévues. J'en relève une récente dans un petit livre du Professeur Henri Joyeux "Ainsi cette orientation… n'est plus une maladie" et il évoque un titre du New York Times du 16 décembre 1973 "l'homosexualité n'est pas une maladie mentale".

régulations des comportements humains que les lois du marché et les dernières nouveautés du droit ?

Beaucoup de sociologues écrivent à propos du malaise identitaire, de l'augmentation non pas tant des suicides réussis (toujours plus nombreux, on le sait au cours du vieillissement) que des tentatives vraies (suicides manqués) et surtout du para suicide avec ses gestuels d'auto-offense (plutôt que d'automutilation avec laquelle ils sont souvent confondus) et d'intoxications médicamenteuses le plus souvent bénignes (tranquillisants souvent associés à l'alcool). Depuis que l'état, par ses ministres de la santé, a pris l'engagement solennel de réduire le nombre de suicides, le terme de para suicide n'a plus bonne presse et est devenu suspect d'un esprit "non citoyen" et rétrograde. La dépression comme autrefois le spleen, la neurasthénie est devenue la référence favorite des commentateurs médiatiques du mal-être. Les candidats sont invités à s'auto-évaluer pour établir de vaines statistiques. Mais l'état dépressif authentique n'est pas la tristesse, ni la déception, ni le souci, ni l'irritation, ni le mécontentement, ni même le désarroi ou la détresse. Le terme de dépression névrotique n'a plus non plus bonne presse. Comme nous le disent G. Charbonneau t J.M Legrand (70 bis) le concept de dépression a subi à la fin du 20ème siècle une inflation monstrueuse qui lui a fait perdre sa cohérence. Ils ajoutent "à côté de la dépression véritable, il faut donc savoir reconnaitre les manifestations para-dépressives car elles sont fréquentes". On aboutit au paradoxe qui fait que les dépressions mélancoliques sont souvent ignorées (le sujet a un sentiment de fatalité et n'exprime souvent pas de demande de soin), alors que les para-dépressions (comme une para-dépression emblématique affichant sa tristesse d'avoir un si piètre conjoint) se voient offrir tout une panoplie d'anxiolytiques et de thymoanaleptiques engendrant une dépendance voire une fragilité au stress futur et inévitable. Ce terme de para-dépression (comme celui de para-suicide) est peu employé et ignoré. Il est probablement "politiquement incorrect" à l'époque des offres multiples de service s'agissant de la "santé mentale". En écho à la lointaine neurasthénie et à la psychasthénie de Janet, sous une nouvelle mouture, Alain Ehrenberg (131), à propos de "l'individu incertain" évoque avec talent "la fatigue d'être soi". Il s'agit d'une "clinique" psycho-sociale de la société du malaise (du mal-être) et des échecs des coachs réputés réparer l'image de soi maltraitée par leur propre porteur ou par des "narcissiques pervers" sic. Dans une optique victimaire, nous nous sommes éloignés de la vieille hygiène mentale qui conseillait aux patients d'être acteurs d'une amélioration même modeste (aides toi, tu t'aideras). Triomphe donc du concept de santé mentale aux frontières incertaines (nous avons déjà évoqué la définition exorbitante de la santé par l'O.M.S). Dans ce domaine, les psychiatres sont "épaulés" et remplacés par beaucoup de "techniciens du lien social" sic : travailleurs sociaux, psychologues, humanitaires militants d'associations diverses, sociologues engagés, représentants des collectivités et de l'état (qui ne cesse de témoigner son affection pour des citoyens qui ont perdu, eux, envers lui, toute considération). Pour Ehrenberg, le propre du concept de santé mentale est de faire dériver de la maladie référente au mal-être invoqué dans une société elle-même considérée comme coupable et responsable d'une souffrance qui s'augmente de façon épidémique. Du versant du tout-venant sociologique, tournons-nous vers le tout-venant biologique, tout autant relayé par les médias. Pierre Legendre et d'autres Cassandres s'élèvent contre le réductionnisme biologique ontologique. Contre ceux qu'il nomme les "intégristes du tout biologique" et qui forment le symétrique des intégristes du tout politique et social. Quel que soit l'intérêt de l'approche biologique du cerveau (et il est immense et appelé à se développer dans l'avenir pour atteindre un seuil peut être créateur de nouveaux paradigmes, seuil pas encore atteint par la seule biologie moléculaire du S.N.C), il n'en demeure pas moins que fantasmes, rêves, passages à l'acte continuent à relever de l'interprétation, au sens d'interpréter un texte, de rechercher un sens. Dans son ouvrage sur "le conflit des interprétations" (387) Ricœur décrit son propre trajet et affirme "il faudrait qu'une anthropologie philosophique tente aujourd'hui avec les ressources de la linguistique, de la sémiologie et de la psychanalyse de refaire le trajet dessiné par Sein und Zeit, ce trajet qui part de la structure de l'être-au-monde, traverse le sentiment de la situation, la projection des possibilités concrètes et la compréhension et s'avance vers le problème de l'interprétation et du langage". A cette approche, l'anthropologie dogmatique de Pierre Legendre qui ne considère par l'être-au-monde sans l'Autre et les Autres apporte à travers une réflexion sur l'institutionnel une dimension précieuse et incontournable. Nous renvoyons à cette œuvre monumentale pourtant peu citée dans l'arbitraire des publications contemporaines. Peu citée et souvent pillée. Se penchant sur le thème du Sujet et de la Société institué-instituante, il développe la logique qui a présidé à l'apparition "des formes normatives indissociables de la parole … et (de) l'entre-appartenance du sujet et de la société". Tous les développements de ce chapitre nous confortent dans notre distinction de personnalité, de personne, de sujet. En empruntant à Badiou les termes de singularité[1], nous dirions que la personnalité comme système psychique (et même psycho-socio-anthropologique) renvoie à la singularité identitaire, celle de la subjectivité et de l'intersubjectivité. La Personne est, elle, une singularité universalisable. Le sujet est ce qui est commun à l'une et à l'autre, à la fois formation nucléaire et pont. Le Modèle idéal de personne n'est pas seulement le sage, mais sur le plan de l'éthique celui du juste, l'homme droit en qui nous avons foi, confiance et envers qui nous sommes loyal. Le terme de foi (fider) antérieur à la religion chrétienne est d'essence relationnelle. Selon Edmond Ortigues "elle est comme un pacte que l'on fait avec soi-même et autrui" (335). Il précise qu'à l'époque classique, le mot foi se pose encore comme "la base personnelle d'un lien social" et que ce terme de relation "oriente soit dans une direction active (la confiance que je fais et

---

[1] Note : cité dans l'ouvrage de Richard Millet : Langue Fantôme (315).

(ou) que j'accorde), soit dans la direction passive (la confiance que j'obtiens ou que je mérite)". Cette relation entre les personnes suppose la liberté. Ortigues met l'accent sur le fait que cette affirmation de la liberté entrainait pour Kant un problème théorique. Selon Ortigues, l'homme est un animal constructeur, il ne se contente pas de choisir son chemin quand il arrive à un carrefour, il construit des carrefours ; il construit des organisations sociales, complexes, dans lesquelles il se met lui-même en demeure d'avoir à faire des choix, à prendre des décisions. La problématique est, elle, celle de la morale. Le même auteur distingue une morale du probabilisme et du principe d'utilité où "les décisions se prennent de proche en proche en combinant préférences et probabilités, espérances et risques...". Elle repose sur "une éthique de la coopération bienveillante et rationnelle". Il remarque que nul ne peut prétendre faire le bonheur des gens malgré eux. L'autre morale renvoie à l'autonomie de la personne et à la foi dans cette autonomie comme "constitutive de l'humanité en tous et en chacun". Le bien est plus que ce que nous aurions à faire. Il est "ce qui nous fait exister moralement, ce qui nous constitue comme personne morale dans le respect mutuel". Il conclut " cette foi n'a pas d'objet sinon de nous faire exister moralement les uns pour les autres, de faire que chacun trouve en l'autre le témoignage de sa propre humanité". Max Scheler (409), dans son dernier ouvrage consacré à l'anthropologie philosophique, évoque l'homme qui, en se séparant de la nature, en l'objectivant, s'est excentré et parallèlement se constituait comme Personne. Personne et sujet relèvent de la condition humaine. Cette dernière est à l'origine un vide, un lieu ni seulement sensible, ni seulement intelligible mais qui participe des deux (comme la Chôra de Platon ?). Lieu qui est à l'origine aussi bien des religions traditionnelles que de la quête de connaissance, de la morale, de l'invention de l'art, de la recherche de la sagesse, de la naissance de la métaphysique aussi bien que du nihilisme, de l'hédonisme, des religions séculières (croyance à la science, au progrès, aux idéologies etc).

Avant de conclure ce chapitre, nous faisons un emprunt à l'article de Pietro Preni intitulé psychiatrie et philosophie et rédigé pour l'ouvrage "L'univers Philosophique" (369). L'auteur évoque la complexité et l'hétérogénéité du champ qu'embrasse la psychiatrie : de la biologie aux sciences humaines. Compte-tenu de cette complexité, la psychiatrie, dans sa conception, va subir non seulement les influences des courants philosophiques mais aussi du climat culturel et social et des idéologies politiques. Nous avons évoqué à propos du politique la santé mentale et nous évoquerons le domaine du pénal plus loin. Ce poids du politique et du social se marque davantage, s'agissant des troubles de la personnalité aux frontières plus floues que les maladies de la Personnalité. Brièvement, les troubles de la personnalité comportent les troubles du caractère (caractère paranoïaque, dépressif, dépendant, narcissique etc...) mais aussi les troubles des conduites (conduite alimentaire, conduite sexuelle etc). L'homosexualité considérée comme un péché puis comme un trouble de la personnalité mais non une véritable maladie mentale a été dans un premier temps "rabotée", le D.S.M ne retenant qu'une homosexualité égo-dystonique comme pathologique (orientation source de détresse pour le sujet), puis dans un second temps, dans le D.S.M IV elle ne figure plus. Il y a actuellement un mouvement qui, à travers des groupes de pression, a pour objectif de faire sortir le transsexualisme (désigné aussi comme trouble de l'identité sexuelle) des classifications de type D.S.M au C.I.M. On connaît l'idéologie dite du genre et des "gender studies" aux Etats-Unis, idéologie qui fait du sexe une catégorie non biologique mais réduite au socioculturel et au psycho-historique. On pourrait aussi concevoir avec le développement de la psycho-socio-criminologie (qui a déjà élaboré un modèle de personnalité criminelle) un transfert de la catégorie dissociale (ou antisociale) qui quitterait la nomenclature des troubles psychiatriques de la personnalité. Les sujets ainsi désignés dans les expertises psychiatriques (avec le malheureux terme de psychopathe) vont-ils créer eux aussi un groupe de pression visant à les dépsychiatriser d'autant qu'ils sont généralement éconduits des structures psychiatriques ??!! ... Il y a aussi une pression dans les médias et même chez les élus et représentants de collectivités pour faire considérer les violeurs en série comme des malades mentaux. Nous évoquerons ces questions plus loin. S'agissant des troubles de la personnalité et non des maladies de la personnalité (schizophrènie, paranoïa, paraphrénies, maladie maniaco-dépressive) il est important pour les psychiatres de mesurer la faible scientificité de ces repères psychopathologiques. L'expertise psychiatrique s'orientant vers une demande nouvelle des magistrats, ceux-ci considèrent le psychiatre comme disposant d'un savoir sur la personnalité non seulement si elle est pathologique mais aussi si elle est normale ou simplement déviante par rapport aux normes morales et juridiques. Ils interrogent l'expert sur les facteurs personnels, familiaux, sociaux, ayant pu influer sur le développement de la personnalité. On ne s'étonnera pas que les expertises psychiatriques déçoivent car, si la maladie de la personnalité est éliminée, elles se réfèrent à la partie clinique la plus faible : les troubles de la personnalité. Le bilan de la personnalité devrait être systématiquement pluridisciplinaire lorsque le psychiatre a éliminé une maladie mentale et qu'il constate un simple trouble de la personnalité ou même l'absence d'anomalie psychiatrique de cette même personnalité. Au cours de notre activité professionnelle, nous n'avons jamais eu à connaître cette position de bon sens.

Pour revenir à Pietro Preni, il fait l'hypothèse d'un nouveau rapport souhaitable d'interactions, objet d'analyse, entre la psychiatrie et l'anthropologie philosophique. Sans prétendre être à la hauteur des auteurs cités, nous avons tenté de persuader nos collègues, comme nous modestes praticiens, qu'ils n'échappaient pas à des prises de positions, philosophiques fussent-elles implicites. L'ignorer c'est rester dans l'idéologie. Il n'y a pas d'immaculée perception de symptômes et l'a-théorie est un mythe. Plutôt qu'occulter ces positions, acceptons l'émerveillement digne de M. Jourdain qui ne savait pas qu'il était créateur de prose. Analysons plutôt sans cesse ces positions. Notre ancêtre avait écrit un traité "médico-philosophique" car il n'avait pas accès à l'époque au terme, plus tardif, de psychiatrie. Philosophons donc en pleine conscience interrogeante, aujourd'hui et demain. Il restera heureusement beaucoup de zones d'ombres pour stimuler la réflexion des générations futures. Quête inachevée (et inachevable si on prétend accéder à la totalité) nous aurait peut-être soufflé Sir Karl Popper. Bon vent !

Pour illustrer notre propos, celui insistant sur le caractère actuel du pôle philosophique (celui de notre trépied), nous aurions pu renvoyer aux travaux de Gladys Swain, si créative et novatrice, et qui est décédée prématurément, nous privant d'une riche analyse de l'histoire de notre discipline, de ses théories, de ses pratiques. Nous pensons ici particulièrement au texte : de Kant à Hegel (430 bis). Elle nous montre que Hegel, commentateur inspiré de Pinel, a reconnu son avancée révolutionnaire. On est surpris du passage de Kant à Hegel avec chez ce dernier un regard en rupture avec ses prédécesseurs, un regard étonnant de modernité. Pour Hegel, plutôt que de déraison, il vaut mieux parler de conflit, nous dirions de clivage. Selon Hegel, le sujet délirant est "un sujet qui se partage entre deux personnalités". On retrouve même, derrière l'abstraction du discours philosophique, ce que nous nommons l'auto-genèse du délire. Il est question de cette "représentation particulière" qui "réalise une déterminité particulière" et en se coagulant, en précipitant, en cristallisant, échappe à la fluidité du champ de la conscience et réalise une polarisation de ce dernier. Swain cite Hegel qui écrit "le sujet se trouve [...] dans la *contradiction* entre sa totalité systématisée à l'intérieur de sa conscience et, d'autre part, la déterminité particulière qui, dans cette totalité, n'est ni fluide, ni ordonnée et subordonnée". D'où un envoûtement, un automatisme. Au fonctionnement psychotique, Hegel oppose un fonctionnement normal. Toujours cité par G. Swain, il écrit : "en tant que sain et lucide... le sujet à la conscience présente de la totalité ordonnée qui est celle de son monde individuel, dans le système duquel il a *subsumé*[1] tout ce qui s'y trouve comme contenu *particulier* de sensations, de représentations, de désir, d'inclinations etc, et il l'a ordonné à la place qui-lui-revient-pour-l'entendement ; il est le *génie* régnant sur ces particularités". Si on nous pardonne un humour trivial, disons que le "génie régnant" se fait doubler par un djinn dans la psychose ! Nous aurions pu utiliser à la place de djinn démon comme ne l'aurait pas fait le courageux Jean Wier (1515-1588) traité de "petit médecin rhénan" par les juristes et théologiens. Mais a-t-il existé un Jean Wier dans l'histoire de la médecine arabe ? Combien de siècles nous aura-t-il fallu pour identifier les jeux de l'imaginaire (selon l'expression de Nicolas Grimaldi), concept si proche de celui d'envoûtement voir d'auto-envoûtement. Ce dernier, l'envoûtement, résultant du tissage de l'imaginaire avec l'affectivo-pulsionnel de l'homo

[1] Note : souligné par l'auteur.

sapiens demens (Morin). Depuis l'adhésion aux superstitions comme la sorcellerie, l'existence des esprits et la possession par ces derniers jusqu'aux charmes du jeu, du théâtre, du cinéma, de la poésie, de l'art jusqu'aux attractions parfois dangereuses des idéologies, des religions, des rumeurs, des croyances en général, croyances qui peuvent se manifester dans une ferveur mimétique mais aussi dans la violence mimétique. Depuis le rêve jusqu'à la créativité chez les êtres-de-langage, créativité se manifestant par l'extase, la transe, voir le délire que nous venons d'évoquer.

B. Le pilier des sciences humaines

1) Psychologie et psychopathologie

Sans cerveau pas de "penser" et "d'être-soi". Mais penser et être-soi, qui sont indissociables, ne sont de nature "ni biologique, ni chimique, ni électrique, ni motrice" et ajoutons ni-physique en reprenant les termes de Daniel Andler (5). Comme nous l'avons indiqué, nous ne croyons pas au remplacement du modèle psycho dynamique qui est celui de la psychiatrie inspirée par les psychopathologies, par un paradigme médical de type neurobiologique. Les deux approches ne peuvent que se perpétuer en se complétant et au besoin se contestant dans une dialectique où il s'agit d'expliquer pour mieux comprendre et comprendre pour mieux expliquer. Chacune des approches étant questionnante pour l'autre et l'invitant à approfondir et à développer plus de rigueur. Nous venons même d'ajouter un troisième modèle, celui de l'anthropologie philosophique. Nous avons rappelé que pour Henri Ey le psychiatre se devait d'être un médecin à orientation neurologique mais aussi un psychologue. Ajoutons aussi psychopathologue et psychothérapeute. Le psychiatre dans l'idéal aurait six casquettes : Médecin, neuroscientifique, philosophe, psychologue, psychopathologue, psychothérapeute… !! Les prétentions d'un homme orchestre ! De plus, souhaitons lui une vie assez longue pour se former adéquatement et assister aux évolutions d'au moins trois générations. Mais oublions ce patriarche biblique et revenons à la définition actuelle que donnent Bioy et Fouques (28) de la psychologie : "la science qui étudie les faits psychiques et les conduites". Le psychiatre dont l'objet est la personnalité bifocale, donc aussi la personnalité au sens psycho-social, s'intéresse bien, à travers les états mentaux et les conduites, au psychisme. Nous pouvons reprendre la définition que donne notre collègue André Bourguignon (46 bis) en la modifiant légèrement. Nous ajoutons le lien à l'action, au comportement, aux conduites, à sa définition du psychisme déjà élargie par Odile Bourguignon : la psyché humaine rassemble d'une part le psychisme actif et perceptif en tant qu'ensemble des informations extéroceptives susceptibles de provoquer des représentations, des sensations, des affects et des actions. Celles-ci peuvent aussi provenir du for intérieur, d'informations intéroceptives et d'informations antérieurement mises en mémoire. D'autre part, elle comporte le psychisme réflexif et discursif "ce qui permet à l'homme de se définir, d'interpréter le monde, les autres et lui-même, d'élaborer des croyances" etc et ajoutons nous des jugements, des décisions et des conduites. Définition qui s'applique à l'homme éveillé mais aussi au rêveur coupé de l'extériorité mais manifestant aussi cependant une activité psychique. Le psychiatre s'interroge à propos du for intérieur du patient, cherche à se représenter le vécu de ce dernier, sa subjectivité et donc l'intersubjectivité qui lui est liée. Contrairement à ce que laisse entendre les auteurs du manuel de psychologie clinique cités, le psychiatre ne se borne pas à agréger des symptômes en syndrome débouchant sur un diagnostic comportant un pronostic et l'indication d'un traitement. Cette démarche qui épouse la flèche du temps est plus celle d'un somaticien qui va s'aider d'examens complémentaires et se fonder sur ces derniers. Sans doute l'ombre du D.S.M. et l'interprétation abusive de ce qui n'est qu'un simple catalogue de symptômes et non un traité de psychiatrie clinique a aveuglé les auteurs cités. Comme nous l'avons indiqué, la psychiatrie est une discipline médicale (à côté de la médecine somatique, de la chirurgie et de l'obstétrique) et non une spécialité médicale (médecine somatique généralement d'organe). La psychiatrie s'intéresse au Moi (qui n'est pas un organe) et à la conscience (structure et contenus) qui sont des réalités émergentes et non les systèmes physiologiques corporels qui en sont la condition et dont justement elles émergent. La clinique psychiatrique est pour l'essentiel celle d'une réalité émergente. Contrairement à ce que disent les mêmes auteurs cités, les symptômes ne se limitent pas comme en médecine somatique à "ce dont se plaint le patient". Et encore, en médecine, il y a les symptômes lus par le praticien et dont le patient n'avait pas connaissance. Certes, dans la pratique psychiatrique existent des plaintes relatives à la fatigue, à une gêne, voir à une douleur dans un champ commun à la psychiatrie et à la médecine somatique (ne citons ici que l'angoisse et l'hypocondrie). Mais le diagnostic de mélancolie échappe souvent au regard du médecin généraliste devant ce patient semi mutique qui vit ses symptômes avec fatalité et n'espère rien du praticien. Inversement, ce dernier peut faire l'offre superflue d'un traitement inadapté à un sujet se plaignant de tristesse et de difficulté de sommeil après un événement de vie. La médicalisation systématique des émotions et des sentiments peut transformer un état passager et spontanément réversible en une dépendance aux anxiolytiques, somnifères, antidépresseurs[1]. Le maniaque ne se plaint pas, sur le moment, de son euphorie pathologique. Le paranoïaque ne vient pas se plaindre au médecin (et encore moins au psychiatre) d'être persécuté mais peut parfois porter plainte. En psychiatrie, les symptômes ne peuvent

[1] Note : Comme le note Carcos (81), l'homme selon le DSM est un bipolaire potentiel. Pour illustrer cette inflation, citons l'expérience d'une amie qui consultait pour une sinusite. A la question standard et inaugurale du praticien "Comment ça va ?" elle se contente d'une réponse aussi banale "il y a des hauts et des bas". Cela suffit au praticien, qui sans s'enquérir du sens qu'elle donne à ces mots, lui vante d'emblée les qualités d'un nouveau thymorégulateur.

être réduit à ce dont se plaignent les patients. De plus, ces symptômes peuvent s'organiser en s'associant en une Gestalt complexe qui ne se construit et n'est identifiable que par une approche qui dépasse la sémiologie, à savoir la démarche psychopathologique. On peut citer, entre autres, le syndrome d'angoisse, le syndrome de dépersonnalisation (avec désanimation, désomatisation, déréalisation), le syndrome de transitivisme, le syndrome psychotique d'emprise, celui d'automatisme mental etc… Il n'y a pas un développement linéaire entre symptôme et maladie mais des allers et retours, des chevauchements, des intrications. Ainsi, d'une patiente hospitalisée et qui, depuis son entrée, décale, en dépit des remarques, le calendrier de deux jours en inversant la flèche du temps. Un premier psychiatre évoque un trouble mnésique d'origine organique. Un autre s'informe du contexte et apprend de l'entourage que ce décalage existe depuis sa tentative de reprise du travail. Elle avait été absente deux jours sans justifier cette rupture. Il s'agissait d'une conduite de déni qui s'adressait d'abord à l'employeur, et ne méritait pas d'exploration cérébrale, et s'effacera avec les autres symptômes caractéristiques d'un état mixte. Il importe de rechercher la signification du symptôme et pour ce, l'approche psychologique et ici psychopathologique s'impose d'emblée. Les symptômes ne doivent pas être agrégés sans être interprétés en référence avec une hypothèse théorique et il n'y a pas "d'immaculée perception" par le sémiologiste. Il a une hypothèse théorique à l'arrière-plan renvoyant à la nosologie et à la psychopathologie. En ce sens le DSM IV n'est pas athéorique. Il se voudrait sans doute adoctrinal mais échoue aussi dans cette louable intention. Pas de bonne sémiologie sans hypothèse. Un exemple frappant est celui des pathomimies où un signe général comme une fièvre, un signe physique comme un amaigrissement, un signe biologique comme une anémie ne relèvent pas d'une pathologie de rencontre mais d'une conduite intentionnelle. Le syndrome de Lasthénie de Ferjol (appellation donnée par Jean Bernard qui l'a emprunté à l'héroïne de "l'Histoire sans nom" de Barbey d'Aurevilly), le syndrome de Münchhausen, le syndrome de Poll (maladies factices provoquées par les parents), tous ces syndromes apportent une importante documentation qui atteste que le médecin ne doit pas se satisfaire de colliger des symptômes mais qu'il doit avoir aussi une approche psychologique et psychopathologique et qu'il a à s'interroger sur les motivations des auteurs (souvent récidivistes) des pathomimies et leurs significations. Comme l'écrivent Paul Bernard et Simon Trouve (23), le symptôme n'est pas isolable de "l'ensemble de la personne et du monde qui caractérise à un moment donné son histoire". L'ophtalmologue lui détecte, en quelques instants, la cataracte, y compris s'agissant d'un sujet qui ne parle pas sa langue et indique par sa gestuelle qu'il a un problème oculaire. Par contre, s'agissant de psychiatrie, l'histoire du patient, son monde personnel, social, familial, professionnel, comptent : "les symptômes et les conduites pathologiques sont un langage à déchiffrer". Il est question de psychopathologie, d'herméneutique et non de physiopathologie de symptômes ou des effets organo-psychique d'une lésion. Comme le précise Roger Mises dans sa postface au livre de Corcos "cette clinique intégrative et d'orientation dynamique … fait toute sa place à la sémiologie, elle reconnaît l'importance des aspects symptomatiques et syndromiques. Cependant, loin de s'y arrêter, elle s'efforce aussi de relier la saisie des manifestations superficielles à une appréciation des composantes structurelles sous-jacentes dont la reconnaissance permet seule de donner sens aux symptômes… A partir de ces bases peut se développer une approche compréhensive où les éléments significatifs prennent forme dans le déroulement même du processus d'investigation". Ainsi, le psychiatre doit avoir la même attitude que les auteurs cités (Bioy et Fouque) et qu'ils prêtent au psychologue clinicien : "une attention à l'histoire du patient, ses interactions, adaptation à la situation". Le psychiatre est un psychologue clinicien au sens donné par ces auteurs à la psychologie clinique : "branche de la psychologie ayant pour objet l'étude la plus exhaustive possible des processus psychiques d'un individu ou d'un groupe dans la totalité de sa situation et de son évolution. Elle est amenée à étudier les conduites humaines individuelles, normales et pathologiques en tant que phénomènes déterminés par les processus psychiques. Enfin, elle peut également étudier les spécificités psychiques d'une classe d'individus confrontée à une situation (adoption, hospitalisation etc), une même classe d'âge et leurs incidences croisées (vieillesse, interactions adolescentes), une même pathologie (handicap moteur, atteinte neurologique) ou appartenant à un même champ pathologique (troubles de l'humeur, schizophrénie). "Le psychiatre qui se penche sur les conduites suicidaires se réfère à des conduites normales ou pathologiques. Cette psychologie clinique a ici le sens de psychopathologie. Il serait préférable pour éviter toute confusion de ne pas étendre la psychologie clinique à la psychopathologie. Par contre, le psychologue clinicien pourrait se pencher sur la psycho-socio-criminologie. En effet, si il se penche sur les conduites déviantes criminelles et délinquantes, le chercheur en psycho-socio-criminologie peut aussi être considéré comme psychologue clinicien dans le sens donné par les auteurs. Comme l'indique Paul Bernard (ouvrage cité), "la sémiologie est la recherche de la manière dont le symptôme, ou signifiant, s'articule avec l'économie de la personnalité". Pour le même clinicien, la psychothérapie commence dès le premier entretien et le temps sémiologique doit aussi être déjà un temps psychopathologique et un temps thérapeutique bien avant d'arriver à un diagnostic (qui peut rester problématique et non résolu entre plusieurs hypothèses pendant une période qui est aussi d'observation). Sémiologie et psychopathologie sont mêlées à la capacité d'écoute et d'empathie. Shawn Christopher Shea (408) a consacré un ouvrage à "la conduite de l'entretien psychiatrique dont le sous-titre est "L'art de la compréhension". Il donne la définition générale de l'entretien qui peut s'inscrire dans la pratique du psychiatre mais aussi d'autres intervenants : "un entretien constitue un dialogue à la fois verbal et non verbal entre deux participants dont les comportements influencent leur style de communication respectif, donnant ainsi lieu à des schémas spécifiques d'interactions. L'un des participants se désigne comme celui qui conduit l'entrevue et vise des objectifs précis, tandis que l'autre participant assume en général le rôle de celui qui répond aux questions". L'entretien psychiatrique ajoute à cette définition générale sa spécificité en particulier lorsqu'il s'agit du premier entretien, entretien initial d'évaluation. Cet entretien qui doit tenir compte des contraintes de temps du consultant est souvent limité à une heure. L'auteur fait remarquer que ce sont les exigences de la situation clinique qui vont aussi déterminer le style de l'entretien ce qui nécessite une souplesse de l'approche du consultant. Pour le même auteur, l'entretien a pour but de réunir une base de données valables. Et bien entendu de "développer une compréhension évolutive du patient fondée sur l'empathie" tout en tentant d'établir une alliance avec le patient (et son engagement). Le praticien peut se voir opposer un refus, un rejet. Le but, en évitant d'aggraver la pathologie du patient, est d'aboutir à une conclusion praxéologique, une conduite à tenir face à la problématique du patient, conduite à tenir qui est établie en fonction d'hypothèses diagnostiques et d'un éventuel traitement approprié. Mais l'auteur reconnaît que dans la pratique le processus d'engagement, de recueil des données, de compréhension, d'évaluation ne se succèdent pas mais se déroulent en parallèle avec des décalages et des retours en arrière. Il distingue quatre angles d'observation privilégiée qui sont déjà des passerelles ébauchées vers une psychothérapie, quatre angles qui associent écoute et regard. En médecin somatique le regard est privilégié et la question posée au psychiatre de liaison est "avez-vous vu le patient ? " Ces quatre angles :

1) une écoute du patient, en s'efforçant de voir le monde avec son regard
2) un regard en direction du patient
3) un regard sur soi-même afin d'évaluer l'image que le clinicien peut donner à son interlocuteur
4) un regard concernant son for intérieur, l'analyse de ses propres réactions émotionnelles en vue de mieux comprendre le patient et ajoutons-nous de mieux se connaître (dans le cadre d'une auto-évaluation permanente).

S.C. Shea développe un chapitre sur l'art de travailler avec les résistances, non au sens psychanalytique de ce terme, mais au sens commun des attitudes d'opposition, de colère etc. Il est en particulier important que le psychiatre fasse comprendre, à travers son attitude, qu'il s'intéresse au patient en tant que personne et n'est pas seulement dans l'optique médicale du cas. Cette approche est particulièrement mise en valeur dans la psychiatrie dite phénoménologique. Tenter de voir le monde et les autres, la relation aux autres tel que la voit et la vit le patient, avec les yeux et les affects de ce dernier. Nous avons déjà évoqué ce système moi / conscience↔Monde propre à chaque personne et qu'on pourrait appeler le SELF en utilisant des majuscules. SELF qui évolue de la naissance à la mort.

Système qui est tissé d'éléments conscients et inconscients d'une histoire, d'un moi/conscience doté de sentiment, de subjectivité, d'identité, d'agentivité, de représentation de lui-même et du monde, de sa place et des interactions qui pour lui en découlent.

Même un psychiatre à orientation médicale et biologique de stricte obédience comme l'était le grand clinicien Paul Guiraud (185) précisait, en 1955, dans son manuel de psychiatrie que la méthodologie du psychiatre "consiste surtout en une investigation d'ordre psychologique qui n'est pas familière aux étudiants et aux médecins". Il ajoute que, pour lui, "du point de vue du psychiatre toutes les *anomalies mentales* sont des *atteintes de la personnalité globale*, aussi bien les névroses que les psychoses" et que les progrès de la psychiatrie consistent à acquérir des connaissances pouvant permettre d'expliquer comment et pourquoi la *personnalité* du malade est atteinte". Et finalement de déchiffrer l'atteinte de la personnalité propre à chaque syndrome. Nous entendons son terme de personnalité globale au sens de personnalité bifocale associant l'assise neuro-biologique de la personnalité et la personnalité au sens psychosociale, c'est-à-dire du SELF-OBJET[1], du système et de la "boucle étrange" : moi/conscience↔monde. S'agissant de la personnalité psycho-sociale et charnelle, nous mettrons au premier plan les émotions, les sentiments, les passions, les dispositions, les croyances, les motivations, le Désir, sans oublier la cognition, les capacités, l'imaginaire etc...

Pour Bernard Brusset (463) "la description sémiologique précise, exacte et objective est le meilleur point de départ et le meilleur garant à condition qu'elle ne soit pas limitée aux symptômes évidents mais prennent en compte les caractéristiques du fonctionnement psychique telles qu'elles se donnent à voir dans les conduites concrètes, agies ou fantasmatique du sujet, ses opérations de penser, ses modes de relation avec autrui, avec le clinicien et avec lui-même". Le symptôme ne peut être évalué de manière pertinente si il n'est pas relié à une hypothèse sur le fonctionnement du Moi, de la personnalité psycho-sociale et charnelle. Ce n'est pas le cas (et c'est ce qui rend son utilisation dangereuse pour les néophytes) du DSM IV qui est un catalogue de *symptômes* mais sans discuter le sens de ce terme comme si il avait la même essence en médecine somatique et en psychiatrie. En médecine, il est un indice objectif qui implique le corps (Körper). Ainsi, le pentacle de la maladie de Basedow : goitre + exophtalmie + tachycardie + tremblement + amaigrissement. Ces cinq symptômes (indices) associés

---

[1] Note : SELF-OBJET en majuscule et avec un trait d'union. Nous écririons SELFOBJET en majuscule et un seul mot : le Moi (du rêve) conscience onirique / monde onirique. En effet, comme le font remarquer Fink et Heidegger, cités par Pierre Fedida (141), le Moi qui dort est bien celui qui rêve mais ce n'est pas le moi du rêve. Le moi rêvé a tout un vécu qui n'est pas celui d'un monde reflété mais entièrement construit. Ce moi du rêve, héautoscopique, est le double du moi qui rêve, son fantôme sans véritable âge et sans mémoire véritablement rétrospective et sans horizon véritablement prospectif. Il faudrait mieux connaître la base neurobiologique de ce moi du rêve dont bénéficient certaines espèces animales.

peuvent être le signe de la maladie thyroïdienne. Comme le disaient les anciens auteurs le signe résulte d'un jugement, ici celui du clinicien instruit. La clinique psychiatrique n'étant pour l'essentiel non pas une clinique corporelle mais bien une clinique émergente (comme le moi/conscience est lui même émergent) il est essentiel d'évaluer les états du moi (et éventuellement son assise neurobiologique). Nous avons donné l'exemple de ce qui apparaissait comme une désorientation dans le temps et qui était en fait un déni, un mécanisme de défense du moi.

Pour nous, la psychopathologie est l'approche des maladies et troubles de la personnalité psychosociale et charnelle, approche envisagée d'un point de vue psychologique (à distinguer d'une Bio-physio-psycho-pathologie). C'est aussi bien la psychologie du pathologique que la pathologie du psychologique. Il s'agit de tenter de comprendre comment fonctionne la dynamique de la personnalité, dans sa dimension subjective et intersubjective, dans chaque maladie ou trouble de la personnalité. Citons l'ouvrage "Psychiatrie de l'enfant" de Leibovici et collaborateurs (262) "le trouble psychopathologique fondamental n'est pas le symptôme (sans pour autant négliger son incidence spécifique) mais bien la pathologie du Moi sous-jacente et les différences ne se situent pas tant au niveau des symptômes et des comportements que des possibilités de mobilisation de la personnalité sous-jacente".

2) Psychopathologie et souffrance

La psychopathologie ne saurait se limiter (même si partiellement elle peut s'en honorer) à une "approche visant une compréhension de la souffrance psychique" comme le prétend Alain Ferrant dans le manuel de psychologie et psychopathologie clinique. Son champ est plus large. De même, tout en comprenant l'arrière plan de légitimation humanitaire et éthique, nous ne pouvons souscrire aux propos des auteurs du Manuel de Psychiatrie (Guelfi et Rouillon (182)) pour qui le fondement de "notre art" est "la clinique de la souffrance psychique" même si nous y ajoutons la souffrance de l'entourage. Non seulement parce qu'il y a des euphories pathologiques et des jouissances pathologiques mais parce qu'il serait dérisoire et dangereux de considérer toute souffrance comme pathologique, en particulier le sentiment normal de tristesse. D'une manière plus générale, le rôle du médecin (y compris le psychiatre) est de tenter d'aider le patient à retrouver un certain bien être mais certainement pas le bonheur (il faut laisser cette prétention aux coachs et autres gourous et aux gris-gris). On a assisté ces dernières décennies à une médicalisation abusive, à une psychiatrisation des émotions et des sentiments. La souffrance morale appartient à la condition humaine. Celle que l'homme subit mais aussi celle qu'il recherche. L'écrivain Georges Duhamel dans son ouvrage "Biographie de mes fantômes" insiste : "ce qui distingue l'homme des animaux ce n'est ni le langage, ni l'art, ni la civilisation ... c'est son grand appétit de souffrance". L'évocation authentique de la souffrance est chez les écrivains et les poètes. Nous avons cité une héroïne de Barbey d'Aurevilly. Citons Villon "pour un plaisir mille douleurs", Baudelaire et le spleen :

" ... L'espoir
vaincu, pleure et l'Angoisse atroce, despotique
sur mon crane incliné plante son drapeau noir"

Pour Musset, le poète a "pour encens la douleur, l'amour et l'harmonie" et il ajoute

"l'homme est un apprenti, la douleur
est son maître
et nul ne se connaît tant qu'il n'a pas souffert".

Pierre Fedida (141) évoque l'Agamemnon d'Eschyle où il est fait allusion à "celui qui a ouvert aux mortels le penser posant qu'ils tiendraient principalement leur savoir par la souffrance". Il souligne le "pathei mathos", ce "vieil adage de la connaissance (mathos) par la souffrance (pathos)". Il ne faut pas faire de la souffrance une simple complaisance judéo-chrétienne. La tristesse, le désarroi, la souffrance "manifeste l'origine vitale de la conscience et de la pensée qui s'enracinent dans l'adversité du pâtir, l'expérience de la chair et de l'affect" selon Céline Lefevre (270). Il existe aussi une souffrance morale chez l'animal comme peuvent le vérifier les expériences du désespoir appris et c'est oublier le poids de la condition biologique, du cerveau émotionnel et affectif, que de prétendre comme Ferrant (déjà cité) que souffrir "est la conséquence pour l'homme de ce qui reste en dehors de ses capacités représentatives et symboliques". C'est une vision mécaniste et clivée des aiguillages du mental. Autant conseiller à Proust qui constate que Mademoiselle Albertine est partie "aie une seconde de patience, on va te trouver un remède, sois tranquille, on ne va pas te laisser souffrir comme ça". Il y a peu de chance cependant de voir se constituer des centres spécialisés dans la douleur morale comme il y en a pour traiter des douleurs le plus souvent de cause physique. Nous suivrons plus volontiers René Kaes qui dans le "Malêtre" écrit "toute souffrance n'est pas pathologique" et il cite le cas de personnes déplacées et vivant dans des conditions précaires. Il ajoute "leurs souffrances" ne relèvent pas systématiquement de la psychiatrie ou de la psychopathologie". Pour lui "la souffrance pathologique se qualifie par des angoisses intenses et ses effets de désorganisation ou de destruction profonde des fonctions psychiques : pensée, imagination, motricité, perception du rapport au réel, des équilibres psychosomatiques et des liens intersubjectifs". Il était donc établi jusqu'ici qu'il existait une souffrance psychique normale inhérente à la condition humaine. La philosophie bouddhiste a centré sa réflexion et ses pratiques autour de la souffrance. Parmi les quatre nobles vérités le Bouddha énonce "... la naissance est souffrance, la vieillesse est souffrance, la maladie est souffrance, la mort est souffrance, être uni à ce que l'on n'aime pas est souffrance, être séparé de ce que l'on aime est souffrance, ne pas obtenir ce qu'on désire est souffrance". La souffrance peut être l'occasion pour le sujet d'être confronté avec son propre désir, avec lui-même, occasion mobilisatrice. La psychiatrie dynamique s'appuie sur la psychopathologie et elle ne doit pas se limiter à une vocation sociale d'amortissement des crises et du "mal être" à travers une prescription à prétention normalisante. Si toute souffrance fait désordre, alors la normalisation "citoyenne" va tenter de faire coïncider ordre social et nouvel ordre mental (Alain Ehrenberg) dans la recherche de la drogue parfaite, celle célébrée par Chenier "le puissant népenthés, oubli de tous les maux". Pour René Kaes, cette souffrance inévitable est aussi celle qui est "coextensive à l'épreuve de séparation aussi bien qu'à celle de la fusion, à l'absence autant qu'à la sur-présence, à la perte comme à la pléthore, au manque comme à l'excès. Elle est une *donnée* structurale de notre vie psychique, divisée, conflictuelle, périodiquement insatisfaite en raison de ses exigences contradictoires. Elle est la condition même de notre vie psychique, dans toute la mesure où elle est l'aiguillon qui nous oblige à trouver, à inventer des voies de satisfactions substitutives à l'accomplissement de nos souhaits et de nos désirs". En dehors de la psychothérapie, et habituellement, cette souffrance normale peut trouver consolation et apaisement dans le lien. Ajoutons l'action, la création. Il ne faut pas se voiler la face et la souffrance psychique si elle peut être liée à de "bons" sentiments comme le regret, la nostalgie, la repentance, peut l'être aussi à des émois moins honorables, comme l'envie, la jalousie, le ressentiment. C'est un des points forts de la psychopathologie de source psychanalytique souligne Pierre Fedida (141) d'être la seule tentative pour maintenir au centre de l'expérience humaine "la fonction d'une négativité (pulsion de mort, destructivité, masochisme originaire) qui entre dans la compréhension de la subjectivité de la vie psychique". Kohut a su développer, au-delà de l'homme coupable freudien, une conception de l'homme tragique et a su y intégrer la négativité, et en particulier la destructivité. A propos des événements hitlériens de 1935-1945, il récuse le terme de bestialité pour qualifier ces violences. "Ils font partie intrinsèquement de la condition humaine. Tant que nous nous détournerons avec terreur et dégout de ces phénomènes et les proclamerons retour à la barbarie, régression au primitif et au bestial, nous nous priverons de la possibilité d'augmenter notre compréhension de l'agressivité humaine et de sa maîtrise". Et le même auteur évoque la matrice du narcissisme archaïque et le phénomène de la rage narcissique (245). Ce texte publié en 1972 reste d'actualité qu'il s'agisse d'une crise ponctuelle ou de ce que l'auteur décrit comme la forme de rage narcissique chronique. Il montre la différence avec d'autres manifestations agressives réactionnelles qui cesse lorsque le passage à l'acte est impulsif et cathartique. Ici "la rage narcissique ne s'apaise que beaucoup plus difficilement car c'est le self qui doit être restauré" comme l'indique Agnès Oppenheimer (334) qui commente l'œuvre de Kohut. L'actualité, et par exemple l'affaire Mohamed Merah déjà évoquée, devrait pousser nos brillants essayistes à reprendre la question du fanatisme, mot peu employé depuis le XVIIIème siècle et la passion (mot qui a déserté la philosophie après l'avoir illustré et quasi absent des ouvrages récents de psychologie). Il illustre bien par son lien à la violence la rage narcissique chronique.

On a souvent cité la locution "j'ai la haine"[1]. Nous avons évoqué un cas différent, celui d'Anders Breivik qui lui, appellerait un renouvellement de la psychopathologie de "l'idéaliste passionné". Taylor (434) remarque qu'en occident nous nous sommes débarrassés de la tutelle de la religion mais sans développer une autre herméneutique du mal. Il souligne l'effet pervers de la suppression moderne de toute dimension spirituelle. Et l'idée de traiter toute souffrance comme une maladie nous disqualifie dans notre autonomie et notre liberté en tant qu'agent responsable des erreurs que nous commettons dans notre vie. Bien avant, et ce n'est pas un hasard, que les auteurs cités, psychologues ou psychiatres, évoquent la souffrance comme référence pour désigner la psychopathologie et la psychiatrie, on remarque que déjà le DSM IV avait la même démarche. Pour qualifier les troubles de la personnalité (mais pas les autres affections mentales pour lesquelles il n'a pas d'ailleurs de modèle commun) il évoque le fait "qu'ils sont la source d'une souffrance" sans définir le terme et sans indiquer si il s'agit d'une souffrance du sujet ou de l'entourage. Le DSM IV ajoute aussi que le trouble de la personnalité est source d'une "altération du fonctionnement". Il s'agit "du fonctionnement social, professionnel ou d'autres domaines importants." Se diffuse, en particulier, dans les médias une appellation d'apparence nouvelle "le pervers narcissique". Concept qui n'apporte pas de progrès dans nos connaissances mais associe à la personnalité dite narcissique des traits de caractère et des comportements décrits par les anciens auteurs dans l'évocation de la personnalité perverse (au sens moral). Ces personnalités manipuleraient de nombreuses victimes occasionnant des souffrances et des ouvrages invitent ces victimes à reconnaître le profil de ces auteurs sournois de maltraitance. On avait depuis longtemps évoqué les relations sadomasochistes de certains couples. Jean-Pierre Lebrun (265) remarque le succès des ouvrages se référant au "harcèlement moral" à la "banalisation de l'injustice sociale" ou de manière plus abrupte à la "souffrance en France". Le même auteur donne des exemples des effets pervers d'une tendance à la judiciarisation de la vie collective. Philippe Muray se gaussait du développement de ce qu'il nommait "l'envie du pénal". Plus dramatiquement s'agissant de suicides, certains sont maintenant considérés comme des accidents du travail et reliés à une sociogenèse, le "climat social" d'une entreprise. Après Auschwitz,

[1] Note : Illustrant aussi la rage narcissique mais sans son aspect chronique, un fait divers récent et évocateur par sa fréquence. Celui du "regard" qui paraît être à l'origine, dans la région de Grenoble, du massacre de deux jeunes gens de confession musulmane (et d'origine semble-t-il subsaharienne) par une bande où un ou deux protagonistes seraient de très jeunes militaires dont les parents seraient d'origine algérienne. Les journaux évoquent des "nazillons", terme inadéquat et qui montre la pauvreté de la boite à outils conceptuels, ici rhétorique, des commentateurs.

nous devons évoquer avec mesure nos souffrances et nous n'avons pas pour le faire la légitimité d'un Victor Frankel qui insistait sur l'importance de la dimension spirituelle de l'existence. Nous ne sommes pas dans les conditions externes qui ont été celles qu'a connu ce rescapé des camps de la mort et il nous reste le plus souvent à intégrer cette souffrance dans notre vie, s'agissant d'une souffrance ordinaire et non pathologique. Certes, nous aspirons au bien être et au moins à un sentiment plus ou moins durable de plénitude. Mais on ne peut transformer les psychiatres en spécialiste de la souffrance sans prendre le risque de les confondre avec d'illusoires coachs de la recherche du bonheur. La souffrance psychique nous renvoie aux passions, thème qui paraît aujourd'hui peu utilisé. Et en particulier comme l'écrit Ricœur au "se faire souffrir soi-même". Il est plus satisfaisant de se donner, comme en médecine, comme objectif de traiter toutes les douleurs (algies y compris psychalgie) que de prétendre que l'objectif de la psychiatrie est de traiter toutes les souffrances (une psychiatrie "citoyenne" je suppose). Dans son exposé en 1992 devant un congrès de psychiatres, Ricœur oppose souffrance et douleur. Il n'empêche qu'il existe des psychalgies et l'hypocondrie et que l'habitude est de donner le nom de douleur morale à l'hyperthymie douloureuse du mélancolique cette "tristesse intense, constante, et indépendante des événements extérieurs" selon le Dictionnaire Porot. Toute souffrance n'est pas pathologique. Le chagrin lié à un malheur comme le deuil n'est pas la mélancolie. Il y a un risque de médicaliser les émotions et les sentiments. Par ailleurs, notre époque hédoniste et marquée par la fréquence des addictions n'a pas la profondeur philosophique de l'épicurisme qui fait écrire au penseur, selon Jackie Pigeaud "là où se trouve le plaisir, pour *autant de temps qu'il s'y trouve*, il n'y a ni douleur, ni chagrin, ni les deux à la fois" (352).

3) Un effort toujours nécessaire de clarification

En dépit de l'effort magistral d'un Jaspers (222) auteur d'une monumentale psychopathologie générale, le terme reste trop polysémique. D'autant que ce flou, cette imprécision, peut être entretenue en fonction d'intérêts catégoriels, d'un marché à partager. Si pour Henri Pieron (351) elle constitue "une partie de la psychiatrie", pour Serban Ionescu, elle est un champ sous disciplinaire de la psychologie (212). En fait elle appartient aux deux domaines, à la psychologie et à la psychiatrie. L'ouvrage de Freud paru sous le titre de psychopathologie de la vie quotidienne traite des ratages de la vie mentale qui surviennent chez des sujets normaux et manifestent la présence de l'inconscient chez tout un chacun. Mais il s'agit d'une psychologie ou d'une psychanalyse de la vie quotidienne comme le confirme son sous-titre "sur l'oubli, le lapsus, le geste manqué, la superstition et l'erreur" et non d'une véritable psychopathologie. Il ne s'agit pas là de psychopathologie au sens scientifique et qui se réfère aux mécanismes psychologiques pathologiques des maladies mentales et des troubles de la personnalité. Y a-t-il une psychopathologie du rêve ?

La psychopathologie repose avant tout sur la compréhension et les relations d'implication plus que sur la causalité au sens de déterminisme linéaire. Un ouvrage qui s'intitule "Psychopathologie et neurosciences" et qui traite de neurobiologie de la stimulation cérébrale profonde dans les maladies mentales, des perspectives génomiques, des corrélations anatomo-fonctionnelles avec les symptômes mentaux, aurait du plutôt avoir pour titre neuropsychopathologie. Cette confusion entre comprendre et expliquer, entre psychopathologie et neuropsychopathologie se retrouve dans des ouvrages récents. En particulier l'ouvrage de Michel Delbrouck (99 bis) intitulé "Psychopathologie" déconcerte pas son aspect patchwork. Ainsi, on trouve à la même rubrique, "troubles factices et autres syndromes", les pathomimies et le syndrome de Peter Pan ; ainsi que le syndrome de Stockholm, ensemble de comportements dont la psychosociogenèse est évidente avec le syndrome de Gilles de la Tourette, et même le syndrome organopsychique (intitulé psycho-organique mais se référant aux effets de la prise de solvants). Pour ces deux derniers l'organogénèse est indubitable et ils relèvent de la neuropsychiatrie. Assez curieusement la pédophilie n'est pas évoquée que dans le chapitre consacré aux paraphilies. Elle se retrouve dans celui consacré aux troubles du contrôle des impulsions, entre les troubles alimentaires et l'onychophagie ! Bizarrement, la maladie de la Peyronnie (trouble mécanique où l'auteur de l'ouvrage évoque la perte d'élasticité des corps caverneux en raison des dépôts de calcium), cette maladie, se trouve côtoyer dans le même sous chapitre les "troubles du désir" et les pathologies sexuelles. D'une manière assez saugrenue sont cités, dans le chapitre des troubles de l'attention de l'adulte avec au sans hyperactivité, les exemples d'Albert Einstein et de Winston Churchill. Il est vrai que La Bruyère, dans son analyse du distrait, ne bénéficiait pas des recherches modernes en imagerie cérébrale. Ce sont des personnes, nous dit l'auteur, qui ont pour caractéristique une difficulté à se mettre à la tâche et au maintien d'un éveil actif ainsi que qu'une mémoire à court terme, hélas défaillante. Il nous reste à imaginer ce qu'aurait produit chez ces deux célébrités la prise de médicaments de type méthylphénidrate (ou atomoxétine). L'histoire de la 2ème guerre mondiale aurait-elle été changée ? La théorie physique unitaire enfin trouvée ? Plus sérieusement, les psychopathologies ont un grand avenir. Qu'il s'agisse de celle inspirée par la psychanalyse et qui est la plus élaborée, ou du modèle cognitivo-comportemental ou du modèle systémique et interactionniste (et de la communication) ou enfin du modèle phénoménologique qui inscrit aussi une psychopathologie. De même qu'à Athènes il y avait, paraît-il, un autel dédié au dieu inconnu, nous pouvons évoquer les psychopathologies du futur d'autant qu'il n'existe pas actuellement de discipline intégrée. Mais ces questions seront évoquées ultérieurement, du moins s'agissant non du futur mais du présent et de la psychiatrie psychodynamique. Le *psychiatre* est ouvert à toutes les psychopathologies au sens que donne Hubertus Tellenbach (435) à cette ouverture "il est un caméléon méthodologique qui, au cours de l'examen, change de méthode comme le caméléon change de couleur". Il s'adapte à la problématique du patient qui n'est pas toujours perçue d'emblée. Tellenbach précise "quand il examine un patient, il (le psychiatre) utilise aussi bien la conception cartésienne des sciences de la nature que la conception compréhensive, la conception de la psychologie des profondeurs tout autant que les conceptions créées par les psychiatres anthropologues… C'est seulement de cette façon que peut naître la pluralité méthodique dont doit disposer le psychiatre". Ajoutons que reconnu caméléon par la méthodologie spécifique à ce médecin psychiatre, il est boiteux sur le plan de l'épistémologie post-cartésienne. Nous reviendrons sur ce sujet du *caméléon qui boite* qui aurait pu être le titre de cet essai. Il est capable aussi d'accommoder, par ailleurs, et peut quitter la psychopathologie pour la neuropsychopathologie si la nature du comportement du patient le justifie (par exemple des troubles des conduites liés à un début de maladie de Pick). C'est ce que nous verrons au chapitre suivant où la personnalité globale (terme de Paul Guiraud déjà cité), hybride, bifocale, implique la biologie et en particulier le cerveau mais aussi la corporéité. Elle implique en particulier l'assise neurobiologique et corporelle du Moi/conscience, condition de l'existence et du fonctionnement du système et "boucle étrange": Moi/ conscience ↔ monde. Condition à ne pas confondre avec cause.

Retenons l'intérêt de croiser les deux piliers, le pilier philosophique et le pilier psychopathologique. C'est à cette démarche que nous invite Ricœur (déjà cité) dans son exposé sur la souffrance psychologique où il paraît regretter le fait d'avoir abandonné la réflexion sur les passions comme c'était le cas "chez les anciens, chez les médiévaux et les classiques (on songe ici à Descartes et à Spinoza)". Il poursuit "c'est pourquoi une lecture croisée des passions, où psychiatres et phénoménologues mettraient en commun leurs lumières, serait peut-être susceptible de redonner vie au sujet. "Le terrorisme idéologique et religieux qui est redevenu actuel pourrait en être l'occasion. Mais, en dehors de penseurs isolés comme René Girard et du thème de la violence mimétique, l'époque ne semble pas s'intéresser non plus aux passions collectives, religieuses, ethniques, politiques, pourtant productrice d'événements dramatiques. Nous avons évoqué l'oubli de l'idéalisme passionné entre autres.

C. Le pilier biologique et médical

> *"Les neurosciences doivent poursuivre activement la conception et la vérification de leurs hypothèses afin d'éclairer **tout** [1] le champ qui se laisse appréhender et spécifier grâce à la rationalité scientifique : C'est dans cette perspective, mais en acceptant qu'il puisse y avoir des limites, que l'apport des neurosciences est essentiel à une compréhension profonde de ce que nous sommes et de la façon dont nous fonctionnons".*
>
> Pierre Karli

Le troisième pied est donc celui du pilier biologique et en particulier neurobiologique et corporel. Nous commencerons par l'évocation traditionnelle du *lien entre psychiatrie et médecine somatique*, puis celui plus spécifique de *psychiatrie et cerveau.* Nous traiterons ensuite des *métafonctions du cerveau* puis du thème *penser* et être-soi.

La psychiatrie se trouve au centre du débat pérenne, et non résolu compte-tenu de notre boite à outil conceptuel actuel, le fameux "mind body problem". Il nous faut considérer les liens privilégiés, réels, potentiels et virtuels de la psychiatrie et du cerveau. Mais, mis à part le cas de la neuropsychiatrie que nous avons évoqué, le cerveau qui intéresse le psychiatre est-il différent du cerveau du neurologue ? Existe-t-il un cerveau social et un cerveau anthropologique ? Le cerveau du neurologue est plus délimité et axé sur des fonctions plus instrumentales : les fonctions sensori-motrices, neuropsychologiques etc ... Mais en quoi le cerveau des sujets atteints de maladies mentales et troubles mentaux (de maladies de la personnalité et de troubles de la personnalité) sans lésion est-il différent de celui des sujets victimes de cette pathologie neuropsychiatrique et de celui des sujets normaux ?

La psychiatrie s'intéresse au cerveau comme condition de l'émergence de la conscience et du moi, ou plutôt du moi/conscience, de la personnalité psycho-sociale et charnelle. Condition et non, a priori, de manière générale, cause. La psychiatrie sans lésion en est encore au stade de la recherche de modèles s'inscrivant de manière originale dans le socle neurobiologique de la personnalité et dans le développement de ce dernier (fonctionnement d'un modèle neuro-psycho-développemental). Ainsi de l'autisme et de la théorie neuro-développementale alors qu'on n'a pas une vue assez approfondie de la construction normale du même cerveau dans sa complexité. Quoi qu'il en soit, c'est bien le cerveau vu sous l'angle de la complexité qui nous fascine et nous interroge. Avec à l'arrière plan les théories du chaos, celle des attracteurs, des systèmes etc... Complexité qui a été mise sous les feux de la recherche alors que jusqu'à présent, elle était la marque, comme la contingence, des limites de notre savoir et l'illustration de son impuissance. Heinz Pagels, physicien, exprime bien cette même complexité en différenciant les ordinateurs organisés séquentiellement et le cerveau qui a un fonctionnement en réseau. Pour ce scientifique, il existe dans le cerveau

[1] Note : Souligné par l'auteur.

$(2^{10})^{15}$ états cérébraux distincts possibles et "ce nombre est beaucoup plus important que le nombre estimé d'atomes dans notre univers et beaucoup plus grand que le nombre d'états dans un superordinateur". Il ajoute " c'est l'objet le plus complexe de l'univers". Il fait remarquer que les calculateurs sont soumis à des règles, à une syntaxe et que le cerveau seul possède la dimension sémantique". Selon Pagels, notre cerveau "renferme de 10^{11} à 10^{12} neurones et chacun d'eux est relié à d'autres par des synapses… notre cerveau renferme donc 10^{15} synapses et si l'on part du principe que chacune pourrait être prise dans au moins deux états (inhibition ou excitation) nous pourrions conclure qu'il existe $(2^{10})^{15}$ états cérébraux disponibles".

Comme le soulignait André Bourguignon (43) "le cerveau est un organe radicalement différent des autres". Dans tous les organes, on étudie les phénomènes physico-chimiques électriques et thermiques et on s'en tient là. Le réductionnisme méthodologique est celui de l'approche scientifique. Le cerveau qui appartient comme objet vivant au Monde I de Popper bénéficie aussi d'une approche physico-chimique et des conquêtes de la biologie moléculaire. Mais le cerveau ne s'en tient pas là et il est la condition de l'existence de phénomènes spécifiques, les propriétés psychiques qui nous mettent en relation avec nous mêmes, les autres, le monde et nous permettent d'agir, de penser, d'être-soi. Ces propriétés renvoient au Monde 2 de Popper, celui des vécus conscients et subconscients. Elles renvoient aussi au Monde 1, celui de l'extériorité des objets, mais aussi au Monde 3 de la culture et de la technique et au Monde 4 de l'intersubjectivité (que nous avons ajouté aux trois mondes de Popper). Ludwig Binswanger (26) cite Hönigswald qui fait remarquer que l'organisme humain dont s'occupe le médecin a la particularité de dire "je". Cette particularité justifie l'invention du médecin psychiatre. L'organisme d'un sujet dans le coma relève toujours des soins du médecin somaticien mais non du psychiatre. Le psychiatre de liaison, qui lui aussi se nomme "je", doit attendre que le sujet (qui a fait une tentative de suicide par toxique conduisant à la perte de conscience avérée) revienne à lui, revienne au "je" pour s'entretenir de je à je avec lui. D'où l'importance de l'écoute alors que le service médical va privilégier la vue : il y a un autre patient *à voir* est une des phrases les plus prononcées. Le modèle bifocal de la personnalité rend compte par le pôle de la personnalité psycho-sociale et charnelle de cette référence au "je", mais par sa référence aussi à l'assise neurobiologique, elle rend compte également de la confusion mentale ou de la clarté du champ de la conscience.

1) L'apport de la psychiatrie médicale

Dans ses "Etudes psychiatriques" et dans ses autres écrits, Henri Ey a su montrer l'appartenance historique et épistémologique de la psychiatrie à la médecine. Il a été terrassé brutalement par la maladie alors qu'il voulait couronner son œuvre par une histoire de la psychiatrie intégrée à l'histoire de la médecine.

Il rédigeait en juillet 1978, quelques semaines avant sa mort, la préface d'un petit opuscule : "défense et illustration de la psychiatrie", où il affirmait que la place de cette dernière était dans "l'orbite de la biologie et de la médecine". La chose est parfaitement claire s'agissant de la neuropsychiatrie qui étudie les neurophrénies. C'est la psychiatrie avec lésion, lésion au sens de la médecine du soma, celle-ci étant une altération qui se manifeste dans une partie quelconque de l'organisme et relève de l'étude de l'anatomie pathologique. La lésion peut être macroscopique ou microscopique (histologique). Distincte de l'affection, elle peut être cause ou elle peut être effet. La maladie d'Alzheimer a ses lésions cérébrales mais pas le syndrome de Lasthénie de Ferjol, nom d'une héroïne de Barbey d'Aurevilly qui provoquait par saignements une anémie. La première affection est une neurophrénie, la seconde une phrénopathie. Dans le vocabulaire de la psychologie d'Henri Pieron, les neurophrénies désignent toutes les altérations qui sont symptomatiques d'atteintes (impairments) du système nerveux central. Il faut élargir le champ étiologique des atteintes initiales qui peuvent aussi résulter des modifications biochimiques endocriniennes qui ont un retentissement sur le fonctionnement cérébral. Nous renvoyons aux traités de psychiatrie et de médecine. Il n'y a pas lieu de considérer le seul cerveau mais l'ensemble du corps (la corporéité entre dans la définition bifocale de la personnalité hybride). Ainsi, le Manuel de Guelfi et Rouillon indique que des affections endocriniennes peuvent s'accompagner de symptômes psychiatriques et de modifications du caractère : il arrive au psychiatre de réorienter vers un endocrinologue une maladie de Basedow qui n'avait pas été diagnostiquée. L'hyperthyroïdie a pu entretenir la nervosité, l'irritabilité, l'anxiété. Mais on a pu noter des états confusionnels et même des états maniaques accompagnés d'idées délirantes. On a vu, surtout dans le passé, l'impact de l'hypothyroïdie responsable de retard mental chez l'enfant. Chez l'adulte, on a utilisé le terme de psychoses myxœdémateuses se manifestant par des troubles dépressifs sévères, voir par des états confusionnels. De même, les pathologies des glandes surrénales (Cushing ou Addison) peuvent avoir des manifestations thymiques ou psychotiques. On a pu associer les atteintes parathyroïdiennes véritables (nous écartons la spasmophilie de Klotz et autres auteurs français) à des manifestations anxieuses voir dépressives. La pathologie hypophysaire a fait évoquer aussi l'anxiété et l'altération de l'humeur. On a noté une plus grande fréquence des états dépressifs chez les diabétiques etc etc…

Dans ce vaste domaine de la psychiatrie médicale (plus ou moins synonyme de neuropsychiatrie) il faut évoquer le grand chapitre des effets iatrogènes des médicaments (en dehors, ici, des psychotropes) à visée somatique. Il y a plus de soixante ans l'utilisation de dérivés de Rauwalfia serpentina (arbuste des Indes) pour traiter l'hypertension artérielle avait vu survenir de sévères états dépressifs. Parmi les nombreux alcaloïdes on a pu extraire la réserpine utilisée un temps comme neuroleptique puis abandonnée en raison de ses effets secondaires. Dans son manuel de psychiatre Ey (et collaborateurs) signalait de véritables toxicomanies aux médicaments corticoïdes et des effets iatrogènes de type états oniroïdes et troubles de l'humeur et du caractère.

La lecture du VIDAL révèle que de très nombreux médicaments peuvent avoir sur le plan psychique des effets iatrogènes dans un spectre très large, effet sédatif avec ralentissement y compris cognitif, agitation, insomnie, irritabilité, humeur dépressive, hypomanie, dépersonnalisation, hallucination, bouffée délirante, voire confusion mentale (comme la cimétédine). Comment expliquer la variabilité des effets depuis le simple trouble du caractère jusqu'aux symptômes de maladie mentale, généralement épisodique ? Il y a là un vaste champ de recherche mais qui n'intéresse probablement pas l'industrie du médicament psychotrope. Avec leurs outils plus sophistiqués les neurobiologistes devraient réussir à nous montrer des corrélations ce qui serait l'occasion de mieux définir les architectures mouvantes de la personnalité "biologique" entre le cristal et la fumée. De même s'agissant de l'effet des modifications du milieu intérieur (hormones, biochimie du sang) et de leurs effets sur le cerveau.

Nous ne ferons qu'évoquer les anomalies métaboliques comme celles de la porphyrie aigue intermittente. L'oligophrénie phénylcétonurique (liée au métabolisme d'un acide aminé) est, elle, dépistée à la naissance. Le concept d'étiologie est ici justifié alors qu'il n'est pas pertinent pour la psychiatrie "sans lésion". Bien que connaissant l'étiologie il nous reste à apprendre comment elle influence la physiopathologie des symptômes. Et pourtant des progrès importants de la connaissance de la personnalité biologique (analogon du moi/ conscience) résulteraient d'une avancée dans ce domaine alors que la recherche paraît se focaliser surtout sur la pathologie de la schizophrénie ou de la maladie maniaco-dépressive.

S'agissant des maladies organo-psychiques la documentation progresse (Alzheimer à début précoce ou tardif, démence vasculaire, maladie de Pick, atteinte par le VIH, état post anoxique, etc…). Mais il existe des syndromes neuropsychiatriques spécifiques comme le syndrome frontal (avec sa moria, ses erreurs de jugement, son manque d'empathie, etc…). Une atteinte du lobe temporal peut induire, elle, un comportement psychotique. Les démences fronto-temporales peuvent avoir des manifestations précoces en particulier de type désinhibition. La démence vasculaire se manifestant, particulièrement au début, par des troubles de l'humeur avec une certaine prise de conscience de sa propre dégradation, il n'est pas surprenant que le suicide y soit plus fréquent que dans la maladie d'Alzheimer débutante. La maladie de Parkinson s'accompagne d'un état dépressif franc dans 5 à 10 % des cas selon les auteurs.

Les complications psychotiques de maladies de système (collagénose) sont bien connues. Le sujet atteint de lupus érythémateux peut manifester ainsi des troubles thymiques et même une confusion mentale. Il importe bien entendu de distinguer ce type de causalité de simples co-morbidité. On peut regretter l'absence dans l'édition française de véritable traité de psychiatrie médicale. Koupernik (246) insistait sur le syndrome organique cérébral qui intéresse particulièrement la psychiatrie de liaison, à l'Hôpital général. On cite la chirurgie cardiaque et le "délire post-cardiotomique" qui associe anxiété, agitation, onirisme. Il peut comporter un thème délirant de type persécution. On peut regretter que se restreigne dans les nouveaux manuels de psychiatrie l'exposé sur les types de délirium (qu'il soit dû à une affection médicale générale, a une substance, à un sevrage, à une carence en vitamine, à un traumatisme crânien, etc…). La neuropsychiatrie (qui ne s'intéresse pas aux troubles mentaux les plus fréquents propres à une psychiatrie "non lésionnelle") ente cependant définitivement la psychiatrie sur le tronc de l'arbre de la médecine. De plus, dans la mesure où le psychiatre prescrit des psychotropes (relevant d'une psychopharmacologie) ou des traitements physiques (sismothérapie, stimulation magnétique, stimulation cérébrale profonde) il a une approche neuro-physio-pathologique ou l'accent est mis sur l'explication.

De même, la neuro-psycho-pathologie étudie le mécanisme physio-pathologiques des addictions aux substances. Le psychiatre est aussi neuro-psychiatre ce qui renvoie à notre concept de personnalité bifocale (avec deux pôles l'un axé sur l'expliquer, l'autre sur le comprendre). Toujours dans le cadre de la psychiatrie médicale et à côté d'une pathologie organo-psychique (la neuropsychiatrie) il y a une pathologie psycho-organique et psycho-fonctionnelle qui cherche ses assises scientifiques (après un premier développement connu sous la forme dite : médecine psycho-somatique). Elle a trouvé un modèle (il y en a d'autres) dans le cadre de la psycho-neuro-immunologie et de la psycho-patho-neuro-immunologie. Comme l'indique Robert Dantzer "l'existence d'interactions entre le système nerveux et le système immunitaire oblige à reconsidérer l'importance des influences somatiques sur le fonctionnement mental et donc la capacité de s'ajuster aux agressions psycho-sociales" (89 bis). Les cellules impliquées dans les réponses immunologiques communiquent entre elles et avec d'autres tissus par les médiateurs solubles que sont les cytokines. Mais ces cytokines "sont capables d'entraîner des modifications de l'humeur et de la cognition". Ces chercheurs étudient les relations entre système immunitaire et hormones et système nerveux central ainsi qu'avec le système nerveux autonome. Est ainsi étudié l'influence du stress sur le cerveau et sur les réponses immunitaires. Robert Dantzer cite une étude portant sur les macaques ou la séparation d'avec le groupe social est accompagnée "d'une diminution de la prolifération lymphocytaire en réponses à des mitogènes non spécifiques". De même, la séparation d'avec la mère et le changement de cage entraîne chez le jeune singe écureuil une diminution de la réponse immunitaire humorale. Si l'on procure des pairs au jeune écureuil séparé de sa mère on évite l'altération de la réponse humorale. La psycho-neuro-immunologie qui emprunte à la neuro-endocrinologie, à l'immunologie et aux neurosciences jette "ainsi les bases d'une psycho-somatique dite scientifique". Récemment, il était fait état de la flore intestinale et de son interaction avec le système immunitaire et sur la maturation de ce dernier. On a commencé à explorer l'axe bi-directionnel intestin/cerveau et le fait que des bactéries intestinales produisent des substances actives sur le cerveau. Ce n'est pas sans évoquer d'anciennes mises en cause de l'intestin. Décidément, les voies de l'influence sur le psychisme sont multiples.

La psychiatrie médicale est très liée dans cet aspect d'une pathologie psycho-organique à la biologie non du seul cerveau (et de l'individu) isolé mais aussi du corps entier et des interactions. Le modèle de personnalité bifocale que nous avons évoqué implique un foyer qui concerne non seulement le socle neurobiologique mais la corporéité. Ce modèle implique des interactions avec les autres, interactions qui ne s'inscrivent pas que dans la psyché et son histoire mais dont les traces figurent aussi dans le système nerveux central et autonome et dans le corps. Ce modèle est à l'opposé de l'individu isolé "figure étrangement construite en le déconnectant de toutes ses relations intersubjectives réelles, symboliques et imaginaires", modèle du mythe rationnel de l'occident critiqué par Jean-Claude Michea (313) et d'autres.

Ainsi, aussi bien la pathologie organo-psychique que la pathologie psycho-organique et fonctionnelle arriment la psychiatrie à la médecine de manière plus documentée actuellement que la psychiatrie "sans lésion", psychiatrie sans étiologie ponctuelle mais où on imagine de multiples facteurs, et ou les modifications corrélées des systèmes neuro-synaptiques restent en discussion comme la recherche d'indices indubitables.

Comment expliquer l'effet des médicaments psychotropes ? La psycho-pharmacologie a déjà accompli une œuvre considérable mais il lui reste une tache immense. Comment expliquer l'euphorie passagère du réveil, après une intervention chirurgicale, euphorie davantage constatée avec certains produits anesthésiques ? Cette élation chez un proche, d'une durée légèrement supérieure à une heure, s'est accompagnée d'une vive empathie pour les personnes présentes dans la salle de réveil. Ce qu'il a vécu, en étant conscient du caractère inhabituel de ce vécu, lui rappelait une expérience émotionnelle également passagère et de même type éprouvée après une séance de psychanalyse datée, expérience où il avait constaté aussi le même sentiment d'appartenance commune de proximité empathique avec les voyageurs du wagon de métro qu'il empruntait. Expérience passagère et dont les personnes présentes n'ont rien su… Elucider ces réalités est un vaste programme !

2) A la recherche des corrélations

Nous poursuivons en évoquant les liens entre psychiatrie et cerveau. Nous ne sommes pas très aidés par les manuels en langue française. Il n'existe pas d'ouvrage récent consacré à la psychiatrie biologique, de précis de neuropsychiatrie ou d'ouvrage de type "cerveau et psychiatrie". Par contre, on trouve un livre remarquable intitulé "cerveau et psychologie"

(207) avec comme sous-titre "introduction à l'imagerie cérébrale anatomique et fonctionnelle". Il consacre un chapitre à la conscience et un paragraphe aux bases neurales de celle-ci. Par contre, les bases neurobiologiques du Moi ne sont pas évoquées. Un psychiatre pourrait s'attendre à une avancée en consultant le livre d'un confrère comme "Brave new Brain" de Andreasen (6) mais il ne trouvera qu'une brève mention de la conscience et doit se contenter du terme de "dernière frontière" ce qui est peu consolant comme l'est la remarque sur la polysémie : "d'autres identifient la conscience avec l'âme, le soi, l'esprit" et même "la partie de l'esprit qui survit après la mort". Henri Ey avait pourtant écrit un ouvrage très documenté compte-tenu des connaissances de l'époque. L'auteur est pourtant très compétente et titrée, et la couverture de l'ouvrage nous informe qu'elle est l'auteur d'une dizaine d'ouvrages sur les bases neurologiques des maladies mentales et que, par ailleurs, elle a fait partie d'un groupe de travail en charge du développement du célèbre D.SM. IV.

Bien que les techniques d'imagerie cérébrale aient permis de visualiser certaines corrélations, le chapitre consacré aux systèmes fonctionnels identifiables (abusivement intitulé la carte de l'esprit) ne nous apporte guère plus (et parfois moins) qu'un classique ouvrage de neuropsychologie comme il en existe d'excellent en langue française comme celui du Professeur Gil.

Le langage est abordé dans l'esprit de la neuropsychologie mais sans rien qui évoque les particularités du langage et de la communication chez certains psychotiques. A quand une neurobiologie du mutisme ? La mémoire est abordée dans la même optique neuropsychologique. Rien sur la mémoire autobiographique et sur l'identité narrative. L'attention est abordée mais sans éclairage sur les mécanismes neurophysiologiques et neurophysiopathologiques sous jacents. Pas d'éclairage non plus sur l'étonnante épidémie chez l'enfant, aux U.S.A., de ces troubles dont le nombre de cas aurait augmenté de 600 % en 10 ans. Après une phrase prometteuse mais générale sur le thalamus qui "a un rôle énorme dans notre vie mentale" rien qui explique la fonction de filtre et d'orientation, les mécanismes du "gating". L'auteur nous laisse sur notre faim en nous assurant que la même structure nous aiderait à trouver "la signification des informations".

En fait, l'ouvrage cité de Gil (169) nous apporte beaucoup plus d'informations sur les corrélations entre mental et cerveau mais il ne s'agit pas ici de l'étude neurobiologique de la psychiatrie sans lésion mais de l'approche classique incluant la réflexion neuropsychiatrique. Ce qu'on peut reprocher à l'ouvrage d'Andreasen c'est de ne pas comporter de véritable réflexion sur l'organicité. S'agit-il d'une organicité lésionnelle ? Qu'en est-il d'une organicité non lésionnelle ? Structuration particulière ? neurochimie différente ? Existe-t-il une psychiatrie biologique validée par la preuve et qui ne soit pas l'extrapolation remise en cause cycliquement d'une psychopharmacologie déjà pourtant ancienne (1952) et qui est celle de médicaments dotés d'efficacité symptomatique indéniable (mais dont aucun n'est étiologique).

Pour en revenir à l'ouvrage concis et très documenté du Professeur Gil, le psychiatre est intéressé par le chapitre consacré au syndrome frontal et à ses caractéristiques comme la désinhibition. Dans le chapitre consacré aux noyaux gris centraux (ganglions de la base). Andreasen ne nous dit pas en quoi leur pathologie pourrait nous donner un éclairage sur les troubles de l'humeur, voir sur les épisodes délirants rapportés chez certains sujets porteurs de ces lésions. En effet, en dépit d'une riche moisson de faits anatomocliniques colligés, la neurospychiatrie ne nous apporte que très peu de lumière sur l'assise neurobiologique du Moi/conscience et donc sur la pathologie psychiatrique la plus fréquente (schizophrénies, maladie maniaco-dépressive, paranoïa, névroses, etc).

On pourrait prendre comme exemple la maladie de Huntington dont la prévalence est de 4 à 7 pour 100 000. Sur le plan neurobiologique, les progrès des connaissances ont été considérables et l'explication de la chorée a progressé. L'étiologie, le gène impliqué, a pu être localisé. La mutation caractérisée. Par contre, l'écart entre étiologie et clinique reste grand et la pathogénie des lésions encore ignorée alors que la physiopathologie des symptômes neurologiques (et non des symptômes psychiatriques présents dans cette maladie) a progressé. Dans cette maladie qui se révèle à l'âge moyen de la vie (comme le font certaines maladies mentales), le gène d'un chromosome code une protéine dont la fonction demeure inconnue. Dans cette affection héréditaire sur le mode autosomique prédominant, peuvent exister comme nous l'avons dit des syndromes psychiatriques. Contrairement aux manifestations neurologiques, la physiopathologie des symptômes psychiatriques reste actuellement inconnue. Les modifications anatomopathologiques touchent particulièrement les lobes frontaux et le noyau caudé avec une perte neuronale plus marquée au niveau frontal et accompagnée de gliose. Les symptômes dont les mécanismes restent donc à éclairer sont, comme c'est souvent le cas en neuropsychiatrie, polymorphes. Ils comportent des troubles de l'humeur, voir une bipolarité, des expériences délirantes, des syndromes schizophréniformes, une atteinte de l'attention, une atteinte cognitive dans les stades avancés, atteinte cognitive de sévérité variable. Pourquoi une telle diversité ? Nos ignorances doivent nous rendre modestes et éviter des extrapolations trop hasardeuses lorsqu'on s'interroge sur des maladies mentales sans lésion mais à la génétique bien plus complexe que celle de cette chorée. Voir la P.M.D., la schizophrénie par exemple.

Il y a un risque de confusion entre élément sémiologique (appartenant essentiellement à des syndromes différents) dont le mécanisme peut être de cause variable et entité nosologique. Ainsi, s'agissant de la perte d'auto-activation psychique liée à des lésions des noyaux gris centraux (lésions pallidales en particulier), les neurologues empruntent, au champ sémantique psychiatrique du concept de schizophrénie, le terme d'athymhormie qui associe plusieurs symptômes. Pour Gil "l'apathie, l'aboulie, la perte d'auto-activation et l'athymhormie réalisent très probablement un seul et même syndrome mental". Or, l'athymhormie est le terme proposé par Guiraud, dans son ouvrage de psychiatrie clinique daté de 1956 (185) pour caractériser une forme juvénile et grave de schizophrénie à savoir l'hébéphrénie. C'est ici qu'il faut se rappeler la distinction souvent ignorée entre syndrome et maladie et plus encore entre symptôme et signe. Un signe est lié à un jugement de l'observateur clinicien sur un ensemble de symptômes présents ou absents.

Nous en sommes toujours à des connaissances très intéressantes mais fragmentaires et ne permettant pas de modéliser les différentes pathologies mentales. Nous en sommes comme à l'époque où Guiraud (184) publiait sa psychiatrie générale (en 1950) à des catalogues de "curiosités" certes passionnantes mais d'une corrélation trop lâche, trop imprécise s'agissant des bases neurosynaptiques de la (psycho)physiopathologie des symptômes. Ainsi, les corrélations entre les lésions des noyaux gris centraux et les états dépressifs voir bipolaires, les paroxysmes anxieux, les expériences hallucinatoires et délirantes pourtant authentiques.

S'agissant des émotions, on semble plus précis et on a évoqué le système limbique (auquel Gil ajoute le rôle probable du cervelet dans la vie affective et la régulation émotionnelle tandis que Andreasen cantonne cet organe, sur le plan psychologique, à des processus de cognition). Ce dernier auteur s'étend sur les troubles anxieux et développe une recherche sur la peur, en particulier le conditionnement à la peur et les corrélations au cortex, au thalamus, à l'amygdale, à l'hippocampe etc. Mais comment extrapoler à partir de la peur chez l'animal pour comprendre l'anxiété humaine alors que le propre de l'angoisse chez l'homme est de se différencier de la peur : on dit qu'elle est sans objet dans le monde de l'extériorité contrairement à la peur qui pour l'animal concerne son umwelt. Nous ne sommes pas éclairés sur l'explication des crises de panique. Par contre, ces recherches peuvent servir de support pour sélectionner des médications réduisant l'émotion, qu'elle soit celle de la peur ou celle différente de l'angoisse.

Contrairement à un certain impérialisme cognitiviste qui ramène tout à cette fonction, le Professeur Gil distingue clairement les processus émotionnels et les processus cognitifs même si, bien entendu, ils s'interpénètrent. Il consacre un chapitre aux émotions et de façon plus générale à la vie affective. L'émotion qui implique le corps et le psychisme (on se souvient des discussions de type qui a commencé le corps ou la psyché, l'œuf ou la poule) rend bien compte de la nécessité d'un modèle bifront, bifocal de la personnalité globale. Elle est un mouvement psychique et corporel (étymologiquement émotion est rattaché à mouvement). Nous avons évoqué la personnalité psychosociale et charnelle et son assise neurobiologique et corporelle, assise qui ne concerne pas que l'integron de la conscience mais aussi celui du Moi, ici inséparable l'un de l'autre. La référence est l'analogon neurobiologique du Moi/conscience qui lui-même appartient au métasystème en boucle : Moi/conscience↔monde. L'unité de la personnalité globale, hybride, bifocale se révèle à travers le vécu subjectif *et* les fonctions neurovégétatives, les modifications musculaires et vasculaires, les changements endocriniens. Oui, la personnalité globale a le caractère hybride de la chimère, mais c'est cette chimère qui est la garantie de la scientificité du modèle puisqu'il reflète les données de la réalité, réalité complexe, mais quand même réalité incontournable.

Pour Gil, le système limbique et paralimbique en liaison avec les structures corticales et la substance réticulée est prégnant dans les bases neurobiologiques de l'émotion. On retient en particulier l'amygdale, l'aire septale, l'hypothalamus (qui a été autrefois souvent cité par Paul Guiraud), le striatum ventral (avec le noyau acumbens), les aires corticales paralimbique (et notamment le gyrus cingulaire et le cortex orbito-frontal, l'insula). Andreassens rapporte de nombreux travaux sur le stress et son effet sur l'hippocampe. D'un grand intérêt pour la recherche le syndrome de Kluver Bucy ne s'illustre chez l'humain que par quelques rares cas, incomplets. Les étiologies organiques sont variées : lésion bitemporale après traumatisme, kystes arachnoïdiens bilatéraux etc. Gil évoque le syndrome réalisé chez le singe ayant subi une double lobectomie bitemporale intéressant amygdale, hippocampe antérieur et cortex. Il met en évidence la placidité, une hyper oralité (avec absorption même de substances non comestibles) une hypersexualité avec tentative de copuler avec tout congénère, quelque soit son sexe etc.

Ces observations passionnantes ne nous éclairent pas sur les comportements humains ordinaires, les conduites alimentaires, les conduites sexuelles. Par contre, les corrélations entre processus lésionnels impliquant l'hypothalamus avec hyperphagie et obésité peuvent rendre compte des prises de poids après l'utilisation de certains médicaments. Il y a aussi des lésions hypothalamiques qui impliquent hypophagie et amaigrissement. Elles ne nous donnent pas d'explication concernant une conduite comme celle de l'anorexie mentale.

Gil développe l'exposé des conduites agressives corrélées à des lésions neurologiques. Il évoque aussi l'agitation et l'agressivité liées à l'usage d'alcool, de certaines drogues, de substances médicamenteuses. Il cite aussi comme étiologie l'hypoglycémie, la méningo-encéphalite, les syndromes démentiels (en particulier les démences fronto-temporales et les démences vasculaires), les lésions frontales et temporales des traumatismes crâniens, etc. L'épilepsie (en dehors de l'épilepsie temporale bilatérale) n'est plus aussi souvent invoquée qu'autrefois. La majorité de ces comportements agressifs liés à une lésion sont en rupture avec le comportement antérieur, rupture qui ne s'explique pas par un déterminisme psychologique dans un raisonnement circulaire où le caractère explique le caractère.

Ce sont de nouveaux comportements, de nouveaux traits de caractère. Le caractère qui est notre manière habituelle d'être et de réagir apparaît bien comme une superstructure synchronique de la personnalité psychosociale et charnelle. Pour rendre compte de la nature nouvelle et inhabituelle du comportement il faut faire appel à l'infrastructure de la personnalité et dans le cas présent une des infrastructures, celle basale de l'assise neurobiologique de la personnalité globale. Il faut faire appel aux modifications lésionnelles qui impactent l'analogon neurosynaptique du Moi. Le modèle de la personnalité globale rend compte de ces troubles du caractère et des conduites qui relèvent des neurophrénies alors que les troubles habituels sont de nature phrénopathique (avec une psychogénèse au premier plan).

On remarque la multiplicité des étiologies possibles de ces atteintes neurophréniques ce qui rend justifié dans la formation du futur psychiatre une initiation au savoir neuropsychiatrique même si dans son parcours professionnel il ne rencontrera que très rarement ces cas. Mais c'est aussi le cas en médecine où il est impératif de faire le diagnostic de diabète de type 1 chez l'enfant même si un médecin généraliste ne verra qu'un ou deux cas débutant au cours de sa carrière. Il en est de même s'agissant du psychiatre expert en matière pénale près des Tribunaux. Par contre, ce même praticien rencontrera de nombreuses fois des conduites dissociales qui n'ont pas de corrélation avec le S.N.C. Mais ce profil psychologique appartient-il à la nosologie psychiatrique ou à la description psycho-socio-criminologique de conduites déviantes ?

3) A la recherche d'une psychiatrie biologique

S'agissant des troubles de l'humeur, on aurait décrit une manie secondaire qu'on oppose à la maladie bipolaire classique (où la participation génétique est complexe mais établie). Elle serait corrélée à des lésions corticales préférentiellement au niveau du cortex orbito-frontal et baso-temporal. Toutes ces données n'ont pas suffi pour établir un modèle neurobiologique cohérent de la maladie maniaco-dépressive. On a abandonné, semble-t-il, la pathogénie linéaire du type modification de neuromédiateur = maladie. Ces hypothèses reposaient sur l'interprétation sommaire de l'effet biochimique de médicaments thymoanaleptiques. Actuellement, on met en avant un ensemble de variations biochimiques qui ne permet pas de construire un modèle. Et aussi des variations organisationnelles.

Il n'existe pas actuellement de marqueur biologique irréfutable. Les modifications neurochimiques sont des chainons intermédiaires d'une dysrégulation d'un thymostat hypothétique. On a cru au cours de la décennie 1980 disposer d'un indice biologique : le DST (Dexamethasone Suppression Test). Il aurait même, murmure-t-on, failli un temps être retenu par les auteurs du D.S.M. Il a fallu désenchanter ; il s'est révélé non spécifique. On a incriminé à propos de l'humeur (dépression) la sérotonine, puis les systèmes endorphiniques, la chronobiologie, la neurogénèse au niveau de l'hippocampe (freinage de facteur comme la BDNF etc). La psychiatrie biologique est trop réduite à être le cimetière des hypothèses résultant d'extrapolation insuffisamment vérifiées de la psychopharmacologie. A l'heure actuelle, comme nous l'avons indiqué, il n'y a pas de modèle probant rendant compte de la mélancolie ou de la manie et encore moins un modèle probant et intégré rendant compte du basculement maniaco↔dépressif. La recherche de facteurs génétiques complexes se poursuit s'agissant aussi de la schizophrénie. On a bien noté que la neuropsychologie ou plutôt la neuro-physio-psycho-pathologie a pu établir des corrélations avec le système nerveux mais il s'agit surtout de manifestation de l'humeur, de l'anxiété, de troubles des conduites, voir d'expériences délirantes et de troubles confusionnels. Par contre, pas de série de cas montrant des corrélations s'agissant de la paranoïa, de la pathologie limite authentique, de la schizophrénie, des névroses. De ce que l'on peut considérer comme des phrénopathies et dont certaines peuvent être considérées comme des diathèses. Quelles sont donc les anomalies cérébrales que l'on pourrait retenir s'agissant de la psychiatrie sans lésion ? Anomalie de structure, d'architecture, perte de dendrite etc ? Modification de l'expression d'un ensemble de gènes ? Il faut sans doute attendre le développement d'une véritable psychiatrie biologique plus crédible que la simple extrapolation des recherches menées en laboratoire, laboratoires des firmes productrices de psychotrope. Souhaitons qu'une recherche désintéressée et à large spectre soit financée… et payante. La découverte de médicaments efficaces s'est faite les premières années par des rencontres résultant souvent de méprise et du hasard et non d'avancée scientifique des connaissances. La thérapeutique psychiatrique efficace a débuté de manière très empirique par les thérapies dites de choc, la cure de Sakel, la sismothérapie en particulier. Elle a connu incontestablement un cours nouveau avec l'apparition des médicaments psychotropes (1952) et la psychopharmacologie. Comme l'écrit Jean-Noël Missa (317 bis) : "l'explication scientifique des maladies mentales avance avec lenteur. Les progrès réalisés en biologie moléculaire et en neuroscience cognitive devraient un jour porter leurs fruits. En attendant, la psychiatrie semble encore condamnée à maintenir pour un temps la stratégie qui a été la sienne tout au long du XXème siècle : l'empirisme thérapeutique". L'auteur nous indique qu'un des grands novateurs en matière de neuroleptiques Paul Jansen (inventeur de l'Haldol) confiait en 2002 "en fait, on en sait encore trop peu sur les bases cérébrales des maladies mentales". Et cependant il faut reconnaître que les médicaments découverts après les années 1950 ont bien caractérisé ce que Jean Thuillier (439) nomme "les 10 ans qui ont changé la folie". Comme l'écrit le même auteur (qui a été mêlé à cette révolution) dans son ouvrage le dictionnaire de la folie "depuis quarante ans, l'utilisation systématique des neuroleptiques a transformé les conditions de vie, mais aussi l'hospitalisation des délirants chroniques, en rendant possible des traitements qui permettent à ces malades de sortir de l'univers concentrationnaire de l'asile". Mais s'agissant du traitement de la mélancolie, le résultat a été au moins aussi spectaculaire. Cette psychopharmacologie qui a connu un développement explosif paraît se répéter et ne plus innover de manière flagrante. Il faut sans doute attendre un développement des connaissances sur la physiopathologie des symptômes et la biologie des maladies de la personnalité. Il serait tentant d'élaborer deux modèles, un rendant compte de la psychiatrie lésionnelle (neuropsychiatrie) l'autre des syndromes de la psychiatrie non lésionnelle. L'un privilégiant la causalité ascendante (le modèle appliqué à la maladie mentale neuropsychiatrique), l'autre la causalité descendante (le modèle appliqué aux phrénopathies). Le moi/conscience à chaque instant est corrélé à l'analogon neurosynaptique liée à des structures propres mais aussi à la rencontre entre causalité ascendante et descendante. Structure et processus sont associés chez le sujet éveillé ou faisant l'expérience du rêve (structure comme assise neurobiologique du moi et processus comme noyau dynamique du recrutement neuronal du moi/conscience). Entre le cristal et la fumée pour emprunter au titre du livre de Henri Atlan sans être fidèle à ce dernier. Sans être le cristal mais qui se rapprocherait de structures neuro-synaptiques privilégiées, on évoquerait l'assise neurobiologique diachronique de la personnalité, l'analogon neuro-synaptique et diachronique du Moi, les traces, les empreintes neuronales qui sont liées à son fonctionnement en tant qu'auto-organisation et qui aussi ont servi à son développement (et bien entendu continuent à assurer sa maintenance). S'agissant des lésions locales (corrélées à des symptômes psychiatriques) de la neuropsychiatrie on pourrait tenter, proche du cristal, la métaphore du hardware, l'atteinte partielle organique et lésionnelle des structures évoquées. S'agissant de la psychiatrie sans lésion, on évoquerait la fumée et la métaphore du Software en ciblant son fonctionnement synchronique, hic et nunc, de moi/conscience. Flux de la conscience lié aux activations fluctuantes de recrutement neuronal qui caractérise le noyau dynamique, à chaque instant de l'éveil ou du rêve. On a déjà évoqué l'approche de la complexité du Moi/conscience par Edelman et Tononi (139) avec l'importance donnée au ré-entrées. Tout en retenant l'importance des troubles de la vigilance et de la conscience, de la confusion mentale, du délirium de la neuropsychiatre notre conception du moi/conscience récuse, s'agissant de la psychiatrie sans lésion, la distinction faite par Henri Ey de maladie de la conscience (déstructuration) et de maladies du moi. Nous citons l'ouvrage de Edelman : "il nous est presque impossible, en tant qu'être humains, d'en revenir à un état de conscience qui serait entièrement libéré du moi ou même de parvenir à le contempler". Ce modèle diachronique et synchronique du Moi/conscience (et du méta système Moi/conscience ↔ monde) est sensible à la situation (au contexte, à la peristase) et peut entrer en résonnance avec des failles dans l'histoire de sa propre construction, de son propre développement, failles éveillées ou réveillées par la situation. Ce second modèle, plus encore que celui appliqué à la neuropsychiatrie nous éloignerait du modèle de maladie élaboré par la médecine somatique. Il serait propre à la psychiatrie sans lésion. Ce modèle s'est construit dans l'ontogénèse (hominisation) mais particulièrement et spécifiquement dans l'épigénèse (humanisation, Bildung), épigénèse, entendue au sens large, au sens aussi relationnel, interactionnel, intersubjectif. La dimension historique de la personnalité n'est pas un simple ajout, elle est aussi stucturante.

Il s'ensuit que le terme d'étiologie ne convient pas dans les phrénopathies ou la causalité est complexe, systémique. Il nous faut toujours passer ou repasser par le Moi, la manière dont il s'est construit, dont il fonctionne. L'approche psychodynamique ne sera jamais obsolète quelque soient les progrès de la neurobiologie. On évoque volontiers la vulnérabilité de nos jours mais sans lui donner le cadre reflétant la complexité incontournable. Le modèle bifocal, hybride de la personnalité globale est compatible avec cette complexité. S'agissant des médicaments psychotropes symptomatiques (et non étiologiques) actuellement connus peut-être provoquent-ils un déséquilibre dans l'assise neurobiologique du Moi qui en corrige un autre dans un processus ago-antagoniste systémique ? Quelles surprises nous réservent le développement futur des connaissances de cette complexité, terme devenu d'actualité par les soins d'un collège invisible ? Peut-être favorisent-ils une plasticité positive alors que la maladie mentale (phrénopathie) favorise par sa créativité une plasticité négative ? A travers les études des corrélations entre la thymie et le cerveau, on note de timides avancées qui s'éloignent du modèle longtemps dominant et linéaire de la fente synaptique. Jean Didier Vincent (457 bis) met l'accent sur la morphométrie fonctionnelle "réduction de la taille des neurones, hyperplasie gliale, démyélinisation, perte axonale, signes de nécrose cellulaire" et sur le fait que "les principales recherches s'orientent aujourd'hui sur le rôle de la plasticité a long terme dans la régulation et la stabilisation des fluctuations de l'humeur". L'auteur invoque des processus opposants qui "mettent en jeu des phénomènes de plasticité cellulaire". Ces phénomènes rendent compte du délai d'installation, de l'inertie. Mais la réponse à la question de savoir quels sont les mécanismes nerveux à l'œuvre dans les processus opposants n'est pas aujourd'hui univoque. Nous citons J.D. Vincent : D'une part le système des opiacées peut en rendre compte. "Lors de la stimulation répétée et prolongée, la libération des endorphines s'épuise et leurs récepteurs se désensibilisent (l'amplitude de leur réponse diminue). Mais d'autre part, l'activation soutenue de la voie dopaminergique sollicite dans le même temps l'intervention d'une boucle de rétroaction négative formée de neurones à GABA (acide gamma-amino-butyrique, neurotransmetteur inhibiteur) qui freinent et bloquent en retour l'emballement des neurones à dopamine". Des recherches prometteuses mais qui n'ont pas atteint un seuil attestant d'un acquis indubitable. Le chemin de la psychiatrie biologique sera long, mais il est obligé.

4) Méta-psycho-physiologie et cerveau

"Bien sûr, on doit pouvoir se représenter l'organisme dans un système spatio-temporel physique, mais on ne peut l'en déduire, l'en faire découler. Des maisons et des ponts doivent être physiquement possibles sinon ils n'existeraient pas, mais la physique n'est pas en état de déduire leur existence de ses seuls principes. Le plan qui les amène à la réalité appartient au monde macroscopique comme toute expérience humaine, telle que la perception, la pensée et l'action".

Erwin Straus
Du Sens des sens (429)

"Le cerveau – est plus vaste que le Ciel
Car – posez – les côte à côte –
Le premier contiendra l'autre,
Facilement – et vous – aussi –
………………………………………
Le cerveau a juste le poids de Dieu –
Car – Pesez les – à un gramme près –
Et ils diffèreront – s'ils diffèrent –
Comme le fait la syllabe du son –

Emily Dickinson (1830-1886)
Poésies complètes (traduction par Françoise Delphy)
Citée par Edelman Gérald (Plus vaste que le Ciel)[1]

Nous abordons un chapitre difficile que l'on pourrait (en s'inspirant modestement de la démarche freudienne qui a pu élargir la psychologie à la métapsychologie) intituler réflexion sur la méta-psycho-physiologie. Nous allons aborder les méta-fonctions du cerveau : le cerveau imitateur, le cerveau simulateur, le cerveau émulateur, le cerveau penseur, le cerveau dispositionnel et pathique, le cerveau et la fonction de gouvernance, la fonction anthropique et le cerveau. C'est ce cerveau qui intéresse le psychiatre et qui concerne la psychiatrie. Ceci nous oblige à déborder la neuropsychologie que nous avons évoquée et la neuropsychiatrie. Cette méta-neuro-psychologie (et méta neuro psychopathologie) peut nous aider à cerner l'originalité des maladies et troubles de la personnalité, celles qui sont concernées par la psychiatrie sans lésion. Nous négligerons volontairement le système sensori-moteur, celui qui est au premier plan des préoccupations des neurologues. Il est plaisant de remarquer la polysémie du concept de relation. Pour les neurologues au sens strict (en écartant la neuropsychiatrie), le système nerveux central est celui "de la vie de relation". Mais il s'agit ici de la relation instrumentale et corporelle avec la niche environnementale et cela vaut aussi pour l'animal et son umwelt. Comme l'écrit Henri Laborit "cet arc sensori-moteur permet d'ajuster l'environnement à l'équilibre homéostatique interne en *agissant*[2], sur cet environnement". Pour le psychiatre, la relation ne relève pas de la vie de relation mais de

[1] Note : Odile Jacob 2004.
[2] Note : souligné par l'auteur.

l'intersubjectivité, de la relation entre les personnes. Et aussi au Monde au-delà de l'umwelt, de la péristase. Nous avons évoqué le système Moi/conscience ↔ Monde. Pour le psychiatre, l'homme est un individu qui a un organisme (il a un corps au sens de Körper et il est un corps au sens de Leib) qui dit *je* et a un *Monde*, un je qui n'est pas sans *penser* et *être-soi*. Comment le cerveau, condition de la vie mentale, de la subjectivité, aide-t-il à accomplir ces singularités si étonnantes que les peuples en ont donné d'abord des explications mythiques et religieuses ? Ces singularités sont-elles rendues obsolètes par le développement récent de la neurobiologie et la "naturalisation" du psychisme réduit à n'être qu'une manipulation de biologie moléculaire ? Comme nous l'avons déjà indiqué et contrairement à un courant psychiatrique bien représenté dans l'édition et les médias nous ne pensons pas que la neurobiologie moléculaire (qui a apporté et doit apporter dans l'avenir des connaissances et des éclairages) est un paradigme qui, par sa nouveauté, invaliderait la psychiatrie dynamique. L'approfondissement des deux approches doit se poursuivre avec l'avantage d'obliger chacune à une plus grande rigueur, une plus grande cohérence et pourquoi pas une plus grande ambition dans l'élaboration d'une psychiatrie globale qui tienne compte de la complexité, en particulier de la complexité de la personnalité hybride, bifocale. Le concept d'organisme renvoie au corps (Körper) objet du monde 1 de Popper. C'est lui que répare le chirurgien qui opère une victime d'une fracture bifocale du tibia. Le corps vécu, la chair, Leib, appartient au monde 2 de Popper mais aussi au monde 4 (intersubjectif). Il appartient aussi au monde de la culture (monde 3). Le corps est un objet doté de subjectivité et ce double statut n'est pas sans rendre compte d'une ambivalence normale et d'un imaginaire vécu y compris dans le domaine de l'illusion voir de l'hypochondrie. Le je appartient au monde 2 de Popper, celui de la subjectivité, mais aussi au monde 4, celui de l'intersubjectivité. Il participe au monde 3 et au monde 1. Le je fait référence au langage et au Moi, au penser et à l'être-soi, au for intérieur, à l'expérience phénoménale (qu'est-ce que cela fait d'être...). Marcel Conche, dans un de ses derniers ouvrages intitulé Métaphysique, écrit "un monde est une totalité centrée autour d'un for intérieur (que ce soit conscience, âme ou esprit etc) par rapport auquel les événements ont du sens". Le Moi du rêve pris dans ses scénarios ne peut marquer d'arrêt pour s'interroger sur le sens des événements en flux et qui relèvent plutôt d'une réalité de premier ordre. Le Moi qui rêve, au réveil, peut prendre le temps de s'interroger sur le sens du rêve, l'interpréter, en faire une réalité de deuxième ordre. Les succédanés du Moi sont nombreux : de la conscience à l'identité (comme l'identité narrative, l'agent central acteur et administrateur voire auteur éprouvant le sentiment d'agentivité, le self-monitoring etc). S'agissant du cerveau, la référence passe du Monde 2 au Monde 1 avec un concept comme celui d'état central fluctuant (selon J.D. Vincent). Le cerveau étant la condition du penser et de l'être-au-monde qui est aussi un être-du-monde il n'est pas surprenant que ses fonctions (et méta fonction) s'écartent de l'ordre essentiellement mécanique et chimique des autres organes (cœur, poumon, rein etc). On prête à Broussais[1] cette absurdité "le cerveau sécrète la pensée comme le foie la bile". Penser et être-soi n'est pas de l'ordre de la substance, n'a pas de poids, et ne rentre pas dans la classification de Mendeleïev. Nous allons énumérer quelques unes de ces métafonctions du cerveau qui le différencie des autres organes. Cerveau grand consommateur d'énergie nous rappelle Chris Frith (157) "le cerveau consomme environ 20% de l'énergie dépensée par l'organisme, même s'il ne représente que 2% du poids corporel".

a. Le cerveau imitateur et la conscience spéculaire

L'être vivant doté d'un cerveau a une représentation de son environnement, du milieu, de son entour. Le microcosme cérébral, neuro-synaptique, est corrélé à l'extériorité, au macrocosme qui, à travers les boucles interactives, a participé à la construction de l'architecture fine du cerveau, à sa structuration. Les gènes assurent eux une certaine invariance mais l'empreinte du monde extérieur est indispensable et on sait que dans le développement, il y a des seuils, des moments opportuns (au sens de Kairos) que le sujet en devenir ne doit pas manquer. L'organisme, par son cerveau, développe un isomorphisme dans sa représentation. La représentation est un modèle du monde construit par le cerveau. Ce modèle s'est construit après notre naissance par la perception et l'action. Comme l'indique Chris Fith (157) "ce que je sais du monde physique est compris dans un modèle créé par mon cerveau. Ce modèle est formé à partir de mes connaissances a priori et des indices fournis par mes sens". Le cerveau est un médiateur (médium) entre l'extériorité (le monde 1 de Popper) et le for intérieur (le monde 2 de Popper). Mais c'est un médiateur qui ne fait pas que transmettre, il transforme des stimulus physiques en vécu phénoménal, cette transformation respectant l'isomorphisme. Le cerveau, à travers ses structures microscopiques et inframicroscopiques (et aussi en tant qu'objet quantique vivant), est médiateur entre l'événement physique des stimulus (lumière, son, etc) et le vécu phénoménal qui relève aussi de la signification et des conséquences de cette dernière à travers la pensée, l'être-soi et l'action. C'est à travers l'épigénèse et entre autres les mécanismes d'expression des gènes et de stabilisation des synapses (J.P. Changeux) que va se créer l'isomorphisme. L'interaction en boucle participe à la structuration du SNC. L'instabilité initiale de la vie neuronale va se structurer à travers la fonction même dans ses premiers balbutiements. La fonction, grâce à la boucle, s'assure ultérieurement une plus grande fiabilité et efficacité. La flèche du temps fait que les interactions précoces (qu'il s'agisse de la vision ou du langage) doivent être assurées en respectant le kairos (le temps propice a, à distinguer du temps ordinaire, pour la pensée grecque). Le kairos

[1] Note : ou à Cabanis ?

épigénétique est la condition de la structuration adéquate du S.N.C. qui devient un microcosme incarné en liaison avec le macroscopique. On vit sans avoir conscience de ce miracle homothétique entre représentation et extériorité macroscopique. Une lésion avec sa conséquence comme une hémianopsie nous le révèle. Mais même un trouble fonctionnel réversible comme un équivalent visuel de migraine qui étonne, s'agissant de la première fois, l'automobiliste qui conduit en voyant danser les fils électriques et les maisons dans un hémichamp visuel. Un trouble fonctionnel a perturbé la synchronisation (transmission et transformation isomorphique) du cerveau entre extériorité et expérience subjective. Comme l'indique Chris Frith "nous pouvons conclure que mon esprit ne peut avoir connaissance du monde physique que si elle est, d'une manière ou d'une autre, représentée dans mon cerveau. Je ne peux connaître le monde qu'au travers de mon cerveau". Dans sa capacité imitative, le cerveau, le cortex, est découpé en territoires spécialisés dans les différentes catégories de signaux physiques qui pénètrent via les sens et les nerfs sensoriels. Ainsi que l'écrit J.P. Changeux (67) "l'essentiel a lieu à l'intérieur de la machine, au niveau du système nerveux central où l'information est transmise selon un code, analysée puis traitée". S'agissant de cette fonction de miroir vivant auto référent on ne s'étonnera pas, que sur le plan neurophysiologique, c'est l'étude de la fonction visuelle qui est la plus approfondie, la plus actuellement documentée. La scène qui sera vue est décomposée en forme, contenu, couleur, mouvement, information, qui vont être transmis dans des sites localisés. Ainsi note Chris Frith, on peut citer l'achromatopsie : "si l'aire de la couleur est altérée, alors le patient voit un monde vidé de ses couleurs". Je peux partager avec autrui la perception d'une scène de l'extériorité macroscopique grâce à l'isomorphisme et au fait que, selon Jacques Maritain, "la vérité de notre esprit consiste dans sa conformité à la chose". Il cite Saint Thomas et sa formulation "la vérité est en notre esprit en tant qu'il est adéquat à la réalité perçue". Nous accédons ensemble (nostréité) au monde 1 de Popper, monde des objets, monde de la réalité macroscopique, réalité de premier ordre. De même chez l'animal (et même chez un animal peu évolué comme la tique qui réagit à la présence d'un être à sang chaud et au stimulus de l'acide butyrique pour mieux tomber sur sa proie), il y a un découpage thématique de son umwelt qui respecte un certain isomorphisme. Nous avons cité ailleurs l'affordance, l'isomorphisme, qui assure adaptation et survie, ce dont rend compte les contraintes de l'évolution. Chris Frith évoque ce qu'il nomme le cerveau bayesien (en référence au mathématicien thomas Bayes), cerveau qui "ne se laisse pas tromper par les grands nombres et les événements rares". Il combine les observations de nos différents sens et "les observations douteuses sont ignorées, les observations plus importantes sont amplifiées" et dans un fonctionnement en boucle "mon cerveau ne se repose jamais de ces allers-retours entre prédiction et mise à jour". Il y aurait une approche statistique implicite dont nous ne sommes bien entendu non conscients. On a évoqué[1] un modèle probabiliste pour décrire le mode d'apprentissage de penser des bébés. Son cerveau pourrait associer des hypothèses sur le monde aux probabilités qu'il observe dans un fonctionnement façonné par l'évolution et l'expérience.

b. Le cerveau simulateur

A côté, à l'opposé, ou en complément de la fonction miroir, réfléchissante, imitatrice, que nous venons d'évoquer il y a, particulièrement chez l'être humain, une fonction simulatrice dans l'imaginaire, la mémorisation, la rêverie, le rêve et l'hallucination entre autres. Pour Jean-Paul Sartre (404), l'image, comme le langage, dédouble le monde et donne existence à l'absence. Pour lui, l'image est une activité et non une chose. Elle est "un acte qui vise dans sa corporéité un objet absent ou inexistant à travers un contenu physique ou psychique qui ne se donne pas en propre, mais au titre de "représentant" analogique de l'objet visé". L'image n'est pas une chose comme le serait une carte postale ou une photo "qui tapisserait la conscience". C'est un certain type de conscience qu'il nomme conscience imageante. L'imaginaire est celui de tout un chacun, il est aussi celui du scientifique, du poète du romancier, de l'artiste mais aussi du rêveur et du délirant. Elle s'oppose à la conscience spéculaire que nous avons évoquée précédemment. L'hallucination elle-même est une « réalité » *ajoutée* (pour utiliser un terme de référence au virtuel et utilisé par les nouvelles techniques cinématographiques). Comme l'écrit Nicolas Grimaldi le rêve se substitue à la réalité en nous introduisant dans un monde purement onirique (et atopique ajoutons nous) alors que l'hallucination est une *intrusion* qui prend place dans la réalité, s'y *ajoute*. A la différence de l'état de rêverie de l'état de la veille, état que nous cultivons et dont nous disposons, c'est le rêve qui parait disposer du moi du rêve (et de manière plus évidente encore du moi qui rêve). De même, le délire semble disposer du délirant. S'agissant du rêve, il y a eu longtemps une approche d'inspiration médicale qui voyait dans le rêve le reflet d'un dysfonctionnement du corps et du cerveau. Mais le rêve permet plutôt de comprendre le fait que l'être humain à la fois reflète et construit ce qu'il identifie comme la réalité. Le moi qui rêve construit le moi du rêve et le monde onirique. Le moi du rêve fonctionne en boucle avec son monde onirique. Mais cette boucle est intégrée à une boucle plus grande, le Moi qui rêve, et qui forme circuit avec l'ensemble Moi onirique (Moi du rêve) et monde onirique, comme le serpent Ouroboros. Le rêve échappe à l'approche de Fichte qui voulait construire une philosophie première qui assure l'accord de la conscience et du monde et sur le principe pas de moi pas de toi et pas de toi pas de moi. Chez le sujet éveillé, le Moi se pose

[1] Note : *Cerveau et Psycho,* revue n°42 novembre/décembre 2010.

comme limité par le non-Moi qui lui est extérieur. L'extériorité participe au formatage de la conscience et du Moi. Pour le Moi qui rêve il n'y a pas d'extériorité, de non Moi (pour le moi virtuel du rêve il y a une extériorité virtuelle). Comme le fait remarquer Erwin Straus c'est la corporéité que nous n'éprouvons pleinement qu'à l'état de veille qui nous révèle la « limitation de notre être-là dans le monde ». Il n'y a pas chez le rêveur « l'être-qui-s'oppose ». En supprimant l'extériorité, le monde physique macroscopique et ses stimulus, le mien ne peut plus se séparer du non-mien dans son rapport fondateur d'opposition qui passe par la corporéité plénière. Au rêve nous précise Straus manque la possibilité de distinguer la réalité de l'apparence. Le rêveur ne possède pas de conscience d'accès. Cette distinction n'existe qu'à l'état vigile sauf chez le délirant où elle semble aussi dysfonctionnelle. L'expérience de l'extériorité nous ouvre le monde et "nous insère dans son ordre". L'expérience de l'extériorité formate la capacité de simuler le réel. Selon Merleau Ponty le sujet éveillé n'est pas seulement dans le Monde, il habite le Monde. On peut ajouter il est *du* Monde. La suspension de l'extériorité entraîne la confusion entre réalité et apparence et renvoie aussi aux processus primaires opposés par Freud aux processus secondaires (attention, discernement, action contrôlée, référence au principe de réalité). Les processus primaires sont liés à des mécanismes de déplacements (une représentation, comme un train, peut en cacher une autre)[1]. Cette conscience simulatrice ne nous abandonne pas au réveil mais prend d'autres formes qui ont été longuement abordées par l'inventeur de la psychanalyse et le rénovateur du concept d'inconscient. C'est bien la conscience imageante et simulatrice qui est à l'origine de "l'autre scène" dont parle Legendre et que nous avons cité précédemment. Le cerveau simulateur est organisé pour construire un monde virtuel et il le fait à travers le souvenir, l'imaginaire, le rêve, la rêverie et le délire. On s'est interrogé sur la fonction du rêve chez l'animal, on a évoqué la nécessité de réactiver une thématique de conduites instinctuelles nécessaires le plus souvent à la survie. Dans l'ouvrage de Buser et Debru (54) chez l'animal, la durée du sommeil paradoxal serait augmentée suite à des situations nouvelles, inhabituelles et mettant en jeu la survie. Le Moi du rêve chez l'homme paraît souvent devoir triompher de difficultés, se retrouver lui-même dans une certaine solitude. S'agit t-il d'un solipsisme refondateur ou du moins d'une tentative, d'une ébauche ? En fonctionnant en circuit fermé le Moi conscience (onirique) a la capacité de créer un espace, une durée et même un monde virtuel. Il serait important de mieux comprendre les corrélations neurobiologiques du Moi/conscience onirique avec les structures cérébrales. Que dire de ce *collage* moi onirique et monde onirique qui apparaît comme un chiasme qui incarne ce pouvoir simulateur du cerveau, une magique bande de Moebius. Chez le sujet éveillé, ce chiasme s'ouvre, il y a un espace. Le fonctionnement du cerveau éveillé comporte une triple boucle qui maintient

[1] Note : Clin d'œil aux pancartes pour piétons des passages à niveau.

le décollage moi/conscience, son ouverture dialectique. Une première boucle est celle du Moi au non moi, à l'extériorité. Que celle-ci soit le monde physique, elle n'est pas pourtant que cela. Elle est aussi le monde humain, l'Autre. Une autre boucle est celle du Moi et de la corporéité à la fois chair et objet du monde 1. Une troisième boucle est celle qui relie le Moi au moi-même et concerne la conscience de soi et l'identité. Ce sont trois boucles et aussi trois organisateurs de la subjectivité. Chez le sujet éveille ces trois boucles sont reliées comme les nœuds borroméens : si on détache un des anneaux, les deux autres ne peuvent tenir ensemble. Sans corporéité pas de moi et pas de monde. Sans extériorité, pas de véritable monde et de véritable moi (le rêve montre les conséquences du collapsus de l'espace moi/conscience). Sans conscience de soi pas de véritable monde des Personnes et pas de véritable chair. Cette ouverture scénique du cerveau à un monde virtuel qui est autre que celui de l'extériorité, du macroscopique, de la nostreité et du for intérieur du sujet éveillé, intrigue les penseurs depuis les temps les plus reculés. Elle a influencé les représentations du monde invisible et parallèle à travers les mythologies et les religions. Nous avons cité Héraclite. Les upanishad s'intéressaient déjà au rêve en posant la question "comment discriminer le spectateur du spectacle ? ". Elle se pose aussi bien entendu en ce qui concerne le sujet éveillé ne serait-ce que par la distinction des réalités de premier ordre censer refléter de manière isomorphe, "objective" et les réalités de deuxième ordre qui sont déjà des constructions. Lynn Segal (416) et Jean-Louis Le Moigne (283) ont consacré chacun un ouvrage au constructivisme. Le texte sanskrit remarquait "l'état de veille et l'état de rêve différent l'un de l'autre en ce que, dans le premier, le mental reçoit des impressions du monde extérieur tandis que dans le second c'est le mental qui par lui et sans aucun recours étranger façonne de toutes pièces un monde de formes". Nous avons déjà évoqué cette autonomie du mental qui, une fois émergée du cerveau, est à lui-même son propre stimulus et est créateur d'une causalité des états mentaux de type implications (l'état mental A implique l'état mental B etc…). Nous avions évoqué le rapprochement fait par Moreau (de Tours) entre rêve et folie en 1855. Schopenhauer dans "Parerga et Paralipomena" rédigé vers 1850 note aussi "le rêve à une ressemblance incontestable avec la folie". Henri Ey dans le tome 1 de ses Etudes Psychiatriques rapporte la formule de Kant "le fou est un dormeur éveillé" et celle de Schopenhauer "le rêve est une courte folie et la folie un long rêve". Il cite Moreau (de Tours) : "de vassal qu'elle était dans l'état normal ou de veille, l'imagination devient souveraine" et son aphorisme "la folie est le rêve de l'homme éveillé". C'est Régis qui va créer le terme commode d'onirisme. Le passage cité du texte en sanskrit, traduit par Marcel Sauton (406) évoque l'égo du rêve qui est perturbé et n'est plus "qu'une demi-manifestation de l'ego". Le moi du rêve n'est que l'ombre, le fantôme du moi (qui alors rêve). Mais il s'agit d'un phénomène physiologique et différent du self scindé que nous évoquerons à propos des psychoses et des hallucinations. La phénoménalité de l'hallucination se différencie de l'illusion. L'illusion n'est comprise comme illusion que sur *fond* de monde perçu "pourvu d'une cohésion structurelle" nous précise Claude Romano (393). Il ne faut pas voir la perception comme un agrégat de "briques de perception", une somme. Elle est un ensemble et une suite de gestalts. Il y a une structure du monde perceptif et l'illusion se détache de la perception qui est comme un tout, celui de donations d'objet. Claude Romano écrit dans "l'aventure temporelle" qu'on ne peut pas parler pour l'hallucination de donation d'objet vraie. C'est une pseudo-donation d'objet, une apparence de donation qui n'est pas à mettre sur le même plan que la perception (ce qui va à l'encontre de la définition classique selon laquelle l'hallucination est une perception sans objet). La donation vient de la puissance de l'extériorité du Monde, l'hallucination de la puissance de l'intériorité et ajoutons de l'inconscient débridé. De même Merleau Ponty dans "Phénoménologie de la perception " (311) affirme que l'hallucination et la perception de l'objet n'ont pas la même structure. Pour Erwin Straus les véritables hallucinations (et non les seules paréidolies) ne sont pas des troubles de la perception et donc liée à celle de l'extériorité mais des modifications primaires du sentir existentiel. Le sentir existentiel caractérise la personne et son monde et est à différencier du sentir vital tel que le décrit Guiraud (déjà cité) et qu'il nomme l'éprouvé psychique global de la corporéité et des besoins assurant la survie, sentir vital que nous partageons avec certains animaux. Ce sentir existentiel est lié à la conscience impressionnelle et au relationnel. Pour Merleau Ponty, elle est "cette communication vitale avec le Monde qui nous le rend présent comme lien familier de notre vie." En sentant, nous nous éprouvons nous-mêmes dans le monde, avec le monde et *en étant du monde*. La relation du je à son monde dans le sentir est pour Straus une manière d'être reliée radicalement différente de la façon dont la connaissance se trouve face au monde. Il suffit d'évoquer le terme "reprendre connaissance", avoir "toute sa connaissance." C'est le mode d'être-dans-le-monde et le lien pathique qui sont changés dans l'expérience psychotique et, comme le soulignent beaucoup de psychiatres, les véritables hallucinations ne sont pas des troubles isolés. Straus cite "les sensations d'influences corporelles, les expériences vécues étranges comme le vol de la pensée, l'inspiration des pensées, l'écho de la pensée, les changements de la motricité et de la mimique". Il poursuit : alors que nous adaptons notre monde privé (notre idios kosmos) au monde commun et général (le koinos kosmos) le psychotique inverse cette orientation. Le monde commun est subordonné au monde privé et le psychotique intègre des fragments qui persistent d'un monde commun à son monde privé. Comme si le rêve était pour nous "la réalité" et que nous ajouterions des fragments de réalité vraie réalisant la réalité ajoutée des cinéastes mais en inversant la signification. De ce monde commun dont il a fait en partie le deuil Straus ajoute "...de ce monde, les malades n'ont sauvé que des fragments et les ont introduits dans leur paysage, mais ces fragments ne demeurent pas ce qu'ils ont été comme partie du tout". Ainsi, le cerveau simulateur vient doubler le monde chez l'homme dans des proportions d'autant plus grandes que déjà le langage dédouble ce même monde et que ces deux puissances simulation et langage vont se conjuguer dans une synergie triomphante dont les effets vont se marquer aussi bien dans les exploits de la culture que dans ceux du délire.

c. Le cerveau émulateur maintenant

Il semble en effet devoir être distingué du cerveau simulateur. Le cerveau est-il apte à "copier" les logiciels de ses congénères, au delà même de l'imitation et dépassant le comportement grégaire ? Qu'est ce que la transmission ? Il y a mise en commun des conduites humaines, des croyances, de l'imaginal, des émotions, des valeurs. Tarde à développer les lois de l'imitation. René Girard s'est référé à la mimesis et en particulier à la violence mimétique. On a écrit sur la psychologie des foules (citons Le Bon, Freud). On peut évoquer l'hypnose. La théorie de l'esprit suppose la capacité cognitive de se mettre à la place de, et est différente de l'empathie. L'entretien psychiatrique suppose une écoute du patient et une capacité de voir le monde à travers le regard de ce dernier. La capacité émulatrice du cerveau est la condition de la transmission, de la Bildung et aussi de l'intersubjectivité du monde IV de la nostréité, du dialogue. Francis Jacques a longuement développé le dialogisme qu'il définit comme "la production de sens en tant qu'elle s'opère en discours par le fait de la conjonction de deux instances en *relation* (1) interlocutive et au profit de la dyade ainsi engendrée". La relation je/tu du dialogue est une relation à trois, le troisième terme étant les contraintes de ce méta-logiciel qu'est le langage. Citons Francis Jacques dans son ouvrage "l'espace logique de la communication" : d'une part voici l'homme "assujetti" aux règles de la compétence communicative ; d'autre part, en les intériorisant il se fait "sujet". Ces deux mouvements – d'obligation à l'égard de la règle et d'autonomie grâce à elle – caractérisent l'homme dans sa condition relationnelle". Dialoguer suppose partager les logiciels. Montaigne dit de lui "je suis moi-même de la matière de mon livre". C'est là la condition de tout lecteur ou spectateur d'une œuvre produite par autrui. C'est un privilège que de dialoguer avec des auteurs et artistes qui appartiennent au passé. Mais le dialogue est au sens complet du terme dans le hic et nunc. Dans ses "écrits anthropologiques", Francis Jacques précise "chacun de s'entendre avec son partenaire sur le sens des mots utilisés, et par suite de s'accorder sur la référence du discours tenu, ou plus exactement entretenu". Dans Différence et subjectivité (216), il énonce le principe dialogique : "une énonciation est émise en communauté de sens, elle est produite bilatéralement de quelque manière entre des énonciateurs qui s'exercent à la bivocalité et au double entendre". Même les politiciens adversaires qui manient la rhétorique idéologique en tiennent compte derrière leurs manipulations. Dans la tentative de dialogue avec le psychotique en phase processuelle, ce principe dialogique connaît un collapsus intermittent. Berthoz dans son ouvrage la simplexité insiste sur le mécanisme fondamental de l'attention conjointe chez le jeune enfant (mécanisme déficitaire dans l'autisme). Il rappelle qu'un enfant très jeune est tout à fait capable d'attribuer des *intentions* à autrui à partir de la direction de son regard, cette capacité se développant avec l'âge. Des neurones s'activent lorsque nous réalisons une action ou même simplement l'imaginons. Mais bien plus ces neurones s'activent si nous voyons quelqu'un d'autre réaliser le même acte. On sait le retentissement qu'a eu la découverte des neurones miroirs par l'équipe du professeur Rizzolati (391). La découverte a été faite chez le singe mais étendu ensuite à l'homme. Les auteurs italiens s'interrogent sur l'existence dans le cerveau de mécanisme de "résonnance". Chez l'homme, ce système de neurones miroirs "présente une gamme de fonctions plus larges" et "s'active aussi si l'action est simplement mimée" (voilà qui nous rassure en tant qu'amateur de représentation théâtrale). Voilà aussi qui nous inquiète compte-tenu des multiples films et jeu vidéo qui invitent les jeunes à mimer les tueurs. Ce système peut participer à la compréhension réciproque des intentions et des actions. Frith (157) évoque l'hypothèse selon laquelle la communication entre deux personnes est une boucle où chacun essaie de prévoir ce que l'autre veut dire : "lorsque deux personnes interagissent face à face, leur échange d'idées est une aventure coopérative" et "sans la capacité à construire et à partager des mondes mentaux, il n'y aurait pas de langage ni de culture". J. Gazzaniga (165 bis) confirme ces données en citant un travail de Uri Hasson qui "a mesuré l'activité cérébrale par IRM fonctionnelle d'un couple en train de se parler. Il a trouvé que l'activité de celui qui écoutait reflétait celle de celui qui parlait, et que certaines aires du cerveau montraient même des *réponses anticipées prédictives de l'activité* de celui qui parlait. Lorsqu'il y avait de telles réponses, la compréhension était meilleure. On en retient que nous devons voir l'ensemble et *pas seulement un cerveau isolé* pour mieux comprendre les forces en jeu". Nous préférons le terme de cerveau émulateur à celui plus restreint de cerveau mimétique. En écho au dialogisme de Francis Jacques on prend connaissance ici d'un espace cérébral d'action partagées ce que confirme Frith "en formant des modèles du monde mental nos cerveaux ont résolu le problème de comment pénétrer dans l'esprit des autres". Au partage du sens on peut ajouter et associer le partage des émotions ce que développe des auteurs italiens dans l'ouvrage cité. De son côté, Frith, à l'aide de l'imagerie cérébrale, a décrit un réseau qui s'active lorsque nous éprouvons de la douleur (cortex cingulaire antérieur). Mais si nous voyons quelqu'un ressentir de la douleur la partie postérieure de la même région est aussi activée. Qu'en est il s'agissant non de la compassion mais des logiciels violents ? La presse évoque le meurtre de sa parentèle proche (ses deux parents, ses deux frères cadets) par un garçon alors âgé de 16 ans sans que ce lycéen "sans histoire" d'une famille "sans histoire" n'exprime de motivation. La même presse nous informe que le meurtrier assure connaître chaque passage d'un film violent, lui-même adaptation d'un jeu vidéo qui relate les exploits d'un tueur à gage, film qu'il a vu au moins six fois. Il commente aussi un autre film qui le fascine et qui met en scène (à la manière de Docteur Jekyll et Mister Hyde) un homme et mari exemplaire qui devient la nuit un "serial killer". Cet adolescent est depuis longtemps fan de jeux vidéo où il s'agit de se glisser dans la peau d'un tueur, dont on ne voit, précise la journaliste, que les mains et l'arme meurtrière. Il passe plus d'une heure le soir à faire ce type d'expérience. Jugé à huit clos, l'avocat général ne manquera pas d'ironiser sur les avis divergents des trois collèges de psychiatres. Il y a une réflexion à mener sur l'imitation, la simulation, l'émulation et l'identification et sur la violence autotélique qui caractérise l'être humain et que nous avons évoqué à propos des failles de l'homme post darwinien. J.D. Vincent, dans un paragraphe consacré au criminel de son ouvrage "le cœur des autres" (457), souligne les limites actuelles de l'approche biologique : "la tâche qui consiste à tuer un homme est infiniment plus complexe et difficile à réaliser sous le regard d'un scanner". Il termine ce chapitre en citant Philonenko (auteur que nous avons déjà évoqué) et son ouvrage "Tueurs" dont il tire cette citation "l'homme n'est pleinement homme que là où il tue et c'est seulement lorsqu'il tue que l'homme est homme". On voudrait bien que l'expert psychiatre fasse cesser ce scandale ontologique, Philonenko ajoute "Alors seulement le cerveau de l'altérité peut prendre la mesure de la finitude de l'être à l'aune de la mort". Dans un autre ouvrage, l'Archipel de la conscience européenne (345) Alexis Philonenko, qui est un des rares philosophes a avoir approfondi ces sujets qui nous mettent mal à l'aise, constate que "l'homme est par nature un assassin en puissance". Du fait que "l'assassinat est un des attributs spécifiques de l'homme considéré dans son essence", il voit dans cette spécificité une explication de "cette immense littérature inspirée par le crime". Il faut ajouter à cette dernière la gigantesque filmographie de films à thème de violence et la profusion des jeux vidéo de la même veine, marché du "divertissement" que n'avaient pas imaginé Pascal ni Dostoïevski. Pour en revenir au cerveau émulateur, il utilise le codage analogique (en particulier le paraverbal) mais aussi le langage digital comme le langage verbal et iconique. On a souligné que le codage analogique a un lien marqué avec le relationnel. Ainsi, le cerveau émulateur, le cerveau imitateur, le cerveau dispositionnel (que nous allons aborder) participent à l'élaboration de la réalité (pour nous). Qu'il s'agisse de la réalité de premier ordre, celle du Monde 1 de Popper dont Paul Watzlawick (460 bis) indique qu'elle concerne essentiellement les objets (et pour nous le cerveau spéculaire) et la réalité de deuxième ordre, qui est plus construite que simplement reflétée (les cerveaux émulateur et simulateur et le cerveau dispositionnel la construisent). Pour Watzlawick, cette réalité de deuxième ordre est caractérisée par la signification et la valeur que nous attribuons aux objets, donc par l'interprétation. Il n'y a pas là de critère objectif comme dans l'isomorphisme de l'extériorité et du monde cérébral spéculaire. Comme l'indique Watzlawick s'agissant de la réalité de second ordre "nous naissons dans cette réalité et supposons naïvement qu'elle est la réalité absolue". Nous devons admettre que la réalité pour nous est aussi le résultat de notre construction (sans même avoir besoin de reconnaître l'existence de notre inconscient). A moins d'être paranoïaque et de s'identifier à la réalité et à la vérité comme seul peut le faire un dieu. Les perceptions sont atopiques, elles ne sont ni dans le cerveau ni dans le monde extérieur. Elles sont dans l'expérience phénoménale. Alain Berthoz (24) cite Koenderink un physicien qui s'est consacré à l'étude de la perception humaine et pour qui "la perception n'est pas une représentation d'un monde qui existerait indépendamment de nous". Ce physicien utilise la formule "les perceptions ne sont pas dans le cerveau ni dans le monde, elles sont dans l'expérience". L'expérience phénoménale est une manifestation de l'être-soi, du Penser, de l'agir, pour finir du vivre. Pour Michel Henry et selon Paul Audi (11) "le "vivre" s'épuise tout entier (avec l'ensemble des modalités dites subjectives : sentiments, passion, désir, angoisse, sensation, effort physique, volition, actions, pensées etc) dans l'acte de manifestation dont il ne cesse d'être l'objet. Mais de quelle manifestation s'agit-il ? D'une manifestation de soi. D'une automanifestation donc que Michel Henry appelle aussi, et pour cause, une auto-révélation". Voilà une bonne introduction au chapitre suivant consacré au cerveau dispositionnel. Il faut rappeler ici l'impasse du réductionnisme qui tente de réduire le psychique au biologique et le biologique au physique. Par un tour de passe-passe on en vient au passage du psychique au physique en éliminant le biologique. C'est une dérive de la philosophie de l'esprit. Et pourtant "il n'existe aucune possibilité de phénoménalisation en dehors de la vie ou indépendamment d'elle". Nous reprendrons la question du cerveau émulateur en expliquant pourquoi ce terme nous paraît préférable à celui de troisième cerveau proposé par J.M. Oughourlian. Nous partageons avec d'autres espèces le phénomène des neurones miroirs mais le langage nous est propre et nous voulons ajouter à celles de René Girard bien d'autres réflexions, en particulier celles que nous avons brièvement cité de Francis Jacques.

d. Le cerveau dispositionnel, pulsionnel et pathique

Il s'agit dans le cadre de la personnalité hybride, bifocale, ou pour reprendre une expression de Henri Ey du "corps psychique", de l'assise neurobiologique de l'expression de cette personnalité dans le domaine affectif à savoir le domaine dispositionnel, pulsionnel et pathique. L'avantage du modèle de la personnalité globale est ici très visible. Il rend ainsi, par exemple, compte des deux conséquences possibles du stress :

1) l'état psychique post-traumatique du stress et l'état mental au moment du stress
2) les effets psychosomatiques du stress, de la pathologie cardiaque aux conséquences immunitaires.

Nous avons développé ailleurs l'aspect immunitaire. Nous nous contenterons de rappeler ici l'aspect cardiologique. S'agissant des arythmies gravissimes, chez les sujets porteurs d'un défibrillateur automatique implanté, on a constaté que, dans 30 % des cas, le trouble du rythme survient lors d'une situation stressante. Les émotions vives, par l'intermédiaire du cerveau végétatif et du système sympathique, vont créer une instabilité électrique qui favorise les arythmies ventriculaires graves et la mort subite. Ceci corrobore notre concept d'assise neurobiologique et *corporel* de la personnalité, assise corrélée au Moi/conscience synchronique qui vit le stress et au Moi diachronique implanté dans le système nerveux central et végétatif. La psychiatrie s'intéresse à l'humeur (elle a inventé la thymie), à l'affectivo-charnel et à leurs bases et conditions neurobiologiques. Mais l'affectivité est un vaste domaine qui déborde l'humeur, la thymie (à laquelle certains semblent vouloir la réduire). Elle concerne aussi les sensations comme le plaisir et la douleur, les émotions, les sentiments, les passions, les pulsions, les motivations, la conscience impressionnelle, le Désir. Nous entendons ce dernier terme dans le sens que lui donne Robert Misrahi : "nous appellerons Désir (avec une majuscule) le mouvement affectif global par lequel s'opère l'individuation de l'individu. Il ne s'agit ni d'une faculté, ni d'une transcendance, ni d'une instance métaphysique mais de l'individu lui-même tout entier constitué par le mouvement unifié et unificateur qui, à travers la vie et l'activité, le porte vers ses buts et vers sa vie. Nous rencontrons aussi les désirs (avec une minuscule). Ils ne seront que la spécification du Désir" (317). Il l'évoque aussi en tant que "ensemble des motivations et des enjeux par lesquels un sujet s'inscrit dans le monde en s'orientant vers son avenir et vers la pleine possession de sa vie". Les failles que nous avons évoquées précédemment sont liées aux avatars du Désir qui n'est pas "un long fleuve tranquille". Le cognitivisme a pendant longtemps ignoré cette affectivité, se bornant à étudier les grandes fonctions comme l'attention, la perception, la mémoire, le raisonnement etc... Par contre, les neurobiologistes ont beaucoup étudié les émotions. S'agissant du recours aux modèles animaux, Joseph Ledoux (268) précise qu'il limitera sa recherche aux émotions en excluant ainsi les sentiments qui sont eux plus spécifiques à l'être humain. Pour le rappel de ce que sont les comportements socio-affectifs, nous prendrons pour guide Pierre Karli (240) et en particulier son ouvrage consacré au problème du cerveau et de la liberté.

S'agissant des comportements liés à l'appétitif ou à l'aversif il évoque deux systèmes

a. Celui de l'appétence, du plaisir, de la récompense qui part de la partie haute du tronc cérébral et va s'étendre vers le cerveau antérieur (septum, amygdale, cortex préfrontal). L'animal chez qui on favorise expérimentalement l'éveil de ce système est capable de l'activer, de s'auto-stimuler. Auraient un rôle les morphiniques endogènes.

b. L'auteur décrit un second système, celui de l'aversion, du renforcement négatif avec comportement d'évitement, de fuite. L'animal apprend assez vite une conduite qui lui permet d'interrompre les stimulations désagréables. Cette seconde structure est en position plus médiane. Périventriculaire : il comprend la région dorsale de la substance grise périaqueducale et l'hypothalamus médian. Ces deux dispositifs en interaction évoquent les systèmes décrits comme ago-antagonistes. On peut rapprocher ces comportements opposés du principe de plaisir et du principe de réalité, le principe de réalité prenant sa source dans l'expérience du plaisir/déplaisir. On retrouve ici le terrain pulsionnel basique, ce fond primordial qu'évoque dans son livre "la causalité psychique" (177) André Green qui écrit que les désirs ne sont que des formes élaborées d'un "univers pulsionnel de la force qui aspire à l'accomplissement de ses réalisations" et il ajoute que toute l'activité psychique consiste "à se situer et à se définir par rapport à ce fonds primordial". Ce grand maître de la psychanalyse insiste sur cet aspect de "l'homme pulsionnel" qui est l'objet d'une méconnaissance systématique. Et il ajoute que ce qui est caché "s'arrime, non comme on le dit trop souvent aux souhaits, aux vœux, aux désirs qui n'en sont que les formes élaborées, mais en dernière instance à l'univers pulsionnel". Dans le même ouvrage, en dépassant le cadre freudien de "Pulsion et destins des pulsions", il propose l'hypothèse selon laquelle la pulsion "formerait la matrice originaire, source et fondement de la subjectivité". Nous y voyons une résonnance avec la conscience impressionnelle selon Michel Henry pour qui "l'affectivité est l'essence de l'ipséité" (déjà cité). De son côté Green encourage à définir "une lignée "subjectale" qui comprendra les diverses notions éparses dans la littérature de "Moi", de "sujet" et même de personne[1]" dont la pulsion forme "la matrice originaire, source et fondement de la subjectivité" comme nous venons de le rappeler.

S'agissant davantage des interactions sociales, l'auteur met l'accent

c. sur l'amygdale. Il résume ainsi : "des processus d'ordre mnésique se combinent avec des processus d'ordre affectif pour constituer – ensemble – le produit *et* le moteur des échanges avec le milieu social. Il met l'accent sur la formation hippocampique et le complexe nucléaire amygdalien (interconnectés au sein du lobe temporal). L'amygdale intervient tout particulièrement s'agissant de la mémoire affective. Nous reprendrons cette propriété biologique en ajoutant ultérieurement à la matrice originaire de la subjectivité et à l'anneau de l'affectivité (et en particulier du pulsionnel) l'anneau de la

[1] Note : nous préférons le terme de personnalité.

mémoire. En attendant dans un chapitre ultérieur d'y ajouter l'anneau cognitif. Subjectivité implique intersubjectivité et éthologie sociale. A ce propos Karli indique que "chez les singes femelles, l'amygdalectomie bilatérale perturbe gravement le comportement maternel et les jeunes meurent s'ils ne sont pas séparés de leur mère et élevés de façon artificielle". Ces structures sont nécessaires pour la reconnaissance des significations affectives, significations liées à un objet ou à une situation, significations qui peuvent évoluer sous l'influence structurante de l'expérience.

d. sur le rôle joué par le cortex préfrontal (il s'agit du cortex orbito frontal et du cortex cingulaire antérieur). Il faut noter que ce cortex est doué de plasticité et sensible aux influences structurantes de l'expérience. Il est lui-même en relation avec tout un ensemble de structures corticales et sous corticales et joue un rôle dans les fonctions *cognitives*, conatives et affectives, dans la prévision et l'anticipation, la planification, l'intentionnalité adaptative, le *contrôle*. Il est interconnecté avec l'amygdale. Nous voilà obligés d'anticiper sur les chapitres suivants de l'homme cognitif capable de self monitoring. La cognition est le troisième des anneaux borroméens qui constituent la trame de la matrice originaire de la subjectivité que nous partageons avec d'autres animaux. Nous verrons ultérieurement la nécessité chez l'homme d'ajouter à cette matrice originaire, de l'animal que j'ai été, une matrice anthropologique. Pour en revenir à l'exposé neurobiologique de Karli, il remarque que les lésions du cortex cingulaire peuvent provoquer des troubles des capacités sociales : apathie ou au contraire désinhibition avec manque de retenue, agressivité. On évoquera ultérieurement de nouveau le cortex préfrontal à propos de la fonction anthropique. On a souligné le rôle de l'amygdale dans l'identification d'un danger. L'approche imprévue d'un visage étranger dans une distance inférieure à 60 cm active cette structure. Elle est utilisée dans la proxémique, l'espace inter individuel. C'est de manière simplificatrice que nous avons distingué les méta-fonctions du cerveau. Le rôle visuel du cerveau spéculaire est connu et lié évidemment avec le cerveau dispositionnel et pathique. Le regard dirigé vers celui de l'autre permet d'obtenir des informations et est très utilisé. Il semble que la lésion bilatérale des noyaux amygdaliens entraine une diminution du sens du danger et notamment du danger social. Dans un monde humain, marqué par l'insociable sociabilité (Kant), ce déficit est un risque.

e. quelques mots sur les facteurs humoraux (nous avons insisté sur la notion d'assise neurobiologique *et corporelle* de la personnalité psychosociale et charnelle). La mise en jeu des mécanismes cérébraux impliqués dans les comportements socio-affectifs dépend en effet aussi de facteurs humoraux (hormones, neurotransmetteurs, neuromodulateur etc). On a ainsi étudié l'implication de la testostérone non seulement hic et nunc mais dans les phases précoces du développement où elle a un effet sur la sensibilité ultérieure aux hormones sexuelles. Les glandes surrénales, par les hormones stéroïdes, exercent une action sur le fonctionnement de structures qui impliquent l'amygdale, l'hippocampe, le septum et l'hypothalamus. Les hormones, plus que déclenchantes, sont modulatrices du comportement. On ne peut ici que renvoyer aux études sur le rôle de la sérotonine, de la dopamine, des morphiniques endogènes etc…On est renvoyé ici au thème récurrent de la complexité avec l'association de facteurs génétiques et épigénétiques, du rôle de l'environnement, des empreintes, de l'expérience dans les fonctionnements en boucle intéressant des sites et structures divers. Sans oublier, en particulier à travers les empreintes, le rôle de la temporalité comme facteur supplémentaire déterminant. On pourrait évoquer un Kairos à effet biopsychique. Il y a ainsi un rôle de l'histoire, histoire des interactions entre l'auto-organisation et la peristase, histoire des couplages qui participent aussi bien à la structuration du système nerveux central qu'à la trame de l'identité, en particulier de l'identité narrative. La personnalité bifocale a une histoire qui marque sa structuration neurosynaptique, son assise neurobiologique et corporelle du moi diachronique. C'est la condition d'une identité narrative. Après avoir insisté sur les empreintes liées au Kairos et aux interactions, il peut être éclairant d'évoquer dans ce chapitre, l'attachement, le lien. Joseph Ledoux après avoir étudié la peur dans sa relation avec le cerveau, indique qu'il va étudier dans la suite le lien sexuel. Il évoque des recherches faites sur les campagnols des plaines qui montreraient que l'ocytocine et la vasopressine ne fonctionnent pas seulement comme hormones mais, s'agissant du cerveau, bien comme neurotransmetteur. Ainsi, le blocage de l'action de l'ocytocine dissocie l'attachement de l'accouplement qui reste réalisable. C'est l'attachement au même partenaire sexuel qui est supprimé. Une manipulation identique est faite chez le mâle s'agissant de la vasopressine. Si l'on bloque l'action de cette dernière, l'accouplement peut avoir lieu mais le mâle ne s'attache pas et perd le comportement désigné comme agression protectrice (agression à l'égard d'intrus). Il faudrait compliquer les choses en ajoutant que la testostérone est importante pour l'effet de la vasopressine, de même que les œstrogènes ont un effet dans l'action de l'ocytocine. Les structures neuronales impliquées sont l'amygdale dite étendue, le striatum (particulièrement le nucléus accumbens) et l'hypothalamus. De son côté, Jean-Didier Vincent (456) nomme l'ocytocine "molécule du lien". Il évoque les mécanismes neurosynaptiques corrélés au désir sexuel et met l'accent sur l'hypothalamus et en particulier chez le mâle sur l'aire pré-optique médiane (A.P.O.M.). L'activation renvoie à un neuromédiateur bien connu, la dopamine (provenant dans le cas particulier non du tronc cérébral mais des noyaux situés dans l'hypothalamus dorsal). La testostérone facilite la mise en activité de l'A.P.O.M qui reçoit des afférences provenant du cortex préfrontal médian et est connecté à l'amygdale. S'agissant de la femelle, la référence est le noyau ventromédian de l'hypothalamus. D'autres substances interviennent comme l'histamine, la noradrénaline, l'enképhaline.

Dans son ouvrage déjà cité, Ledoux aborde le domaine des motivations élémentaires liées à l'activation des systèmes émotionnels. On retrouve évoquées beaucoup de structures que nous avons déjà rencontrées et citées : cortex préfrontal, amygdale, aire tegmentale ventrale, noyau accumbens, pallidum ventral. Il souligne que son collègue Damasio avait insisté sur le rôle du cortex orbitofrontal dans les processus de décision. On peut rapprocher les motivations de la conation (du conatus).

Dans le titre de notre chapitre nous avions évoqué la disposition. Que dire du cerveau thymique ? En fait, on va rencontrer les structures déjà évoquées s'agissant de l'émotion ou s'agissant de la motivation. On n'a pas aujourd'hui identifié un véritable thymostat qui expliquerait en particulier les basculements maniaques et mélancoliques, un système ago-antagoniste de l'humain. Nous empruntons ce terme de thymostat à Renaud de Beaurepaire[1].

Des chercheurs (56) dans une étude sur la stimulation cérébrale profond, en 2008 distinguent dans le modèle anatomo fonctionnel des émotions deux voies :

a) Une voie ventrale (amygdale, insula, striatum, cortex frontal en particulier pré-frontal ventrolatéral, cortex cingulaire antérieur ventral et cortex orbito-frontal) qui serait plutôt impliquée dans l'identification de l'expérience émotionnelle.
b) Une voie dorsale (cortex pré-frontal dorso latéral et dorso médian et cortex cingulaire antérieur dorsal) qui serait plutôt impliquée, elle, dans la régulation de la réponse à la situation (réponse adaptative).

L'humeur a reçu une définition souvent évoquée. Nous la reproduisons à partir de l'abrégé de psychologie que Delay avait rédigé avec Pichot. C'est "la disposition affective fondamentale, riche de toutes les instances émotionnelles instinctives qui donne à chacun de nos états d'âme une tonalité agréable ou désagréable, oscillants entre deux pôles, l'un pathétique, l'autre apathique". S'agissant de l'humeur, les mêmes chercheurs cités font l'hypothèse d'une corrélation possible de la thymie avec un vaste réseau neuronal proche de celui évoqué à propos de la régulation des émotions et des motivations : cortex préfrontal dorso latéral, médial, orbito-frontal ; cortex cingulaire antérieur dorsal et ventral, amygdale, hippocampe, ganglions de la base. La stimulation cérébrale profonde pratiquée dans les

[1] Note : Dépression. Revue n°30, Automne 2003.

formes sévères de la pathologie de l'humeur n'en est qu'à ses débuts et les auteurs, après avoir cité quelques succès (comme une amélioration après stimulation du noyau accumbens), vont conclure prudemment que ces techniques : "devraient contribuer dans les années à venir à une meilleure compréhension de l'implication des circuits cortico-sous corticaux (système méso-limbique et boucles cortico-striato-thalamiques) dans la dépression". Reste la question de la manie (et de la renverse maniaco-dépressive) à propos de laquelle peu de travaux sont cités à part l'hypothèse d'une activité dopaminergique excessive (on avait fait précédemment cette hypothèse, abandonnée depuis, dans la schizophrénie). On reste dans l'inconnu pour expliquer les virages maniaques et mélancoliques. On pourrait concevoir comme nous l'indiquions un système ago-antagoniste (le thymostat) qui serait impliqué. L'euthymie serait un équilibre chaotique entre deux attracteurs, l'un orientant vers l'excitation et la manie, l'autre vers l'apathie et la dépression. La perte de l'équilibre chaotique propre à l'homme conduirait à un déterminisme producteur de symptômes. Chez l'animal, on en resterait à apathie ou excitation.

En résumé de ce chapitre, c'est bien dans le champ du conitivo-affectivo-pulsionnel qu'on a dégagé les plus riches corrélations avec les structures neurobiologiques. L'angoisse, le stress, l'inhibition psychomotrice du mélancolique comme l'agitation du maniaque montre bien que l'affectivité engage le lien corporel. De même que le corps est impliqué dans le besoin, les pulsions, les désirs. Selon Misrahi, le désir est "cette disponibilité générale, cette *possibilité donnée en moi dès l'origine*, possibilité d'être affecté qualitativement par une fin ou par un objet qui deviendront *par moi*[1] objet singulier du désir. C'est sur la base de cette affectabilité fondamentale que je spécifie mes désirs et mes choix." Le pulsionnel, l'affectif, le thymique ont une fondation biologique démontrée. Pour Green que nous avons cité, le psychisme humain nait de l'entrecroisement de ces instances à fondations biologiques prégnantes et du socio-anthropologique, processus culturel que nous évoquerons ultérieurement. Si, comme le dit le Professeur Yves Agid[2] (2), " le cerveau est une structure matérielle qui donne lieu à la production d'une pensée immatérielle", ici, dans la dimension charnelle de la personnalité, le corps est engagé de manière plus évidente. Nous évoquerons plus loin l'autre assise cette fois anthropologique qui se croise avec l'assise psycho-socio-biologique, entrecroisement évoqué par Green. Nous évoquerons la matrice primaire de la subjectivité (affectivité, mémoire, cognition) que nous partageons avec certains animaux et la matrice anthropologique (Imaginaire, symbolique et DESIR) propre à l'humain.

---

[1] Note : souligné par l'auteur.
[2] Note : *La presse*, 22 mars 2012.

e. Le cerveau "penseur" ou le cerveau et la cognition

C'est un vaste domaine qui implique la cognition, la mémoire, le langage, l'apprentissage, l'entendement, la computation, le calcul, l'attention etc... Pensée sans langage et pensée avec langage. C'est un élément de la triade Penser/être-soi/Agir. Beaucoup de ces éléments relèvent traditionnellement plus du concept d'esprit que celui d'âme qui s'applique par contre au chapitre précédent. Ces notions ont été subsumées jusqu'au triomphe du concept de cognition sous le terme de facultés (psychologie des facultés). Selon le dictionnaire Godin (déjà cité) le philosophe écossais Th. Reid (1710-1796) distinguait deux genres de facultés, les facultés actives qui déterminent à agir (et que nous avons évoqué à propos des motivations) et les facultés intellectuelles qui nous intéressent ici et qui "enveloppent les capacités de concevoir, de juger et de raisonner." Parmi ces capacités, c'est sans doute la mémoire qui a connu le plus grand développement s'agissant de la recherche neurobiologique (de même que la vue et son assise cérébrale ont connu le plus grand développement s'agissant justement du cerveau spéculaire et imitateur). La mémoire joue un rôle à la fois dans le penser t l'être-soi. Commençons, dans l'évocation de ces fonctions hautement intégrées, par celle de l'attention. Mesulam, selon l'ouvrage cerveau et psychologie de Houdé et collaborateurs a élaboré un modèle de l'attention et de l'orientation construit autour de trois épicentres corticaux (frontal, pariétal et cingulaire) et d'une composante réticulaire sous corticale qui "module l'éveil et la vigilance nécessaires aux processus attentionnels". Jean Didier Vincent décrit deux systèmes attentionnels différents : "le premier dit postérieur qui comprend le cortex pariétal postérieur et quelques structures sous corticales associées, dévolu à l'exploration et à la détection de la cible... le second est dit antérieur. Il comprend le gyrus cingulaire et l'aire motrice supplémentaire situés sur la face interne des hémisphères et étroitement connectés à l'aire antérieure du langage. Il est alloué à l'identification de la cible". Pour Laurent Petit et Laure Zage[1] "la mémoire de travail peut être considérée comme une forme particulière de traitement attentionnel permettant le maintien en ligne, temporairement, de l'information". Qu'en est-il de l'habitude, de l'apprentissage, de la mémoire ? Selon Raymond Houdart (206), le cerveau est une machine à apprendre. Cette capacité concerne l'homme darwinien et encore plus l'homme post darwinien avec l'apparition de la culture, de la transmission et du passage de la préhistoire à l'histoire. Comme le fait remarquer ce grand neurochirurgien cité "le système nerveux et plus précisément le cerveau est bien non pas le seul organe modifié au cours de l'évolution, mais *le seul dont les modifications contiennent tous les progrès* de cette évolution." L'apprentissage a été très étudié dans les années 1930-1970 à travers les approches du conditionnement, du béhaviorisme puis de la cognition. Parallèlement, se sont développées des études sur la mémoire. On a mis en

[1] Note : dans l'ouvrage cité de Houdé et collaborateur.

évidence l'importance des neurones du cortex puis en 1957 celui de l'hippocampe. En 2000, Erik Kandel reçoit le prix Nobel de physiologie, prix qui récompense ses travaux sur les mécanismes biologiques et les bases moléculaires de la mémoire à long terme. Les progrès de la neurobiologie ont permis de distinguer les trois fonctions d'encodage, de maintien et de rappel des souvenirs. Il s'agit d'une machinerie moléculaire complexe impliquant la synthèse de protéine et la stabilisation des changements synaptiques induit par l'expérience. Vont jouer un rôle l'hippocampe, le cortex parahippocampique et le cortex périrhinal et le lobe temporal. Il semble se vérifier que l'élaboration des projets et l'évocation du passé concernent des structures proches, peut être en partie commune. Ceci renforce l'importance pour nous de la mémoire autobiographique et de l'identité narrative dans la conscience de soi-même et le lien avec la capacité d'anticipation. Rappelons le classement bien connu qu'a fait Endel Tulving entre la mémoire à court terme et celle à long terme et les termes de mémoire procédurale, sémantique, perceptive et épisodique. La mémoire à court terme, dite de travail, dont nous avons vu précédemment le lien avec l'attention, atteste une capacité limitée à stocker les informations le temps d'accomplir des tâches de type comparaison, compréhension, raisonnement, etc. Elle est liée à un système de supervision parfois dénommé administration centrale et dont nous reprendrons l'évocation au chapitre suivant, celui de la gouvernance. On peut tester cette mémoire en établissant l'empan. On a souligné l'importance du lobe frontal. En ayant recours à un modèle animal, des chercheurs de l'université de Bordeaux ont mis en évidence des mécanismes par lesquels était perturbée la mémoire de travail chez le consommateur chronique de cannabis (avec une action inattendue sur les astrocytes). S'agissant de la mémoire à long terme, la mémoire procédurale est celle des savoir-faire, des habilités cognitives et perceptivo motrices. Elle concerne aussi bien l'apprentissage du piano que de la conduite du vélo. A ce titre elle diffère de la mémoire explicite, déclarative. Cette dernière concerne la mémoire sémantique et la mémoire épisodique (ou événementielle). La mémoire sémantique est, selon le Professeur Gil, concernée par le "corpus de connaissances d'un individu". Elle définit le savoir ou la culture ou encore la compétence. Pour nous en particulier le monde 3 de Popper. Elle est didactique au sens étymologique (grec : de didaskeim : enseigner). Elle intéresse au prmier plan le pédagogique, l'enseignement. La mémoire épisodique intéresse particulièrement le psychiatre (et le psychothérapeute ainsi que psychopathologue) pour qui l'histoire de vie (et pas seulement l'histoire de la maladie) est une donnée essentielle. Contrairement à la mémoire précédente, elle est influencée par l'environnement spatio-temporel. Elle se réfère aux évènements de sa propre histoire personnelle, familiale, sociale, professionnelle, etc. Le souvenir est constitué à la fois d'images mentales (où l'on est acteur et/ou observateur) et d'un vécu impliquant le sentiment de revivre l'événement (qui n'est pas un simple savoir) avec la manifestation de détails factuels, spatio-temporels, et phénoménaux (émotion, perception). L'allusion à la madeleine de Proust est classique. Proche de la mémoire épisodique qu'elle inclue, mais participant aussi à la mémoire sémantique est la mémoire autobiographique. Elle nous intéresse au premier chef car liée à notre moi, à notre identité (nous avons développé déjà le concept d'identité narrative de Ricœur). Cette mémoire autobiographique participe aussi de la mémoire sociale, de la mémoire collective qu'a étudié Maurice Hallwachs. Les souvenirs individuels et collectifs, dans leur rappel, nourrissent notre propre représentation de nous-même. Nous ne reviendrons pas sur la pathologie neuropsychiatrique de la mémoire, bien connue, comme celle du syndrome de Korsakoff avec sa tétrade (amnésie antérograde, désorientation temporo-spatiale, fausses reconnaissances et fabulation) et ses multiples étiologies. Les structures lésionnelles rencontrées concernent les corps mamillaires et le thalamus, le fornix, le lobe frontal et en particulier le gyrus cingulaire. On a décrit aussi des amnésies hippocampiques antérogrades et liées à des lésions du circuit de Papez. Les étiologies sont multiples : traumatisme cranio-cérébral, intervention neurochirurgicale, intoxication oxycarbonée, arrêt cardiaque, sismothérapie, lésion vasculaire, encéphalite herpétique etc... Bien différentes sont les amnésies "psychogènes" et en particulier les amnésies d'identité à rapprocher des personnalités multiples. Ici pas de corrélations avec des zones anatomo-fonctionnelles du cerveau. On peut à l'inverse évoquer les "faux souvenirs" de personnes sous influence (en particulier de certains "psychothérapeutes"), pathologie qui a évolué un temps de manière "épidémique" aux Etats Unis. Au passage, évoquons les phénomènes de déjà vu ou de jamais vu ou de la mémoire panoramique que les neurologues relient à des modifications comitiales. S'agissant de la cognition, de la computation, on a insisté sur l'importance du lobe frontal qui représente le tiers de la masse corticale. Marc Jeannerod (225) souligne que "les lobes frontaux interviennent dans ce qu'on pourrait appeler "l'opérationnalisation" de la pensée, la transformation de la pensée en actes possédant un sens et dirigés vers un but". Cette pensée sans langage est partagée avec certains animaux qui eux aussi font preuve d'entendement. Yves Christen (76) cite une étude neurophysiologique "qui met en évidence dans le cortex frontal médian des singes l'existence de neurones impliquées dans la sélection d'actions visant un but (capables d'anticiper les conséquences des divers actes possibles, afin de pouvoir faire un choix)." Tout n'est pas langage contrairement à l'affirmation d'une vulgate psychanalytique. Au delà du monde de l'affordance, de la péristase, de l'umwelt, il y a le monde humain artéfactuel, monde de la culture. Si tout n'est pas symbole, la symbolique ouvre un espace infini. Comme l'écrit David Le Breton (263) "tout système symbolique lie chez l'individu qui en use une faculté de déchiffrement à une faculté d'action sur le monde." Qu'il s'agisse du monde de la culture ou du monde technique. Pour Benveniste (18) "l'homme invente et comprend les symboles, l'animal non". Ce linguiste insiste sur la nécessité de distinguer signal et symbole. Le signal (cloche annonçant le repas) est bien perçu par l'animal qui va y répondre de manière adaptée. Si l'homme utilise les signaux, il est seul à utiliser le symbole qui est lié à l'institution des sujets. Le symbole est "institué par l'homme : il faut apprendre le sens du symbole, il faut être capable de l'interpréter dans sa fonction signifiante et non plus seulement le percevoir comme impression sensorielle, car le symbole n'a pas de relation naturelle avec ce qu'il symbolise". Symbolique du langage comme symbolique gestuelle du corps ont été acquises au cours de la Bildung et ces deux symboliques s'associent dans la communication. Selon le même auteur cité "autrui n'est pas seulement le "passeur" du petit d'homme en sa qualité d'infans à celle d'acteur social, il est également la condition de la pérennité de la symbolique qui le traverse et dont il use pour communiquer avec les autres. Autrui est la structure qui organise l'ordre signifiant du monde." En ce qui concerne le langage nous renvoyons à la somme écrite par Olivier Sabauraud (400). Il souligne que les connaissances relatives à la pathologie des systèmes culturels autres que le langage sont encore très fragmentaires et il appelle de ses vœux le développement du concept de cerveau culturel (il existe déjà chez certains animaux un cerveau social). "L'accession au langage devient un cas particulier de l'apprentissage". Peirce a élaboré une sémiotique et distingue dans cette science des signes l'icône, l'indice et le symbole. Stanislas Dehaene[1] nous dit que c'est une particularité de l'homme, entre toutes les espèces, d'apprendre en associant des symboles et des concepts : "il semble que seul l'homme soit capable d'attacher des symboles à n'importe quel autre système cérébral". S'agissant des aires cérébrales classiques, elles sont connectées et reçoivent des informations "de la totalité des systèmes cérébraux. D'où un schéma de connectivité très diffus". L'auteur insiste sur l'inter-connectivité des systèmes et donne comme exemple une forme arbitraire par exemple celle du chiffre 7 qui devient un symbole pour autre chose, une quantité elle-même concernée par d'autres systèmes. S'agissant de l'apprentissage du sens des chiffres, il indique que l'enfant mobilise d'abord son cortex préfrontal puis progressivement va transférer l'activité vers le lobe pariétal, avec automatisation liée aux expériences répétées. Lorsqu'on essaie d'apprendre à un macaque, dans la même situation, il y a activation du lobe préfrontal mais pas de déplacement secondaire vers le lobe pariétal. L'auteur a développé avec J.P. Changeux le concept "d'espace de travail global" corrélé avec le cortex préfrontal et connecté à longue distance avec d'autres structures cérébrales dépassant ainsi le concept de modularité. Les acquis par l'apprentissage vont s'appuyer sur une machinerie neuro-synaptique organisée mais aussi plastique. S'agissant du cerveau computationnel, Zago et Pesenti ont étudié les corrélations entre les activités numériques et le cerveau, envisagées à travers la neuro-imagerie cognitive. Le réseau des aires impliquées est distribué dans le cerveau. Il y a une activation commune aux diverses tâches numériques. Il s'agit du sillon

[1] Note : numéro de la *Recherche* consacré à la mémoire (déjà cité).

intra-pariétal des deux hémisphères (avec cependant une asymétrie en faveur du gauche) et le gyrus précentral. Le gyrus angulaire et le gyrus frontal inférieur gauche et droit jouent un rôle. Les études réalisées chez des calculateurs prodiges montrent l'activation supplémentaire d'autres aires qui font supposer que la mémoire de travail à long terme sous-tend cette expertise particulière. Olivier Houdé (207) s'est intéressé aux corrélations cérébrales du raisonnement logique. Nous le citons : "... il ressort pour l'essentiel des travaux de Goel les points suivants :

1) Il semble bien exister un épicentre du raisonnement déductif qui se situe dans le gyrus frontal inférieur gauche (incluant l'aire de Broca).
2) D'une façon générale, les autres activations impliquées dans ce type de raisonnement, variables selon les conditions, sont également confinées à l'hémisphère gauche, au niveau des régions temporales (dont l'aire de Wernicke) et frontales, ce qui plaide en faveur d'un lien étroit entre déduction et processus linguistique".

L'auteur évoque la définition du logos du Stagirite qui concernait à la fois le langage et la logique. Existe-t-il deux réseaux cérébraux distincts et liés au fait que des syllogismes comportent ou non un contenu sémantique ? L'auteur indique que lorsque le raisonnement déductif porte sur une opération sans contenu sémantique, c'est en particulier le réseau pariétal gauche qui s'active (ce qui évoque la dimension spatiale comme elle se présente dans les diagrammes de Venn etc). Enfin, dans le contrôle exécutif du raisonnement et dans la détection des contradictions logiques, il est fait allusion à l'activation de la partie médiane du gyrus frontal supérieur droit. Il existe bien une pensée sans langage et une pensée utilisant le langage. Nous n'avons pas évoqué l'étude de l'intelligence qui est sous-jacente à l'ensemble de ces processus étudiés. En généralisant le terme de cognition et en y impliquant aussi la représentation, le cerveau imitateur et le cerveau simulateur (ce dernier plus à travers la mémoire que l'imaginaire créatif), et enfin en y impliquant l'action (en anticipant sur le prochain chapitre) nous avons évoqué, à travers ce terme généralisé, le troisième anneau borroméen de la matrice psycho-sociale de la subjectivité (et son assise neurobiologique). Cette approche étendue de la cognition se réfère aussi au concept d'énaction (du grec dans et action) qui selon la définition du dictionnaire Godin, déjà cité est "l'inscription du sujet dans un monde qui lui permet non seulement d'avoir des représentations mais aussi des émotions et des attitudes". Ajoutons des actions, des comportements, des conduites. Quelle gouvernance régule ces conduites et ses représentations ? C'est le sujet du chapitre suivant.

f. Le cerveau et l'auto-gouvernance

Tous ces cerveaux imitateur, simulateur, émulateur, dispositionnel, computateur, cognitif etc n'étant qu'un, cette unité se fonde dans l'auto-organisation, se fait à travers l'auto-gouvernance. Berthoz (24) souligne la nécessité de cet imaginaire réaliste et pragmatique qui est celui de l'anticipation. Celui donc de la simulation, aspect de la simulation que nous n'avions pas souligné. Faisons-le avec Berthoz : "la partie essentielle de l'acte est l'anticipation et notre cerveau est essentiellement une machine qui anticipe en créant des probabilités, qui *simule* la réalité avant d'agir…". Et à propos du comportement, ou mieux de la conduite, ajoutons avec le neurobiologiste : "la base de notre perception du monde et de nous-mêmes n'est pas seulement l'action, mais l'acte – l'acte avec son intentionnalité, sa mémoire du passé, sa projection vers le futur, la spécification de ce qui nous intéresse dans le monde en fonction de notre Umwelt".

La forme la plus générale de gestion de l'être vivant doté d'un système nerveux central peut être référée à *l'état central fluctuant*. Il renvoie à l'autonomie et à la capacité d'autopoïese. Cet état central fluctuant est évoqué par J. D. Vincent dans ses ouvrages[1]. Il indique avoir emprunté ce terme à N. H. Spector (1980) qui le définissait selon les principes suivants :

1) Tout organisme vivant, de la naissance à la mort, est en état de non équilibre.
2) La réaction d'un organisme à un stimulus est dépendante du, et modulée, par l'état central.

Pour cet auteur, cet état central peut être celui d'une cellule, d'un neurone, et surtout d'un ensemble de neurones et pour nous le système *nerveux central et périphérique considéré comme un tout* à un moment donné et dans une configuration donnée. J. D. Vincent distingue dans l'état central fluctuant :

1) la dimension corporelle liée au milieu interne
2) la dimension extra-corporelle, celle de l'extériorité, le monde des phénomènes, des représentations, etc.
3) la dimension temporelle qui est celle du devenir du Moi. Elle est liée à des programmes centraux qui ordonnent la maturation et la vieillesse mais aussi à l'épigénèse et à l'histoire des interactions entre l'organisme et son milieu, des couplages avec leur dimension contingente. Les traces s'inscrivent dans le cerveau et le corps.

La vie n'est pas seulement matière mais système même sous sa forme la plus élémentaire. Les dimensions corporelles et extra-corporelles sont en interaction continue (sauf dans le sommeil et le rêve). Les trois dimensions corporelles, extra-corporelles et temporelles se relient et interfèrent dans l'unité cognitive de l'individu. Cette unité cognitive peut se caractériser par le terme d'énaction. Comme nous l'avons évoqué c'est l'inscription de l'être vivant dans le monde, inscription qui lui permet non seulement d'avoir des représentations mais aussi des émotions (dimensions corporelles, celle de la

---

[1] Note : biologie des passions (456) ; voyage extraordinaire au centre du cerveau (455).

chair) et aussi des attitudes, des actions, des postures, des conduites (qui impliquent une finalité). On retrouve ici une ébauche de la matrice primaire de la subjectivité (émotion, cognition, mémoire), matrice vitale (assurant la vie et la survie). S'inscrivant dans la critique d'un réductionnisme radical, J. P. Vincent écrit : "ce n'est pas le cerveau qui pense mais un homme possédant le cerveau ; ce n'est pas le système nerveux qui sent, agit et réagit mais un sujet dans un monde qui lui appartient". On pourrait aller ainsi de l'espace central fluctuant au Moi en passant par l'espace global de travail de Changeux et Dehaene, et par l'administrateur central, l'identité exécutive, le self-monitoring, l'agentivité et bien d'autres concepts destinés à rendre compte du "pilotage" de l'être vivant dans sa complexité. Pas de Moi sans conscience mais aussi réciproquement pas de conscience sans moi si l'on veut bien distinguer vigilance et conscience au sens de prise de conscience[1]. Dans le coma végétatif, il y a une différence entre éveil et sommeil mais il ne semble pas y avoir de contenu de cet éveil, de cette ouverture : un contenant ébauché signant la vigilance mais sans contenu identifiable. Dans le trouble de la conscience qui n'est déjà plus le coma mais un état de conscience minimale, il y a reprise de l'activité des circuits corrélés à l'éveil, activité de projection vers le cortex. On peut suivre cette re-appropriation des aires corticales comme, à un moment, l'aire supplémentaire (qui est corrélée à la préparation de l'action). Dans le rêve où existe un moi du rêve (moi onirique) et un monde onirique appartenant l'un et l'autre au Moi qui rêve, il y a aussi cette projection vers le cortex qui n'existerait pas dans le sommeil profond. Le rêve confirme que Moi et contenu de conscience sont indissociables.

Que dire neurobiologiquement de ce Moi de l'éveil (et aussi du rêve) ? Antonio Damasio s'est attaché à ce projet et distingue le proto-soi, le soi-noyau et le soi autobiographique dont nous reporterons l'exposé au chapitre suivant. S'agissant du Proto-Soi, Damasio indique qu'il sous-tend l'existence de sensations et émotions primaires. Cette affectabilité primordiale n'est pas sans évoquer l'éprouvé psychique global de Paul Guiraud (187), le sentir vital : "le corps s'éprouve globalement et psychiquement comme une individualité vivante". Nous sommes proches de la phrase souvent citée de cette réalité phénoménale, où est évoqué le cas de la chauve souris en se demandant ce que cela fait à une chauve souris (doté de capacité d'écho) d'être une chauve souris. La corporéité psycho-biologique est liée aux besoins fondamentaux en particulier ceux assurant

[1] Note : L'état de veille est lié à l'activité de noyaux du tronc cérébral et de l'hypothalamus, à celle du thalamus et à la projection sur le cortex cérébral. L'espace de travail global est représentatif de l'activité neuronale distribuée et interactive qui est la condition de la conscience en tant que contenant qu'elle sous-tend. Le contenu chez le sujet éveillé est plutôt lié à la rencontre entre une causalité descendante et une causalité ascendante qui mobilise de façon fugitive comme nous l'avons évoqué "une notoriété cérébrale momentanée" plus proche de la "fumée" que de la structure qui assure le contenant (pour reprendre l'image déjà citée : "entre le cristal et la fumée").

l'homéostasie et la survie. Guiraud dit de cette intégration corporelle unifiante qu'elle est celle "d'une individualité vivante, mobile dans un monde extérieur, capable de trouver des aliments, de fuir ou d'attaquer". Damasio, lui, évoque une "collection intégrée de structures neurales séparées qui cartographient, à chaque instant, les aspects les plus stables de la structure physique de l'organisme". Il dit du proto-soi que nous l'utilisons "pour inscrire les changements causés par le fait d'avoir un organisme interagissant avec ce qui l'entoure (comme lorsque nous regardons un objet et le saisissons), ou pour inscrire la modification de la structure ou de l'état de l'organisme comme lorsque nous souffrons d'une blessure ou avons une glycémie trop basse". Sur le plan structural, le proto-soi est corrélé à des formations du tronc cérébral, à des noyaux dont certains jouent un rôle dans l'homéostasie. L'auteur cite les noyaux de la formation réticulée, les noyaux mono-aminergiques et les noyaux cholinergiques. S'agissant du cortex cérébral, il évoque le cortex insulaire et le cortex cingulaire antérieur. Le lien avec le monde extérieur implique, lui, plutôt le cortex somato sensoriel et les champs oculaires ainsi qu'un point de référence par lequel l'organisme se situe par rapport à l'espace et aux objets. Sabouraud (déjà cité) évoque, très proche de ce proto-soi, ce qu'il désigne comme l'étage du cerveau cablé. Ce neurologue, spécialiste du langage et penseur de la théorie de la médiation (de Gagnepain), développe une vaste fresque permettant de mieux évaluer l'impact des neurosciences et de la neuro-psychologie humaine. Son ambition est l'étude du cerveau décrit comme une machine "conforme aux données de la physiologie neuronale", une machine à différencier de l'ordinateur et qui produit aussi de "*l'immatériel*". S'agissant du cerveau cablé au premier étage (des trois qui sont énumérés, les deux autres étant l'étage auto-programmé et – le dernier – l'étage des médiations culturelles) Olivier Sabouraud insiste sur le fait qu'il est construit par un programme génétique (il n'a donc pas la plasticité épigénétique des deux autres étages) et sur ceci : "même s'il n'achève son installation et sa mise en service qu'après la naissance". L'extériorité dans ses interactions avec l'organisme, on l'a exposé précédemment, va aussi participer à la structuration finale et fonctionnelle. Nous sommes ici dans l'ordre de l'hominisation basique, programmée et structurée aussi par le couplage avec la péristase (voir la question déjà évoquée du Kairos biologique), l'ordre de l'invariant. Cet étage assure la vie et la survie, la relation primordiale avec l'umwelt, la péristase. L'auteur souligne le poids de l'homéostasie dans les montages stimulus-réponses (réponse neuro-végétative, humorale, hormonale etc). Cet étage intègre une grande partie du comportement thématique de l'espèce (répertoire alimentaire, habitat, accouplement, fuite, agression etc) et les systèmes appétence/aversion et plaisir/déplaisir que nous avons évoqué à propos du cerveau dispositionnel et pulsionnel. Il permet l'adaptation mésologique. C'est à ce niveau que se met en place l'organisation architecturale du cerveau propre à chaque espèce qui en est dotée. Elle concerne en particulier les boucles stimulus-réponses qui représentent la thématique éthologique de l'espèce et qui ne sont pas effacées par la mise en œuvre de l'étage supérieur. Il y a persistance en parallèle des deux niveaux sans véritable hiérarchie dans le sens néo-jacksonien. Pour Damasio, l'étape suivante est celle du soi-noyau. Le neurobiologiste évoque l'accession au statut de protagoniste dans son éthymologie (en grec ancien : premier et concourir). Il écrit "il existe un protagoniste auquel certains événements arrivent, protagoniste qui est le moi matériel". Aux structures du proto-soi, Damasio ajoute le collicule supérieur (qui fait partie du tectum) dont les couches profondes contiennent une carte du monde visuel, des cartes d'informations auditives et somatiques et le thalamus (en particulier dans ses noyaux associatifs). Toujours proche de ce soi-noyau est l'étage décrit (ici deuxième étage) par Sabouraud, celui que ce dernier désigne comme *étage auto-programmé*. Apparaît en particulier le rôle de la mémoire comme comparateur et donc aussi le rôle des expériences (comme il a été répété les expériences contribuent à la structuration du S.N.C.). On passe ainsi d'un modèle assez déterministe vers celui de l'auto-organisation plus créative et capable d'émergence. La perception des signes (signaux) permet par association la formation de stimuli conditionnels et de réponses conditionnées. Le concept d'auto-organisation, de boucles récussives, se retrouve sous des appellations diverses : administrateur central, self monitoring etc. Avec l'idée d'une orientation de l'activité de type gating qui soustend l'ébauche de choix. Certaines boucles sont inhibées et d'autres renforcées. On passe du hard ware (la quincaillerie neuronale programmée génétiquement) au software, au logiciel qui, de plus, s'autoprogramme en fonction des situations. Apparaît, au delà du besoin, la motivation, la téléonomie, l'intention, le projet. En fin de compte la manifestation d'une "finalité" comme forme de "vouloir". L'auteur évoque aussi l'apparition de gnosies, des praxies et souligne l'importance de la "gestalt". L'être vivant connaît ainsi un début d'autonomie avec une ébauche de capacité de choix, de capacité d'élaborer et de modifier un programme ce qui l'écarte d'un modèle purement mécaniste. On peut même évoquer l'ébauche de l'improvisation, de l'invention. L'auto-programmation vient ainsi se sur-impressionner aux cablages de l'étage précédent et en partie les remanier sans bien entendu les effacer. La description des fonctions cérébrales ne repose plus seulement sur le percevoir-agir comme dans le classique stimulus réponse. Ici est inroduit un troisième élément le sentir vital, l'émotion basale. Gibson, cité par Romano (393 bis) dans son ouvrage "il y a", montre dans une approche mésologique que dans l'umwelt, milieu de vie, certains objets, en fonction de l'espèce, sont des incitations à agir. Il emploie le terme d'affordance (de to afford : rendre présent ou disponible). Selon le dictionnaire des sciences cognitives : "les affordances déterminent nos percepts en fonction des possibilités d'action qui sont inscrites dans ces objets". Romano cite la branche qui fournit au singe la possibilité de s'y suspendre et il évoque une phrase de Merleau Ponty extraite de "Sens et non sens" : "il nous faut retrouver un commerce avec le monde, et une présence au monde, plus vieux que l'intelligence". Pour Gibson, une affordance n'est ni objective, ni subjective, c'est un troisième état appartenant à l'ordre de la relation, de "l'entre". Pour en revenir au développement de cet étage auto-programmé, il conduit "à la construction d'un monde somato centré et d'un sujet autonome, centre d'activité perceptivo-gestuelle". L'autre, en particulier le congénère, peut occuper une place particulière dans l'espace grégaire. Déjà se manifeste la communication. De son côté, Damasio va attribuer au modèle des expériences psychiques nouvelles favorisées par la prégnance, la saillance de l'objet. Il évoque l'accession à l'expérience du contrôle, de la possession et même du savoir. D'où l'importance du temps. Le sentiment de contrôle et de possession étant en rapport avec le fait de relier de manière cohérente dans la durée des activités successives est donc aussi une accession au "timing". Notons au passage que le modèle psycho-physique est insuffisant car il doit inclure la temporalité et la dimension charnelle (chair) qui est inconnue de l'ordinateur. Pour Damasio, le soi-noyau est l'étape intermédiaire entre le proto-soi et le soi-autobiographique qui nous concerne particulièrement en tant que psychiatre à travers la mémoire autobiographique et l'identité narrative. Nous avons évoqué la matrice vitale primaire de la subjectivité, subjectivité que nous partageons avec certaines espèces. Cette matrice comporte les trois anneaux borroméens :

1) L'affectivité et en particulier sa dimension pulsionnelle
2) La mémoire
3) La cognition

Le temps, comme nous l'avons indiqué, est déjà présent même si l'histoire relève, elle, de l'autre matrice, la matrice anthropologique. On peut faire l'hypothèse d'une structuration dans le système nerveux central d'un pré-moi diachronique. Ce pré-moi va être retissé par la fonction anthropique. Sa manifestation deviendra évidente dans le rêve sous forme du moi onirique / conscience onirique / monde onirique. Il s'agit bien de l'"implémentation" du Moi diachronique à distinguer du Moi/conscience synchronique que nous évoquerons ultérieurement. Les deux matrices, celle que nous venons d'évoquer et la suivante, sont particulièrement intriquées. Dans cette intrication a sa place le module "interprète" qu'évoque Gazzaniga (165 bis) et qui pour lui serait propre à l'être humain : "l'unité psychologique que nous vivons émerge du système spécialisé "interprète" qui engendre des explications pour nos perceptions, nos souvenirs et nos actions et pour les liens qui les unissent". Nous reviendrons sur les propos de Gazzaniga dans la suite de l'ouvrage.

g. Le cerveau et la matrice anthropologique

Nous venons d'évoquer la matrice commune primaire (affectivité-pulsion/mémoire/cognition) et nous allons nous demander si l'assise anthropologique, spécifique à l'homme, a une corrélation neurobiologique et corporelle. Cette matrice peut être évoquée à travers les inter-relations entre le symbolique, l'imaginaire et le désir. Ajoutons au Désir le narcissisme, l'un et l'autre étant comme l'avers et le revers d'une même pièce. Le Désir tel que nous l'avons évoqué à travers la définition donnée par R. Misrahi. André Green (déjà cité) évoque un psychisme qui naît de l'entrecroisement entre, disons, la matrice primaire (où lui insiste sur le dispositif pulsionnel) et ce qu'il nomme la fondation "socio-anthropologique". Un entrecroisement et non une relation plus simple en couche hiérarchisée ce qui rend compte sans doute de l'impasse de l'organodynamisme de Ey et de sa référence néo-jaksonienne. Le troisième étage cérébral défini par Olivier Sabouraud est celui qu'il nomme des médiations culturelles. Sa description dépasse celle de Damasio rapportée au Soi autobiographique, mais pour nous elle implique l'existence de ce soi-autobiographique qui en est une des conditions. Aussi, nous commencerons par exposer les idées de Damasio avant d'élargir le sujet à la fonction anthropique. Dans ce soi autobiographique, on retrouve la dimension temporelle déjà évoquée par J.D. Vincent dans l'état central fluctuant et que nous avons cité dans la première assise (affectivo-pulsionnel, mnésique, cognitive). Le couplage redondant de l'individu et du milieu non seulement laisse des traces, des empreintes, mais l'histoire des interactions participe à la structuration dans la dimension épigénétique si importante pour le psychiatre (et pour le patient qui reste ainsi capable de changement). C'est le soi-autobiographique qui nous procure, au-delà du sentiment de vivre celui d'exister, celui de notre identité, de notre personnalité psycho-sociale et charnelle. Nous avons déjà soulevé à plusieurs reprises le parallèle avec le concept d'identité narrative de Ricoeur. Ce Soi-autobiographique "implémenté" dans le système nerveux central fait partie pour nous du Moi diachronique. L'ombre, dans le rêve, de ce moi diachronique est notre double onirique pris dans des scénarios qu'il subit et non dirige. Il utilise des fragments retouchés mais aussi improvise, témoignant de la créativité de l'imaginaire livré à lui-même (et donc aussi de l'inconscient). Bien entendu le soi-autobiographique collabore avec le Proto-soi et le soi-noyau dans l'unité de la personnalité. Mais il va remodeler selon des valences et des valeurs le Soi-noyau, donnant ainsi configuration à la subjectivité. Il assure la prise de conscience de l'identité dans la durée et anticipe l'avenir. Cependant, pour Damasio, si certains animaux ont un proto-soi et un soi-noyau, le terme de soi-autobiographique ne s'applique qu'à "l'animal parlant". Pour ce chercheur, l'expérience du soi-autobiographique est liée au fait que chaque sous ensemble biographique de souvenirs est traité comme un objet mental et rendu conscient par "une pulsation du soi-noyau". La mémoire autobiographique est guidée par le principe de correspondance (le vécu doit refléter le réel de l'expérience ancienne), mais aussi de cohérence : le vécu doit être en accord avec l'idée que nous nous faisons de nous-mêmes. Le principe de cohérence peut conduire à engendrer des souvenirs arrangés. On pourrait faire intervenir (ce qui n'est pas le cas dans le texte de Damasio) l'inconscient[1] comme facteur de cohérence autorisant telle souvenance et non telle autre au même créant de faux souvenirs. Il interviendrait en plus de la cohérence utilitaire, fonctionnelle, voir affective qui fait de la mémoire un savoir pragmatique. Nous avons déjà évoqué le fait qu'un souvenir peut en cacher un autre et la création de faux souvenirs dont on a connu, à une époque récente, aux Etats Unis un développement épidémique dans le cadre de "l'influence" de "thérapeutes". Il existe un véritable système de coordination pour le neurobiologiste cité. Des images sont "autorisées" à s'inscrire dans le proto-soi évolué dans une certaine fenêtre temporelle. Les mécanismes de coordination seraient assurés par les régions de convergence divergence (R.C.D.) qui sont situées dans le cortex associatif. Une de ces R.C.D. est le cortex postero-médian (CPM) relié au claustrum qui se projette sur ce C.P.M. Les C.P.M. reçoivent des signaux de la plupart des régions corticales associatives mais aussi des noyaux sous corticaux. Ils en émettent vers diverses régions sous corticales (dont celles liées au sytème récompense/aversion). Ces structures de coordination décrites s'ajoutent à celles requises par le soi-noyau, à savoir : les formations du tronc cérébral, du thamalus, du cortex. Martin A. Conway et Pascale Piolino (dans un article de la Recherche[2]) décrivent un ensemble, impliquant plusieurs régions, qui est sollicité par le rappel de souvenirs auto-biographiques : le lobe préfrontal (médian et ventro médian). Ce dernier serait correlé à la référence à soi, tandis que le lobe frontal latéral le serait à la recherche, et le lobe temporal latéral à la sémantique personnelle. L'imagerie mentale associée aux souvenirs impliquerait l'hippocampe, l'amygdale (pour la réviviscence émotionnelle), et les régions parieto-occipitales (Damasio insiste sur le cortex postero-médian). Si nous voulions évoquer ce que nous appelons *l'analogon neuro-synaptique du Moi*, nous pourrions telle l'abeille butiner les données des précédants auteurs en colligeant toutes les structures neuronales évoquées. Nous aboutirons à un ensemble où l'étendue se conjugue avec la complexité. La pathologie, comme celle de la maladie d'Alzheimer, nous rappelle l'importance de la mémoire et d'un soi auto-biographique fonctionnel pour la perception de nous même et des autres. La progression de cette maladie aboutit au délitement du Moi par altération de l'analogon neurosynaptique, "implementé" dans le système nerveux central. Tout se passe comme si, dans le cerveau, coexistait deux systèmes du moi :

1) L'analagon neurosynaptique du Moi diachronique à la fois structure et information. Structure résultant de l'ontogénèse et de l'épigénèse, cette dernière s'exprimant à travers des informations structurantes (et pas seulement circulantes). L'épigénèse assure à la fois un complément d'hominisation et aussi principalement l'humanisation.

[1] Note : L'inconscient est sous la coupe du narcissisme et du désir qui sont eux mêmes sous sa coupe.

[2] Note : *La Recherche* n°49 Hors série Juin 2012.

Ce Moi diachronique s'est développé à travers la croissance, les interactions, la Bildung, les expériences. Et ce, à partir d'un invariant cablé lié lui à l'hominisation. Il a à assumer le destin : maturité (et ses rôles, ses capacités, ses responsabilités) puis vieillesse. Les potentialités peuvent être activées dans un sens créatif et la vulnérabilité aussi réactivée en fonction des contingences d'une vie et d'une existence et d'un environnement. Il existe pour nous un foyer de l'assise neurobiologique du Moi diachronique dans le modèle de la personnalité bifocale. Elle ne règne pas cependant à la manière d'un dieu Janus (avec ses deux visages) car si tout ce qui est mental a une corrélation neurobiologique (condition plus que cause), tout ce qui est neurobiologique n'est pas correlé à du mental.

2) S'agissant du Moi/conscience on ne peut tabler sur une corrélation aussi structurée. Ici, c'est un nuage informationnel que nous avons déjà évoqué en opposant cristal et fumée. La dynamique ici se rapproche plus de la fluctuation, du concept de notoriété neuronale reverbérante auto-entretenue et fugitive (ce qui implique un flux de populations sélectionnées de neurones). Nous avons donc souvent associés le moi/conscience synchronique aux mouvements insaisissables des volutes de fumée, du tourbillon neuro-synaptique.

L'auto-construction du moi diachronique (moi-suppôt), toujours à poursuivre, est possible grâce à la créativité (autopoïese) et à la plasticité cérébrale. Dans le délire, cette plasticité devient négative mais témoigne de la créativité.

Elargissons le thème au fonctionnement de la matrice anthropologique que Sabouraud comme nous l'avons indiqué, relie au troisième étage de sa construction, étage qu'il désigne comme celui des médiations culturelles. Il s'agit du fonctionnement anthropique avec les références au symbole, à la capacité d'abstraction, à l'outil, au langage, à l'identité à la Personne. Ajoutons à l'imaginaire et au Désir, au Narcissisme. C'est aussi ce que nous avons évoqué sous le terme d'humanisation, de personnification, qui vient compléter l'hominisation nécessaire à la mise en place de structure et préstructure. La finalité de la Bildung, c'est que l'individu soit une personne dans un monde de personnes. Pour l'auteur, les capacités évoquées nes sont pas les classiques facultés mais des systèmes d'analyse de la Réalité. La Réalité n'est pas simplement celle du monde 1 (physique) de Popper mais des trois autres mondes et aussi de la réalité humaine intersubjective et sociale, la réalité de ce qui existe et de ce qui serait préférable si nous ajoutons la capacité du bien et du mal. L'auteur évoque la capacité d'abstraction, le langage, la capacité à crééer et à savoir utiliser l'outil, à le reconnaitre, la capacité à avoir une théorie de la personne (et pas seulement de l'esprit), cette dernière s'appliquant à lui-même et à autrui. Il ajoute l'accession au plan des valeurs et de l'éthique. L'auteur développe le système de l'abstraction du symbole, du langage en particulier dont il était un expert. Nous l'avons déjà évoqué en rappelant que nous sommes au-delà du signal et de la communication qui appartient déjà à certains animaux. Mais le monde de l'animal est concret "perceptivo-gestuel-émotionnel". Nous avons insisté à propos de la matrrice primaire sur l'affectivo-pulsionnel. Ici par contre le champ décrit est abstrait . Nous n'évoquerons pas ici l'approche par l'auteur du langage oral et de l'écriture si intéressantes qu'elles soient. Nous renvoyons de même à son ouvrage s'agissant de l'outil et de la pathologie neuropsychique définie comme atechnie. C'est son approche de la personne qui nous retiendra davantage. La matrice anthropologique est ce qui fonde et créée la personne[1]. Nous distinguons, nous l'avons dit, personne et personnalité. La matrice anthropologique (symbolique imaginaire, Désir et narcissisme) va s'entrecroiser avec la matrice primaire (affectivo-pulsionnel) et la retisser en développant d'autres potentialités mnésiques et cognitives. L'affectivo-pulsionnel est lui aussi investi et retissé mais il se trouve aussi en continuité avec le Désir. Tous ces développements et ré-aménagements se font dans une histoire et des processus visant à connaitre mais aussi à méconnaitre et à oublier. L'inconscient y a sa place. Nous avons évoqué le métasystème Moi/conscience ↔ monde qui est une boucle, boucle étrange pour reprendre les termes bien choisis de D. Hofstadter (204) : "je suis une boucle étrange". La personne, elle, n'est pas un système, n'est pas un objet scientifique, elle n'a pas d'analogon neurosynaptique. En plus de son aspect institutionnel, éthique et juridique, la Personne est un "objet" abstrait, qui n'existe pas dans la nature mais seulement dans le champ culturel. Si l'animal, si certains animaux plutôt, possèdent une proto-personnalité, ce ne sont pas des personnes. La personne est cette fiction nécessaire qui implique l'identité et la nostreité, fiction nécessaire pour qu'existe une société qui n'est pas réduite à un regroupement grégaire, Legendre nous dit que la personne est la rencontre de la subjectivité et du socio-anthropologique qui évoque une "théâtralisation structurante". Comme nous l'avons indiqué, elle est aussi liée à l'imaginal, un imaginaire historique commun. Pour Sabouraud, qui ne cite pas, à notre connaissance, Legendre, l'être humain doit créer des "objets" d'un autre type que ceux que nous partageons avec les animaux et qui suivent le schéma perception-émotion-action. La relation aux autres et à soi-même à travers le concept de personne est créatrice. Créatrice d'un nouveau monde, d'une nouvelle et dernière naissance de l'être humain. Du selfobjet au moi et au Sujet pourrait-on résumer. Cette relation à soi-même comme personne et aux autres comme des personnes est donc créatrice de son propre objet, un objet qui n'existe pas dans la nature. C'est la fonction anthropique dont la théorie de l'esprit n'est qu'une figure restreinte. On sait que la théorie de l'esprit est, selon le dictionnaire des sciences humaines (sous la direction de J.F. Dartier) : la "capacité" d'attribuer des intentions,

---

[1] Note : Nous préférons le terme de personnalité ici personnalité psychique, foyer psycho-anthropologique.

des croyances, des désirs et des représentations mentales à autrui". On estime que c'est vers l'age de quatre ans que l'enfant acquiert la capacité d'attribuer à autrui des croyances (vraie ou fausse), à un âge donc plus tardif que celui du partage des émotions et des sentiments. C'est aussi un âge proche de celui où il commence à utiliser "je". Le préliminaire de la théorie de l'esprit semble se réaliser dans l'attention partagée. Pour les mêmes auteurs, la théorie de l'esprit "serait une des conditions majeures de la formation d'un nouveau type de relations sociales propres au sociétés humaines". On note une discussion entre éthologues pour savoir si certains chimpanzés ont une ébauche de la théorie de l'esprit. Quoi qu'il en soit la fonction anthropique, la capacité de former le concept de personne, semble lui bien spécifique de l'humanité. Dans la même veine et selon un langage emprunté à Sartre (qu'il nous le pardonne) entre le Moi et la réflexion sur le Moi-même il y a l'autre, éventuellement le grand Autre. Sabouraud écrit que chez l'homme "les attractions et les conflits programmés et les comportements d'espèce ont laissé place à l'ouverture et a l'indétermination". Peut-on concevoir une neurobiologie de l'indétermination ? L'effacement du thématisme, contraignant l'espèce, et du formatage des conduites laisse place à l'aléatoire, au symbolique, à l'imaginaire. Nous avons évoqué cette aventure risquée du néoténe qui a abouti à l'homme post-darwinien, homme aléatoire. La fonction anthropique, à la lumière du travail de Sabouraud, élabore un système d'analyse qui est un autre traitement que le traitement perceptivo-gestuel-émotionnel que nous partageons avec les animaux. Cette fonction nous aimons à l'expérimenter dans la fréquentation des romans, des films, des pièces de théatre etc. L'imaginaire est impliqué dans la représentation des autres et de nous-mêmes. Ceci nous écarte de l'animal dont la perception a un rapport avec sa thématique affectivo-instinctuelle et sa gestuelle liée à l'affordance. Qui dit imaginaire dit aussi inconscient. Un des résultats en est l'imago qui pour le vocabulaire de la psychanalyse (258) est "le prototype inconscient de personnages qui orientent électivement la façon dont le sujet appréhende autrui ; il est élaboré à partir des premières relations intersubjectives réelles et fantasmatiques avec l'entourage familial". Mais pourquoi ne pas appliquer aussi l'imago à la représentation de soi-même en tant que personne. Cette représentation est aussi liée au Désir et au narcissisme et donc à l'inconscient. Cette représentation mèle aussi fantasme et réalité. A partir de quelle position du curseur l'incapacité de la conscience d'accès et de la conscience réflexive à évaluer ses propres affects, ses pensées, ses comportements, s'écarte-t-elle de la capacité du sujet normal de le faire et ce de manière réaliste ? Les auteurs soulignent l'importance dans la Bildung initiale (celle du Selfobjet inaugural), des premières relations intersubjectives. On pourrait dire du délirant que sa représentation d'autrui mais aussi de lui-même relève de l'imago. La conscience de soi, la représentation de l'autre implique une distanciation qui implique elle-même l'effet du tiers qui a été intégré dans le système ipséite/altérité. On ne peut délirer que dans un monde de Personnes. Selon la formule choc de

Sabouraud "*la machine à délirer est présente chez tout créateur de Personne*". Le monde des Personnes propre à l'humain est aussi le monde des imagos et du Délire, que ce délire s'oriente vers la persécution ou la toute puissance. Le Monde des personnes implique la reconnaissance des Personnes. Mais aussi la capacité de les nier, voir de les détruire ce qui est toujours une manière de les reconnaître comme dans la violence autotélique. Les trois failles que nous avons évoqué supposent un Monde de Personnes. Les merveilles culturelles crées à travers la fonction anthropique impliquent aussi la virtualité des failles qu'il s'agisse de la folie ou du mal (malfaisance) ou de la démesure qui nous éloigne des régulations adaptées des conduites animales comme nous l'avons déjà évoqué.

Mais quelles corrélations ? : sur le plan anatomo-fonctionnel Sabouraud fait l'hypothèse, dans l'exercice de cette fonction anthropique, d'une corrélation marquée avec le cortex orbitofrontal et la convexité du lobe temporal. Il n'y a pas cependant d'intégration de type organisation modulaire. S'agissant de l'analogon neuro-synaptique du Moi cette zone s'intégre dans le vaste réseau que nous avons déjà évoqué. En référence à la pathologie et à l'expérimentation Sabouraud note la rareté mais l'existence attestée d'un syndrome de type Klüver-Bucy chez l'homme. Il est lié, par exemple, à la lésion bilatérale des hippocampes et des noyaux amygdaliens. Ce syndrome que nous avons déjà évoqué précédemment est incomplet par rapport à celui de l'expérimentation animale, avec l'ingurgitation marquant une déviation de l'oralité, l'hypersexualité du moins en parole, voir la violence clastique. De même, la moria de certaines pathologies frontales se marque par une désinhibition des conduites et une perte de convenances sociales. Dans son livre "voyage extraordinaire au centre du cerveau", Jean Didier Vincent évoque le cas, rapporté à lui, par un ami diplomate scandalisé par la conduite d'un député en visite officielle à l'étranger. Il avait choqué par "ses propos obscènes pendant le banquet.., les gestes, propositions, tentatives de viol sur la personne de l'épouse du consul etc". Le grand chercheur, doté aussi d'un esprit de finesse pointue et versé dans des connaissances cliniques solides, avait suggeré à son ami l'hypothèse d'un syndrome frontal. Quelques mois après, ce dernier l'informait de l'intervention neuro-chirurgicale chez le député.

Au passage notons que le caractère est de nature synchronique et diachronique et est une superstructure de la personnalité bifocale. Un changement radical dans le caractère ne doit pas faire rechercher qu'une cause mentale. Il peut être lié à une altération de l'infrastructure, c'est-à-dire de l'assise neurobiologique du moi diachronique "implémenté" dans le S.N.C. Damasio a tout particulièrement étudié le cas de Phineas Gage atteint cérébralement par une lésion due à une barre projetée par une explosion, dans une exploitation minière. Il décrit des changements dans la personnalité psychosociale et le caractère de la victime du traumatisme. Il a également étudié le cas d'un patient : Elliot, chez qui une grande partie du cortex préfrontal droit n'était plus fonctionnelle après une intervention neurochirurgicale. Ce sujet avait gardé un bon fonctionnement intellectuel mais manifestait des troubles du comportement dans les relations personnelles et les rapports sociaux et des carences dans son activité professionnelle. L'observation révélait une perturbation des manifestations émotionnelles avec une conduite aberrante de détachement qui *n'existait pas avant les lésions*. Lui qui apparaissait comme un modèle tant sur le plan professionnel que familial était devenu incapable d'assumer les tâches et les responsabilités. A noter que compte-tenu du maintien du fonctionnement intellectuel, on lui avait refusé toute allocation pour invalidité. Et pourtant si il était resté en théorie compétent, il n'était plus performant. La performance nécessitait un engagement vis à vis des autres.

Quel est le lien entre les différents étages du S.N.C évoqués par Sabouraud ? Quel est le lien entre les deux matrices, la matrice primaire (affectivo-pulsionnel/mémoire/cognition) et la matrice anthropologique (symbolique, imaginaire, Désir et Narcissisme) ? Certes symbolique et imaginaire s'interpénètrent entre eux comme cognition et mémoire s'interpénètrent. Et enfin ces deux séries s'interpénètrent elles-mêmes dans un entrelacement de boucles. Nous avons vu l'importance du cerveau dispositionnel, affectivo-pulsionnel avec son implication corporelle. Nous avons souligné les connaissances neurobiologiques déjà notables et les corrélations identifiées. Le Désir (plan anthropologique) est lui en continuité avec l'affectivo-pulsionnel de la matrice primaire même si cette dernière est retissée par lui. La fonction anthropique est aussi celle de la régulation par le Désir et par le narcissisme. Pour Misrahi comme nous l'avons évoqué le désir est : "l'ensemble des motivations et des enjeux par lesquels un sujet s'inscrit dans le monde". L'animal, lui, a un umwelt mais pas un Monde. C'est le Désir et le narcissisme qui ont remplacé chez l'homme les régulations éthologiques. Elles sont moins sûres, comme nous l'avons souligné, à propos de l'homme post-darwinien, l'homme aléatoire, le néotène qui doit poursuivre sa construction prolongée à travers la Bildung et le culturel. Une forme de néguentropie doit, toute la vie, assurer une "maintenance" du Sujet. Cette régulation n'est plus celle du "gating" des boucles stimulus-réponse ni des thématiques éthologiques (Raymond Ruyer). Le fonctionnement médiatisé par les systèmes culturels, par l'institution, a en principe priorité sur les fonctionnements des étages cablés et autoprogrammés. La morale, la vie sociale impliquent un certain renconcement à la toute puissance du Moi Idéal, une répudiation relative, un contrôle, une sublimation de nos scénarios ambivalents : amour/haine ; création/destruction ; acceptation/domination ; libido/destrudo etc... Nous sommes dans un ordre symbolico charnel qui n'est plus celui des comportements éthologiques. Comme nous l'avons indiqué à plusieurs reprises, la violence autotélique et une tentative radicale pour détruire l'ordre des Personnes. Mais le nier est aussi paradoxalement le reconnaître et l'on ne peut échapper au langage : "Frappe mais écoute d'abord" aurait dit un philosophe en butte à un tyran qui avait envoyé un seide l'assassiner. Pour réussir l'annihilation de l'ordre des Personnes il faudrait détruire d'abord le langage ! Il n'est pas question de localiser un cerveau éthique. Il a sa place dans le cerveau anthropologique, au-delà du seul cerveau social que nous partageons avec certains animaux et il n'est pas sans lien avec le cerveau dispositionnel. Qui dit éthique sous entend possibilité de libre arbitre. Un neurobiologiste aussi rigoureux que Benjamin Libet (291) le confirme "il serait idiot d'abandonner la vision selon laquelle l'homme, et nous-mêmes, posséderions quelque liberté d'action et ne serions donc aucunement des robots prédéterminés en faveur d'une théorie déterministe n'ayant à aucun moment fait ses preuves". Nous reviendrons sur cette question. En empruntant à Delay dans son "Introduction à la médecine psychosomatique" (98) disons que "tout se passe comme si ces superstructures mentales étaient capables de réagir sur les infrastructures organiques dont elles dépendent et réciproquement." Nous adhérons à ce dispositif en boucle, avec ses causalités ascendantes et descendantes, dispositif qui nous éloigne donc du schéma néo-jacksonien et de l'impasse de l'organo-dynamisme. Henri Laborit en son temps (247) s'était interrogé sur la pathologie psychiatrique non lésionnelle et sur la nécessité d'élaborer un modèle spécifique à la psychiatrie qui ne soit pas un décalque biaisé de celui de la médecine somatique. Pour lui "l'organicité des maladies mentales[1] ne résiderait en définitive que dans l'établissement de voies synaptiques préférentielles, codées métaboliquement et résultant du perpétuel dynamisme qui s'établit dès la naissance entre les trois étages évolutifs du système nerveux et la niche environnementale". Elle n'apparaît pas, comme en médecine, en tant que lésion macroscopique ou microscopique. Il s'agit du développement, de l'organisation, du fonctionnement systémique des structures corrélées au moi diachronique et au moi synchronique. D'où l'extrême importance de l'épigénèse et des interactions précoces que nous avons résumé sous le terme de Bildung. Ontogénèse et épigénèse contribuent ensemble à la vulnérabilité. Nous reprenons notre définition de la personnalité comme bio-psycho-socio-anthropologique et comme organisation dynamique des aspects cognitifs, affectifs, conatifs, physiologiques et corporels de l'individu. Nous l'avons décrite comme hybride avec un foyer neurobiologique et un autre qui est la subjectivité. Nous avons approfondi au cours des chapitres ce modèle en situant dans le foyer neurobiologique deux assises : celle du moi diachronique et la nébulleuse dynamique du moi/conscience synchronique. Nous avons à la subjectivité rattaché deux matrices, l'une primaire et comprenant l'affectivo-pulsionnel, la cognition et la mémoire. Cette matrice rend déjà compte de l'umwelt, de la réalité pour un être vivant, réalité qui évoque le monde 1 de Popper et le monde 2 et les affordances qui se partagent ces deux mondes pour l'être vivant. L'unité est assurée par le soi-noyau de Damasio. La matrice anthropologique se voit ajouter à la triade Symbolique/Imaginaire/Désir et le narcissisme. En effet, Désir et

[1] Note : Phrénopathies ici et non neurophrénies.

narcissisme sont comme l'avers et le revers d'une même pièce. D'un côté "l'ensemble des motivations et des enjeux par lequel un sujet s'inscrit dans le monde", de l'autre le narcissisme. Il s'agit du narcissisme normal notion développée par Kohut (déjà cité) qui a insisté sur son rôle organisateur et sur le fait qu'il ne doit pas disparaître pour céder la place à d'autres types de relation. Il persiste pendant toute la durée de la vie. Il n'est pas comme l'écrit Paul Ricoeur, qui a compris très vite l'importance de l'œuvre de Kohut : "une structure archaïque a remplacer, mais à transmuter en narcissisme mature" (388). Il rend compte de l'expérience de cohésion et de continuité de la subjectivité et du développement du psychisme. Ce sont donc le Désir et le Narcissisme représentable comme le Dieu Janus, bifront, qui régulent la matrice anthropologique. Le schéma de la personnalité s'inscrit ainsi :

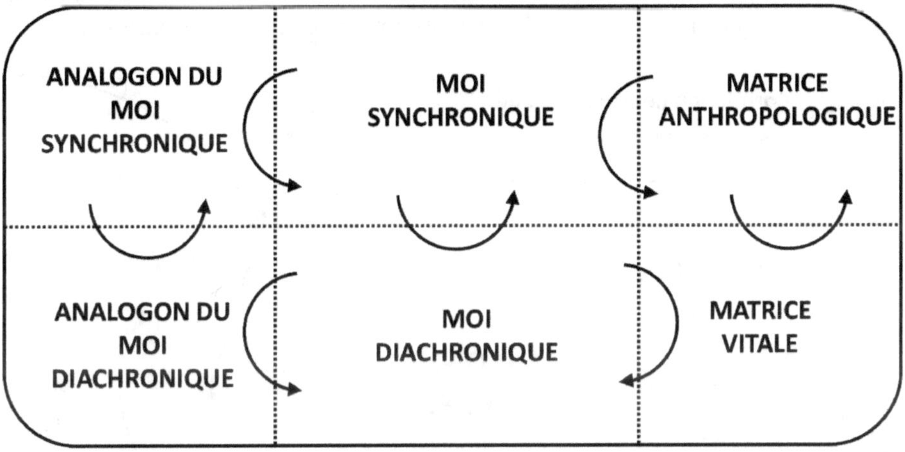

Nous avons distingué le Moi diachronique "implémenté" dans le système nerveux central et lié à la mémoire auto-biographique et aux systèmes psychobiologiques (affectivité/pulsion, cognition, conation, motivation, imaginaire, capacité à symboliser etc…). On retrouve les descriptions par Damasio du proto soi, du soi noyau, du soi auto-biographique. Nous y ajoutons le soi anthropologique avec ses deux matrices. Le Moi synchronique : le Moi/conscience ↔ Monde n'est pas lui "implémenté" comme structure (mais il interagit en permanence, chez le sujet éveillé, avec le Moi-diachronique). Il est plutôt une nébulleuse neurosynaptique fonctionnant probablement de façon chaotique avec des attracteurs faisant se succéder un flux d'ensembles neuronaux activés et assurant une notoriété cérébrale changeante et continue. Un tourbillon neuro-synaptique. L'hypothèse du cerveau en tant qu'objet quantique relève plus de ce fonctionnement du Moi/conscience synchronique alors que le Moi diachronique implémenté relève de l'approche éclairante de la biologie moléculaire (voir par exemple la mémoire). C'est l'état central fluctuant qui assure la corrélation entre les deux pôles neurobiologiques. Les deux "Moi"

réalisant eux leur unité à travers le "je" qui subsume les deux matrices intégrées. Ce "je" est le pôle égologique d'unification avec la conscience de soi et le sentiment d'agentivité qui lui est propre. Un "je" dysfonctionnel ou même scindé a été évoqué dans les psychoses (voir par exemple le transitivisme). Le "je" pleinement fonctionnel renvoie au concept de Sujet, au clair avec son identité, avec l'ipséite/altérite, avec le Réel comme principe causal qui n'est pas que le Monde 1 de Popper mais aussi la logique du Monde des Personnes, celui des mondes 3 et 4 que nous avons déjà évoqués. C'est un sujet capable de discernement et de contrôle de ses actes, adhérent au sentiment d'agentivité. Il est, nous le rappelons, encore un sujet modeste "Responsable de ses actions… au moins partiellement lucide sur ses motifs d'actions". Nous rappelons que le concept de sujet fait lien entre personnalité et personne de même que ceux de corrélations neurobiologiques (du moi diachronique structure et du moi/conscience tourbillon d'une population neurosynaptique) font lien avec l'individu physique en tant qu'organisme.

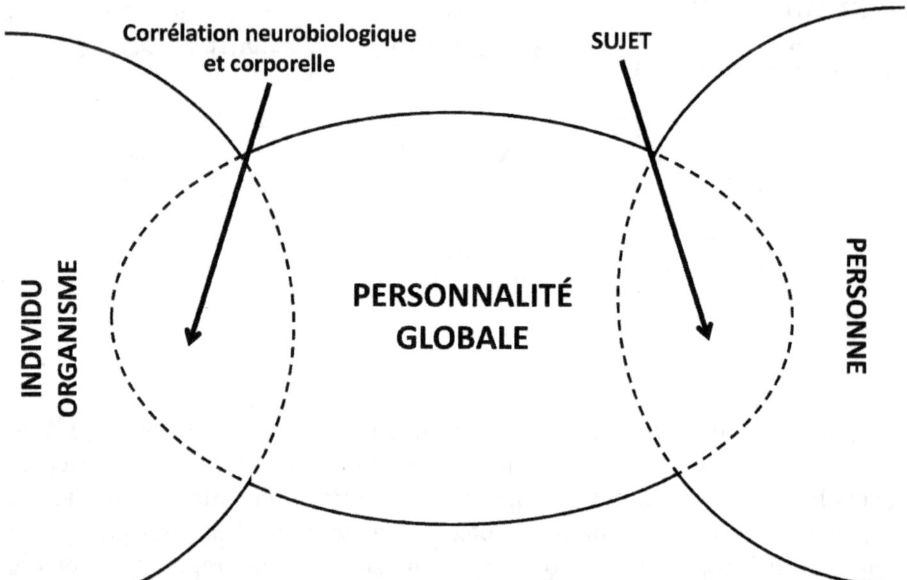

Le caractère est la superstructure de la personnalité. Il s'exprime à travers des traits de caractère, des conduites, des mécanismes de défense, des relations d'objet (Bouvet, Fairbairn). Une accentuation de certains traits de caractère, une utilisation trop rigide et redondante de mécanismes de défenses privilégiés, une polarisation des relations d'objet, peuvent aboutir, à partir d'un certain seuil, à un trouble de la personnalité. Mais une lésion de l'infrastructure neurobiologique peut aussi aboutir à une pathologie du caractère (exemple le syndrome frontal). Dans les psychoses processuelles se rajoutent ou se substituent aux traits de caractère des symptômes. Ces derniers offrent une autre lecture de la superstructure que celui du simple caractère qui a perdu sa cohésion. Ainsi dans la pathologie de la personnalité, quelqu'en soient les facteurs de vulnérabilité voir l'étiologie s'agissant de la neuro-psychiatrie, on retrouve la différence essentielle entre les troubles de la personnalité (du caractère, des conduites) et les maladies de la personnalité où il n'y a plus continuité avec la normalité mais hiatus, hiatus représenté par les symptômes.

5) Le cerveau et l'être-soi

Après avoir abordé les liens entre psychiatrie et biologie (à travers en particulier la médecine et la neuropsychiatrie) puis nous être risqués à exposer les métafonctions du cerveau (cerveau imitateur, cerveau simulateur etc) nous terminons ce chapitre par une réflexion sur les rapports entre le cerveau et l'être-soi, ce qui dépasse les relations entre le cerveau et la conscience, relations qui y sont inclues. Quelques citations concernent la conscience :

1) *"L'apparition de la conscience dans le règne animal est peut-être un mystère aussi grand que celui de l'origine de la vie".*

Karl Popper
L'univers irrésolu

2) *"La racine de notre existence (Dasein) se trouve en dehors de la conscience ; mais notre existence elle-même est toute entière dans la conscience. Exister sans conscience serait pour nous ne pas exister du tout".*

Arthur Schopenhauer
Berliner Manuskript

3) *"L'origine du rêve est donc la même que l'origine de la conscience éveillée et de l'intuition du monde extérieur"*

Arthur Schopenhauer
Parerga et Paralipomena

4) *"L'attente serait donc à la conscience ce que la tendance est à la vie : son principe. L'attente est la conscience même."*

Nicolas Grimaldi

5) *"Je crois que la pensée consciente est une propriété émergente. Cela ne l'explique pas mais revient à reconnaître simplement sa réalité ou son niveau d'abstraction. Comme lorsque logiciel et matériel interagissent, l'esprit est en quelque sorte une propriété indépendante du cerveau mais aussi complètement dépendante de lui".*

Mickael S. Gazzaniga

Il y aurait bien d'autres auteurs à citer, comme Nagel (Questions mortelles) qui, avec humour, indique qu'un organisme doté de conscience est un organisme à qui cela fait un certain effet d'être un organisme. Le cerveau, nous l'avons indiqué à plusieurs reprises, diffère des autres organes et ne produit pas la pensée comme le foie fabrique la bile. La pensée est immatérielle, le bile non. Comme nous l'avons évoqué avec Olivier

Sabouraud[1] "alors que les différents organes produisent finalement un travail matériel, un effet physique et, ou chimique observable, mesurable, articulé à d'autres effets organiques, le système nerveux central, et surtout le cerveau développé, traite de l'information et produit en plus de l'information". Le cerveau produit de l'immatériel. Contrairement à la bile, l'information comme la signification n'a pas de poids. La plupart des organes (et en particulier les glandes endocrines et le système immunitaire) régulent directement ou indirectement le milieu intérieur et ses variations et reconnaissent des signaux. Le cerveau est lui aussi sensible à des messages internes et joue un rôle majeur dans l'homéostasie, mais il traite aussi des signaux dont l'origine est l'extériorité. Il est un système ouvert. Mais il est aussi un système fermé et traite les messages dont l'origine est interne à lui-même. A noter qu'à côté de ces messages circulants, il y en a qui, par leur redondance et en particulier chez le sujet jeune, sont des messages structurants. Poirier, dans son ouvrage relatif à Castoriadis (359), écrit "l'être vivant ne se contente pas de recueillir passivement des informations qui existent en soi dans le monde extérieur. C'est l'être vivant qui créé les informations par lesquelles il constitue et forme son monde propre". Nous avons défini un métasystème : Moi/conscience/contenus de conscience ↔ Monde qui est conforme à cette dialectique. Poirier ajoute "la nature n'est pas pour le vivant un jardin où fleurissent des "informations" qu'il n'aurait qu'à cueillir : le vivant créé ce qui est pour lui l'information en donnant à "x" une forme et en investissant cette forme de pertinence, de valeur, de significations". A un niveau plus élémentaire, nous avons déjà évoqué ces relations chiasmatiques avec le concept d'affordance. On pourrait aussi évoquer ici le *thématisme* du comportement de l'être vivant souligné autrefois par Raymond Ruyer. Egalement le point de vue d'un systémicien, Jean-Louis Le Moigne (284) : "Le Monde ne nous envoie aucune information. C'est nous qui allons les chercher. C'est nous qui les construisons à partir de nos perceptions des phénomènes. Notre monde ne nous dit rien, c'est nous qui créons des questions et des réponses à partir de nos expériences de relations au monde". Le psychiatre, de par son expérience des mondes des patients, ne peut que souligner la réalité dite de second degré, le côté actif, constructiviste de la représentation. Nous avons souligné le caractère créateur du cerveau à travers la cognition, l'imagination et en particulier la fonction simulatrice de l'encéphale. Il n'y a pas d'immaculée perception selon Merleau Ponty. Lazlo (261) insiste "il n'y a pas d'immaculée perception. On repère un fait à travers les lunettes d'une théorie". Il n'y a pas de détection, par un observateur psy, d'un symptôme sans un point de vue théorique. C'est une illusion du D.S.M. IV de se vouloir un catalogue athéorique de symptômes. Souhaiter être a-doctrinal aurait été plus pertinent mais sans doute chimérique compte-tenu que la psychiatrie ne peut se prévaloir d'être une E.B.M. : évidence-based-médecine, une

[1] Note : *Le Débat* n°40, Mars/Avril 2006.

médecine fondée sur des preuves ! L'incapacité du D.S.M. IV à élaborer un cadre fiable s'agissant des troubles de la personnalité (troubles qui ne peuvent être appréciés en dehors d'une approche psychodynamique car ils se caractérisent par une absence de "symptôme" au sens de la psychiatrie clinique), comme son incapacité à élaborer le concept de maladies de la personnalité rassemblant les syndromes et maladies mentales en témoignent. Comme le note Claude Romano (393 ter) à propos de l'événement, concept souvent évoqué en psychiatrie, y compris de manière d'ailleurs intéressante dans le D.S.M. IV (au titre de troubles de l'adaptation à un facteur de stress qui peut être ou non un événement unique) où cette nosographie différencie trouble de l'adaptation et état de stress post traumatique, comme le note Romano disions-nous "l'événement n'est pas objectif comme l'est un fait intramondain". Par exemple, un tremblement de terre dans un lieu éloigné que nous regardons d'un œil plutôt détaché en achevant un repas devant un téléviseur. Je suis par contre impliqué dans le véritable événement de vie : "celui à qui il advient est impliqué lui-même dans ce qui arrive" et "l'événement n'est rien d'autre que cette reconfiguration de mes possibles et du monde qui advient en fait et pour laquelle il ouvre une faille dans ma propre aventure". L'expérience courante du psychiatre auprès de certains psychotiques montrent que l'événement se rapportant au sujet peut être l'objet d'un déni avec négation du fait qui fait l'essence de l'événement et donc négation de son implication. Il n'y a pas de reconfiguration des possibles car il y a négation des significations liées à l'événement. Une interprétation délirante va se substituer à la reconfiguration et colmater le trou, le vide lié au déni de l'événement. Mais il s'agit d'une autre population que celle concernée par la pathologie du stress. Le psychotique, par son délire, évite le stress. Pour en revenir à la conscience et à l'aspect construit de la réalité de deuxième ordre, nous avons déjà évoqué le cerveau simulateur. Nous allons maintenant nous demander comment nous pouvons nous représenter les liens entre la conscience (conscience en tant que contenant – écran vivant et conscience en tant que contenu) et le cerveau. Et ceux entre le Moi (le Moi synchronique "hic et nunc" et le moi diachronique) et le cerveau. Nous avons déjà évoqué le Moi diachronique et son analogon neurosynaptique comme moi structure "implémentée" dans le cerveau et aussi le Moi/conscience/contenus de conscience et son analogon neurosynaptique tourbillonnaire. Les liens entre le mental invisible et immatériel ne se tissent pas au cerveau en tant que réseau neurosynaptique ou même cerveau quantique de particules sans la médiation de la vie. On parle à juste titre de la *vie* mentale que semble oublier la philosophie de l'esprit qui saute du mental à l'ordre physique en oubliant le niveau biologique. Le cerveau dans le monde Kantien spatio-temporel est un objet tridimensionnel et de nature physico-chimique au niveau de l'investigation propre à l'anatomie, à l'histologie, la cytologie et la biologie moléculaire. C'est l'objet le plus complexe de l'univers selon le physicien Heinz Pagels que nous avons cité et qui nous renvoie à la mathématique des très grands nombres irreprésentables à notre échelle. Nous verrons brièvement (compte-tenu de l'insuffisance de nos connaissances personnelles) que des physiciens et des mathématiciens (et non des neurobiologistes qui ne s'aventurent pas sur ce terrain et restent prudent, voir critique) s'interrogent sur une piste possible de la complexité du cerveau, à côté de celle déjà connue du chaos comme modèle. Il s'agirait de considérer le cerveau comme un objet quantique. Laissons pour l'instant cet abime de perplexité à l'égard de ces réalités mystérieuses "aussi étonnantes dans leur petitesse que les autres par leur étendue" (Pascal) et abordons la question de la conscience comme contenant ou plutôt comme contenant – écran vivants.

a. La conscience comme ouverture-contenant-écran

Les penseurs de la philosophie nous pardonneront notre formule librement inspirée de Nicolas Grimaldi : la matière vivante est immanente à la conscience et la conscience est transcendante à la matière. Cette manifestation phénoménale est désignée par N. Grimaldi comme une attente : "l'attente est la conscience même". Ce philosophe évoque "l'originaire dualité entre le sujet et l'objet représenté" et souligne "non seulement la représentation sépare donc le sujet de son objet, mais chacun s'en trouve tout autant séparé de soi que des autres". Il poursuit sa réflexion sur cette unité qui porte le principe d'une dualité, de cette présence "qui s'excède originairement elle-même". Cette attente va se révéler par l'élan, le désir, l'effort, la volonté etc, attente qui est "l'étoffe de la conscience". C'est une remarque banale de dire que le besoin, en particulier la faim, va créer une attente chez le nouveau né. Il en sera de même s'agissant des besoins sociaux et du Désir. Grimaldi souligne de son côté "... attendre, c'est nécessairement imaginer".

Le dictionnaire d'Oxford dit de la conscience que c'est "la totalité des impressions, pensées et sentiments qui composent l'être conscient d'un individu". Il paraît plus éclairant de distinguer d'abord contenant et contenu. En tant que contenant la conscience est plus que la vigilance et l'attention, elle est ouverture. Ce contenant n'est pas vide, il est une expérience et participe de la temporalité. Il est un écran vivant avec qui vont se tisser les éléments qui surviennent à partir des fonctions cérébrales complexes que nous avons évoquées. Les éléments ne constituent pas l'écran mais se tissent, à travers les configurations, avec ce dernier. Ce contenant écran-ouverture nous renvoie au concept d'émergence globale. Elle est globale et non une somme. Nous retrouvons ici la lecture que fait Benjamin Libet (291) de ce qu'il nomme l'état mental conscient unifié (E.M.C.) qui caractérise la "perception subjective unitaire". Cet état mental conscient unifié fait partie "d'une catégorie phénoménologique à part". Il est la manifestation globale de la propriété émergente qui caractérise le cerveau. Nous reviendrons sur ce thème en abordant les problématiques épistémologiques et en particulier le "mind body problem". Pour en revenir aux fonctions cérébrales complexes, citons l'état de vigilance qui est sous le contrôle d'un réseau neuronal appelé le système réticulé ascendant activateur (S.R.A.A.) qui selon Bernard Mazayer (305) est composé "de nombreuses structures et en particulier de noyaux situés dans le tronc cérébral, le sous thalamus (en particulier les noyaux intralaminaires)". Les noyaux se projettent vers le cortex selon deux grandes voies "l'une faisant relais dans le thalamus, véritable gare de triage des entrées/sorties du cortex, l'autre faisant intervenir l'hypothalamus". Le champ de la conscience est celui de la connaissance et aussi celui (ignoré des machines) de la phénoménalité. C'est à la phénoménalité que faisait allusion Libet à propos de l'E.M.C. que ne possèdent pas et ne posséderont jamais les ordinateurs. Cette phénoménalité implique un aspect qualitatif et subjectif, idiosyncrasique, qu'on a proposé de nommer : qualia. Kant s'était interrogé sur les formes a priori de cette expérience de la subjectivité. Pour lui en effet les formes perçues manifestées ne sont pas simplement empiriques, explicables par l'extériorité. Elles dépendent de structures a priori caractérisant tel être vivant. Il qualifie les conditions a priori des possibilités de l'expérience du terme de transcendantal (à ne pas confondre avec transcendant). Il retient une dualité : la sensibilité avec les deux formes l'espace et le temps et l'entendement. On pourrait y ajouter l'affectivité-pulsion qui est liée aux impressions et motivations et qui dépasse la seule sensibilité (reliée aux organes des sens). S'agissant de l'expérience non pas du seul monde physique (Monde 1 de Popper) mais du monde humain ajoutons l'imaginaire et le symbolique. On est proche de la matrice primaire de la subjectivité qui comporte la cognition (qui lie la perception à l'entendement) et également la mémoire et l'affectivo-pulsionnel. Ce sont tous et toutes des conditions a priori de l'expérience comme l'est aussi l'état mental conscient unifié (E.M.C.) de Libet. Il ne faut pas oublier le corps, la corporéité au-delà des seuls organes des sens. Schopenhauer, dans son ouvrage majeur, insiste sur la conscience non seulement comme ouverture à la spatialité mais comme forme de la temporalité. On parle de temps vécu, de flux de conscience. La conscience est l'ouverture temporelle à la spatialité. L'affirmation de Stéphane Feret dans "leçon de choses" (144) s'applique plutôt au Moi/conscience/contenus et au sujet éveillé qu'à la seule conscience. En effet, il écrit que "la conscience est une façon pour nous d'être en relation avec le monde et de nous piloter dans le monde" Moi/conscience car la dimension égologique est présente… A noter que la conscience du moi du rêve (et donc aussi du rêveur) ne choisit pas son parcours et ses scénarios et pourrait comme le personnage de Sophocle (déjà cité) dire "mes actes je les ai subis et non commis". La conscience comme capacité de structurer un champ spatio-temporel et de développer l'attention peut être altérée dans la confusion mentale (Délirum) mais elle l'est à travers les fonctions cérébrales complexes permettant cette configuration. Cette conscience a un caractère phénoménal. Pour Michel Imbert (210) elle reflète le caractère immédiatement privé de ce que je suis en train de vivre, mais à la première personne, ici et maintenant. C'est une conscience phénoménologique flottante et l'auteur, neurophysiologiste, estime que nos connaissances actuelles ne permettent pas d'aborder scientifiquement cette réalité. C'est un éprouvé global.

b. La conscience comme contenu et processus

b.1. La conscience spontanée avec fermeture sensorielle relative

C'est l'état dit de repos que l'on connaît allongé dans le calme, l'isolement. Elle vérifie l'assertion de William James "la conscience humaine est un flux continu d'expériences mentales qui n'entretiennent pas de relations nécessaires avec les évènements extérieurs". Nous suivrons, pour étudier les corrélations, l'exposé de Bernard Mazoyer (déjà cité). Le sujet perçoit son corps et son for intérieur marqué d'images mentales, de souvenirs de projets, de rêverie etc. Que révèle l'imagerie de cet état mental expérimental de repos qui est connu sous le nom de R.E.S.T. (Random Episodic Silent Thinking) que l'on peut traduire par pensée silencieuse épisodique aléatoire. On décrit des corrélations avec un réseau d'aires situées principalement dans *l'hémisphère gauche* (sauf le gyrus angulaire activé de manière bilatérale). Le cortex préfrontal est intéressé. Le réseau se superpose à celui qui est désactivé dans le coma de type état végétatif. On distingue deux sous-réseaux dans cette activité de for intérieur, du Moi/conscience/contenus de conscience.

– 1) Un sous réseau parieto frontal (précunéus cingulum postérieur, gyrus angulaire, gyrus frontal médian, supérieur, orbitaire). Il est déjà connu "en rapport avec la mémoire épisodique dont les fonctions sont le rappel et le maintien en mémoire des faits autobiographiques". Le Moi/conscience/contenus de conscience est, on l'a dit, lié à cette mémoire autobiographique conditions de l'identité narrative. Son atteinte dans le syndrome démentiel aboutit à une délitescence du Moi, une désagrégation du sujet. Persiste la Personne. A noter que "l'aire préfrontale médiane et le cortex orbitaire frontal sont impliqués dans la gestion des aspects émotionnels et motivationnels". Nous avons déjà évoqué les corrélations possibles avec les besoins, les émotions, les pulsions, les motivations, la thymie. Denton (déjà cité) avait insisté sur les rôles des besoins et de l'homéostasie dans les processus de naissance d'une proto conscience. Raymond Ruyer a souvent évoqué la conscience thématique propre à une espèce. On trouve cité dans l'ouvrage de Joseph Ledoux traduit abusivement en français sous le titre : "neurobiologie de la personnalité" (alors que le titre original est : Synaptic Self) des schémas de circuits cérébraux impliqués dans la motivation et l'émotion (amygdale, cortex préfrontal, système d'éveil du tronc cérébral, cortex sensoriel, thalamus, hippocampe, structure limbique, nucleus accumbens) .Ces descriptions de Ledoux se réfèrent à l'expérimentation animale. S'agissant du Désir et de la matrice anthropologique, nous renvoyons à l'exposé déjà évoqué de Sabouraud.

- 2) S'agissant du R.E.S.T. les auteurs évoquent un second réseau préfrontal réseau chargé de l'exécution et impliqué dans les processus inhibiteurs. On sait le rôle de la fonction de véto qui a été exposé par Libet (déjà cité) et propre au cerveau anthropologique et peut être en lien avec un certain libre arbitre.

b.2. La conscience imageante

Nous renvoyons à notre allusion à la méta-fonction simulatrice du cerveau. Existera-t-il un jour une neurobiologie de l'imaginaire (en dehors du rêve et du délire) et la mention de corrélation avec des régions cérébrales ? Elle est si importante chez l'homme qu'avec le langage elle lui donne la possibilité de créer des univers alors que l'animal, cantonné dans son umwelt est, selon Heidegger "pauvre en monde". Avec le langage elle permet aussi le déni du Réel. Le regard philosophique, celui qui est lié à l'anthropologie philosophique de notre trépied, reste nécessaire pour le psychiatre. Pour Sartre, et chez l'homme, "l'imagination n'est pas un pouvoir empirique et surajouté à la conscience, c'est la conscience toute entière ou tant qu'elle réalise sa liberté". L'homme décide si sa conscience imaginera ou si elle sera "réalisante". Notons, pour nous, que ce pouvoir de décision (qui implique l'usage du principe de réalité) est annulé chez le rêveur et altéré chez le psychotique ou un certain déterminisme suspend le libre arbitre. Sartre insiste sur le concept de situation comme signifiant le rappel des "différents modes immédiats d'appréhension du réel comme monde". Nous avons déjà vu que la situation perçue comme telle par un tiers n'est pas pensée ainsi par le psychotique, ni pensable. La capacité de nier (qui n'est pas le déni) est liée à cet imaginaire propre à l'homme. Pour Sartre "l'objet d'une négation doit être posé comme imaginaire" et "il faut que l'on imagine ce que l'on nie". Ce que ne peut pas faire le psychotique. C'est une puissance en lui, et qu'il ignore, qui est l'auteur du déni, de cette capacité de repousser radicalement une perception qui doit rester subliminale et ainsi maintenue n'a pas à être mémorisée. Une signification qui aurait été échangeable avec autrui n'a pas été construite. A la place du "trou" dans le Réel engendré par le travail de mite, il y a invention d'un scénario imaginaire, d'un mythe solipsiste. L'approche cognitive qui, nous l'avons vu, ne peut faire l'économie de la conscience impressionnelle doit aussi tenir compte de la conscience imageante et cette triade nous éloigne d'un modèle de la pensée de type computationnel et cybernétique. Il n'y a pas de polypier d'images mais une conscience imageante qui selon notre philosophe "ne saurait exister sans un savoir qui le constitue". Le très jeune enfant est pauvre en imaginaire cette capacité qui évite l'ennui, en particulier celui de l'absence, comme l'indique le fameux exemple du jeu de la bobine (Freud). Le jeu sera une première mouture de l'imaginaire, à travers la potentialité ludique mise en évidence par Winnicott. Il implique un savoir, mais ici un savoir faire. S'agissant du savoir au sens de Sartre, il est lié à la mémoire et à l'expérience passée. D'où la difficulté à imaginer un contenu du rêve chez l'enfant intra-utérin. L'imaginaire suppose une expérience préalable du réel. Sartre écrit ainsi "poser une image c'est constituer un objet en marge de la totalité du réel, c'est donc tenir le réel à distance, s'en affranchir, en un mot le nier". A ne pas confondre avec le déni mais plutôt à prendre au sens poétique de Mallarmé quand il invoque à propos de l'espace "et l'oiseau qui le nie". Nous avons évoqué l'hypothèse de Sartre selon laquelle l'hallucination est favorisée par un bref collapsus de l'attention dirigée vers l'extériorité. C'est ce qu'on peut constater bien que l'opportunité de l'événement soit rare : un regard qui se détourne et quelques mouvements oculaires (qui rappellent ceux du rêve). L'impression que donne alors le sujet c'est qu'il provoque en lui un état très passager de nature auto-hypnotique. Les corrélations neurobiologiques du rêve et celles aussi de l'hallucination restent à approfondir en tant que chemin menant vers une meilleure compréhension et explication de cet imaginaire particulier.

b.3. La conscience impressionnelle et la conscience intentionnelle

Nous avons déjà cité Michel Henry qui développe le concept de conscience impressionnelle à partir de l'affectivité et de son auto-affection. Cette affectivité est la forme originaire de la conscience. Nous avons déjà fait le rapprochement avec l'hypothèse de Denton qui voit la protoconscience émerger des besoins primordiaux assurant l'homéostasie. Pour Michel Henry, l'affectivité est l'essence de l'ipséité. Ferdinand Alquié (3) a consacré un livre à la conscience affective. Contrairement à toute une tradition rationaliste pour qui l'affectif rend confus ce qui ne devrait être qu'intellectuel, il montre que l'affectif contient aussi un savoir. Claudia Serban (418) évoque Husserl qui à travers les "leçons de Göttingen" (1905) insiste sur l'impression qui apparaît comme le point source et précède la conscience réflexive. Nous avons longuement évoqué la fonction dispositionnelle du cerveau. Pour Husserl cette source impressionnelle est perpétuellement réitérée, "le flux de la conscience a une teneur parce qu'il se ressource continuellement dans l'impression". Mais cette impression si elle est source n'est pas la totalité de la conscience. Selon Claudia Serban cette impression originelle permet "d'expliquer et d'articuler les intentionnalités qui constituent le flux dans sa totalité, en l'occurrence la rétention et la protention qui ne se déploient qu'à partir de l'impression". La réflexion, nous explique le même philosophe, a "une dette envers la rétention". Elle cite Husserl "grâce à cette rétention est possible un regard en arrière sur ce qui s'est écoulé". Et précise Claudia Serban "c'est donc parce que la rétention, selon la fonction spécifique qui lui incombe, préserve la phase écoulée du vécu au sein de la conscience" que "je peux diriger mon regard sur elle dans un acte nouveau, que nous nommons une réflexion (perception immanente) ou ressouvenir". Cette conscience réflexive paraît dysfonctionnelle dans l'expérience psychotique. Ainsi soit un événement le mettant en cause et qui est annoncé à tel psychotique. Ce dernier repousse l'information à signification échangeable qui reste chez lui subliminale et non mémorisé. D'où syncope de la pensée réflexive qui ne peut s'exercer sur une rétention. D'où le déni qui nécessite une atteinte de sa propre capacité à penser ce qui n'est pas sans évoquer ce que Bion indiquait comme attaque contre sa propre pensée. Comme s'il y avait un saboteur interne. Un scénario imaginaire vient suppléer ce manque à penser et redonne du sens solipsiste, non partageable au contenu de conscience. Les psychiatres phénoménologues tentent de rendre compte de cette distorsion catastrophique. La réflexion suppose une rétention réussie. Notre auteur cite à nouveau Husserl en illustrant sa constatation que la réflexion trouve son fondement ultime dans le "jeu de la conscience originaire et des rétentions". C'est là le jeu du je comme pôle égologique d'unification. Ainsi Husserl "insiste sur la nécessité de transformer la conscience en une forme de savoir au moyen de la réflexion". Dans l'expérience psychotique processuelle, ce savoir est remplacé par une simulation, celle de l'imaginaire ainsi délié. Il faut souligner ici la nécessité d'évoquer non pas la conscience isolée mais le Moi/conscience/contenus de conscience qui fait système avec le Monde. Pour Claudia Sebran "la promotion de la réflexion et de sa fonction de connaissance est solidaire de l'introduction implicite d'une autre dimension (voir acceptation) de la conscience : la dimension égologique". Elle ajoute que c'est à la réflexion, en tant qu'opération égologique "de dévoiler, non seulement la référence des vécus au moi, mais aussi le fait que le flux des vécus n'est en dernière instance que le champ de liberté des actes du moi". Elle cite Husserl : "par la réflexion, je me saisis moi-même comme participant" c'est cette saisie qui est atteinte dans l'automatisme mental avec son absence de sentiment d'agentivité. Il n'y a pas de véritable ego fonctionnel avant cette réflexion. D'où les termes de moi-séparé, je-scindé, self clivé etc… Claudia Sebran ajoute : "l'ego pur est toujours un moi de réflexion et, au lieu de l'altérer ou de l'aliéner, la réflexion est la seule qui le fait prendre possession de soi et l'assure de son identité". C'est cette centralité et agentivité qui manque dans le syndrome de centralité et l'expérience psychotique de concernement avec son vécu de transversalité transitiviste où chaque personne participe au for intérieur de chaque personne, attestant que la Personne est une machine potentiellement apte à délirer comme écrivait Olivier Sabouraud (déjà cité). Normalement et habituellement l'ego phénoménologique ne se confond pas avec son vécu qui change, voire s'altère "il est en revanche le foyer d'unification de tous les vécus, leur pôle d'appartenance". L'expérience psychotique est celle du Moi divisé ce qui remet en cause les termes d'ipséite, d'altérité, d'identité, d'agentivité, d'appartenance, d'identification structurante. Nous avons développé déjà le transitivisme qui est le témoignage indubitable des failles de ce montage de la Personne. Pour en revenir à la conscience impressionnelle elle est bien le fondement mais il ne s'agit pas d'en rester là. L'affectivité ne doit pas être désignée de manière négative comme ce qui trouble l'entendement. Notre auteur rend hommage à Michel Henry qui a davantage radicalisé la conscience impressionnelle et l'antériorité du vivre préréflexif : "cela revient à affirmer que c'est l'affectivité et non pas la réflexivité qui est le premier à apparaître à soi du vécu". Elle ajoute " la vie qui précède toujours la réflexion non seulement comme ce sur quoi celle-ci porte, mais comme la condition de possibilité de la réflexion (à l'instar du cogito préréflexif de Sartre) gagne ainsi sa consistance propre, au lieu de continuer à se définir de façon seulement négative". S'agissant de la conscience intentionnelle nous serons plus bref car elle est développée déjà dans l'approche cognitive (au contraire de la conscience impressionnelle). Pour le dictionnaire des sciences cognitives (sous la direction de Guy Tiberghien) (441) l'intentionnalité est "la propriété de certains états cognitifs de se référer à des objets, états ou événements de l'environnement". Sur un plan philosophique la conscience n'est pas isolable en elle-même mais est plutôt une visée de quelque chose de différent d'elle. L'adage est célèbre "toute conscience est conscience de quelque chose". Husserl a emprunté la notion à Brentano et l'a développé. La conscience intentionnelle est un mouvement dirigé vers le monde. Pour l'ouvrage général publié par Thines et Lempereur (437), en psychologie, l'intentionnalité désigne "la relation significative qu'un sujet, animal ou humain, entretient avec une situation définie par les objets de l'environnement, par un contact social etc... L'intentionnalité du sujet envers la situation constitue le champ phénoménologique du comportement qui exprime une corrélation entre le sujet et l'objet, la conscience et le monde". Les auteurs citent Merleau Ponty pour qui le comportement d'un sujet n'est compréhensible et prévisible que s'il est considéré "non comme des contractions musculaires qui se déroulent dans un corps mais comme des actes qui s'adressent à un certain milieu, présent ou virtuel". Ayant abordé la cognition et la computation à propos des méta fonctions du cerveau nous n'aborderons pas l'intelligence (qui est devenue un concept source de polémiques) et qui selon Thines et Lempereur est un concept construit pour désigner "la capacité d'abstraire les qualités et les relations de faits bruts, permettant à l'individu de se comporter efficacement dans des situations complexes ou spécifiques et de s'adapter à des situations nouvelles". C'est donc à la fois une dimension théorique et pratique. La valorisation du terme de discrimination (dans le sens d'attitude de rejet) rend sans doute compte de la prudence qui fait que l'utilisation du terme d'intelligence se restreint. Le manuel de Ey (1974) consacrait une page entière à sa définition qu'il résume comme "la capacité opératoire de travailler à l'aide de schémas de plus en plus compliqués et mobiles conformément à un plan logique à la solution d'un problème". Un manuel récent comme celui de Kapsambelis (2012) se contente d'un mode interrogatif : "l'évaluation de l'intelligence est complexe et pose plusieurs questions : que représente vraiment l'intelligence ?".

b.4. La conscience réfléchie

Revenons à un terrain moins potentiellement polémique. Après avoir évoqué la conscience spontanée puis la conscience impressionnelle, la conscience intentionnelle, nous en arrivons, toujours dans l'optique du moi/conscience à la conscience réfléchie. Elle suppose une conscience d'accès. Celle-ci implique une décision, au moins implicite, de faire un usage cognitif de sa conscience. C'est une conscience réfléchie et potentiellement dialogique car pouvant dans son contenu être partagée, permettant ainsi de communiquer au titre de l'interactionnisme symbolique, de l'échange de significations. En effet, l'état mental lié à la conscience d'accès peut être verbalisé et ses contenus entrer dans des raisonnements. Nous suivons l'exposé de Pierre Jacob (214) qui en donne une définition proche de celle, inaugurale, de Ned Block. A noter que le moi du rêve est privé de conscience d'accès car il ne choisit pas le scénario dans lequel il est captif des images. Le moi du rêveur ne peut se distancier de la situation qu'il vit, s'abstraire dans une rêverie et se fermer aux événements comme dans le R.E.S.T. déjà cité. Il est captif de l'imaginaire, ne peut trier et orienter. De même en phase processuelle d'une expérience délirante on ne peut dire que le sujet dispose d'une conscience d'accès et de choix. Le délire dispose du contenu mental. Il n'y a pas d'expérience partagée, de possibilité de dialogisme. Chez l'homme, la conscience partagée a un lien privilégié avec le langage qui rend le partage des significations possibles. Elle a donc aussi un lien privilégié avec la raison (logos). Accédant au dialogisme elle présuppose la nostréité et ce qu'il faut bien appeler la raison commune. Dans l'approche de Ned Block, une représentation accède au type de conscience d'accès si elle se prête à un libre emploi dans le raisonnement et le contrôle rationnel du discours. Ce n'est pas le cas de l'expérience délirante ou de l'état passionnel en acte. Ni de symptômes comme la crise d'angoisse, l'envahissement phobique ou obsessionnel. Les états mentaux de la conscience d'accès sont verbalisables. Ils ont toujours un objet vers lequel ils sont dirigés à travers une représentation. Ils sont intentionnels au sens fort et cette intentionnalité comporte les prémices d'un raisonnement. On peut donc dire que la conscience d'accès est liée à la rationalité dans la pensée, le discours et l'action. Nous pouvons espérer des prochains précis de sémiologie et de clinique psychiatrique qu'ils interrogent ce concept. La conscience d'accès, à travers la rationalité commune, est aussi liée au discernement terme qu'utilisent les magistrats et les experts psychiatres. Nous suivons l'exposé que donne Michel Imbert (210) de cette conscience d'accès. Nous le suivons pour évoquer à l'arrière-plan le fonctionnement du cerveau anthropologique en modifiant le terme *conscience* par *Moi/conscience/contenus* de conscience : "nous retrouvons l'idée que la *conscience* résiderait non pas dans la zone corticale, mais dans la liaison dynamique, transitoire, entre des représentations neurales, assemblées de neurones, elles-mêmes dynamiques, résidant dans des régions qui peuvent être éloignées les unes des autres". Nous avons là une représentation de l'analogon neurosynaptique du Moi/conscience synchronique de nature tourbillonnant et que nous distinguons d'une formation plus structurée, moins nuageuse, celle de l'analogon du moi-diachronique "implémenté" dans le système nerveux central. La seconde formation est en interaction avec la première qui la sollicite et l'informe et en est informée mais on voit mal comment l'imagerie cérébrale du moment pourrait les distinguer l'une de l'autre. Imbert remarque qu'à côté de cette conscience d'accès qui traite une masse d'informations il en existe une autre qui échappe à la conscience et qui si elle est activée trouble la concentration. Il fait allusion aux informations émanant en permanence de notre corps et qui, le plus souvent, sont non conscientes, comme l'évoque le terme le "silence des organes". S'agissant du corps et des viscères, l'activation d'une information lui donne le caractère de survenance qui s'impose. J'ai conscience d'une douleur ou d'un besoin qui surviennent et ne concernent pas la conscience d'accès. Lorsque nous "cogitons" notre corps viscéral et notre cerveau viscéral sont mis en parenthèse. Imbert souligne que, de plus, "il y a des informations qui circulent de façon continue dans les réseaux cérébraux pour y être traitées avant d'être livrée...".

Imbert évoque par ailleurs un autre type de conscience qui est différente de celle de l'extériorité et de la corporéité, c'est la conscience de soi "qui renvoie à la capacité possédée par certains organismes de créer une représentation de second ordre de ses propres états mentaux". C'est le sujet que nous allons aborder. Elle diffère bien entendu de l'image de soi et concerne l'architectonie du for intérieur. La conscience réfléchie renvoie à la conscience d'accès que nous avons évoquée mais aussi, et c'est son noyau, à la conscience de soi. Bernard Lechevalier (269) propose de l'appeler conscience ontogénique afin de marquer la nécessité d'aller bien au-delà de la simple reconnaissance de l'image du corps (qui s'y intègre). Cette conscience est aussi liée à l'identité, à l'ipséité versus l'altérité, et au sentiment d'agentivité (conscience par le sujet d'être l'auteur de ses pensées, de son vécu, de ses paroles, de ses actions). Nous y ajoutons la fonction anthropique, celle d'être une Personne dans un monde de Personnes. Pour Miguel Abensour (1) "le processus d'identification est un mouvement complexe qui comprend deux moments bien distincts, la distance à soi et le retour à soi. La question qui suis-je ? Ou même "suis-je ?" l'inaugure en introduisant de par son énonciation même une distance entre le moi et le soi, et c'est seulement dans un second temps que s'effectue le retour à soi". On peut associer à qui suis-je la question que suis-je ? Entre le moi et le moi-même, entre le moi et la conscience de soi, il y a le tiers, qu'on le nomme petit autre ou grand Autre. L'identité assumée suppose le dialectique ipséité/altérité et donc une présence de l'autre. La prise de conscience de soi suppose que l'on se traite comme un autre (selon le titre du livre de Ricœur). C'est cette représentation de soi et des autres qui verse dans l'imago chez le psychotique, imago de soi et imago de l'autre. Au-delà de la simple et banale mauvaise foi analysée par Sartre et qui suppose acquise et fonctionnelle une capacité de jouer avec cette représentation de soi et des autres. Pour Joëlle Proust (372) le pouvoir de s'auto-affecter joue un rôle majeur dans le vécu, le sens d'être soi, le sentiment d'agentivité. Michel Henry, préalablement, avait insisté sur la conscience impressionnelle comme nous l'avons déjà indiqué. Joëlle Proust évoque des actions mentales qui « déterminent la capacité à se gouverner soi-même, à réorienter le cours de ses pensées, de ses désirs, à approfondir délibérément ses connaissances ou, au contraire, à rejeter les possibilités d'acquérir de nouvelles, à ajuster ses motivations et ses effets par un exercice approprié ». Cette pensée opératoire, cette fonction structurante, configurante, cette capacité de puiser dans son expérience passée pour modifier ses propres états mentaux, atteste la capacité de liberté et de discernement. On retient le lien entre conscience de soi et un pilotage qui tient compte du réel, de la rationalité. Dans le rêve, le moi n'a pas cette capacité de pilotage et le moi du rêve est pris dans des scénarios qu'il subit passivement. Conscience d'accès et conscience de soi sont des conditions nécessaires mais non suffisantes de l'autonomie du sujet, de sa liberté, de sa rationalité (qui est la rationalité commune, celle de la nostréité). Il n'est pas possible de totaliser la conscience de soi qui suppose non seulement l'insu mais la négativité. Cette négativité est non seulement inscrite par l'inconscient mais, selon Gagnepain (déjà cité) par la culture et en particulier le langage qui ne peut totaliser. Totaliser reste un attribut divin et l'illusion du Moi idéal qui se voudrait tout puissant. Cette négativité marque le sujet qui est une personne et se doit de s'en faire une raison. Il se reconnaît ainsi comme Personne dans un monde de Personnes qui est pour nous le cinquième monde, celui de l'institutionnalité (au sens Legendre) et de la nostreité. Conscience de soi et conscience d'accès ont perdu de leur fonctionnalité dans l'expérience délirante processuelle dont Grivois (181) donne des exemples cliniques. Les patients semblent sur le moment avoir perdu les codes du Monde des Personnes et du Monde intersubjectif, les règles du je et du nous. Règles du jeu anthropologique qui ne sont pas ou plus celles du monde éthologique. Utiliser le mot "je" suppose davantage que le respect de la grammaire car nous établissons notre fondation sur les déictiques je, tu, nous etc. Mais aussi ici, là bas, avant, maintenant, etc. Il n'y a pas d'avant et d'après proprement dit mais un présent continu, sans véritable rétention ou protention dans l'expérience psychotique. Les carences du *moi/conscience* et de *l'ipséite/altérite* sont supplées par une activité débridée de l'imaginaire, de la fonction simulatrice. L'imaginaire occupe ainsi le vide laissé par la syncope de la conscience réalisante avec son pôle égologique. L'un et l'autre se manifestent à nouveau au moment de l'éveil : on reprend connaissance, on réalise. Il n'y a pas dans le délire de véritable équivalent de cet éveil ici physiologique et soudain.

6) Mon cerveau, ma conscience et mon Moi

"Je suis le sujet de ma représentation, mais je suis une des manifestations de la vie. Parce que le monde que je me représente cesse d'exister pour moi lorsque je cesse de le voir, ainsi que nous en faisons l'expérience dans le sommeil, dans un coma ou lors d'une anesthésie, il est clair que je suis à la fois l'origine, le principe et le centre de ma représentation. Il ne peut donc rien y avoir dans l'objet qui ne soit relatif au sujet qui l'observe. Du point de vue de la représentation, il nous suffit de naître au monde pour que le monde commence à naître pour nous. Voilà ce que nous suggère la représentation en tant que nous en sommes le sujet".

Nicolas Grimaldi

"La fin première et dernière de toute activité littéraire est la reproduction du monde qui nous entoure par le biais du monde qui est en nous, toute chose étant reprise, recrée, assimilée et reconstruite."

Goethe

a. Les boucles

On retient une pathologie mentale qui affecte aussi bien, non pas le fonctionnement phénoménologique de l'état mental conscient unifié de Libet (l'E.M.C.), pour nous contenant-écran vivants, mais les diverses formes de Moi/conscience/contenus de conscience. Depuis la polarisation de la conscience spontanée, les divagations de la conscience imageante, les déséquilibres de la conscience impressionnelle et les dérives de la conscience intentionnelle sans compter les dysfonctionnalités voir le collapsus de la conscience d'accès, et l'errance et la fragmentation de la conscience de soi, les troubles de l'identité associés à la perte de la dialectique ipséité/altérité. Nous avons distingué par commodité deux Moi, le moi synchronique et le moi diachronique même s'ils sont intégrés dans la même boucle par le "je", pôle égologique d'unification des états de conscience. Unification remise en cause par la pathologie mentale. Nous avons fait remarquer que si l'on ne réduit par la conscience au seul sens de contenant et écran phénoménologique, ouverture, il est plus justifié de parler du système : Moi/conscience/contenus de conscience ↔ monde dès qu'on aborde les contenus. Ces deux "moi" unifiés par le je, le sont dans leurs analogons neurosynaptiques par le réseau, l'état central fluctuant. La conscience est un processus et une expérience. Le Moi également. Nous avons cité la phrase extraite de l'ouvrage de Edelman et Tononi, selon laquelle il n'y a pas d'état de conscience "qui serait entièrement libéré du moi". Ajoutons sauf dans le cas particulier de certains comas où semble s'ébaucher une ouverture vigile (et une activation de l'E.M.C de Libet) sans contenu cependant. Le Moi/conscience/contenu de conscience est un point de vue sur le monde et sur soi, sur soi dans le monde et sur les autres, sur sa propre corporéité (corps au statut ambigu, corps que j'ai et que je suis). C'est un point de vue et une capacité de se piloter dans les différents mondes poppériens, dans le monde physique et technique, dans le monde social et culturel, dans le monde de l'intersubjectivité et de l'institutionnalité, le monde du for intérieur et de l'extériorité. Grâce à la capacité simulatrice, dont le cerveau est une condition, je peux être à la fenêtre et me voir passer dans la rue, ce qui choquerait le positiviste Auguste Comte. C'est la situation onirique où le moi qui rêve est le spectateur du Moi du rêve, et des aventures de ce dernier. Chez le sujet éveillé, je suis à la fois dans une loge, celle de mon for intérieur et sur la grande scène du monde. Inversement, le for intérieur permet de s'abstraire de la situation, de la péristase, d'en néantiser certains éléments, d'évoquer un ailleurs et d'y être. La subjectivité qui est une expérience inscrite dans la temporalité n'a pas de lieu, elle est a-topique. Elle n'est ni dans le cerveau ni dans le monde spatial. La conscience onirique est liée au pouvoir simulateur du cerveau. Le moi diachronique "implémenté" est partiellement activé et capable de produire dans son pli, de la subjectivité mais en tant que système fermé. Ce pli est l'ébauche du moi/conscience. L'éveil et l'extériorité sont concomitants de l'avènement d'un Moi/conscience/contenus de conscience au sens plein du terme et du fonctionnement cérébral en tant que système ouvert *et* fermé. En référence à la trinité : condition, cause, raison, on peut affirmer que le cerveau est la condition absolue de la conscience en tant que contenant vivant et qu'écran vivant. Le phénomène du rêve le confirme. Mais le Moi/conscience/contenus de conscience nécessite non seulement le cerveau mais aussi l'existence d'une extériorité, d'un non-moi[1]. La problématique n'est plus, dans le "mind body problem", l'esprit et le cerveau dans un rapport de dualité seulement. C'est une relation à trois entre le Moi/conscience, le Monde et le cerveau étant entendu que la corporéité est impliquée dans le Moi/conscience et que le cerveau n'est pas isolé mais lié à un corps (ce n'est pas un cerveau maintenu en vie dans un bocal). Chez le sujet éveillé les contenus mentaux sont la rencontre entre les informations signifiantes qui surviennent (survenance) à partir des analogons neurosynaptiques du moi et les significations informées qui émanent du psychisme, psychisme qui s'est autonomisé par émergence et est à lui-même son propre stimulus à l'état vigile. Les évènements du moi psychique ont entre eux une relation d'implication. Le système moi/conscience/contenus de conscience ↔ Monde a acquis une certaine autonomie. Il y a lieu de se représenter un fonctionnement en boucle et un enchevêtrement de boucles avec des propensions ascendantes et des propensions descendantes. Nous faisons notre cette phrase de Jean Delay (98) "tout se passe comme si ces superstructures mentales étaient capables de réagir sur les infrastructures organiques dont elles dépendent et réciproquement". Il y a lieu d'associer, en boucle, le traitement ascendant (bottom-up) et le traitement descendant (top-down) des significations. Cette méconnaissance du fonctionnement en boucle rend compte des polémiques centrées sur la compréhension des émotions. Est-ce le psychisme qui commence à s'actualiser ou les fonctionnements des organes (tachycardie, etc) ? La question est insoluble

[1] Note : dans le rêve, c'est un non moi virtuel, enregistré.

dans le cadre du déterminisme linéaire. Y a-t-il eu un œuf avant la poule ou la poule précède-t-elle l'œuf ? Les contenus de conscience (du Moi/conscience) sont corrélés avec les ensembles neuronaux successifs dotés de la "notoriété cérébrale" selon le terme de Dennet (103). Dans l'espace de travail neuronal global, une population neuronale furtive est à l'instant "t" mobilisée par une fugitive amplification/réverbération avec boucle amplificatrice soutenue. Cette "notoriété cérébrale" est dotée, comme le montre la possibilité de conscience d'accès, d'une capacité d'auto-entretien (terme utilisé par Dehaene et Naccache déjà cités). C'est peut-être à la rencontre d'une causalité ascendante (survenant du moi diachronique "implémenté") et d'une causalité descendante s'originant dans l'analogon tourbillonnaire du Moi/conscience synchronique, que se font les recrutements de ces populations neuronales furtives successives. On pourrait imaginer, en symétrie à la survenance (et à l'émergence thématique) une incarnation venant du Moi synchronique, du Moi/conscience/contenu, synchronique). Incarnation au sens étymologique : entrer dans la chair. Une neurobiologie nouvelle et une méta-neurobiologie devraient avoir pour but de mieux rendre compte des fonctionnements en boucle. Le modèle de la personnalité hybride, bifocale implique des boucles psycho-biologiques ; des boucles auto-référentes etc ... La biologie moléculaire ne parait pas apte à rendre compte de ce fonctionnement en boucle. Il faut attendre d'autres paradigmes.

Le système Moi/conscience/contenus de conscience ↔ monde, cet ensemble de boucles "étranges" serait-il plus concevable, imaginable, si nous avions au-delà de la biologie moléculaire une meilleure connaissance d'un cerveau "chaotique" et même d'un cerveau en tant qu'objet quantique ? S'agissant du chaos citons P. Buser (53) "le chaos fait référence à l'état d'un système présentant des fluctuations irrégulières (par exemple une turbulence) qui peut malgré cette irrégularité être décrit par des équations déterministes (non linéaires) et n'est pas simplement un phénomène aléatoire. Le chaos est donc intermédiaire entre le déterminisme strict et le hasard. Il est enseigné qu'un tel système tend à évoluer vers un "attracteur" dit "étrange", que les spécialistes caractérisent par sa "dimension de corrélation", c'est-à-dire grossièrement le nombre de ses degrés de liberté".

b. Le cerveau est-il un objet quantique ?

Bien qu'incompétent, faisons maintenant un bref crochet vers l'hypothèse quantique. Sous l'égide de Gérard de Nerval (328) et en frémissant passons "ces portes d'ivoire ou de corne qui nous séparent du monde invisible". Nous disons que la biologie moléculaire qui a apporté tant de moissons de connaissances et a fait avancer les neurosciences ne paraît pas suffire à rendre compte des fonctionnements en boucle, ainsi que de l'émergence et de l'incarnation. Faut-il se tourner vers d'autres approches ? Physiciens et mathématiciens de renom témoignent ces dernières années de leur intérêt pour les mystères du cerveau vivant non sans susciter un certain agacement de certains neurobiologistes défendant leur pré-carré et peu versés dans ces connaissances particulières. Alors après le cerveau électrique et le cerveau chimique, ainsi que le cerveau vivant chaotique avec ses attracteurs, venons en au cerveau objet quantique. Il nous paraît impossible, compte-tenu de la complexité du sujet que nous avons abordé de ne pas nous exprimer à travers des spéculations, au sens positif de ce dernier terme, celui de libre développement de la pensée. Dans un autre ouvrage intitulé "les ombres de l'esprit "et sous titré " à la recherche d'une science de la conscience" Penrose écrit à propos de la neurotransmission" les forces chimiques qui contrôlent l'interaction des atomes et des molécules ont en fait leur origine dans la mécanique quantique et c'est largement l'action chimique qui gouverne le comportement des substances neurotransmettrices, qui transmettent le signal d'un neurone à un autre..., de la même façon les potentiels d'action qui contrôlent la transmission physique des signaux nerveux ont eux aussi une origine de nature quantique". Il plaide pour "la présence dans le cerveau d'une organisation subtile spécialement réglée pour tirer avantage d'une physique non calculable". D'autres chercheurs en proposent d'autres versions. Pour le grand neurophysiologiste Eccles (128), il ne faut pas, pour poser le problème de la conscience, en rester à l'échelle macroscopique du cerveau ou même à l'échelle des neurones mais aborder l'ordre de la microphysique, de la physique quantique. On ne peut en rester à la transmission électrique. Associé au physicien Beck, Eccle cherche à appliquer la physique quantique au phénomène de l'exocytose. L'exocytose est un processus au cours duquel les vésicules synaptiques fusionnent avec la membrane terminale présynaptique et libèrent des molécules de transmission dans l'espace synaptique. La probabilité de l'exocytose pourrait être augmentée ou diminuée sans violation des lois de conservation de l'énergie. Un physicien, Margueneau (1984) considère la psyché comme un champ de probabilité. On sait l'importance pour la physique quantique des champs de probabilité. L'éclatement d'une vésicule concerne la libération de 5 à 10 000 molécules de neurotransmetteurs. La dimension des vésicules synaptiques s'exprime en Angström (un angström = 10^{-8} cm). Le cerveau, lui, comporterait 10^{15} synapses. Nous en sommes à tenter d'imaginer des chiffres qui évoquent l'infini : il faudrait 32 millions d'années pour compter toutes les connexions du cortex au rythme de une par seconde nous précise Edelman dans son ouvrage intitulé Biologie de la conscience (129). Les composants chimiques du système nerveux sont assez petits pour être régis par des lois de probabilité. L'exocytose concernerait des particules de l'ordre de 10^{-18} gramme ce qui serait de l'ordre de grandeur de l'échelle quantique. La causalité descendante liée à l'activité mentale (celle pour nous, du moi conscience/contenus de conscience) aboutirait par le processus d'incarnation à une sélection de l'exocytose à la manière d'un champ de probabilité (en augmentant par exemple la probabilité). Pour nous, ce champ de probabilité est lié aux patterns neuronaux en tourbillon dotés furtivement de "notoriété cérébrale". Une signification ne devient informante (top-down) ou une information signifiante (bottom-up) que si la population neuronale tourbillonnante corrélée est mobilisée par amplification et dotée de "notoriété". Les compétiteurs potentiellement probables mais qui n'ont pas accédé à la notoriété se volatilisent. Un contenu de conscience soutenu par l'attention accède par incarnation à la notoriété et inversement une information survenant et bénéficiant de l'auto-entretien/amplification va aboutir à un contenu de conscience. On pourrait imaginer le système Moi/conscience/contenus de conscience comme un champ de probabilités de significations avec l'idée que la psyché a la propriété potentielle de reproduire le tout à partir de la partie (comme un hologramme). Symétriquement, il est relié au champ de probabilité de l'information circulante dans l'analogon neurosynaptique du moi synchronique. La condition du lien entre les deux champs serait le cerveau mais le mécanisme subtil de ce lien serait emprunté à l'ordre quantique. Hans Jonas (230) a aussi abordé la question sous le titre évocateur et provocateur "Puissance ou impuissance de la subjectivité". Il fait l'hypothèse que "dans l'espace des processus de la physique quantique doit se trouver le lieu où se produit la mystérieuse commutation de l'esprit vers la matière et de la matière vers l'esprit". Pour nous, cette commutation donne lieu à un anneau de Moebius avec un versant information et un versant signification. Nous pouvons le baptiser ISSI : Information Signifiante et Signification Informée. C'est une entité cognitivo-phénoménale qui rejoint l'autre entité définie par Libet, l'état mental conscient unifié qui est un contenant-écran phénoménologique de la subjectivité, de la "perception-subjective unitaire ou unifiée" qui relève selon lui d'une catégorie phénoménologique à part. On se réfère ainsi à deux montages phénoménologiques à part, l'un perceptivo-subjectif, l'autre cognitivo-subjectif, l'un rendant compte de la conscience globale comme contenant et écran, ouverture, l'autre des flux des contenus et des contenus eux-mêmes. L'un concerne l'émergence globale, l'autre l'émergence thématique, la survenance et l'incarnation. Nous nous éloignons de la glande pinéale chère à Descartes[1] car il ne s'agit pas de localisation neuronale précise. Pour Jonas, l'interaction psycho-bio-physique doit pouvoir se concilier avec une conception adéquate de la nature et pas seulement de la

[1] Note : il faut signaler souvent la confusion faite, y compris dans des ouvrages didactiques, entre l'épiphyse (glande pinéale) et l'hypophyse qui lui est anatomiquement pourtant opposée. Ainsi, dans un livre de psycho-physiologie (318) de Morange-Majoux on est étonné de lire s'agissant de Descartes "il situe même l'âme dans la glande pinéale encore appelée hypophyse dont on connaît maintenant le rôle majeur dans la régulation du contrôle hormonal". En fait la glande pinéale synthétise la mélatonine, une hormone impliquée dans la régulation des rythmes circadiens, du sommeil et des réponses immunitaires et elle est située sur la ligne médiane juste en arrière du troisième ventricule. Descartes, dans son traité des passions, dit qu'il a choisi la glande pinéale car toutes les parties du cerveau étaient doubles sauf celle-ci. A noter que la glande pituitaire comporte deux lobes mais un lobe antérieur et postérieur. La glande pinéale a la grosseur d'un noyau de cerise et siège sur la ligne médiane au-dessous du bourrelet du corps calleux.

matière. On retrouve là aussi la position métaphysique de Marcel Conche qui est un naturalisme et non un matérialisme. L'hypothèse d'un cerveau purement physique et chimique ne vaut que pour le cadavre. Déjà, le psychiatre Audisio évoquait en 1968 le dépassement du modèle de machine et en appelait à une "biologie quantique". Laplane (Neurologue) et Dubois (biologiste et philosophe), en 2010, écrivaient : "il est probable et de nombreuses publications scientifiques le suggèrent depuis quelques temps, que des "effets quantiques" auraient lieu au niveau neural". Le cerveau électrique et le cerveau chimique sont compatibles avec la théorie des systèmes. Mais cette approche se limite à une "horlogerie" complexe. Seul le cerveau quantique rend compte du libre arbitre humain. Le présentateur de l'ouvrage de Jonas (déjà cité) écrivait "une liberté psychique peut s'exprimer dans la mesure où une part de l'organisation cérébrale ne repose pas sur la physique déterministe mais sur l'indétermination quantique à un niveau subneuronal". L'article de Laplane et Dubois veut apporter la preuve qu'une "activité intentionnelle, source d'invention, conduit à un indéterminisme nécessaire de sa source dont les propriétés sont celles de la matière au niveau quantique". Une action intentionnelle est plus qu'une action aléatoire qui est plus elle-même qu'une action strictement déterministe. Ou, dit autrement, une action déterminée ne contient que du déterminisme, une action aléatoire peut contenir du déterminisme et de l'aléatoire, une action intentionnelle peut contenir en elle aussi de l'aléatoire et du déterminisme sans cesser d'être en plus *intentionnelle*. Pour les auteurs cités et s'agissant en particulier de l'homme, il y a, en amont, des processus neurobiologiques déterminés, "un champ d'indétermination". Il permet plusieurs possibilités dont le nombre est indéfinissable. Il est hors du temps présent car il se projette dans le futur. Il n'a pas de lieu précis car il relève d'un état global du cerveau, d'un espace global. On pourrait dire que cet espace global est l'aspect potentiel des états de travail possible à un moment donné et dans une situation donnée. Ce champ d'indétermination lui-même, en tant que champ, à un coût énergétique nul (ce qui permet de respecter les lois de la thermodynamique). Nous avons déjà évoqué deux champs, un champ, s'agissant de la psyché, de probabilité de significations et un champ de probabilité de gestalt, de pattern d'information s'agissant de l'analogon neurosynaptique du Moi synchronique (Moi/conscience/contenus de conscience). Ces événements qui privilégient la temporalité nous éloignent des modèles du monde kantien spatio-temporel. Le for intérieur et le rêve sont a-topiques même si ils ont comme condition un cerveau vivant et fonctionnel. Par contre, ils ont une dimension temporelle qui n'est pas celle du temps des horlogers. Dans leur ouvrage intitulé "Métaphysique quantique". Ortoli et Pharabod (336) nous disent que notre univers spatio-temporel émerge d'un autre univers, d'un substrat. Ils reprennent le terme de Bernard d'Espagnat de "réel voilé". Ils ajoutent que dans cet univers, l'espace et le temps que nous connaissons semblent ignorés. Existe-t-il un troisième monde, qui participe des deux, qui ne serait que soumis à la temporalité ? Un monde événementiel pur. Dans le rêve aussi le temps et l'espace ne sont pas ceux de notre monde kantien. L'aspect atopique de ce monde non spatial mais se manifestant dans la temporalité nous l'avons déjà évoqué s'agissant de l'*expérience*, expérience qui est la notre, sans cesse renouvelée. Cette expérience elle est pour Koenderine, cité par Alain Berthoz (24), celle dont il dit "les perceptions ne sont pas dans le cerveau, ni dans le monde, elles sont dans l'expérience". Cette expérience qui est un englobant, traduction du terme utilisé par ce grand philosophe et psychiatre qu'a été Karl Jaspers(1883-1961). Le dictionnaire de philosophie de Godin indique qu'elle a littéralement le sens de : "l'empoignant". Pour ce dernier, c'est une structure ontologique qui a la propriété d'être à la fois à l'intérieur et à l'extérieur des êtres, à la fois immanente et transcendante. Elle est une totalité non objectivable.

c. Les 2 Moi : le Moi/conscience synchronique et le moi-suppôt diachronique

En résumé de ce chapitre sur le cerveau, la conscience, la pensée et l'être-soi nous avons mis l'accent dans les différents champs abordés sur les corrélations de la psyché avec les structures cérébrales qui participent à l'infrastructure neuro-biologique de la personnalité bifocale. Nous avons noté les bornes de cette approche, compte-tenu des connaissances actuelles limitées d'une réalité complexe, d'autant plus complexe lorsqu'on passe du bio-psycho-social au bio-psycho-socio-anthropologique. Nous avons mis l'accent sur les deux MOI intriqués (le système moi/conscience/contenus de conscience ↔ Monde) et en complément de ce moi synchronique, hic et nunc, le moi diachronique, et sur leurs analogons neuro-synaptiques l'un plus proche de la structure, l'autre tourbillonnaire. L'un et l'autre auto-organisation entre le cristal et la fumée, entre l'horloge et le nuage. Nous avons aussi mis l'accent sur les deux matrices de la subjectivité, la matrice vitale avec ses trois anneaux borroméens : l'affectivo-pulsionnel, la cognition et la mémoire et la matrice anthropologique avec ses dimensions propres : le symbolique, l'imaginaire, le Désir, le Narcissisme, les deux derniers ayant un rôle créateur, unificateur et régulateur, à travers le jeu (au sens d'avoir du jeu) du "je". Les maladies de la personnalité témoignent des avatars du "je" et d'une propension déterministe. Dans notre modèle bifocal de la personnalité hybride prend place, à travers des boucles enchevêtrées, l'état central neuronal fluctuant qui intègre les deux analogons neuro-synoptiques du Moi, Moi diachronique "implémenté" et Moi synchronique. On a noté l'incapacité des modèles physiques classiques et de la biologie moléculaire à rendre compte de l'E.M.C. évoqué par Libet, l'état mental conscient unifié et de la conversion réciproque signification ↔ information. On a évoqué l'activité en boucles des infrastructures de la personnalité, activité en boucle psycho ↔ biologique, boucle étrange de deux auto-organisations, l'une neurobiologique et corporelle, l'autre psychique et relationnelle (la psyché comme système fermé et ouvert). Nous illustrons notre modèle bifocal de la personnalité, chimère associant une organisation en boucles à une organisation en mosaïque, chimère au sens pascalien du terme. Cette complexité ne permet pas d'envisager une totalisation même dans le futur mais elle rend compossible de multiples axes de recherches. Nous sommes passés du modèle bien connu bio-psycho-social que nous partageons avec certains animaux au modèle bio-psycho-socio-anthropologique. Cet ajout souligne la spécificité de l'espèce humaine et l'irréductible dimension d'autonomie et de liberté qui définit le sujet (même modeste). Le modèle associe déterminisme, aléatoire, indéterminisme et finalité intentionnelle. Cette finalité s'appuie sur les déterminismes comme la colombe s'appuie pour voler sur l'air (alors qu'elle a l'illusion que dans le vide son vol serait parfait). Nous reviendrons sur certaines formes de déterminisme et de propension à propos de la pathologie lourde de la personnalité. Qu'il s'agisse de l'approche philosophique ou neurophysiologique nous avons fait état, à plusieurs reprises, de questions posées par la pathologie mentale, en particulier celle de psychoses. Ainsi à propos du déni dans la psychose, déni et même forclusion d'un évènement qui ne peut faire l'objet d'un travail à travers la rétention puisqu'il n'est pas mémorisé. Nous avons à ce propos évoqué l'approche phénoménologique. Nous aurions aussi pu utiliser le travail d'un neurobiologiste comme Libet (291) qui a montré qu'une activité cérébrale inconsciente, à partir d'un stimulus, précède la prise de conscience qui demande un délai de durée proche de cinq cent millisecondes. Il affirme apporter la preuve directe du fait que cette période de l'ordre de cinq cent millisecondes peut être utilisée pour en *modifier* le *contenu* avant qu'il n'atteigne la conscience" et il ajoute "toute modulation ou modification de l'expérience en cours de développement est propre à la personne impliquée. Elle reflète l'histoire singulière de la personne, mais également ses expériences et son caractère émotionnel et moral. Mais ces modulations ont lieu inconsciemment ! C'est la raison pour laquelle nous pouvons affirmer que la nature unique d'une personne donnée peut s'exprimer à travers des mécanismes inconscients. Ceci en accord avec les hypothèses de Sigmund Freud et de la plus grande partie des praticiens de la psychiatrie et de la psychologie clinique". Nous avons souvent évoqué le rêve qui reste une expérience à interroger, non plus dans le sens d'une clef des songes mais dans sa phénoménologie et sa neurobiologie. La pensée du rêve n'évoque pas le libre arbitre mais une forme de déterminisme. La survenance des images et scénarios ne paraît pas laisser de marge à une conscience d'accès et à une véritable conscience de soi. Contrairement au sujet éveillé il me semble que le délai, sans doute raccourci (délai évoqué par Libet) ne permet pas au cerveau (et au sujet implémenté) "de réagir à l'image potentielle et à générer des patterns neuronaux permettant de la modifier avant que le sujet ne prenne conscience de l'image en question". Bien entendu cette hypothèse d'un raccourcissement du délai (qui pourrait être lié à l'absence d'effet de l'extériorité) est invérifiable. Il n'y a pas dans le rêve cette opportunité donnée aux mécanismes cérébraux inconscients de modifier le contenu d'une perception subjective. Le sujet du monde onirique n'est pas doté de libre arbitre ni de capacité de déni. L'inconscient s'exprime directement. La pathologie lourde avec sa propension déterministe introduit des biais tels, en série, qu'il est possible de constituer une clinique psychodynamique à travers la référence au modèle bifocal (et non hégémonique) de la personnalité. Personnalité bio-psychique du maniaco-dépressif, du schizophrène etc. Les avancées des neurosciences, comme celle des sciences humaines et de l'anthropologie philosophique, rendent possible ce modèle même si souvent il n'établit que des corrélations et non des causalités et si sa "scientificité" reste modeste car il ne prétend pas à l'invention de pierre de Rosette pour passer d'une dimension à une autre. C'est son incompatibilité avec une hégémonie (psychosociogénèse, organogénèse etc.) qui nous paraît sa meilleure justification. Elle fait du psychiatre un caméléon mais cet animal a déjà été cité par Pic de la Mirandole et plus précisément s'agissant de la psychiatrie par Tellenbach. Les expériences de Libet illustrent, s'agissant des neurosciences, la validité du modèle de personnalité bifocale. Lui-même a en effet étudié "quelles pouvaient être les relations existant entre les mécanismes cérébraux observés extérieurement et les perceptions introspectives subjectives rapportables leur étant apparentées...". Ces manifestations étudiées simultanément sont en interaction et en même temps, sur un plan épistémologique appartiennent à des *catégories conceptuelles indépendantes*. Le cerveau est la *condition* du mental mais à lui seul il n'en rend pas compte. C'est dans cet esprit que Libet étudie la prise de conscience, la volonté et même le libre arbitre. Etudier les corrélations entre les deux pôles (pôle neurobiologique et pôle psychique) de la personnalité suppose que ces deux pôles existent conceptuellement indépendamment l'un de l'autre, mais que dans la vie et la réalité ils peuvent être en relation, et même n'être qu'en relation. Nous aurions pu choisir comme référence à notre modèle ces propos de Libet. "Nous acceptons que chaque catégorie phénoménologique fondamentale puisse exister indépendamment des autres et que sa relation aux autres systèmes puisse être étudiée sans que nous sachions pourquoi une telle relation existe ». Si dualisme il y a, il s'agit d'un dualisme non cartésien mais vérifiée par l'existence de corrélations. Bien entendu et s'agissant de la pathologie psychiatrique, et en particulier celle des psychoses nous ne pensons pas que l'on puisse extrapoler la méthode employée par Libet. Il a obtenu la collaboration de volontaires (étudiants sains et patients atteints de maladies neurologiques voir neuropsychiatriques comme dans certaines épilepsies). Ceux-ci ont accepté de faire de leurs perceptions qui est un évènement subjectif un matériau pour le chercheur. Les patients atteints de psychoses n'ont pas cette attitude disponible et objective. Contrairement à ce qu'on dit parfois, dans un but louable de non discrimination, la pathologie mentale n'est pas une pathologie comme les autres (sous entendu la pathologie somatique) et les patients en relevant ne sont pas comme les autres patients. La méthodologie ne peut qu'en tenir compte.

Le modèle de la personnalité globale conservera longtemps, et peut-être définitivement, une réalité duelle et interactionnelle, une réalité bifocale (un pôle neurobiologique et un pôle psychologique (et identitaire). Ajoutons et la nécessité d'un regard anthropologique. On retrouve les éléments du trépied évoqué. En dépit des apports révolutionnaires récents de celle-ci, on ne peut que constater que cette même biologie moléculaire, à elle seule, ne peut rendre compte des changements de niveaux, de la molécule ou psychisme pour reprendre en l'inversant le sous-titre d'un ouvrage récent d'André Pichot (348 bis). Cet auteur montre dans cette publication les limites de la biologie moléculaire et de ce qu'il nomme "l'animal-machine moléculaire qu'il soit uni ou pluri cellulaire". Il précise "cela ne veut pas dire que les processus fondés sur la forme des molécules – tels que les décrit l'actuelle biologie moléculaire (enzymologie ou génétique) – soient erronés, mais qu'ils peuvent difficilement être étendus à un animal-machine moléculaire qui serait une explication biologique pertinente". De même que nous avons insisté sur l'épigénèse, nous soulignons la réalité incontournable de la prise en compte de l'auto-organisation et du temps. S'agissant de l'auto-organisation, laissons-nous guider par Pichot "c'est cette capacité qu'a l'être vivant de se donner ses propres lois, ses propres normes et ses propres fins, qui rend difficile d'intégrer les processus vitaux (physiologiques et psychologiques) dans une explication n'utilisant que les lois physiques, c'est-à-dire les lois naturelles déterministes, universelles, indépendantes des êtres vivants en général et, a fortiori, indépendantes de tel ou tel être vivant singulier et autonome… Soit une explication scientifique qui, en tant que telle, suppose "l'hétéronomie" de son objet". S'agissant du temps, et en écho à Nicolas Grimaldi (déjà cité), Pichot souligne le caractère indissociable du temps et de la vie. Le vivant est spatio-temporel et il faut temporaliser sa réalité spatiale. Suivons l'auteur : "l'être vivant ne se définit pas de manière absolue et atemporelle comme une entité matérielle d'une certaine composition et d'une certaine structure. Il se définit dans le temps et par rapport à un milieu extérieur. Il évolue au cours du temps, et s'il reste lui-même en se transformant, c'est parce que son évolution reste distincte de celle que son milieu extérieur subit dans le même temps. La conservation de l'être dans son être est moins le maintien de constantes structurales et matérielles, que le maintien d'une évolution temporelle distincte de celle du milieu extérieur". Cette disjonction cesse avec la mort comme cesse le fonctionnement en tant qu'auto-organisation. Nous aurons l'occasion de reprendre ces thèmes en évoquant le naturalisme philosophique (celui de Marcel Conche entre autres), naturalisme à distinguer du strict matérialisme. Pour en conclure en référence au titre de ce sous-chapitre revenons aux deux "Moi", à l'unidualité du Moi. Revenons sur ce sujet pour en repréciser la teneur sans ambigüité. Les deux "Moi" en tant qu'analogons neurosynaptiques sont inscrits dans le système nerveux central. Le Moi synchronique l'est dans l'instant. C'est le moi-conscience synchronique, Moi et conscience ne pouvant ici être scindé. Nous avons utilisé la métaphore du moi-"implémenté" pour désigner l'analogon du Moi-diachronique. Nous aurions pu utiliser le terme de Moi-Sujet mais l'utilisation du terme de Sujet que nous avons fait, par ailleurs, aurait pu prêter à confusion. Nous préférons le terme de moi-suppôt. Pour Christian Godin, le suppôt désignait pour les scolastiques "l'individu substantiel subsistant, c'est-à-dire exerçant et s'attribuant un acte d'exister qui lui appartient en propre et à lui seul. Il lui appartient d'agir comme d'exister". Suppôt est l'équivalent nous précise-t-il du grec hypostasis. Le rôle joué par la durée et le fait d'être source d'action convient à ce deuxième moi. Mais il reste entendu que dans la réalité il s'agit de *l'unidualité* de ce Moi. Ce deuxième moi, Moi-suppôt est particulièrement lié à l'histoire de l'individu, la mémoire, au langage, à l'inconscient. Il s'exprime à travers l'identité narrative. La distinction de deux Moi permet de mieux comprendre le potentiel dissociatif du Moi humain unifié. Chez l'animal, le moi diachronique est thématique (Ruyer) et donc plus sûr et plus lié de manière fonctionnelle et non ambigue à la conscience et à la nécessité d'une adaptation interactive à l'umwelt. Ce potentiel est source de créativité dans un monde qui est celui des personnes, monde où l'imaginaire est structurant. C'est celui du vivant "institué" (Legendre). Mais cette créativité peut être positive ou négative. Compte-tenu de notre sujet, nous ne pouvions que mettre l'accent sur le travail du négatif. Et donc aussi sur les trois failles que nous avons évoquées.

CHAPITRE 4

Les Psychiatries

"Le passage à une explication génétique et dynamique nous engage davantage encore à concevoir santé et maladie comme des concepts corrélatifs insaisissables séparément".

Daniel Lagache

"L'objectif de la psychiatrie, la recherche de l'objectivité de son objet, c'est essentiellement et exclusivement de viser le fait psychopathologique et, par conséquent, de chercher inlassablement à le mieux délimiter et non à le dissoudre, à mieux l'expliquer au-delà même de la compréhension des relations intersubjectives communes à tous les hommes."

Henri Ey

"S'il est, en tout, une conclusion qui me semble s'imposer d'évidence au terme de cette analyse, c'est que le pluralisme empirique reste notre seule ligne raisonnée de conduite"

Gladys Swain

Une psychiatrie intégrée suppose comme objet référent la personnalité globale dans sa pathologie, ce qui couvre ainsi tout le champ de la psychiatrie mais rien que ce champ. La personnalité bifocale apporte aussi un éclairage à la médecine s'agissant des troubles fonctionnels qui représenteraient près d'un tiers des consultants en médecine. Le modèle de la personnalité globale constitue le seul cadre conceptuel pouvant rendre compte de l'ensemble des psychiatries car il est plus ample que le champ spécifique de chacune d'elle. Bien entendu, et dans l'état actuel de nos connaissances, la psychiatrie médicale (neuropsychiatrie, psychiatrie biologique, thérapeutique, chimique et physique) va mettre l'accent sur le pôle de la personnalité biologique (neurobiologique et corporelle). La psychiatrie dynamique, la psychiatrie culturelle et transculturelle, la psychiatrie sociale vont se référer en premier au pôle psychique que, nous l'avons évoqué, Freud nommait la personnalité psychique ou la personnalité animique (de anima : âme) et que nous préférons appeler personnalité psycho-culturelle ou psycho-anthropologique. La psychiatrie clinique se réfère, comme la médecine psychosomatique, aux deux pôles et à leurs interactions. La psychiatrie transculturelle ajoute le facteur pathoplastique aux autres facteurs évoqués. Le schéma demeure le même. Personnalité globale = personnalité biologique + personnalité psycho-anthropologique dans l'optique du dualisme interactionniste. Ce schéma est l'objet de la réflexion de la psychiatrie générale comme l'est aussi la référence Bio-psycho-socio-anthropologique.

Comme on l'a vu, la psychiatrie est une discipline hybride, hétérogène dont l'objet, la personnalité globale bifocale est également hybride. Nous avons décrit le trépied sur lequel repose la psychiatrie : anthropologie philosophique, science humaine, médecine et biologie. Comment concilier les trois discours ? Nous avons essayé de démontrer que la personnalité psycho↔biologique, en boucle et mosaïque, pouvait de manière consensuelle être considérée dans sa pathologie, comme l'objet référent de la psychiatrie, non pas dans la seule approche bio-psycho-sociale que nous partageons avec certains animaux, mais dans la dimension bio-psycho-socio-anthropologique. Ce concept de personnalité hybride n'appartient pas qu'à la psychiatrie. C'est l'objet de l'intérêt aussi de la psycho↔biologie. Ce qui est propre à la psychiatrie c'est le regard, inspiré par la médecine, qu'elle porte sur cet objet. Son point de vue est celui des dysfonctionnements du système de la personnalité, de ses structures, de son organisation, de sa superstructure et de ses infrastructures. Des anomalies du développement comme de celles du fonctionnement. Des tentatives pour remédier aux dysfonctionnements et aux problèmes qu'ils engendrent en particulier dans la vie relationnelle et sociale. Et les problèmes, comme l'écrit Popper dans " conjectures et réfutations" (363) traversent les frontières des disciplines. En même temps, la pathologie de la personnalité bifocale réalise une analyse spectrale des conditions de la personnalité normale, des infrastructures de cette dernière qu'elles soient psychiques ou neurobiologiques, de leurs inter-relations. Nous avons distingué la neuropsychiatrie et la psychiatrie sans lésion, cette dernière appelant à la création d'un modèle original de maladie, différent de celui des somatoses. Ce modèle original est parfois appelé systémique faisant allusion à une construction de type auto-organisation. Aujourd'hui la psychiatrie biologique, malgré les progrès des neurosciences et de la génétique, n'a pas su l'élaborer à elle seule. La pathologie mentale, comme le souligne la théorie de la médiation (Gagnepain), contribue à la connaissance de la subjectivité, y compris la subjectivité normale. La psychiatrie a connu des décennies de débats passionnés entre les tenants de l'organogénèse et ceux de la psycho-socio-génèse. Par notre conception de la personnalité psycho↔biologique, boucle "étrange", nous nous libérons du raisonnement linéaire et des positions doctrinales. Il y a plusieurs modèles de maladie mentale dans la psychiatrie sans lésion et il y en a aussi dans la neuropsychiatrie proprement dite. Quel malin génie saura placer le curseur entre les contraintes neurobiologiques et la réalité psycho-sociale, tiendra compte du fonctionnement hic et nunc, du contexte, mais aussi de l'histoire qui est inscrite dans l'identité narrative mais aussi dans l'analogon neurosynaptique diachronique du moi à travers l'empreinte des couplages individu-environnement et de la mémoire autobiographique. Nous nous écartons du modèle organodynamique de Henri Ey qui, en dépit de la grande notoriété justifiée de ses travaux cliniques et théoriques, n'a pas eu sur ce point de véritable descendance. Chez ce catalan, qui appréciait l'humour, nous nous permettons de le suspecter d'orientation gnostique ! Dans le combat de la matière contre l'esprit, la folie doit être emprisonnée dans la raison comme le mal doit l'être dans le bien. Il y a chez lui une croyance à "l'innocence" de l'esprit conduisant à un refus de la psychogénèse qui est réservée au psychisme normal ou au remaillage du voile altéré par la pathologie. Le pathologique implique toujours initialement le corps qui doit être organisé, à travers le cerveau, pour fonctionner de manière "anti hallucinatoire" sauf défaillance initiale organique, véritable péché originel d'une organisation qui se veut architectonique mais qui reste de causalité linéaire. Sa référence restera tout au long de sa vie le modèle jacksonien en couches liées hiérarchiquement et non imaginé en boucles, modèle qui se révèlera une impasse en dépit de la répétition de ses ouvrages depuis 1936 jusqu'en 1975, pour ce dernier sous-titré : "des idées de Jackson à un modèle organo-dynamique". La psychanalyse est acceptée mais comme servante de la psychiatrie, à l'image de la philosophie reconnue autrefois comme légitime en tant que servante de la théologie. Dans un de ses derniers écrits en 1978, il reste sur la même ligne avec une parfaite constance. Il réserve le terme de psychogénèse "au développement normal et normatif de la vie psychique en l'opposant à la pathogénie organo-processuelle du fait psychopathologique". On pourrait ici citer Vigny : "Du corps et non de l'âme accusons l'indigence". Nous avons rappelé que pour certains anciens auteurs comme Parchappe, l'âme en elle-même est inaltérable. Vingt ans après ce texte de Ey, Pierre Buser (53), neurobiologiste, nous dit que la théorie d'un contrôle inhibiteur de l'étage cortical sur les étages profonds a vécu et que l'effet inhibiteur du haut sur le bas "si souvent invoqué à tout propos, jusque et y compris dans le domaine psychopathologique et d'une certaine psychiatrie, semble en réalité se restreindre à une action du rhinencéphale (et non du néocortex) sur les structures telles que l'hypothalamus directement impliqué dans le comportement émotif". Il commente ainsi : "ou comment quelques idées erronées, mais schématiques et attrayantes, ont la vie dure". Comment nier la part de la dimension psycho-sociale dans le fonctionnement et l'édification du sujet normal ou pathologique, à travers la Bildung en particulier et l'anthropologique, l'humanisation. Comment ne pas se référer à la néoténie, au fait pour l'être humain post-darwinien de vivre dans un monde artéfactuel où les réglages éthologiques, eux plus sûrs, n'ont plus cours ; monde "lamarckien" que nous avons évoqué avec la transmission des acquis des générations mais aussi les failles, avers et revers de la même médaille que se décerne l'homme aléatoire "maître et possesseur de la nature "et s'élevant avec un certain mépris pour ses cousins, au-dessus du règne animal en dépit des conseils de modestie du bon La Fontaine. A travers le modèle de la personnalité hybride, en mosaïque et en boucle, la maladie *mentale* n'appartient pas qu'à l'ordre naturel ; elle peut, dans ses manifestations les plus courantes, avoir un lien avec les réalités de l'ordre culturel qui nous régit et participe à la subjectivité du néotène. S'agissant de la psychiatrie sans lésion et au sens anatomo-pathologique du terme, il ne s'agit plus de chercher une étiologie, une cause matérielle circonscrite et une identification de la pathogénie des lésions à différencier de la physiopathologie des symptômes. On parle plutôt de vulnérabilité, de propensions, de variation systémique. La psychiatrie biologique à elle-seule n'a pas pu ou su construire un modèle. Nous sommes cependant reconnaissant à Henri Ey d'avoir inventé l'oxymore de "corps psychique" (139). Dans son fabuleux Traité des hallucinations (1543 pages in octavo) on voit même qu'il établit une équivalence entre corps-psychique et personnalité (page 1275) mais sans développer le concept de personnalité. Il évoque clairement la "pathologie de la personnalité" (page 1257). Comme le constate sans le critiquer Claude Jacques Blanc "Pour Henri Ey, le "corps psychique" est enraciné dans le cerveau vivant, c'est-à-dire dans le corps psychique, dans la structure d'un modèle stratifié et hiérarchisé". Le concept de personnalité n'est pas vraiment explicité par Ey. Dans sa lecture, Blanc (31) évoque comme équivalent "le système du Moi ou la Personnalité" et rappelle l'opposition que fait Ey de ce système avec la conscience comme "champ de l'actualité du vécu". Pour nous, la personnalité hybride dans sa dimension psychique comporte une autre opposition (complémentaire) : le Moi synchronique conscience/contenus de conscience et le Moi diachronique, celui de l'identité narrative entre autres, et qui sont tous les deux en inter-relation et intégrés, dans le Je, comme leurs analogons neuro-synaptiques respectifs le sont au sein du S.N.C. Nous reprendrons cette analyse à propos de la pensée en boucle absente de ce modèle. L'homme a une double nature biologique *et* culturelle et la psychiatrie est concernée par leur fonctionnement en boucle.

Nous allons aborder diverses psychiatries en commençant par la psychiatrie générale dont cet essai se voudrait une illustration provisoire.

A. La psychiatrie générale

C'est une approche théorique à travers une réflexion portant sur la méthodologie d'une discipline (dans le cas présente hybride) et sur l'épistémologie régionale qui la concerne. Notre essai se veut une modeste application, à travers les questionnements d'un praticien, de cette même approche. En effet, Paul Guiraud, en écho à Jaspers, fait remarquer qu'il y a d'une part une psychiatrie clinique et pratique et d'autre part une psychiatrie théorique. Cette dernière aborde "les problèmes généraux, les théories générales sur l'origine et la signification des maladies mentales… les rapports de l'âme et du corps, les causes des troubles mentaux, la validité de ce qu'on appelle une maladie mentale par comparaison avec les maladies de la médecine générale". Selon le dictionnaire Godin (déjà cité) la méthodologie "traite d'une science en général ou de la *façon de lier le divers* de la connaissance". Or, la psychiatrie qui est hybride et la personnalité bifocale qui est un objet composite sont concernés par ce *divers* et par ce *lien*. Nous soulignons donc les termes qui s'appliquent tout à fait à ce savoir autonome dont nous avons évoqué les trois piliers. En tant que tâcheron, notre modeste essai de psychiatrie générale reprend à son échelle le flambeau qui a éclairé Guiraud dans son imposant volume (664 pages in octavo). S'agissant de l'épistémologie régionale, nous en reprenons intégralement la définition donnée par Godin : "par opposition à l'épistémologie générale qui traite des méthodes et des concepts transversaux, applicable à toutes les disciplines scientifiques, c'est l'épistémologie qui ne touche qu'une science en particulier ou qu'un *secteur* déterminé de la connaissance". Notre modèle n'est pas celui de la psychologie ou de la psychanalyse … La pathologie de la personnalité vue sous l'angle médical, et le regard psychopathologique, intègre le noyau dur de la psychanalyse qui est la psychopathologie psychanalytique. Godin (déjà cité) précise que l'épistémologie (épistème : savoir logos : discours) traite des conditions nécessaires, des concepts, de la méthode, des résultats d'une connaissance qui se veut scientifique. La méthode a une double signification : une façon de lier le divers des savoirs comme nous l'avons dit précédemment, mais aussi comme nous venons de l'énoncer, un cheminement, une poursuite. On peut associer à la psychiatrie générale une réflexion sur les diverses psychiatries, sur la psychiatrie transculturelle et le concept par exemple de plasticité, sur l'histoire de la psychiatrie (où l'on retrouve aussi ce concept de psychoplasticité à propos par exemple de la démonopathie ou la démonolâtrie étudiée autrefois par Calmeil (55) et de la zoanthropie). On peut y associer aussi une réflexion sur l'éthique. Depuis la publication du maitre ouvrage de Paul Guiraud en 1950, le terme de psychiatrie générale est peu utilisé. Il nous parait devoir être défendu. Henri Ey a écrit plusieurs ouvrages de psychiatrie générale sans, semble-t-il, utiliser ce terme. Ce dernier a été repris dans un sens différent par le vocabulaire administratif et il concerne alors l'organisation de la psychiatrie publique en secteurs dits de psychiatrie générale c'est-à-dire accueillant le tout venant des malades mentaux. A l'image de la médecine générale[1]. Jaspers (222) avait publié une psychopathologie générale (Allgemeïne Psychopathologie) dont la première édition date de 1913. L'édition en langue française ne comportait pas moins de 632 pages. Le philosophe psychiatre affirme "je reste convaincu qu'on ne peut comprendre une science qu'en étudiant ses problèmes fondamentaux ou qu'on ne la comprend pas du tout". Pour lui une science exposée à des critiques méthodologiques se doit

[1] Note : La consultation du terme de psychiatrie générale sur internet renvoie à ces structures médico-administratives.

d'opposer une réflexion sur ses fondements méthodologiques. De par son caractère hybride, la psychiatrie est exposée à des critiques méthodologiques permanentes. Elle gène l'idéologie de progrès où la société se fonde sur le contrat social et la citoyenneté de sujets sortis définitivement de la minorité (Kant avait salué cette sortie révolutionnaire de la minorité). Elle ne peut être qu'en crise et c'est un signe de bonne santé qui exige une réévaluation cyclique des acquis et des inconnus, des problèmes, des avancées et des errances de cette discipline. Jaspers remarque que "le corps et l'âme… offrent une relation mutuelle qui *s'imposent beaucoup plus à la psychopathologie* qu'à la psychologie du normal" et il souligne que l'étude du cortex a été historiquement inaugurée non par des neurologues mais par des psychiatres. Pour lui la psychopathologie est une science car elle répond à une "pensée conceptuelle, communicable et systématique". Pour Jaspers, le psychiatre doit connaitre non seulement la médecine mais "s'approprier les conceptions, les façons de penser des sciences de l'esprit". C'est à cette condition que le précepte de Kant selon lequel l'appréciation des maladies mentales par les tribunaux est du ressort de la faculté de philosophie (voir son anthropologie) n'est plus justifié souligne Jaspers. Il souligne en affirmant que la psychiatrie se distingue du reste des sciences médicales (qui étudie l'homme comme création de la nature car les phénomènes psychiques morbides relèvent aussi de l'ordre de la culture). C'est dans cet ouvrage cité que Jaspers va distinguer compréhension et explication. Il va réfléchir aussi sur le concept de processus en pathologie, concept sur lequel nous reviendrons. Il distingue sans la nommer une psychopathologie expressive (c'est celle des symptômes, de la psychiatrie clinique et pratique). Il oppose une psychopathologie compréhensive et une psychopathologie explicative. Nous dirions de cette dernière qu'elle est une neuro-psycho-pathologie. Nous réservons le terme de psychopathologie dans notre exposé à la psychopathologie compréhensive. Ce qui est un hommage à Jaspers mais qu'il n'aurait peut-être pas apprécié car, de nos jours, la psychopathologie (compréhensive) la plus élaborée reste la psychopathologie psychanalytique et l'on connait les réserves de Jaspers à l'égard de la psychanalyse. Jaspers n'utilise pas le terme de psychiatrie générale mais c'est, pour une grande part, le thème de son ouvrage. André Bourguignon a fait œuvre de psychiatrie générale, en particulier dans le tome 2 (1994), intitulé l'homme fou, de son histoire naturelle de l'homme (le tome de 1989 est intitulé l'homme imprévu). Nous avons évoqué sous le terme d'homme post-darwinien une réalité qui est celle de cet homme imprévu mais aussi cet homme aléatoire, créature risquée et à risque. Dans la revue "la psychiatrie de l'enfant (43), il expose les fondements neurobiologiques d'une théorie de la psychopathologie. Dans son introduction, il soutient, dès 1981, que "les progrès récents de la neurobiologie, de la théorie de l'information, de la théorie des systèmes, de la cybernétique, de l'éthologie etc permettent aujourd'hui de poser le problème des rapports entre *le biologique et le psychologique* dans des termes absolument nouveaux, alors que dans le même temps la psychanalyse, tout au moins en France, subit une dérive philosophico-littéraire qui risque de la couper définitivement de ses racines scientifiques". Son exposé consacre un long développement au concept d'auto-organisation et à celui d'épigénèse. Il avait su prendre acte du concept de complexité et nous nous sentons plus proche de cet auteur[1] que de Guiraud qui, quarante ans avant, gardait espoir dans un monisme biologique bien impérialiste. Pierre Buser (52) en 1998 revient sur les idées de Von Monakov et de Mourgue qui avaient inspiré Guiraud. N'en surnage que le concept de diaschisis[2]. Le concept désigne un désordre fonctionnel "dont l'origine est la lésion locale et qui à partir de là s'étend selon des voies bien déterminées le long des fibres. Il peut en résulter l'apparition à *distance* de phénomènes qui seraient incompatibles avec une conception purement mécaniste et localisatrice". Ce concept peut, avec d'autres, rendre compte de la difficulté en neuropsychiatrie à cibler les troubles mentaux qui, pour la même étiologie, sont très divers. Voir les lésions de la maladie de Huntington, déjà évoquée et les symptômes.

Les découvertes majeures des médicaments psychotropes concernent, comme le dit Thuillier dans le livre, "les dix ans qui ont changé la folie", ceux qui suivent 1952. Ceci est souligné dans la 9ème édition de l'ouvrage consacré à la neuropharmacologie de Goodman et Gilman publiée en 1996 citée dans l'encyclopédie historique des neurosciences (78) : "ces agents pharmacologiques ont une valeur thérapeutique inestimable car ils sont capables de produire des effets physiologiques et psychologiques spécifiques. Les substances qui agissent sur le système nerveux central.... peuvent être utilisées pour traiter l'anxiété, la manie, la dépression, la schizophrénie, sans altérer la conscience". Les premiers résultats étaient connus lorsque Bourguignon avait publié son étude. Depuis, il n'y a plus eu en psychiatrie de découvertes révolutionnaires en dépit des progrès, eux révolutionnaires, de l'imagerie cérébrale et des techniques visant l'imagerie mentale et l'observation de l'activité cérébrale. Plus de trente ans après la publication de André Bourguignon, nous essayons de contribuer modestement dans notre modèle de personnalité à vocation consensuelle à la problématique des rapports entre le biologique et le psychologique en déplorant que la psychiatrie biologique, à elle seule, n'ait pas élaboré un modèle spécifique de la maladie mentale, de la psychiatrie sans lésion.

Comme nous l'avons brièvement indiqué, la psychiatrie générale peut et doit aussi réfléchir sur son histoire qui a débuté bien avant "l'âge classique" et l'invention de l'homme cartésien... Cette discipline hétérogène est en lien avec les connaissances mais aussi les mœurs, la nature et le fonctionnement des sociétés. Nous n'avons pas l'ambition d'aborder ici ce chapitre captivant. Nous renvoyons au livre de Gladys Swain (430) et à celui qu'elle

---

[1] Note : Nous avons correspondu en 1994 avec André Bourguignon.

[2] Note : J'ajoute celui de hormé dans l'association hormo-thymique : L'hormé évoque l'élan, l'impulsion, la pulsion mais aussi les sentiments et par son étymologie le désir.

a rédigé avec Marcel Gauchet (165) ainsi qu'à l'histoire de la folie rédigée par Claude Quetel (373). Avec Jackie Pigeaud, nous disposons d'un travail fondamental d'érudition et d'analyse s'agissant de la médecine antique en particulier. Nous évoquons les différents ouvrages comme "la maladie de l'âme" (352) et, s'intéressant à une époque plus récente "Aux portes de la psychiatrie" (353) sous-titré Pinel, l'Ancien et le Moderne. Au passage, notons que ces ouvrages corrigent les oublis et l'aspect réducteur de l'ouvrage passionné et passionnel de Foucault : Folie et déraison (154) qui a connu en 1961 un succès médiatique immédiat, succès qui confirme le lien à l'idéologie, au social et à l'histoire, voir au politique, de la psychiatrie. Il véhicule un certain nombre d'idées fausses qui perdurent cinquante ans après. Ainsi, Luc Ferry écrit : "Au moyen-âge sur ce point Foucault a factuellement raison… le fou était intégré à la communauté sur le modèle de ce qu'on appelait « l'idiot du village". Il vivait au milieu des autres sans être exclu ou enfermé…" (145). Les théologiens et médecins du moyen-âge distinguaient bien le retard mental qu'évoque Ferry et les fous (et leur qualification parfois de furieux). S'ils étaient pris pour des démonolâtres on sait le sort qui les attendait. Si ils étaient identifiés comme aliénés nous renseigne Claude Quetel dans le chapitre sur le fou dans la société médiévale alors : "agités ou prostrés, violents ou suicidaires, incendiaires ou impudiques – les fous sont enfermés par leur famille, temporairement ou continuellement, dans un recoin de l'écurie, dans une loge, sommairement sous l'escalier d'une grange ou encore dans une cabane au fond du jardin". S'agissant des errants "sans aveu" (sans être reconnu par qui que ce soit) ils sont expulsés des villes par les sergents. Ceux considérés comme dangereux sont enfermés et l'on voit apparaître des tours aux fous où ils sont souvent colloqués et parfois entravés. Au moyen-âge, en Europe, le suicidé a commis un crime sacrilège et ne peut être enterré au cimetière, ses biens sont confisqués. La tolérance à l'égard des insensés qu'a affirmé Foucault est un mythe. Un autre philosophe, contemporain de Luc Ferry, Alain Renaut (378) plus au fait, écrit que, dans la tolérance relative à l'égard des fous non agités, celle-ci était sous tendue par le "cadre fondamentalement inégalitaire et hiérarchique" de cette société. Il avait un statut "d'infra-humain (et donc animalisé) ou de supra-humain (presque divinisé)". Dans les deux cas, il était considéré "comme un être situé hors de l'humanité et hors de toute communication possible". L'auteur se réfère aux travaux de Gladys Swain et de Marcel Gauchet, travaux que nous avons évoqués. Dans les sociétés modernes où l'autre est tenu pour son semblable, la problématique est tout autre comme nous l'avons évoqué. Elle est liée à la capacité de contracter (voir Rousseau) et de tenir son engagement, sa promesse même (voir Ricœur). Contrairement au médecin généraliste dont les patients ne pâtiraient sans doute pas qu'il ignore l'histoire de la médecine somatique, il importe que le psychiatre n'ignore pas celle de la psychiatrie. Cette ignorance diminuerait sa compétence clinique et son discernement.

Selon Jeanne Hersch (202) élève et biographe de Jaspers, ce dernier, alors qu'il exerçait encore comme psychiatre, avait le sentiment de vivre dans un univers où les conceptions divergeaient à l'infini et se présentaient dans un grand désordre. Elle évoque aussi sa sentence "il faut que les psychiatres apprennent à penser". Nous entendons penser comme conceptualiser, problématiser, argumenter, discriminer, communiquer. Au cours du séminaire de Zurich organisé par Médard Boss (195) Heidegger qui en était l'invité s'exprime ainsi : "ensuite il s'agirait d'interroger les voies par lesquelles une science de l'être humain se laisse établir sur de bonnes bases afin d'être à même de valoir en tant que fondement suffisant, pour une psychiatrie et une fondation théorique de la pratique psychothérapique". Pour nous il serait outrecuidant d'évoquer une science de l'être humain, de la personne et même de la subjectivité. Il nous suffit plus modestement d'évoquer un modèle à prétention scientifique, celui de la personnalité. Un modèle interrogeable par les sciences biologiques (neurobiologiques), par les thérapeutiques, par les sciences humaines et l'anthropologie philosophique.

Comme nous l'avons indiqué à plusieurs reprises, la psychiatrie n'est pas une spécialité médicale comme le sont la cardiologie, la néphrologie etc... mais une discipline médicale comme le sont aussi la médecine somatique, la chirurgie et l'obstétrique. Discipline et domaine. Elle est hétérogène et nous avons vu ses liens avec les sciences humaines et avec l'anthropologie philosophique. Il faut bien arriver à rendre compte, enfin, qu'il existe une psychiatrie phénoménologique toujours active et productive au XXI ème siècle alors qu'il n'existe pas, et n'a jamais existé, de néphrologie ou de cardiologie phénoménologiques !! Elle est une discipline médicale qui déborde, dépasse la médecine somatique qui n'en est qu'un pôle. Ce qu'elle gagne en identité et en autonomie dans ce dépassement lui fait abandonner toute homogénéité. Son destin est de boiter. Elle est comme notre modèle de personnalité hybride. La boiterie doit être revendiquée et considérée comme un avantage. Comme nous l'indiquions, elle reste liée à la philosophie même si ce lien n'est pas celui évoqué par Pinel qui revendiquait le rattachement des passions à l'étude de l'aliénation dans son traité médico-philosophique. Jackie Pigeaud (354) a montré que Pinel s'est employé à faire la conquête des "maladies" de l'âme, domaine réservé depuis l'antiquité plutôt à la philosophie. Claude Quetel (373) rappelle que Cabanis, l'auteur des "Rapports du physique et du moral de l'homme" (1802) ne trouvait pas Pinel assez physiologiste. Mais Broussais (cité par Jackie Pigeaud) reprochera lui-même à Cabanis d'avoir minimisé la part de l'influence cérébrale en particulier en ce qui concerne "la réciprocité d'influence entre le cerveau et les viscères". C'est pourtant bien son approche philosophique qui permet à Pinel de contribuer à changer le regard porté sur l'aliéné ce que remarquera Hegel. L'aliéné n'est pas un simple organisme défaillant, il est une personne à part entière. Gladys Swain approfondira ce thème. Claude Quetel fait remarquer à quel point "on est aux antipodes de la thèse de Foucault" selon qui "l'âge classique aurait réduit la folie au silence par un étrange coup de force". Foucault, pour qui l'homosexualité est alors aussi installée dans "la déraison de l'âge moderne", pousse sa démonstration passionnée jusqu'à, selon Quetel, utiliser de manière biaisée les textes. Quetel donne comme exemple une publication officielle, sous Louis XVI, d'une "instruction sur la manière de gouverner les insensés et de travailler à leur *guérison* dans les asiles qui leur sont destinés". Le philosophe ne fera pas référence à la guérison et cette promulgation se réduit à "la manière de gouverner et traiter les insensés". La finalité de la guérison nuisait à la violence de l'exclusion, de l'ostracisme dénoncé, de la discrimination imposée par le pouvoir. On a associé Foucault à ceux qu'on appelle les maîtres du soupçon.

La médecine somatique, conformément à son ambition, s'est détachée depuis l'antiquité de la philosophie (et de la religion) et est devenue véritablement scientifique avec en particulier le développement de la biologie moléculaire dont les prouesses lui suffisent. Elle est devenue une médecine fondée sur des preuves (evidence-based medecine). La psychiatrie reste en attente de nouveaux développements des savoirs et paradigmes. Pour l'épistémologue Mario Bunge (50) la médecine scientifique est une technologie, une technique qui utilise le développement des connaissances scientifiques (la physiologie, la biologie etc). Pour Bunge, elle est épistémologiquement proche de l'agronomie !! Le psychiatre utilise, certes, lui aussi des techniques. En particulier la neuro-psycho-pharmacologie liée elle-même à la biologie. Il se doit d'utiliser, de manière adaptée, des techniques psychothérapiques. Quel que soit le progrès scientifique, la psychiatrie impliquera toujours une rencontre essentielle, un échange entre deux "je" et pas seulement un praticien disposant d'un savoir, comme le réanimateur face au coma d'un patient et donc essentiellement, à ce moment, du seul organisme. Il ne peut lui ignorer l'histoire du patient et sa psychologie. Bien plus pour tenter de comprendre le moi et le monde, le système Moi↔Monde du patient, le psychiatre s'utilise lui-même en tant que Moi↔Monde. Sa propre subjectivité devient un outil. Ceci nous éloigne de la médecine basée sur la preuve dont l'objectif est d'éliminer toute manifestation de la subjectivité. La psychiatrie dans sa pratique reste un art. L'herméneutique n'est pas une technologie qui pourrait sans risque être confiée à un ordinateur… On comprend que Mario Bunge ait beaucoup de difficultés pour réserver une place à la psychiatrie dans son système classificatoire. Dans le chapitre qu'il consacre à la "iatrophilosophie", il lui fait subir le supplice de Damiens, l'écartèlement. Après avoir classé la médecine à la rubrique branche matérielle de la technologie (avec la science biologique comme fondement) il va classer la psychiatrie dans les branches sociales (de la technologie) à côté de la pédagogie, et avec comme science fondamentale la psychologie, psychologie qu'il va, elle-même, relier à ce qu'il nomme une protoscience : la philosophie de l'esprit !! Mais comment classer la neuro-psycho-pharmacologie ? Ces errances d'un penseur averti nous confortent dans notre évocation du trépied des fondamentaux de la psychiatrie et dans notre approche psycho↔biologique de la personnalité.

L'approche de Bunge, elle, est bien évocatrice d'une pensée linéaire, pensée antinomique de l'existence de la boucle étrange psycho↔biologique dont on ne peut pourtant pas faire l'impasse. Nous sommes justement dans une impasse liée à une conception post cartésienne de la classification des connaissances marquée du positivisme scientiste et réducteur. Certes la psychiatrie ne peut être acéphale comme peut par contre l'être une certaine psychologie, et même une certaine psychopathologie. En ce sens, nous émettons une critique ponctuelle d'un manuel de psychiatrie récent (2012), manuel par ailleurs intéressant car développant une psychiatrie dynamique[1]. L'auteur désigne comme objet de la psychiatrie le psychisme. Il écrit "cet objet s'appelle fonctionnement mental ou appareil psychique ou plus simplement psychisme". Pour nous, il ne saurait y avoir restriction au seul psychisme, restriction qui n'est pas sans alimenter la confusion du public entre psychiatre, psychologue, psychothérapeute etc… Le modèle de la personnalité hybride renvoie aussi aux infrastructures neurobiologiques et pas seulement aux infrastructures et à la superstructure de la psyché. Elle renvoie aux corrélations. C'est du dysfonctionnement de ce modèle bifocal de la personnalité globale que se préoccupe le psychiatre et non seulement du psychisme comme pourrait le faire un psychologue, un psychothérapeute (psychanalyste ou non).

B. La psychiatrie clinique

"Comme médecin et comme psychiatre, je vis sur quelle base chancelante reposaient tant d'affirmations et tant d'actes ; je vis triompher des vues soi-disant sûres : celle par exemple qui attribue toutes les maladies mentales à des processus cérébraux (j'appelais "mythologie du cerveau" tout ce que l'on racontait à son propos, comme c'était alors la mode…)…"

K. Jaspers

La psychiatrie générale s'intéressait aux racines, aux fondations, aux théories de la psychiatrie et en particulier à articuler la triade que nous avons évoquée (le trépied). La psychiatrie clinique est une psychopathologie expressive, descriptive. C'est le tronc commun dont vont se détacher les branches (psychiatrie psychodynamique, neuropsychiatrie, psychiatrie biologique etc). Guiraud, dont on a cité à plusieurs reprises le traité de psychiatrie générale, a écrit aussi pour les praticiens un manuel intitulé : *Psychiatrie clinique* (185) qui renvoie aux symptômes et aux syndromes, à la nosographie, à la nosologie, à l'épidémiologie, aux traitements etc. C'est le noyau dur de la psychiatrie qui se veut discipline médicale et les subdivisions évoquées rappellent celle des précis se rapportant aux maladies somatiques. Mais c'est une clinique indirecte, émergente et hétérogène qui

[1] Note : Il est édité sous la direction de Vassilis Kapsambelis

associe les manifestations de la psychiatrie sans lésion (mais avec des anomalies biologiques non lésionnelles à découvrir) et celles des affections neuro-psychiatriques comme le syndrome confusionnel ou le syndrome démentiel. Contrairement aux ouvrages de médecine somatique, l'étiologie est ici un secteur sinistré. On a abandonné la distinction historique, dont le rituel était un cache-misère, entre les causes physiques et les causes morales. On pourrait reprendre aujourd'hui ce qu'écrivait en 1967 le psychiatre Jacques Borel (38). Il notait que, contrairement à la pathologie interne "la zone d'ombre étiologique est encore très étendue". Cet auteur critiquerait le rôle qu'on fait jouer aujourd'hui au stress et à la souffrance morale. Pour lui, ce cortège de maux est celui de la condition humaine et c'est le cortège de l'existence. Il énumère "soucis, ennuis, inquiétudes, chagrins, difficultés familiales, conjugales, sociales, conflits, échecs, etc".

Aujourd'hui, en dehors de la neuropsychiatrie, la notion d'étiologie elle-même s'efface et l'on évoque plutôt la vulnérabilité ontogénétique et épigénétique. On invoque des facteurs génétiques d'une nature complexe et aussi une épigénèse qui concerne des facteurs biologiques mais aussi l'histoire même du développement du sujet, sujet dont l'analogon est le moi neurosynaptique "implémenté" diachronique et le moi synchronique. Devant cet aspect multifactoriel, il devient éclairant d'utiliser, pour ces maladies de la personnalité, le concept de diathèse s'agissant par exemple de la maladie maniaco-dépressive ou des schizophrènes. Il faut réfléchir à ce concept d'étiologie qui fait partie de ceux qui ont été importé de la médecine dès l'antiquité. Il apparaît évident que la psychiatrie, comme nous l'avons indiqué, ne peut prétendre à l'E.B.M. (abréviation de : Evidence-Based Medecine). Si la médecine somatique a atteint ce statut, c'est qu'elle avait dépassé la classification symptomatique puis la classification anatomo-pathologique pour en arriver à une taxinomie étiologique. Même le cas particulier de la neuropsychiatrie où il y a accès à des étiologies ne permet pas d'établir de façon cohérente une clinique type des symptômes en dehors de la démence et de la confusion mentale. Nous avons vu la multiplicité des symptômes et syndromes pour une même étiologie lorsque nous avons abordé la neuropsychiatrie. S'agissant de la médecine somatique attestée par la preuve, les auteurs du Traité de psychiatrie anglaise (168) indique que l'E.B.M : "est une méthode systématique permettant d'obtenir cliniquement d'importantes informations concernant l'*étiologie*, le diagnostic, le pronostic et le traitement". Les auteurs reconnaissent eux-mêmes, et s'agissant de la psychiatrie, que la seule véritable application ne concerne que les évaluations thérapeutiques ! Exit donc l'étiologie et le diagnostic, ainsi qu'un pronostic fiable. La psychiatrie biologique n'a pas su élaborer un modèle autonome, original de la maladie de la personnalité. Ce qui ne veut pas dire que ce modèle n'a pas de sens mais, étant lié à l'émergence et à la survenance du moi et des contenus de conscience, il ne peut être élaboré à partir de la seule biologie moléculaire et des seuls acquis biologiques. Il est systémique car lié au système Moi/conscience/contenus de conscience↔Monde et aux infrastructures neurobiologiques de la personnalité qui fonctionne en boucle. Pour en revenir à l'histoire de la médecine, Pequignot (déjà cité) écrit : "la grande révolution des classifications des maladies somatiques est venue avec l'apparition de la classification étiologique". Il nous rappelle les aberrations liées aux limites des classifications précédentes. Chronologiquement, la première classification était (comme l'est toujours la psychiatrie) de type symptomatique. Pequignot remarque que, jusqu'au 18ème siècle, beaucoup de médecins étaient, de surcroit, des savants naturalistes et que la classification de Linné, par son succès, a pu les encourager dans leurs laborieux efforts. La classification médicale basée sur des symptômes aboutit pour Pequignot à la médecine de Molière avec des énumérations à la Prévert. Il illustre cette impasse par l'exemple de l'hydropisie (symptôme) qui englobe "des cirrhoses du foie, des tumeurs ovariennes, des insuffisances cardiaques et des néphrites aigues, quelques péritonites tuberculeuses et j'en oublie". La psychiatrie sans lésion en est restée à cette classification symptomatique et syndromique. Le DSM IV comme la C.I.M. 10[1] décrivent à travers une taxinomie des maladies de la personnalité repérées par des symptômes et une onomastique des troubles de la personnalité repérés par des traits de caractère et des conduites (le caractère schizoïde, le caractère dépendant, le caractère paranoïaque etc). Les étiologies reconnues en neuropsychiatrie n'ont pas abouti à développer une véritable physiopathologie des symptômes qui, en dehors de la confusion, de la démence ou de l'arriération empruntent leur typologie aux manifestations de la psychiatrie sans lésion (délire, trouble thymique etc) manifestations qui sont les plus courantes et qui sont donc celles que rencontrera le plus souvent le praticien. En quarante ans de carrière ; nous n'avons observé qu'un cas des manifestations d'une porphyrie aigüe intermittente, domaine de la neuropsychiatrie. Et guère plus d'une dizaine de manifestations de tumeurs cérébrales mais à une époque où l'on ne disposait pas des riches ressources actuelles de l'imagerie cérébrale. La psychiatrie sans lésion en est donc restée à une classification symptomatique et syndromique. En médecine, à cette première tentative de classement va succéder, une classification anatomo-pathologique (à laquelle se réfère la neuropsychiatrie), ce qui, note Pequignot, est un progrès considérable. Nous avons, en abordant la neuropsychiatrie, donné comme exemple la maladie de Huntington pour illustrer cette discipline qui *ente* la psychiatrie sur la médecine. On a cru à une époque réduire la psychiatrie à la neuropsychiatrie, et cette ambition a longtemps *hanté* les psychiatres. Ainsi, s'agissant de la paralysie générale, on a cru posséder le modèle, l'idéal type. Cette affection entre dans le cadre des méningo-encéphalites et résulte de l'atteinte par le tréponème de la syphilis. On décrivait des troubles de l'humeur à tonalité euphorique, des idées délirantes, un affaiblissement démentiel etc. S'ajoutaient des tests biologiques (B.W., Nelson) et une

[1] Note : Classification internationale des maladies 10ème révision : CIM10

atteinte lésionnelle et donc anatomopathologique. Les symptômes en médecine somatique sont de l'ordre de l'*indice*, d'un changement corporel : tachycardie, fièvre, exophtalmie, érythème, souffle etc… Ces symptômes sont associés, de nos jours, aux examens complémentaires paracliniques qui, à eux seuls, apportent souvent le diagnostic. Si dans son ouvrage, la fabrique des folies (37) Mikkel Borch-Jacobsen analyse l'offre des théories (de la psychanalyse à la psychiatrie biologique) qui répondent à une demande de patients ou pseudo patients (nous pensons au para-suicide ou à la paradépression) et qui ainsi induisent des troubles (ou pseudo troubles) qu'elles prétendent décrire et expliquer et traiter, il néglige s'agissant du socle plus solide des maladies mentales vraies le concept de psychoplasticité qu'il semble ignorer. De même qu'il existe une psychoplasticité transculturelle (la crise d'angoisse à l'européenne s'exprimant en Asie sous forme du koro par exemple) psychoplasticité qu'étudie l'ethnopsychiatrie (quasi absente des grands catalogues comme le DSM IV et la C.I.M.10), il existe une psychoplasticité trans-historique. La psychose maniaco-dépressive pouvait s'exprimer différemment au XVIIème siècle. En effet, la clinique symptomatique en psychiatrie est une clinique du moi, une clinique émergente et survenante et la singularité culturelle habille les symptômes basiques. L'anthropologie culturelle doit être connue pour déchiffrer le contenu mental explicite du symptôme. Le contenu manifeste et culturel est lié à un contenu latent et individuel dont la psychopathologie rend compte. Ce n'est pas parce que l'expression des symptômes à une dimension culturelle qu'elle n'est que culturelle et le résultat de l'offre du sorcier ou du chasseur de sorcières, ou du thérapeute biologisant ou du psychothérapeute. Il y a lieu de décevoir Mikkel Borch-Jacobsen qui imagine que l'historien du futur arrivera en tant que "maître du soupçon" à voir son effort et son "courage", comme dit l'auteur, aboutir à faire du savoir psychiatrique une simple croyance et ainsi assister à l'évaporation de l'idée même de la maladie mentale (l'auteur dit "s'évaporera en partie" sans plus de précision). Nous entendons plutôt ces critiques comme nous rendant plus soucieux de rigueur. Cela n'autorise pas à jeter le bébé avec l'eau du bain et assimiler para-dépression à dépression ou para-suicide à tentative échouée de suicide.

Mais quelle est la nature du symptôme en psychiatrie où il n'est plus un indice corporel ? Pour les psychanalystes, le symptôme est une manifestation de l'inconscient, d'un conflit etc, et il n'est donc pas toujours pathologique au sens de la psychopathologie. Il est un compromis entre un désir refoulé et une instance refoulante. Mais l'inconscient n'est pas une maladie et pour le psychiatre "la psychopathologie de la vie quotidienne", écrit célèbre, ne renvoie pas à une pathologie psychiatrique, à une psychopathologie, mais à une psychologie du sujet normal[1]. Personne n'échappe aux lapsus. Le statut

[1] Note : Nous pourrions prendre pour exemple le président de la République qui s'est désigné lui-même comme normal. François Hollande, doté d'une brillante rhétorique, était conscient du caractère non productif de sa proposition électoraliste de taxer à 75 % de hauts revenus.

de symptôme est en psychiatrie lié, lui, à la manifestation d'une pathologie, d'une maladie de la personnalité. Le catalogue des symptômes est hétérogène, il rassemble ceux d'une psychiatrie sans lésion et ceux des cas neuropsychiatriques. Ces symptômes vont d'un état physique (comme un amaigrissement, une aménorrhée) que l'on rencontre en médecine somatique à une désorientation temporo-spatiale, à une agitation, une logorrhée aussi bien qu'à un mutisme, un ralentissement psychomoteur, une phobie, une obsession, une idée délirante etc. Existe-t-il une maladie de la personnalité sans symptôme ? Non, par contre il peut y avoir un trouble de la personnalité (sans symptôme). Le concept de schizophrénie latente a été utilisé politiquement contre les dissidents en URSS. Existe-t-il des maladies sans signe clinique ? Telle est la question qui a été posée en 2012 par un juge à un psychiatre (qui a été condamné) qui était renvoyé devant le Tribunal Correctionnel à la suite de l'homicide commis par un de ses patients. Si en médecine il existe des pathologies sans signe clinique mais avec des manifestations paracliniques, en psychiatrie et s'agissant des *maladies* ce n'est pas le cas et le DSMIV en tant que catalogue s'emploie à codifier les symptômes des maladies de la personnalité. Le cas évoqué du patient psychiatrique était lié à l'existence d'une maladie et non d'un trouble de la personnalité. Mais s'agissant des troubles de la personnalité, le DSMIV les décrit comme asymptomatiques au sens d'absence de symptôme pathologique. Par contre, il décrit des traits de caractère et certaines conduites qu'il considère comme inadaptés par rapport au contexte et aux normes socio-culturelles. Les troubles de la personnalité, en continuité avec la normalité, constituent la partie la moins fiable de la psychiatrie clinique et ils fluctuent selon les psychiatres et les évolutions culturelles, voir les modes. Selon le DSMIV, les traits de caractère ne deviennent pathologiques que "s'ils sont rigides, mal adaptés, persistants et source d'une altération significative du fonctionnement ou d'une souffrance subjective." Il importe selon les normes habituelles d'être consciencieux dans son travail mais à partir de quel seuil est-on trop consciencieux ? A partir de quel seuil une difficulté à exprimer un désaccord devient pathologique ? Quand le besoin d'être admiré devient-il excessif ? ou l'envie ? ou la manifestation de mauvaise humeur ? ou l'indifférence ? Une superstition est-elle pathologique ? Une pensée magique ? Qu'en est-il s'agissant de la consultation des rubriques astrologiques, des voyants ? A partir de quel élément une croyance peut-elle être considérée comme pathologique, bizarre ? L'indifférence aux éloges ou à la critique d'autrui est-elle pathologique (personnalité schizoïde) ou une manifestation de sagesse empruntée à une philosophie antique ? Garder une rancune est-il toujours

---

Dans cette ambigüité, il va être conduit à proférer un lapsus. Il annonce oralement le seuil d'un revenu d'un million d'euros par *mois* plutôt que par *an* ! La promesse étant tenue mais cela faisait vraiment peu de monde ! Sa langue a fourché, son discours s'est divisé en deux branches, l'implicite et l'explicite, l'explicite renvoyant à son ambivalence.

pathologique pour se référer aux critères diagnostiqués de la personnalité paranoïaque du DSMIV ? Il s'agit le plus souvent de variation de l'être normal alors qu'un symptôme comme une hallucination manifeste une rupture. Pour le DSMIV qui confond personnalité et caractère, les traits de caractère "désignent les modalités durables d'entrer en relation, de percevoir et de penser son environnement et soi même." Pour nous et en référence au modèle bifocal de la personnalité psycho↔biologique, le caractère est la superstructure des infrastructures en boucles, infrastructures qui sont neurobiologiques et psychiques, infrastructures de la personnalité bifocale. Le caractère suppose un minimum de fonctionnalité du psychisme et de durée et ce concept n'a plus de signification dans les psychoses aiguës ou les atteintes processuelles structurelles. Les traits de caractère laissent la place aux symptômes. Comme nous l'avons dit à plusieurs reprises, il nous paraît plus clair, dans la pathologie de la personnalité, de distinguer les maladies de la personnalité (avec symptômes) et les troubles de la personnalité qui sont des variantes considérées comme morbides du caractère et des conduites. Le recours excessif à des mécanismes de défense morbides par leur redondance et leur manque de plasticité caractérise aussi ces troubles de la personnalité. Ce demi aveu du DSM IV semble bien manifester le fait que les auteurs du même ouvrage ont conscience de la difficulté à donner une assise fiable aux troubles de la personnalité. Il est dit discrètement que les praticiens peuvent prêter attention "aux mécanismes de défense particuliers". Un glossaire des mécanismes de défense et de coping est indexé à la fin de l'ouvrage. Mais c'est aussi avouer qu'une analyse des troubles de la personnalité ne peut rester a-théorique car l'invention des mécanismes de défense a été l'œuvre essentiellement des psychanalystes. Pourquoi alors ne peut s'y référer pour l'évaluation des psychoses ou névrose, à savoir l'évaluation de certaines maladies de la personnalité ? Cette contradiction reflète l'absence de réflexion méthodologique et épistémologique du manuel qui, par postulat, sous-entend qu'il ne fait allusion qu'à des faits analysés surs et vérifiés. Par ailleurs, trouble de la personnalité dans le sens de trouble du caractère ne se rapporte pas à une causalité homogène. Une atteinte organique comme un syndrome frontal, ou l'usage d'une substance, peuvent induire une variation pathologique du caractère, une rupture avec le comportement antérieur. Dans le DSM IV ces faits disparates sont cités à un autre chapitre que les troubles de la personnalité (du caractère). Il en est de même de "l'idéation paranoïaque" favorisée par certaines affections médicales. Ce que nous entendons par maladies de la personnalité se retrouve en partie dans ce que le DSM nomme axe 1. Il en a exclu les états d'arriérations pour les rattacher bizarrement aux troubles du caractère et des conduites (troubles de la personnalité et retard mental ou axe 2).

Les ouvrages de pathologie médicale comportent un chapitre de sémiologie, chapitre qui paraît la copie conforme des autres précis visant la même spécialité. La sémiologie de la maladie de Basedow n'a pas de signature particulière d'un auteur. Par contre, chaque auteur de manuel de psychiatrie clinique élabore une grille personnelle qui n'est pas sans lien avec ses conceptions théoriques. On pourrait tenter de faire un digest de tous ces manuels, mais il faudrait faire ensuite un digest de tous les digests édités et éditables etc. La psychiatrie ne peut, comme la médecine, présenter une sémiologie consensuellement reconnue et universelle. Comme nous l'avons évoqué, la progression de la classification des maladies d'une base anatomo-pathologique à une base étiologique a eu un impact sur la clinique et donc sur la sémiologie retenue. La sémiologie médicale ne peut être athéorique s'agissant des signes cliniques (et paracliniques) retenus. Le DSM IV prétend lui s'émanciper des théories ce qui donnerait à la psychiatrie un statut différent de celui des autres disciplines médicales. Nous l'avons déjà souligné, il n'y a pas d'immaculée perception et une approche descriptive ne peut être neutre, et même ne doit pas être neutre car c'est la connaissance des problèmes théoriques et même de l'histoire de la psychiatrie qui va affiner le sens clinique du praticien. On peut prendre comme exemple d'orientation théorique guidant la classification sémiologique le manuel de Ey et collaborateurs (140). Il utilise une trilogie pour expliciter sa sémiologie. Il distingue en effet une sémiologie de l'activité psychique basale actuelle qui pour nous est le moi/conscience synchronique et une sémiologie de l'état du moi pathologique qui pour nous est le moi diachronique. S'agissant de ce dernier, il distingue un moi névrotique, un moi psychotique, un moi démentiel et un moi caractérisé par une agénésie. Il aurait pu ajouter un moi des troubles de la personnalité mais il préfère consacrer un chapitre de sa trilogie à la sémiologie du comportement et des conduites sociales. On a reconnu au passage la distinction entre synchronique et diachronique que nous avons emprunté à cet auteur sans l'utiliser en lui restant complètement fidèle.

Il est étonnant de voir que beaucoup d'auteurs manipulent le terme symptôme sans analyser véritablement son extension et sa compréhension. On est surpris de constater que dans le manuel alphabétique ancien de Antoine Porot (366) et à l'article symptôme on n'en donne que la lecture psychanalytique dont on a déjà noté qu'elle déborde le regard psychopathologique mais concerne les manifestations de l'inconscient, même chez le sujet normal. Mais plus récemment dans le dictionnaire de psychiatrie (367), sous la direction de Jacques Postel, on ne trouve aussi, sur une page, qu'une définition psychanalytique : "phénomène subjectif qui pour la psychanalyse constitue non le signe mais l'expression d'un conflit inconscient". Mais l'agitation, l'insomnie, l'amaigrissement ou l'obésité, l'aménorrhée, le mutisme ou la logorrhée, l'acte violent, la fugue, le voyage pathologique, l'énurésie, le raptus etc. ne sont pas que subjectifs. Le symptôme ne se réfère pas qu'à l'état mental (la subjectivité) mais il peut être corporel et surtout concerner les *conduites*. Edmond Guillibert qui, dans l'ouvrage[1] "les objets de la psychiatrie" (340), a rédigé l'article symptôme

[1] Note : Sous la direction du Professeur Pelicier.

reconnait l'hétérogénéité de la clinique psychiatrique. Pour lui, le symptôme doit être confronté à l'histoire personnelle comme il l'est dans la névrose. Mais ajoutons ici l'importance du contexte. Le symptôme ne s'analyse pas que hic et nunc dans le cadre d'une consultation demandée avec un praticien choisi. Les circonstances d'apparition du symptôme sont précieuses à connaître. On insiste beaucoup sur l'importance d'une demande de soin. Quel en est l'auteur ? Qu'est ce qui a déjà été essayé ? Quand ? Dans quelle situation ? etc…

Il y a certes une sémiologie basale élémentaire qui recueille des signes concernant l'affectivo-pulsionnel, la perception, la cognition, les manifestations de la corporéité, l'orientation temporo-spatiale, les conduites, la communication, le langage, le relationnel etc… Il y a aussi une sémiologie de second ordre que Minkowski (déjà cité) décrit comme clinico-anthropologique. Ce sont des syndromes "révélateurs d'un mode particulier d'existence". Il utilise aussi le terme de *trouble générateur* "dont les symptômes ne seraient qu'une traduction en surface". On pourrait dire, bien que cela ne soit pratiquement jamais exprimé (sauf par Minkowski) que le recueil de symptômes et de signes qui regroupent des symptômes dans un jugement clinique, se fait dans une attitude *phénoméno-structurale* qui cherche à connaître le système moi↔monde du sujet et à repérer des structures pathologiques (d'où l'intérêt ici aussi de l'observation des mécanismes de défense). Les états du moi (moi névrotique, moi psychotique, moi pervers, moi démentiel etc) renvoient aussi aux capacités au sens de Ricœur (déjà cité). Capacité de pouvoir dire, de pouvoir faire, de pouvoir raconter et se raconter (identité narrative). On pourrait évoquer, dans la lignée phénoménologique de Minkowski le syndrome de dépersonnalisation (avec sa triade désanimation, déréalisation, désomatisation) et le syndrome dispositionnel avec la thymie et les différentes formes de l'angoisse. Egalement ce qu'on pourrait appeler le syndrome de dépersonnation avec atteinte de l'identité, de l'ipséité/altérite qui s'accompagne d'atteinte du sens du réel. On pourrait évoquer ici le transitivisme, l'automatisme mental, les hallucinations etc. Quand on relit les écrits des grands cliniciens, on reconnaît leur souci de ne pas se limiter à un agrégat de symptômes mais de tenter de comprendre le Moi et le Monde du patient. Ce qui est absent du DSM IV, ce sont les regroupements que Minkowski nommait clinico-anthropologiques et que l'approche phénoméno-structurale permet de repérer et qui permettent une articulation entre collection de symptômes et diagnostic clinique. Mais ici la psychiatrie clinique est liée à la psychiatrie psychodynamique que nous aborderons au prochain chapitre. La psychiatrie clinique se présente comme une branche de la médecine et ne se veut pas que descriptive. Elle se veut explicative et compréhensive. En ce qui concerne la psychopathologie compréhensive, elle participe de la psychiatrie psychodynamique. Les articulations entre les psychiatries seraient plus évidentes si l'on considérait d'une part la psychiatrie psycho-dynamique (fondée sur une psychopathologue compréhensive) et une psychiatrie bio-médicale explicative et nous pensons que l'évolution se fera dans ce sens lorsque la psychiatrie biologique sera plus qu'une simple extrapolation de la psycho-pharmacologie, mais, au-delà de la biologie moléculaire, prendra en considération les sous-systèmes des assises neurobiologiques de la personnalité. Par exemple, au sein de l'affectivité, décrira mieux les circuits neuronaux concernés par l'humeur et que nous avons déjà évoqué. La psychiatrie bio-médicale regroupera, à travers la psychiatrie clinique, la neuropsychiatrie (ou le concept d'étiologie est légitime) et la psychiatrie neurobiologique, appelée aujourd'hui psychiatrie biologique et qui a pour tâche d'élaborer ses propres modèles de maladies, en particulier, ceux concernant les diathèses comme la maladie maniaco-dépressive et les schizophrénies. En ce qui concerne les bases neurobiologiques de l'addiction aux substances, cette psychiatrie a fait d'indéniable progrès. Les modèles des diathèses ne font pas appel à l'étiologie mais à la vulnérabilité et à l'analyse de facteurs dont les facteurs génétiques qui renvoient à une approche bien plus complexe que celle qui concernait les affections mendéliennes. L'étude neuro-développemental du cerveau normal doit se poursuivre afin de mieux connaitre les mécanismes en jeu et les voies pathologiques de ce développement. En attendant ces évolutions, la psychiatrie clinique recouvre la psychiatrie sans lésion et la neuropsychiatrie. Elle est complétée par la psychiatrie psycho-dynamique. L'oxymoron de corps psychique selon Henri Ey rejoint notre modèle hybride, bifocal de la personnalité. L'objet de la psychiatrie est la personnalité au sens de boucle psycho↔biologique. Il faut rendre compte des diathèses que nous avons évoqué où le facteur génétique est documenté mais complexe et en attente de données fiables ; des phrénopathies où le poids génétique est faible si tant est qu'il existe (névrose, perversion, troubles de la personnalité, état limite authentique, paranoïa) ; et aussi des troubles neuro-développementaux (dont l'autisme de l'enfant). Le poids génétique est plus faible, si il existe, comme nous le disions, s'agissant des phrénopathies où prédomine l'épigénèse avec les couplages de l'individu à son milieu, avec la Bildung. Mais cette épigénèse joue aussi un rôle dans les diathèses, dans la construction du cerveau (qui est construit et se construit), des assises neuro-biologiques de la psyché et du sujet. On dépasse ici les anciens concepts de tempérament, de constitution qui tentaient d'appréhender cette réalité, mais sans pouvoir éclaircir les notions impliquées. La distinction que nous faisons entre maladies de la personnalité et troubles de la personnalité est éclairante mais, dans la pratique, laisse parfois devant des interrogations. Où mettre le curseur ? Il y a un continuum entre troubles de la personnalité et normalité. Et également un continuum entre par exemple névrose et troubles de la personnalité si les symptômes névrotiques sont rares, atténués, non gênants. Où placer par exemple l'idéaliste passionné ? On a vu à propos du cas de Anders Breivik que les experts psychiatres norvégiens n'avaient pas l'usage de ce terme. D'où un balancement entre un premier collège de psychiatres qui évoquent une schizophrénie paranoïde et un autre qui balaie ce diagnostic en faveur de la normalité. Il est vrai que la paranoïa n'a pas trouvé sa véritable place dans un catalogue comme le DSM IV qui met l'accent seulement sur le trouble de la personnalité dit caractère paranoïaque. L'idéalisme passionné peut être concerné en tant que trouble (et c'est le cas de nombreux fanatiques politiques : voir Hitler, Staline, Pol Pot etc ; ou religieux), ou en tant que psychose. Il y a continuum et rupture entre les deux : psychose et trouble mental. L'idéaliste passionne, le plus dangereux est celui que le curseur désigne plutôt comme trouble de la personnalité car son fanatisme est partageable et partagé par une importante population à une époque donnée. Ces discussions nous renvoient à l'approche psycho-dynamique.

C. Psychiatrie psycho dynamique

C'est celle qui est inspirée par la psychopathologie compréhensive. Il n'existe pas de psychiatrie psychodynamique unifiée et chaque praticien a plutôt tendance à associer les psychopathologies compréhensives dans une attitude que nous avons désigné comme phénoméno-structurale. C'est le patient qui, par sa présentation, semble appartenir plus à telle ou telle école d'où le côté caméléon que nous avons souligné et qu'avait retenu Tellenbach. Bien entendu, les mécanismes de défense, dont l'étude a été élaborée par différents psychanalystes, sont au premier plan. L'approche psychopathologique compréhensive la plus élaborée reste la psychanalyse de Fairbrain, Klein, Kohut, Kernberg, Bion, Bouvet, Benedetti etc. Il existe d'autres psychopathologies compréhensives, celle d'inspiration systémique et contextuelle (plus connues sous le nom de thérapies familiales), celle d'inspiration phénoménologique, celle d'inspiration cognitive etc. Elles ont un but commun, comprendre le sens d'une conduite, d'un Vécu, comprendre la personnalité en tant que système moi↔monde. Cette recherche de sens est celle de l'attitude herméneutique (du grec : relatif à l'interprétation). Gadamer, dans un ouvrage consacré à la philosophie de la santé (158), et au chapitre intitulé "herméneutique et psychiatrie" indique que cette dernière occupe une place à part dans le champ de la science médicale et de l'art médical. L'auteur souligne "la proximité qu'il y a entre l'herméneutique et la psychiatrie". Si le psychothérapeute cherche à comprendre celui qui vient avec une telle demande, fut-elle biaisée, le psychiatre se doit, et c'est tout particulièrement là sa vocation, de chercher à comprendre celui qui, comme le dit Gadamer, "se dérobe". Il ajoute que c'est la problématique spécifique à la profession de psychiatre bien qu'un certain nombre de patients consultent d'eux-mêmes. Il s'agit de comprendre le patient et de se faire comprendre de lui "même si celui-ci se dérobe", ou du moins de le tenter de manière redondante. La difficulté est que "la conscience de la maladie (est) elle-même affectée par la maladie". De cette attitude visant à tenter de comprendre en dépit des obstacles, le psychiatre, selon le philosophe, peut tirer une certaine considération de la part de ses compatriotes mais il risque aussi de décevoir. Dans un autre domaine, celui de la psycho-socio-criminologie, on voudrait aussi, et même bien davantage que dans la manifestation psychopathologique, que l'expert psychiatre donne une explication à un acte barbare qui a frappé le public par son caractère odieux et gratuit. Mais à vouloir rendre compte du mal radical, il déçoit toujours. Les prestations des psychiatres "médiatiques" paraissent alambiquées ou triviales et les affrontements des collèges de psychiatres devant les tribunaux les ridiculisent auprès des magistrats ironiques et du public blasé et amusé d'une science moliéresque. Il est toujours difficile d'avouer qu'on ne sait pas. Pour en revenir à la seule psychopathologie, il est question du sens et du lien, lien et sens qui constituent aussi le langage et dont ne rendent pas compte les sciences de la nature, ni même le paradigme cognitivo-darwinien. L'homme, souligne Gadamer, n'est pas qu'un être de nature car il y a "édification d'une communauté de langue et d'un monde commun qui lui est propre". Le psychiatre s'appuie sur sa propre intuition et sur des psychopathologies diverses. La théorie la plus élaborée reste celle produite par les psychanalystes dont nous n'avons cité que quelques noms en début de chapitre. Cette psychopathologie psychanalytique, en particulier des psychoses, a été élaborée essentiellement par des continuateurs plutôt que par Freud lui-même. En effet, ce dernier a conçu la psychopathologie essentiellement à partir du modèle de l'hystérie. Il serait préjudiciable au psychiatre et plus encore à son patient de se priver d'une riche moisson d'expériences et d'élaborations conceptuelles en particulier s'agissant des psychoses et des états limites. Une théorie aide aussi à supporter une situation parfois critique et aide à comprendre les échecs et les limites de la psychothérapie en particulier des psychoses. Citons un seul exemple : celui de l'inconscient pathogène. Une patiente manifeste sa créativité délirante en empruntant un mot prononcé ici, un autre là, par une personne et d'autres, et à travers l'espace et le temps constitue une interprétation délirante qui a une forme de rébus.

La psychopathologie systémique, celle des thérapies familiales, a eu son moment d'emballement s'agissant des publications. Aujourd'hui plus modeste, elle garde une place incontournable en particulier chez le jeune psychotique. Elle peut être étendue dans une variante mésologique, contextuelle, avec la prise en compte de la péristase. Même un psychanalyste qui se réclame en particulier de Green comme Corcos (82) préconise des entretiens familiaux et même une prise en charge bifocale avec un psychiatre référent et un autre se cantonnant à un rôle de psychothérapeute. Il est vrai que Corcos est un psychiatre qui a des responsabilités dans une institution et qui s'intéresse aux états limites. L'approche cognitive a été initialement l'objet de résistance parfois plus d'origine catégorielle (s'agissant de psychothérapeutes en place) que scientifique. La psychologie cognitive fait référence, selon Hardy, cité par Serban Ionescu à l'ensemble des processus "par lesquels une personne acquiert des informations sur elle-même et son environnement, et les assimile pour régler son comportement". La cognition se réfère à l'acquisition, l'organisation, l'utilisation de savoirs et de croyances. Nous renvoyons à J. Cottraux (85) qui a beaucoup publié sur cette approche qui a d'abord été appliquée aux états dépressifs, en particulier ceux que l'on désignait comme névrotico-réactionnel et qui étaient marqués de redondance ou d'installation dans la chronicité. L'interrogation portait sur la survenue mais aussi sur l'auto-entretien des troubles. Cette approche s'est étendue aux névroses et aux troubles de la personnalité. S'agissant de l'approche de la pathologie psychotique, nous renvoyons à l'ouvrage de Paul Chadwick et collaborateurs (65).

Une psychopathologie phénoménologique a sa source dans la psychiatrie phénoménologique. En particulier s'agissant de la compréhension de l'existence psychotique ou du vécu mélancolique. Arthur Tatossian, un représentant éminent de ce courant, note que (433) "l'expérience phénoménologique peut sembler très différente de l'expérience psychiatrique commune puisqu'elle prétend appréhender la modalité d'être global du patient, la signification de ses comportements et de ses vécus et jusqu'à sa liberté, ou ce qu'il en reste". S'efforcer d'avoir une idée du système moi↔monde de patient nous paraît être ce à quoi doit tendre l'expérience basique du psychiatre, dès le premier entretien. Pour Wolfgang Blankenburg (30), les questions fondamentales de l'approche phénoménologique sont : "Comment la réalité se constitue-t-elle ? Comment le rapport à soi-même et au monde se construit-il ? Aussi pour le malade que pour le médecin". L'approche psychanalytique ajouterait qu'en est-il du désir et du narcissisme, axes fondateurs de la psyché. En fin de compte, c'est l'avers et le revers d'une même problématique existentielle. Blankenburg oppose le point de vue technique type action instrumentale, action maitrisante et manipulante orientée vers l'hétéronomie de l'objet et de l'autre comme objet, point de vue utilisant de préférence l'explication, ou point de vue de type "communication participante, action communicative non dirigée, orientée vers l'autonomie de l'Autre et de l'objet comme un Autre, se servant de préférence de la compréhension". De nombreux auteurs ont illustré ce courant, courant qui reste discret mais vivant. Citons Minkowski, Binswanger, Tellenbach, Tatossian, Blankenburg, Medard Boss, Bin-Kimura etc etc. S'agissant de la psychiatrie publique, dans les institutions de laquelle se rencontrent tout particulièrement les sujets psychotiques, on pourrait évoquer les propos de Tatossian qui analyse les décisions quotidiennes du psychiatre œuvrant dans ces structures (433). Il oppose à la classique psychopathologie descriptive ce qu'il nomme une psychopathologie ascriptive. Selon le dictionnaire Godin (déjà cité), l'ascriptivisme est, par opposition au descriptivisme, une théorie qui conçoit les actes volontaires non en terme de causalité objective mais en terme d'engagement pratique. Il évoque ainsi les multiples décisions de la vie quotidienne et routinière du service hospitalier : "qu'il s'agisse d'accorder ou non une permission à un malade hospitalisé, de l'orienter vers une insertion socioprofessionnelle, d'estimer le risque suicidaire", on pourrait ajouter la lourde responsabilité d'estimer le risque de passage à l'acte. Tatossian note que les décisions du psychiatre référent ne s'appuient pas seulement sur la sémiologie de la clinique traditionnelle mais plutôt sur une psychopathologie ascriptive qui est "avant tout dans l'appréciation du degré de liberté du patient à l'égard de son propre comportement et son propre vécu". C'est cette dimension qui n'a pas été citée mais qui était sous jacente dans l'affaire évoquée concernant un psychiatre poursuivi à la suite de l'homicide d'un de ses patients, affaire qui se passait à Marseille où avait exercé Totossian qui avait évoqué avec finesse cette dimension ascriptive. Mais comment l'évoquer devant un Tribunal ? Le dialogue entre le magistrat et le psychiatre en reste aux signes cliniques habituels. Le magistrat interroge le praticien à propos d'une affirmation qu'il avait fait en concluant à l'absence de signe clinique. Il lui pose la question : en l'absence de symptôme, que soignez-vous ? Il lui demande si l'indifférence, que le psychiatre reconnaît au patient, est un signe clinique. L'estimation du degré de liberté du patient est de l'ordre de l'ascriptivisme, de l'engagement du patient dans ses relations aux autres et l'indifférence affective et morale caractérisant un vécu et une attitude entre dans l'estimation de la dangerosité potentielle d'une conduite. Liberté ne va pas s'agissant des personnes, paradoxalement, sans capacité à tenir compte de normes, de valeurs, problème philosophique bien connu. Nous reviendrons sur cette question en abordant la psychiatrie médico-légale. Dans le même ouvrage où s'exprimait Totossian que nous venons de citer, Pierre Fédida écrit que "la psychiatrie peut se présenter dans une pseudo scientificité sous le couvert d'un conglomérat de science et de technique". L'attitude phénoménologique peut aider à éviter cette dérive. Fédida invite, quel que soient les progrès des neurosciences, de la génétique, de la neurobiologie, de la neuropsychopharmacologie, "à ne pas s'abstraire, pour l'oublier, de l'anthropologie où se réfléchit la pratique de ses soins thérapeutiques (il s'agit du psychiatre)". Non, ce paradigme de la psychiatrie psychodynamique n'est pas dépassé, et le prétendre comme l'écrit Andreasen (6) est inexact et même dangereux. La révolution biologique, en psychiatrie, célébrée par cet auteur au début des années 1980, révolution qui, trente ans après, n'a pas encore accouché d'une psychiatrie biologique véritablement autonome et fondée sur des preuves (et donc au-delà des simples extrapolations de la neuro-psycho-pharmacologie), cette révolution qui nous paraît devoir se situer dans l'attente de nouvelles méthodologies, doit avoir la modestie de laisser sa juste place à une psychiatrie psychodynamique qui apporte et apportera toujours, comme l'écrit Fédida, "cette intelligibilité clinique singulière" au service de laquelle sont les divers savoirs. Proche de cette orientation est la psychiatrie anthropologique liée à l'anthropologie générale dont la question centrale est l'émergence du sujet. J. Guyotat s'est intéressé à la filiation, à l'événement de vie (188), Alphonse de Waehlens à la psychose en rapprochant l'interprétation structurale analytique et l'approche existentielle. Nous avons évoqué l'école de la médiation (Gagnepain) qui étudie l'anthropologie clinique comme participante à la fondation de l'anthropologie.

Certains psychologues et psychanalystes, qui ne sont pas soumis aux contraintes des situations que connaissent les psychiatres (et dont nous avons évoqué un exemple à propos du procès tenu à Marseille), ont tendance à sous estimer la psychiatrie psychodynamique et son fondement qu'est la psychopathologie compréhensive. Ainsi, Serban Ionescu (212) paraît bien oublier la psychiatrie psychodynamique dans son ouvrage traitant "de la psychologie clinique, de la psychopathologie et de la psychothérapie". Pour lui, la psychopathologie n'est qu'un "champ sous disciplinaire de la psychologie". En vérité et aussi historiquement, elle est au moins un champ commun à la psychologie et à la psychiatrie ! Il ajoute "la psychopathologie s'intéresse à la description (nosographie), à la classification (nosologie), aux causes et à l'évolution des troubles mentaux". En vérité, et en évitant la confusion, la neuro-psycho-pathologie, qui est une psychopathologie explicative, ne doit pas être confondue avec une psychopathologie compréhensive sinon on régresse en oubliant l'éclairage révolutionnaire de Dilthey sur les différences entre le monde de la nature et le monde humain et sur les méthodes des sciences de la nature et des sciences de l'esprit, différence entre expliquer et comprendre reprise par Jaspers. La nosologie et la nosographie sont élaborées par la psychiatrie clinique. Quand à la psychiatrie psychodynamique basée sur la psychopathologie compréhensive, elle ne se conçoit pas, et elle n'a pas été conçue, sans la fréquentation assumée de patients, qu'il s'agisse de patients atteints de maladie de la personnalité ou de ceux atteints de troubles de la personnalité. L'approche de la dimension ascriptive, par exemple, que nous venons d'évoquer, implique que le psychiatre assume de lourdes responsabilités et il n'a pas qu'un statut de psychothérapeute ou d'observateur. La pratique de la psychiatrie dans un service d'urgence est très formatrice ! Dans son intéressant ouvrage, Serban Ionescu ne consacre pas moins de quarante pages à la neuropsychiatrie dont il ne conteste pas la légitimité mais qu'il paraît confondre avec la psychiatrie alors qu'elle ne concerne que peu de patients. Il paraît la confondre aussi avec la psychiatrie biologique. Dans son impérialisme, il semble ne laisser aux psychiatres que la portion congrue de la gestion des internements et la main forte prêtée aux injonctions thérapeutiques. S'agissant des traitements habituels, y compris la prescription des psychotropes, il semble en terminant son chapitre par ce sujet "les psychologues doivent-ils prescrire des psychotropes ? " ajouter à une confusion psychiatricide et à une croyance exagérée aux futures chimiothérapies miraculeuses qui condamneraient les psychothérapeutes du futur au chômage … Plus sérieusement, l'approfondissement du modèle de la personnalité hybride, bifocale et le trépied psychiatrique évoqué tout au long de ce travail préservent de ce que Claude Quintel nomme l'atomisation de la psychiatrie. Jules Robert Mayer, fondateur de la thermodynamique et cité par Pavel Florenski (150) nous dit qu'un fait n'est expliqué que si il est connu sous tous ses angles. Nous ne pouvons prétendre connaître le fait psychopatho↔biologique que sous seulement deux angles mais cela laisse heureusement déjà du grain à moudre pour nos successeurs et les chercheurs d'aujourd'hui et de demain.

D. La psychiatrie sociale

On pourrait penser que toute psychiatrie (et en particulier celle s'exerçant dans un cadre public) est une psychiatrie sociale. Pour André Bourguignon dans une étude rédigée peu avant son décès (42) : "sont reconnues malades les personnes qui s'adressent au psychiatre pour être soulagées de leur souffrance psychique et celles qui lui sont confiées parce que l'entourage ou la société ne les supportent plus." Daumezon, dans sa préface au dictionnaire de psychiatrie sociale rédigé par Gérard Bleandonu (33) indique que le nouveau paradigme, en particulier de la psychiatrie institutionnelle, était de ne plus se contenter d'édifier une sémiologie dans la seule relation du praticien au patient (et également une thérapie), mais plutôt d'envisager le patient comme membres de divers groupes dont il est partie intégrante. C'est en 1950 que le premier congrès mondial de psychiatrie consacre une section à la psychiatrie sociale. Mais bien avant on avait souligné (Janet par exemple) combien la maladie mentale s'inscrit dans l'espace social ce qui en fait une de ses originalités par rapport à la maladie physique, somatique. Dans un texte élaboré avant et pendant la guerre de 1939-1945 Hermann Broch (48) souligne : "à la différence des maladies physiques qui peuvent être diagnostiquées par des observations empiriques effectuées sur le patient, indépendamment de l'environnement, la maladie psychique se manifeste avant tout dans le comportement de l'individu à l'égard de son entourage". La paranoïa est une psychose éminemment "sociale" et l'idéalisme passionné également !! Délirer suppose le langage et un monde de personnes et de relations intersubjectives. Nous avons évoqué le neurologue Sabouraud pour qui le montage qualifié de personne, montage qui n'existe pas dans la nature est un "appareil" qui possède en lui-même un potentiel à délirer. Le psychiatre est concerné par le relationnel, la dimension mésologique, la péristase, la situation, le contexte, l'événement et l'institutionnel. Aujourd'hui le psychiatre (au moins celui d'un service public) relève de ce que, dans sa terminologie, Bell[1] nomme le secteur socio-économique *quaternaire*. En effet, à coté des traditionnels secteurs primaires (activité productrice de matière non transformée) et secondaires (activité productrice de matière transformée) ainsi que le tertiaire (les services individuels ou collectifs) Bell propose de distinguer un autre secteur en expansion dans les sociétés post industrielles, à savoir celui qui *traite des relations entre les agents sociaux* : le secteur quaternaire. Le psychiatre s'y retrouve avec les éducateurs, les magistrats, les médiateurs divers, le personnel de la police

[1] Note : Bell est cité dans l'ouvrage de Raymond Boudon "La place du dordre" (40).

("la garantie des droits de l'homme et du citoyen nécessite une force publique "article XII) etc. Le psychiatre privé, le psychothérapeute, le psychanalyste reçoivent, en principe, mais pas toujours, seulement une demande personnelle émanant de l'intéressé, du client. Ils relèvent surtout du secteur tertiaire, celui des services individuels. Le psychiatre public, qui peut aussi recevoir des demandes individuelles, appartient aux secteurs tertiaire et quaternaire. S'agissant de ce dernier secteur, il peut être aussi sollicité par la justice en tant qu'expert s'agissant de la psychiatrie médico-légale ou de la psycho-socio-criminologie. Il y a lieu de faire mention ici de la psychiatrie institutionnelle. En effet, se développait après l'expérience totalitaire bien connue de la période précédant la deuxième guerre mondiale, et également face aux critiques plus tardives du mouvement dit antipsychiatriques (Laing, Cooper etc..), la floraison de la psychiatrie dans la Communauté, de la sociothérapie etc... S'agissant de la psychothérapie institutionnelle, terme employé par les psychiatres français, le but était initialement de rendre le milieu (celui de l'hôpital psychiatrique ou de la clinique privée), le moins iatrogène possible. Il s'agissait aussi bien de lutter contre la chronicisation que de mieux comprendre et prévenir certaines crises affectant les patients. Stanton et Schwartz sont souvent cités. Dans les années 1950 ils avaient attiré l'attention sur l'importance des relations entre les membres de l'équipe soignante. Ils notaient des corrélations entre certains comportements des patients et les mésententes, les conflits implicites aussi entre ces mêmes soignants. Woodbury écrivait en 1966 "quand l'entourage participe à la pathologie du patient aucun progrès n'est plus possible" (467). Les animateurs du courant français de la psychiatrie institutionnelle ne semblent pas avoir pris en compte le sens d'institution et d'instituer auxquels se réfère souvent Legendre (déjà cité) en invoquant la formule antique "instituer le vivant". La dimension institutionnelle et culturelle est propre à l'homme. Elle est anthropologique. Le social nous le partageons avec d'autres animaux. L'institutionnel est propre au monde des personnes. A noter la boucle de l'instituant et de l'institué. Selon Kostas Axelos "la boucle de rétroaction est toujours à l'œuvre : l'instituant est également conditionné par l'institué qui n'est pas un simple résultat... ". Nous avons évoqué cette dimension dans la Bildung dont les acteurs sont l'enfant et son entourage. Le sujet ne doit pas être seulement socialisé (rôle des parents éducateurs) mais il doit être au préalable et parallèlement institué. L'anthropologie de Legendre pourrait apporter des éléments au développement d'une psychiatrie institutionnelle permettant au patient de vivre des expériences fondatrices ou de les rejouer de manière plus fiable. Les auteurs anglais évoquaient la "communauté comme thérapeute". Des orientations trop utopiques ou trop sectaires ont pu nuire à ce courant qui a apporté des données actuellement souvent perdues de vue. Ce courant a montré que la psychiatrie publique, si elle peut plus ou moins s'aligner sur les services de courts séjours, doit aussi permettre le fonctionnement original d'une organisation spécifique de type institutionnelle. Ce qui impliquerait une hétérogénéité des structures,

structures par ailleurs communicantes. Pour les très longs séjours on peut évoquer une prothèse "sociale". Compte-tenu des échecs thérapeutiques et de la gravité des pathologies se pose la question du handicap, de l'invalidité. Sont concernés l'autonomie, les rôles sociaux : exercer une profession, remplir une fonction parentale, et même les activités habituelles etc...Une nomenclature des déficiences, incapacités et désavantages a été élaborée ainsi qu'une législation. Nous pouvons évoquer ici aussi le courant de "réhabilitation psycho-sociale" avec ses hôpitaux de jour, ses appartements protégés, ses foyers, ses centres de consultation et de suivi. L'oubli du recours à la psychiatrie psycho dynamique, à l'approche familiale, aux thérapies institutionnelles, aux psychothérapies, augmentent probablement l'usage massif des associations de neuroleptiques et antipsychotiques et des autres psychotropes, recours qui n'évite pas la chronicisation en milieu protégé ou à domicile, problème que nous évoquerons à propos de la psychiatrie culturelle. L'approche familiale que nous avons évoquée ailleurs, conforte le concept de psychiatrie sociale. La famille est un ensemble de personnes et donc un système de personnalités en interaction. Nous avons précédemment souligné la tache délicate confiée à la famille "d'instituer le vivant" et de le socialiser. C'est le cadre où s'inscrit le Désir, le narcissisme et l'anthropologisation du pulsionnel. Le Sujet est institué et la culture doit être inscrite par accommodation du moi, la socialisation n'étant pas une simple assimilation.

E. La psychiatrie culturelle et transculturelle

Elle ne doit pas s'occuper que des autres cultures mais aussi s'interroger sur la "rationalité à l'occidentale" selon le terme de Legendre (274). Si un des fantasmes de l'occident moderne avec ses idoles : management, technologie, avancées démocratiques (on n'ose plus dire progrès), est d'arriver au stade "ou l'opacité de l'autre sera finalement balayé", formule empruntée à Legendre (273), il devrait s'interroger sur son propre point aveugle et sur "ce que l'occident ne voit pas de l'occident" pour reprendre le titre de l'ouvrage cité. La psychiatrie culturelle a à analyser sa propre culture et les effets des progressions et régressions des manières d'être des ses ressortissants. Il y a un noyau transculturel mais la spécificité de notre culture a aussi des effets, en particulier pathoplastiques, dans sa manière d'exprimer le "malêtre", et dans le "marché" qu'elle propose des modèles pour l'exprimer. On l'a vu lorsque se sont développées les premières épidémies de "tentatives de suicides" qui relevaient heureusement davantage du parasuicide que du suicide raté avec prises de médicaments psychotropes, en particulier tranquillisants. De même et heureusement les auto-offenses corporelles (et centrées sur la peau) ne sont pas à confondre avec les automutilations. Cette naissance d'une épidémie de parasuicide (qui concernait surtout une population jeune et féminine) ne s'était pas accompagnée d'une épidémie de suicides vrais[1]. Il y avait là des facteurs culturels propres à nos sociétés. Marcel Gauchet (déjà cité), Jean-Pierre Lebrun (déjà cité) et bien d'autres ont réfléchi sur ce sujet. Charles Melman l'a fait dans son livre sur "l'homme sans gravité" (307). Il écrit dans "la nouvelle économie psychique" (308) sous-titré la façon de penser et de jouir aujourd'hui, à propos de ces mutations (avancées ou reculs ?) … "les jeunes aujourd'hui ne trouvent plus les règles de leur comportement dans celui des parents, dans celui des générations précédentes. Ils ont le sentiment qu'ils doivent inventer leur vie, une vie qui serait plus riche, plus diversifiée et moins marquée par les interdits que celle de leurs parents. Mais inventer une vie nouvelle, c'est extrêmement difficile…" C'est difficile d'être auto-suffisant et d'ignorer la transmission comme nous l'avons déjà évoqué. Le résultat en est un *malêtre* qui sert de titre à un ouvrage de René Kaes qui appartient à une autre école psychanalytique que Melman, convergence qui est à noter. Ce dernier auteur convient que l'analyse de ce mal être ne "peut plus être pensé seulement avec les catégories construites par Freud" et il y avait là un nouveau défi. L'anthropologie psychanalytique est à compléter, voir à refonder. L'homo psychanalyticus pour reprendre le terme de Colette Chiland (75) n'est plus tout à fait ce qu'il était du temps de Freud. La psychanalyse, et le psychanalisme en tant qu'idéologie, ont eu aussi un impact sur les transformations citées. Le mouvement psychiatrique axé sur le milieu ouvert et les psychotropes a lui aussi un effet. De nouveaux types de patients sont décrits. Ainsi Yves Lecomte (267) a publié un travail sur les jeunes adultes en voie de chronicisation en ciblant l'âge sur 18 à 35 ans. Il cite un auteur qui considère que ces jeunes "représentent 10% des personnes qui consultent en psychiatrie mais (qui) accaparent 40% du temps des thérapeutes". Lecomte, décrit ce qu'il nomme des troubles des fonctions du moi " un manque de contrôle de l'émotion (gestes suicidaires, menaces et acting-outs fréquents) une faible tolérance à frustration ; une déficience au test de la réalité (incapacité de juger de façon réaliste de ses buts et objectifs), un manque de jugement, un trouble de l'affect (marqué chez certains par l'hostilité et le sarcasme perpétuel, chez d'autres par le sentiment de vide et le désespoir chronique), des troubles de mémoire". Pour ces auteurs, ces jeunes en majorité des hommes (alors que le parasuicide est plutôt féminin) comportent une grande proportion de consommateurs de drogues et d'alcool avec la croyance que ces substances n'ont pas d'effet sur eux. Ces nouveaux patients ne relèvent pas d'une nouvelle modification de la nosologie ou d'une extension aberrante du cadre de l'état limite (border line) mais bien d'une analyse culturelle, d'une réflexion des effets des

[1] Il nous a été souvent donné l'occasion de noter l'effet Werther. Une jeune fille était vue le matin pour une conduite parasuicidaire. L'après-midi une jeune fille de la même classe et du même établissement scolaire, dans les mêmes conditions. Elle nous indiquait qu'à la suite du comportement de sa condisciple le professeur n'avait pas traité son cours mais évoqué le malaise des jeunes. Plus il en parlait, plus, dit-elle, j'avais de telles pensées négatives et l'envie de passer à l'acte.

transformations culturelles. Nous avons noté, au chapitre 3, la sensibilité de la psychiatrie, en raison même de sa complexité, aux influences culturelles et sociales, voir politique, aux mœurs. On a assisté au retrait dans le DSMIV, retrait suivi par beaucoup de manuels de psychiatrie, de l'homosexualité de la catégorie dite des perversions sexuelles, catégorie que l'ouvrage américain nomme maintenant paraphilie. Il est vrai qu'il y avait confusion à travers la référence à la perversion entre perversion sexuelle et perversion morale, entre perversité et perversion. Pour le vocabulaire de la Psychanalyse de Laplanche et Pontalis qui a fait autorité l'inversion relève d'une perversion du fait qu'elle est une "déviation par rapport à l'acte sexuel "normal" défini comme coït visant à obtenir l'orgasme par pénétration génitale, avec une personne de sexe opposé". Les auteurs font l'hypothèse que la sexualité humaine serait perverse dans son fond et qu'elle fait, à l'être humain, "chercher sa satisfaction, non dans une activité spécifique, mais dans le "gain de plaisir" attaché à des fonctions ou activités dépendant d'autres pulsions". Les psychanalystes ajoutent qu'ils parlent bien de sexualité "normale". Mais, sans avoir une conception normative de la sexualité, ils reconnaissent que la notion de développement suppose une norme. D'où le concept de "pleine organisation génitale" qui pour Freud suppose "que le complexe d'Oedipe ait été dépassé, le complexe de castration assumé, l'interdiction de l'inceste acceptée". Déjà dans le manuel alphabétique de psychiatrie de Parot, dont la 6ème édition date de 1984, concluait que pour beaucoup de psychiatres "l'homosexualité n'est plus considéré comme une maladie". En 1990, le Précis (102) de psychiatrie sous la direction de Deniker reflétait toujours à travers le DSMIII le concept d'homosexualité égo-dystonique comme trouble psychosexuel, mais plutôt trouble de la personnalité que maladie.

Le récent dictionnaire freudien (279) de Claude Le Guen rappelle les réflexions de Freud sur la nature narcissique du choix d'objet dans l'inversion. Si le père de la psychanalyse reconnaît la difficulté à élucider l'apparition de l'homosexualité, il précise que l'étude de cette dernière met en évidence "l'indépendance entre la pulsion sexuée et son objet". L'auteur de l'article sur les perversions cite Freud "c'est donc dans l'exclusivité et dans la fixation de la perversion que nous nous voyons le plus souvent autorisés à la juger comme un symptôme morbide". Nous sommes loin de l'exclusivité et de la fixation si nous nous référons à Frans de Waal observateur de la vie sexuelle des bonobos (113) ou la copulation proprement dite ne dure que quatorze secondes mais où la vie sociale est marquée par de nombreuses pratiques "érotiques" sans rapport avec la reproduction comme le baiser profond, la fellation et le massage des organes génitaux d'un autre. Il note "je ne connais aucun bonobo qui restreigne les contacts sexuels aux seuls membres de son sexe" et "je n'ai jamais observé d'éjaculation pendant une activité sexuelle entre mâles, ni de tentative de pénétration anale." Quittant l'éthologie, nous serons bref sur la question de l'ethnopsychiatrie qui a vu son intérêt s'augmenter avec le multiculturalisme et l'augmentation de l'immigration dans les pays européens. Nous avons souligné l'intérêt du concept de psychoplasticité à différencier de celui de psychogénèse. Ainsi, l'angoisse peut s'exprimer à travers d'autres comportements que la classique crise décrite dans tous les manuels de psychiatrie occidentaux. On peut citer la crise de Koro qui est, contrairement à ce qu'écrit Pelicier dans le manuel alphabétique de la psychiatrie cité, non pas une manifestation hypochondriaque mais, comme l'indique le précis de Ey, une crise anxieuse avec crainte intense de voir le pénis se rétracter voir disparaître, crise qui se rencontre en Malaisie, Indonésie et sud de la Chine. Un rituel auquel participe l'entourage visant à conjurer cette "catastrophe" fantasmée. Mais il nous a été donné d'en observer un cas dans un service d'accueil et d'urgence d'un hôpital général chez un français de souche, français moyen, non glob-trotteur, et non versé dans les cultures exotiques. Il s'était arrêté dans la ville pour se restaurer et uriner et avait eu la sensation et la conviction de voir son pénis se rétracter. Un entretien, sans prescription, lui a permis de reprendre la route. Il venait d'enterrer son père… Nos modestes connaissances éthnopsychiatriques nous avait aidé. Cet exemple confirme la psychoplasticité culturelle et transculturelle et l'importance de la signification du symptôme, quel que soit la culture et aussi la validité d'une psychopathologie compréhensive ici d'inspiration psychanalytique.

F. La psychiatrie médico-légale

Nous n'aborderons pas l'ensemble du cadre juridique de la profession. En dehors de la loi sur l'hospitalisation des malades mentaux qui donne le pouvoir légal, mais exorbitant au regard du droit commun, de "colloquer[1]", comme disent nos amis belges, des citoyens et restreindre leur droit de déplacement, et de les soumettre à un traitement, il est demandé un avis au psychiatre dans de multiples situations qu'il s'agisse de la loi sur les travailleurs handicapés, celle sur les congés de longue durée, celle concernant le régime des majeurs protégés, sans compter les expertises civiles etc … Nous nous centrerons sur les expertises psychiatriques en matière pénale, insistant sur la distinction entre psychiatrie et criminologie au sens de la psycho-socio-criminologie. Toute déviance ne relève pas de la psychiatrie et c'est le cas en particulier de la délinquance. Toute variance de la personnalité n'est pas déviance. Bien des conduites déviantes sont rejetées mais d'autres sont célébrés surtout si on leur prête une valeur provocatrice. C'est le cas de certaines exhibitions dans le domaine qui se veut art, culture, et dont se moque Philippe Muray en parlant de subversion subventionnée. Il y a un conformisme du non-conformisme, de ceux que le même auteur nomme le nouveau parti dévot. S'agissant de la délinquance, une certaine tendance idéologique, chez certains psychiatres très minoritaires, prétendait qu'elle relevait de la psychiatrie. Bleandonu (33) cite Picat pour qui "étant

[1] Note colloquer : emprunté au latin collocare : placer, disposer

une maladie psycho-sociale, les soins, le dépistage, la prévention de la délinquance, s'intègrent tout naturellement dans le cadre du secteur de santé mentale". C'est là une déviation favorisée par le cadre mal défini de la santé mentale et par l'adjonction du terme social à maladie psychique, sous entendant un déterminisme social des comportements en cause (sociologisme). Ce raisonnement repose sur un sophisme, celui d'identifier déviation de normes sociales et morales, des valeurs de l'ethos, à une maladie. La confusion est favorisée, par le fait que les psychos-socio-criminologies utilisent le terme "traitement" pour qualifier des mesures et des actions socio-éducatives destinées à favoriser la réinsertion socioprofessionnelle des condamnés. Cette idéologie psychiatrique est totalitaire et on a vu le risque dans un passé pas très éloigné où, dans l'ex URSS, on traitait psychiatriquement les dissidents et où l'opposition au régime politique était symptomatique, par son écart avec la norme admise par le parti, d'une maladie mentale. Si l'on suit J. Pinatel (355) qui n'est pas psychiatre mais a exercé comme inspecteur général, et est l'auteur de textes importants, il est facile de distinguer psychiatrie et criminologie (pour nous psycho-socio-criminologie). Il utilise le terme de criminologie clinique, ce dernier terme se prêtant à des confusions. Rappelons l'étymologie du terme clinique : du grec Klinê : lit, ce qui renvoie au sens de ce qui se réalise au chevet du malade. Il s'agit donc, par rapport à la médecine, d'une métaphore comme l'est aussi le terme utilisé de "traitement". Pour Pinatel, la criminologie "clinique" a pour objet de "déterminer les principes et les méthodes à l'aide desquels il est possible :

1) d'apprécier la personnalité du délinquant et son état dangereux
2) de porter un "pronostic" sur son comportement ultérieur
3) de formuler éventuellement le programme de "traitement" qui devrait lui être appliqué
4) de suivre l'exécution de ce traitement et d'en contrôler le résultat".

On voit bien que s'agissant des troubles de la personnalité, il y a déjà, en psychiatrie, une clinique de ces troubles qui s'appuie sur les traits de caractère, les conduites, les mécanismes de défense, ceux du coping. Pour Pinatel, une des règles de la criminologie clinique est l'élimination de ce que nous appelons les maladies et les troubles de la personnalité. Il s'agit d'une autre *variation de personnalité que celle qui mérite le terme de troubles*. On peut, en se référant à Durkheim, insister sur le caractère normal du crime et de la délinquance et dire qu'ils concernent des variations sociales normales de la personnalité. Le modèle bifocal de la personnalité n'est pas concerné ici car le pôle psycho-socio-anthropologique, celui de la psyché et du caractère est la référence qui se suffit à elle-même. Le rôle de l'expertise psychiatrique est d'éliminer les pathologies mais, compte-tenu de la faible fiabilité des troubles de la personnalité, le rôle de l'expert sera plus facile pour discerner une maladie caractérisée par des symptômes, analyser le passage à l'acte et évaluer la dangerosité psychiatrique, à ne pas confondre avec la dangerosité criminologique. La dangerosité psychiatrique est liée à la manifestation directe de la maladie mentale alors que la dangerosité criminologique selon Lopez et Tzitzis (292) n'est que "l'état dans lequel une personne est susceptible de commettre un acte violent (Millaud 1999)" et ils ajoutent "c'est-à-dire un acte tourné contre la vie et l'intégrité physique d'autrui". Il se trouve que le concept d'état dangereux a été introduit en psychiatrie par la Loi de 1838 qui évoque "le danger imminent" et l'atteinte à la "sûreté des personnes". Dès 1910 se créait en France, à Villejuif, l'ouverture du premier service pour malades mentaux difficiles (U.M.D.). Ces U.M.D. regroupaient en particulier ceux que la circulaire Gouinguenet décrivait comme de "grands déséquilibrés antisociaux généralement médico-légaux" dont les *troubles* du comportement évoquent "la possibilité de réaction criminelle". La législation plus récente (arrêté du 14/10/1986) évoque des patients qui doivent présenter pour autrui un danger tel qu'ils nécessitent des mesures de sûreté particulières et des protocoles thérapeutiques intensifs. Le terme "difficile" est particulièrement mal choisi comme euphémisme de dangereux. Il est source de confusion car le mot malade difficile est utilisé par les équipes des unités de psychiatrie pour évoquer le patient qui pose problème, manifeste des difficultés relationnelles avec les autres patients, refuse ou ne prend pas ses traitements, ne respecte pas le règlement intérieur, met en échec les soignants etc. Par contre, le patient dangereux est celui qui est susceptible de commettre un passage à l'acte violent, et qui peut ou non avoir déjà posé des actes violents selon Frédéric Millaud cité dans le traité de psychiatrie légale de Tyrode et Albernhe (446) ; le patient agressif est celui qui exprime une pulsion "dont le contrôle est incertain" selon le même auteur. S'agissant de la dangerosité criminologique chez un sujet qui donc a été identifié comme non atteint de maladie mentale, l'évaluation de la dangerosité est problématique. De Greff, cité par le Dictionnaire des sciences criminelles de Lopez (292) distinguait l'état dangereux permanent "qui définit un certain nombre de délinquants dont la caractéristique est l'anti-sociabilité … et … l'état dangereux de crise c'est-à-dire l'état que traverse le criminel avant de passer à l'acte, et que De Greeff a découpé en trois phases successive : la phase de l'acquiescement mitigé, le stade de l'assentiment formulé et celui de la crise même". S'agissant de la première forme, celle caractérisée par l'anti-sociabilité, elle n'est pas sans évoquer la personnalité antisociale telle qu'elle figure dans le DSM IV qui nous précise que sa prévalence serait, dans la population générale de 3 % chez les hommes et de 1 % chez les femmes. Cette catégorie a-telle sa place dans les ouvrages de psychiatrie ou ne relève-t-elle pas de la psycho-socio-criminologie ? Nous avons souligné l'habitude déplorable qui a été prise de désigner ces personnalités antisociales, ces sociopathes par le terme de psychopathe, alors qu'initialement et justement ce terme de psychopathe se référait à une manifestation clinique de la psychopathologie. On prête à Camus cet aphorisme "mal nommer un objet c'est ajouter au malheur du monde". Si l'on consulte l'ouvrage de Schneider intitulé psychopathologie clinique (410) on note qu'il souligne que personnalité psychopathique se réfère à "personnalité anormale" comme terme qui s'oppose aux psychoses (et ajoutons aux névroses). Parmi les dix types de psychopathe qu'il énumère il n'y en a aucun qui relèverait du terme de sociopathe. Il décrit successivement l'hyper-thymique, le déprimé, le timoré, le somatique, le vaniteux, celui d'humeur labile, l'explosif, le froid, l'aboulique, l'asthénique. Les conduites délinquantes et criminelles nuisent à la société mais pas toujours à l'entourage immédiat. Les troubles de la personnalité peuvent entraîner une souffrance de leur entourage direct mais sans faire pâtir la société. Pinatel dans sa criminologie clinique décrit un profil comportemental proche qu'il décrit comme personnalité criminelle et qu'il caractérise par :

- l'égocentrisme
- la labilité comportementale avec désinhibition
- l'indifférence affective vis-à-vis des victimes.

Sa personnalité criminelle semble la forme sévère de la personnalité sociopathique et concerne aussi particulièrement les sujets récidivistes.

Il paraît bien impossible de rassembler par exemple s'agissant de l'homicide, sous une même typologie le meurtre crapuleux, le meurtre passionnel et celui qui résulte de la violence autotélique. Il n'y a pas de facteur commun. Pour rendre plus fiable l'examen du délinquant et du criminel Senon et Manzanera, cités par Jean Danet (89) ont évoqué la nécessité de deux expertises distinctes, l'une accomplie par le psychiatre et l'autre menée par une équipe pluridisciplinaire lors qu'il est question de dangerosité criminologique. Nous faisons allusion aux cas où le psychiatre a éliminé la pathologie psychiatrique lourde (maladies de la personnalité) et donc la discussion d'une dangerosité psychiatrique. Il commence à exister des grilles d'analyse de cette dangerosité criminologique, mi-cliniques, mi-actuarielles. A noter que le code de procédure pénale a prévu une enquête de personnalité. Paradoxalement, cet examen ne fait pas partie des documents remis au psychiatre expert avant son évaluation. Jacques Leyrie (290) note que l'expert ne prend le plus souvent connaissance de cette enquête qu'au cours du procès, ce qui peut le contraindre ajoute-t-il de réviser "à chaud" ses conclusions "et à formuler des interprétations rétrospectives… hypothétiques" sic. On peut parler de bricolage et de compartimentage aberrant des informations. La criminologie clinique, plus encore que la psychiatrie, est un savoir complexe, aux limites mal définies, au carrefour d'autres disciplines (droit, sociologie, psychologie, philosophie en particulier philosophie pénale, axiologie). En dépit de quelques hypothèses passagères, il n'y a pas de psycho-physiologie des conduites délinquantes et criminelles. Quel sens aurait la psychobiologie de la délinquance en col blanc ? Nous avons souligné les ambigüités sémantiques s'agissant de la criminologie clinique et en particulier s'agissant du "traitement" qui signifiait initialement mesure socio-éducative. Mais il y a eu l'arrivée sur le marché des psychotropes dont les effets d'"amortisseurs" sont utilisés, en dehors donc des indications thérapeutiques. Pinatel a l'honnêteté d'écrire "des chimiothérapies psychiatriques caractérisées par une action sédative puissante ont pu être recommandées pour prévenir les incidents disciplinaires". Une des conséquences de ces prescriptions non conformes aux règles déontologiques et qui visent à éviter les situations de crises ou prétendent diminuer le risque de suicide (le suicide est dans les faits interdit en milieu carcéral), une des conséquences est de gonfler l'estimation du nombre de malades mentaux dans cette population avec le raisonnement selon lequel qui reçoit et souvent sollicite un psychotrope, en dehors même des nombreux toxicomanes et sujets au passé alcoolique, est un malade mental. Il faut y ajouter les détenus demandeurs et à la recherche de médicaments de confort hypnotique et anxiolytique qui développent une addiction et un escapisme chimique. La recherche des effets seconds les aide probablement à "planer" et à attendre ainsi le moment de la levée d'écrou. Dans l'ouvrage de psycho-criminologie (sous la direction de Senon, Lopez, Cario) (417) les auteurs évoquent des études qui font état de troubles dépressif concernant 35 à 40 % des détenus. On sait combien ce diagnostic d'état dépressif culturellement utilisé est devenu peu fiable. Il n'est pas celui de la mélancolie. De plus, il est difficile de penser qu'au sujet qui doit passer en jugement, ou qui jugé doit s'adapter à un isolement durable n'éprouve pas de désarroi, de moment d'insomnie, de moment de découragement, de désespoir, de tristesse. Mais quel est le chiffre de dépressions vraies ayant nécessité un transfert en milieu psychiatrique et un protocole suivi ? On connaît l'absence de fiabilité de ce diagnostic comme celui de troubles " border line" de la personnalité, véritable fourre-tout du DSM IV. On connaît l'offre culturelle, fait pour exprimer le mal-être, de la "dépression" au sens médiatique du terme.

La criminologie clinique a une dimension axiologique plus prégnante que celle de la psychiatrie, la normalité de cette dernière se référant plutôt à l'adaptation et à l'autonomie, et celle de la psycho-socio-criminologie rejoignant le licite et l'illicite et aussi les concepts de bien et de mal à ne pas confondre avec les précédents. Cette dernière discipline est abordée avec des étiquettes diverses : psychologie criminelle, sociologie criminelle et même une biologie criminelle qui n'a pas fait ses preuves mais en a eu l'illusion comme nous l'avons indiqué. Il paraît sage de revenir à la définition sociologique et axiologique donnée par Durkheim (dans son ouvrage sur les règles de la méthode sociologique et s'agissant de la criminologie) : "nous constatons l'existence d'un certain nombre d'actes qui présentent tous ce caractère extérieur, qui, une fois accompli, ils déterminent de la part de la société cette *réaction particulière* qu'on nomme la peine. Nous en faisons un groupe sui generis auquel nous imposons une rubrique commune : nous appelons crime tout acte puni et nous faisons du crime ainsi défini l'objet d'une science spéciale la criminologie". Il y a sans doute un noyau commun d'interdits majeurs, mais la liste des crimes et délits varient au cours de l'histoire et d'une culture à l'autre. Selon le Lévitique "celui qui blasphémera le nom de l'éternel sera puni de mort". Les poursuites pour sacrilège avaient été brièvement rétablies pendant la Restauration. Dans les pays occidentaux, le blasphème et le sacrilège ne sont plus des crimes, ce qui pose des problèmes de compréhension aux sujets musulmans qui y vivent comme on l'a vu à plusieurs reprises, par exemple à propos de caricatures humoristiques du prophète. Plus dramatiquement, à propos des "versets sataniques", ouvrage qui fait allusion à une première version de la sourate 53, l'étoile, ouvrage qui valut une fatwa[1] de Khomeiny à son auteur Salman Rushdie. Peter Sloterdijk, dans son ouvrage "la folie de Dieu" rappelle que dans le régime communiste (communisme qu'il nomme religion de l'homme) on "avait le droit et le devoir de blasphémer" (422). Pour Durkheim, le crime est un fait social normal parce qu'une société qui en serait exempte est impossible et il évoque "l'incorrigible méchanceté des hommes". L'anomie soutient l'idée selon laquelle le droit fait partie des agents régulateurs de la vie sociale. Nous avons cité l'anthropologie de Gehlen qui considère l'homme comme un être à risque car déficient dans les régulations de ses conduites. Pour Durkheim, la criminalité est un phénomène normal si elle ne dépasse pas un certain seuil, seuil qu'il est impossible à fixer scientifiquement. Ainsi, on peut interroger le fait que le Honduras a, en 2011, un taux d'homicide qu'est onze fois la moyenne mondiale. Ce taux est de 86 pour 100 000 habitants dans cet état mais il culmine à 179 pour 100 000, dans la deuxième ville du pays. Il semblerait que la plus grande partie de la cocaïne consommée en Amérique du Nord transite par cet état. La sociologie de la criminalité n'est pas la même que celle des maladies mentales ! Pour en revenir à l'expertise psychiatrique lorsque le juge questionne le psychiatre s'agissant d'un sujet chez qui le praticien n'a pas retrouvé de symptôme d'une maladie mentale, il fait jouer à l'expert un rôle de criminologue s'agissant de questions portant sur la personnalité et la dangerosité non pas psychiatrique mais criminologique. Nous citons un exemple de mission définie par le juge "analyser les dispositions de la personnalité du condamné dans les registres de l'intelligence, de l'affectivité et de la sociabilité… faire ressortir les facteurs personnels, familiaux et sociaux ayant pu influencer le développement de la personnalité". Il ne s'agit plus d'exposer la pathologie mais de sonder les reins et les cœurs. Déjà Karl Jaspers s'inquiétait des demandes pourtant, à son époque, plus réduite dans leur champ. Il écrit "je vis avec effroi comment nous prenions position dans nos expertises sans être absolument certain de notre affaire, parce que, même dans notre ignorance, il nous fallait parvenir à un résultat". Quel résultat ? Il fallait, ajoute-t-il, que la science

[1] Note : "J'informe le fier peuple musulman du monde que l'auteur des versets sataniques, livre qui a été écrit, imprimé et publié en opposition à l'Islam, au Prophète et au Coran, aussi bien que ceux qui l'ont publié, ou ont connaissance de son contenu, sont condamnés à mort …" (Khomeiny).

couvrit de son manteau les décisions de la justice. La science en tant que totem a remplacé les crucifix décrochés des salles d'audience. Il ne faut pas le regretter mais les limites de nos sciences (criminologique et psychiatrique) doivent nous rendre modeste et prudent.... Le mal radical, lui, n'est pas une énigme scientifique à résoudre par les méthodologies de cette dernière. Lanteri Laura (257) proteste contre "l'identification sans réserve véritable de la commission d'infraction à une pathologie psychiatrique étendue démesurément". Il met en garde contre l'habitude qui a été prise de ne plus seulement solliciter l'expert sur "l'état de démence" selon l'ancienne formule ou dans la phraséologie actuelle sur l'incapacité de discernement et de contrôles des actes au temps de l'action. On a étendu la mission, au delà de la pathologie et du lien de l'acte avec une pathologie, à celle de rendre compte de l'acte et de sa dimension psychique en absence de pathologie mentale avérée. Lanteri Laura résume honnêtement le dilemme de l'expert psychiatre devant cette extrapolation de sa mission : "ou bien (il) mesure lucidement les limites de son savoir et aussi de son savoir faire, mais au prix de décevoir une demande à certains égards légitime et de laisser sans réponse des questions grave, faute d'explication rationnelle fondée sur des connaissances effectives ; ou bien (il) dépasse ce qu'il sait allant vers un usage sans critique de l'analogie et de l'à-peu-près, c'est-à-dire, au bout de compte vers un croire savoir et faire croire que l'on sait infiniment préjudiciable à la vérité et à la déontologie". Le premier comportement évoqué est sans doute plus rare que le second car il entraine le risque pour le praticien d'être remercié s'agissant de ses offres professionnelles dans le futur. Le second a la faveur des média qui ont leurs experts vedettes aux convictions toujours certaines comme il se doit si l'on ne veut pas inquiéter le public et la *doxa* qui tient à en rester aux apparences et à la surface plutôt que se plonger dans l'œuvre d'un Dostoïevski. S'agissant des rapports de la psychanalyse avec la psycho-socio-criminologie D. Widlöcher (462) met aussi en garde avec sagesse : "sans doute la tentation a été grande chez les psychanalystes d'expliquer le fait criminel pas des mécanismes que l'étude psychanalytique des névroses et des perversions avait par ailleurs rendu possible. Que n'a-t-on pas fait dire au complexe d'Oedipe, à l'influence précoce de la mère, à la carence paternelle pour expliquer le fait criminel". Il dénonce le caractère passe partout des explications pour conclure "une psycho-criminogénèse devient possible qui ne prétend pas réduire le fait criminel à un fait psychopathologique". Ajoutons ni à un fait neuro-psycho-pathologique. En dépit de cet avertissement d'un psychanalyste expérimenté, il est devenu de mode chez certains experts de faire du passage à l'acte une démarche visant à éviter la chute dans la psychose. La violence autotélique comme envers de la schizophrénie ! Ce n'est probablement pas l'avis d'un Gaetano Benedetti qui, dans son ouvrage traitant de cette psychose (17), souligne une composante desintégrative de la haine dans la schizophrénie qu'il relie à l'absence de dimension constructive, anthropologique, de la négation chez ces patients. Nous sommes loin du rôle thérapeutique et préventif d'un passage à l'acte. Excédé par les errances des commentateurs et experts de tous poils à l'occasion d'un fait divers particulièrement odieux avec en particulier le meurtre d'enfants (affaire Mohamed Merah déjà évoquée) l'écrivain Olivier Robin[1] dénonce "la vulgarité alambiquée de ce fatras" et ajoute "j'aimerai en tout cas qu'on ne cherche pas déjà à alléger le poids terrible du crime, à banaliser derrière des prêt-à-porter sociologiques ce que désigne, plus mystérieusement peut-être mais plus profondément, le nom du Mal". Les psy ne sont pas seuls dans cette errance mais eux aussi participent en livrant du prêt-à-penser qui veut être une psychologie des profondeurs. Nous avons évoqué cette faille du mal chez le néotène. Dans une société scientiste, la question du mal est soigneusement évitée. La psycho-socio-criminologie a une dimension axiologique. Elle est confrontée à la dimension éthique non de personnalité mais de la personne. Jacques Leyrie (déjà cité) propose une définition du sujet normal incluant non seulement les capacités d'adaptation et d'autonomie mais aussi cette dimension que nous venons d'évoquer. Il retient une proposition de Jeanine Hersch (élève de Jaspers) que nous modifions légèrement. C'est la personne capable de se rendre libre, de conquérir son autonomie sur des déterminismes biologiques, sociaux, psychologiques, et apte à confronter les conduites possibles avec les valeurs et à décider et à agir avec discernement tout en reconnaissant l'autre comme personne à part entière, comme il l'est lui-même. Nous avons évoqué la définition du sujet modeste de Monique Canto-Sperber, définition à laquelle nous adhérons. Rappelons que pour Kant, le sujet est "l'individu doué de raison donc capable de distinguer le vrai et le faux ainsi que le bien et le mal et libre, donc capable de se déterminer par des motifs qu'il peut justifier devant autrui". Selon une formule empruntée à Marc Le Ny (285) la raison consiste à se rapprocher du vrai en comprenant pourquoi nous désirons ce que nous désirons. Pour lui, insérer sa conduite dans la contingence, la nécessité générale, comprendre ses sentiments, ses passions, les sources de nos croyances et de ses projets est un programme qui aide à écarter au mieux les illusions et à se rapprocher du vrai. Nous avons accepté, grâce à Freud, l'idée que le moi n'est jamais complètement le maître dans sa propre maison, qu'il persiste toujours un insu. L'illusion, plus que la simple erreur, n'a pas sa source dans l'intellect mais dans l'affectivité et la dimension du Désir et du Narcissisme.

Une fois reconnu par l'expert psychiatrique indemne de maladie mentale au moment des faits, voir aussi au moment de l'expertise, rien ne s'opposerait à ce que l'examen criminologique proprement dit du sujet et l'évaluation de la personnalité soient confiés à un expert psycho-socio-criminologue plutôt qu'à un médecin psychiatre. Cela aiderait à autonomiser la (psycho-socio) criminologie par rapport à la psychiatrie. La confusion des deux expertises entraine une errance chez certains psychiatres qui, par une pirouette, évacuent la problématique de la malfaisance en la rattachant à une

[1] Note : *Le Monde* du 3 mars 2012.

psychose "en gestation", psychose "tenue en respect" par le passage à l'acte prémédité et accompli ! Ce qui conduit ces mêmes psychiatres à estimer que le discernement du criminel, au moment des faits, était non pas aboli mais altéré. La violence sadique est ainsi transformée en mécanisme de défense. Rien ne vient corroborer cette élucubration, pas plus qu'une autre, un temps à la mode, où la mise en scène de la Loi allait "névrotiser", "normaliser" le psychotique. Nous ne connaissons aucune étude diachronique sur le devenir de ces sujets. Donner une explication pseudo-scientifique de la malfaisance sadique autotélique satisfait magistrats, média et public, en évacuant la question du mal et de l'éthique.

Pinatel n'évoque pas de lien entre la criminologie clinique et l'éthique. Il y a cependant un lien entre le Droit et la Morale, l'ethos. Norbert Rouland (396) souligne ce lien. Dans l'imaginaire des âges d'or, le droit soit n'est pas né, soit a disparu. Il ajoute que c'est "un signe qu'il est qualifié négativement et lié à l'existence du mal et de l'imperfection". Il cite Ovide pour qui "l'âge d'or naquit le premier, qui, sans répression, sans loi, pratiquait de lui-même la bonne foi et la vertu. On ignorait le châtiment et la crainte". Ce lien du Droit, de la criminologie clinique, au Mal est à méditer, d'autant qu'il n'y a pas d'explication scientifique du mal aujourd'hui ni probablement demain. La criminologie clinique (la psycho-socio-criminologie) appartient en tant qu'anthropologie criminelle différente de l'anthropologie psychiatrique, à l'anthropologie juridique, qui elle-même, se situe dans l'anthropologie sociale et culturelle, qui se donne comme objet "de comprendre les règles de comportement des sociétés et des individus dans une société donnée". L'anthropologie psychiatrique est mixte et relève de l'anthropologie biologique et médicale et de l'anthropologie culturelle et sociale ce qu'on retrouve dans le modèle de personnalité bifocale, un foyer du neurobiologique et corporel et un foyer du psycho-socio-anthropologique. Contrairement à Pinatel nous ne croyons pas que le concept de personnalité permettra " de considérer la personne humaine dans sa totalité". Nous nous sommes plusieurs fois expliqué sur la différence entre personne qui n'est et ne sera jamais à aucun titre un concept scientifique et personnalité qui est un modèle à prétention scientifique. Un modèle qui ne prétend pas totaliser, mais psycho-biologique et répondant au principe de complémentarité, dont Niels Bohr pensait qu'il pouvait s'appliquer à d'autres domaines que la physique. Principe même aussi de complémentarisme au sens de Devereux qui transpose aux phénomènes humains le principe d'incertitude de Heisenberg. Nous avons souligné aussi l'importance du concept de Sujet qui fait lien entre Personne et Personnalité. Le droit fait allusion à ces trois concepts. S'agissant de la personnalité et de l'expertise, c'est le juge des mineurs qui a commencé à utiliser ce terme dans la rédaction de la mission confiée à l'expert. Puis est venue la création de l'enquête de personnalité concernant l'adulte et l'examen médico-psychologique qui ne peut déboucher que sur l'examen de la personnalité au sens de modèle bifocal qui pour nous s'impose en psychiatrie et qui était implicite dans le titre même que se donnait une association psychiatrique vénérable : la société médico-psychologique. Il nous semble qu'il serait plus clair que les magistrats, dans la rédaction de la mission de l'expert, formule la question : existe-t-il une maladie de la personnalité ou un trouble de la personnalité ? La question souvent posée est : l'examen de l'intéressé révèle-t-il des troubles psychiques ou neuropsychiques ? Elle devient superfétatoire car la personnalité bifocale comporte le pôle neurobiologique. On éviterait des questions redondantes comme "l'examen de l'intéressé révèle-t-il des anomalies mentales ou psychiques ?" (sic) ou "le sujet présente-t-il des troubles d'ordre psychiatrique ou de la personnalité ?" (sic).

S'agissant d'estimer la dangerosité dans le futur, le risque de récidive, on serait bien inspiré de réfléchir à l'œuvre de Karl Popper (362), et de son *plaidoyer* pour l'indéterminisme et un univers de simple *propension*. Peut-on appliquer aux conduites criminelles le déterminisme scientifique que Popper résume ainsi : "doctrine selon laquelle la structure du monde est telle que tout événement peut être rationnellement prédit, au degré de précision voulu, à condition qu'une description suffisamment précise des événements passés ainsi que toutes les lois de la nature nous soit donné" ? Sans évoquer la physique quantique, le principe d'indéterminisme etc, Popper nous explique que même la physique classique ne présupposait pas que le monde soit réduit à une horloge. Si cela vaut pour le monde physique, cela doit valoir pour le monde de la vie et celui des Personnes. Nous ne développerons pas la question du libre arbitre déjà évoqué. C'est une question qui ne peut être éludée et qui atteste du lien persistant car attaché aux fondamentaux de celle-ci, entre la psychiatrie et la philosophie. L'abolition du discernement et celle du contrôle des actes impliquent la perte du libre arbitre. Liberté et nécessité dans le fonctionnement du sujet normal sont compossibles et nous avons cité sur ce point Hans Jonas. Le cerveau est un organe d'une relative liberté à condition qu'il soit aussi, et il l'est, l'organe de la subjectivité et donc aussi du langage et de la temporalité. Un cerveau artificiel qui aurait certaines caractéristiques des neurones de l'organe humain mais non la subjectivité serait moins performant souligne le penseur cité. La liberté est un aspect de cette performance. La psycho-socio-criminologie doit trouver un autre modèle que celui rapporté à la psychopathologie ou à la neuro-bio-psycho-pathologie.

En conclusion de ce chapitre on voit combien l'exercice d'une psychiatrie informée serait exigeante vis à vis du psychiatre condamné à être le maître Jacques associant diverses figures.

1) Il est médecin, et donc neuropsychiatre, cherchant à identifier les pathologies neurophréniques pures ou celles mixtes associant la psychiatrie avec lésion et la psychiatrie sans lésion comme un cas d'autisme survenant chez un enfant atteint aussi d'une infirmité

motrice cérébrale[1]. Il doit se tenir informé des progrès des neurosciences comme récemment le rôle des astrocytes sur le contrôle du fonctionnement des neurones qui représentent moins de la moitié des cellules qui peuplent notre système nerveux central, astrocytes qu'on ne considérait jusqu'ici que comme un trivial tissu de soutien. Gageons que l'on ne va pas tarder à leur faire jouer un rôle dans la pathologie mentale ce qui serait une révolution totale. Il doit resté à l'affut des progrès de la neurobiologie. Il utilise des chimiothérapies et des traitements physiques.

2) Il est un psychologue, un psychopathologue et nous avons vu l'importance de la psychiatrie psycho-dynamique. Nous avons donné comme exemple d'une approche phénoméno-structurale celle de Minkowski pour qui le syndrome mental n'est plus un agrégat de symptômes mais l'expression d'une modification profonde de la personnalité, en particulier s'agissant des troubles générateurs. Le psychiatre est proche d'un romancier si comme l'écrit Jakurel (221) à propos de Ramuz "le romancier est quelqu'un qui s'étonne et s'interroge sur les questions de l'identité et de l'altérité, sur les limites et les impatiences du moi, sur le désir et ses impasses, sur les infinies possibilités de l'existence et ne cesse de les explorer dans des fictions qui leur confèrent une lumière concrète et une dimension où le rêve prend part". Mais ce sont les patients qui incarnent "les infinies possibilités de l'existence" pour le psychiatre qui n'a pas le génie créateur de l'écrivain. Le rêve est remplacé par l'inconscient ou l'automatisme des symptômes.

3) Il est et doit être un psychothérapeute. Ey dans le tome 1 de ses études l'affirme : "aucun psychiatre, digne de ce nom, ne peut refuser de placer la psychothérapie au centre de sa théorie comme de sa pratique". La France a opté récemment pour la reconnaissance d'un diplôme de psychothérapeute et ce dans le remous habituel des réactions catégorielles et même corporatistes. A moins d'infléchir sa formation, ce qu'il faisait jusqu'ici à sa seule initiative, il appartient au psychiatre de justifier d'une formation spécifique dans ce domaine. Il ne peut pas se contenter d'une sorte de parénèse au petit pied. La parénèse est, selon les stoïciens, la partie de la morale qui donne des conseils et des règles de vie pratique et elle a, à sa disposition, l'exhortation, la consolation, la direction de conscience, la réprimande etc. Pour Ciceron, les maladies de l'âme relèvent de la philosophie. Nous devons dépasser aussi la psychagogie, la conduite des âmes à moins de considérer que les psychothérapies en sont les formes modernes. Ellenberger a écrit sur ce sujet des pages éclairantes.

---

[1] Note : Nous faisons allusion à un cas d'autisme qui a fait l'objet d'une stimulation cérébrale profonde et publié dans la revue *Frontiers in human* (*Neuroscience*, 21 janvier 2013).

4) Il est un anthropologue et un philosophe donc. Nous avons développé cette nécessité et légitimité dans l'approche du trépied qui soutient la psychiatrie. Raymond Ruyer (398) un philosophe qui, en son temps, s'était beaucoup intéressé à la psycho-biologie, a rédigé dans son ouvrage un chapitre intitulé "activité symbolique et folie". Pour lui, le malade mental et en particulier le psychotique est "isolé dans un monde symbolique". On pourrait dire de ce monde qu'il est solipsiste comme celui du rêveur. Il est à l'opposé du monde symbolique ouvert, comme l'imaginal de Corbin, qui relie les hommes entre eux et de l'espace transitionnel que Winnicott désignait comme culturel et que l'on pourrait aussi nommer institutionnel (institué-instituant) au sens de Pierre Legendre. L'animal peut être atteint de troubles neuropsychiatriques, neurophréniques, ou de pathologie psycho-somatique du stress etc, mais non pas des maladies mentales de type psychiatrie sans lésion (au sens anatomo pathologique). Ruyer ajoute à toutes les définitions possibles de l'homme celle-ci qui n'est pas la plus mauvaise : l'homme est un animal qui peut devenir fou.
5) Nous avons vu le rôle médiateur et expert du psychiatre en tant que membre du secteur quaternaire de Bell, secteur désignant les agents qui traitent des relations entre les acteurs sociaux.
6) On peut aussi ajouter en particulier chez le psychiatre de service public, un rôle vicariant au sens de suppléance chez un individu provisoirement diminué dans ses capacités. On peut ajouter un rôle tutélaire visant la protection du sujet. On a déjà évoqué ce rôle qu'il doit lui-même re-interroger sans cesse avec le risque permanent d'être accusé de trop en faire ou de ne pas en faire assez. Sur ce dernier point nous avons évoqué le procès tenu à Marseille. Comment concilier une approche scientifique et l'idéologie dominante. Idéologie de précaution, et de refus de la condition humaine qui part du principe que rien de fâcheux ou de désolant ne doit arriver sans que de cette défaillance on ne trouve le responsable voir le bouc émissaire. L'idéologie évolue mais est toujours une idéologie, elle est l'horizon incontournable de tous les temps. Essayons de nous faire consoler par Popper qui, dans son ouvrage intitulé un univers de propensions, note que, d'un point de vue réaliste, aucun déterminisme strict n'est à l'œuvre dans "ce l'on appelle nos motivations et plus généralement pour nombre de nos états mentaux". Ajoutons normaux. Pour lui notre inclination incorrigible à penser dans ce domaine en terme de déterminisme mécanique ne vient pas seulement d'une conception obsolète de la physique. Elle vient aussi d'une conception élémentaire de la causalité : nous mettons en mouvement des corps en les poussant. Nous projetons cette image de moteur dans le fonctionnement des êtres. Mais ici selon Popper nous sommes dans l'idéologie scientiste commune et non dans la science où la réalité est plus complexe.

Avant de clore ce chapitre sur les psychiatries, associons médecine et anthropologie comme le fait Pierre Fédida (433) : "Dans la conscience désormais informée et résolument critique de sa propre histoire, la psychiatrie clinique sait que sa propre spécificité qui tient à son objet – tel homme souffrant psychiquement de sa maladie d'être-homme – n'a des chances de devenir scientifique qu'à ne rien négliger des avancées de la génétique et de la neuro-biologie, à ne rien méconnaitre des progrès de la neuro-pharmacologie et, cependant, à ne pas s'abstraire pour l'oublier de l'anthropologie où se réfléchit la pratique de ses soins thérapeutiques".

Revenons aussi sur l'histoire qu'évoque Fédida. De même que l'histoire du sujet importe au premier plan dans l'approche du patient, l'histoire critique de la psychiatrie est indispensable à connaître pour le psychiatre praticien car elle est une ouverture majeure à l'anthropologie. G. Swain (430 bis) exprime admirablement cette recherche sur la signification anthropologique de la folie. Elle montre chez Hegel une rupture et un immense chemin parcouru depuis Kant bien que seulement une quarantaine d'années séparent leurs dates de naissance. G. Swain rapporte que "Hegel note incidemment que l'homme a "pour ainsi dire, le privilège de la folie" car à lui "seul est donné de se penser dans [un] état de complète abstraction du moi… je puis admettre un contenu arbitraire et me forger les représentations les plus vides. L'homme ne coïncide pas avec lui-même". Au passage, G. Swain cite des propos étonnants de Hegel à propos du passage à l'acte violent, propos qui ne sont pas sans évoquer la rage narcissique de Kohut. Le sujet va imposer son fantasme, qu'il ne peut maitriser, à la réalité, et au besoin de manière destructrice (destrudo). L'auteur cite ce philosophe : "impuissant à s'affranchir de sa représentation, il (l'homme) veut en faire de celle-ci la réalité ou bien détruire la réalité". G. Swain développe le point de vue selon lequel, de Hegel à Freud, il y a "réintégration de la folie dans l'être du sujet… réinvention du sujet à la lumière de la folie". Toutes les psychiatries que nous avons évoquées convergent dans l'histoire critique de la psychiatrie. Une réflexion de ce type est nécessaire à l'approfondissement aussi bien de la clinique, de la psychopathologie, de la théorie. Cette importance de l'anthropologie psychiatrique est bien argumentée dans la préface, intitulée "à la recherche d'une autre histoire de la folie", préface que donne Marcel Gauchet à l'ouvrage de G. Swain (430 bis), texte auquel nous renvoyons.

Pour revenir à notre modèle de personnalité globale, on constate que la psychiatrie médicale (qu'il s'agisse de la neuropsychiatrie longuement évoquée précédemment ou de la psychiatrie biologique en devenir) est avant tout concernée par le pôle neurobiologique et corporel de ce modèle. La psychiatrie médicale est en lien avec la clinique comme l'est aussi la psychiatrie dynamique, la psychopathologie, la psycho-socio-pathologie. L'interaction entre les deux pôles est plus évidente si on s'intéresse à l'ivresse que si on considère un symptôme hystérique ou paranoïaque. On peut se représenter le modèle intégré de la personnalité globale comme un programme de recherche qui n'a, actuellement, d'application pratique que dans des domaines particuliers limités. On peut se représenter ce programme en tant que cadre de recherche par le tableau suivant :

Sujet normal

A Neurobiologie de la personnalité globale	B Psycho↔biologie de la personnalité normale	C Psychologie, psychosociologie et anthropologie de la personnalité globale

Sujet pathologique

A Neurobiologie de la pathologie de la personnalité globale	B Neuro-bio↔psychopathologie des maladies et troubles de la personnalité globale	C Psychopathologies et anthropologie des maladies et troubles de la personnalité globale

Dans la pratique, cette représentation triadique reste en pointillés et il est nécessaire de privilégier telle ou telle approche, parfois indispensable de les combiner. Des éléments de ce tableau sont souvent disjoints et dispersés dans l'évocation d'une maladie par les précis de psychiatrie. Des zones restent inconnues : Biologie de la paranoïa ? de l'hystérie ? etc. Nous avons évoqué aussi bien la personnalité normale que la personnalité pathologique car il est nécessaire de rendre compte du continuum entre pathologie et normalité, à propos par exemple des troubles de la personnalité. En évitant de confondre toute variance de la personnalité, toute déviance même, avec la pathologie. Nous avons surtout voulu marquer le long chemin qui reste à parcourir pour développer une approche trine, intégrée de la pathologie de la personnalité globale. Passant ainsi en revue les psychiatries, nous faisons le constat que *la psychiatrie n'est pas une discipline* au sens strict de ce dernier terme qui impliquerait une homogénéité méthodologique. C'est un savoir *pluridisciplinaire*, voir *interdisciplinaire* dont l'objet référent, la personnalité globale est lui-même un *objet composite* et *transdisciplinaire*. Le "noyau dur" de ce savoir repose sur la clinique et l'existence de thérapies. Cette clinique est une clinique émergente, survenante. Elle renvoie à une sémiologie, à des symptômes : hallucinations, délire, automatisme mental, troubles majeurs de la thymie, troubles de la conscience, atteinte du fonds mental, obsession, phobie, angoisse pathologique etc etc. Les thérapies légitiment aussi la psychiatrie qu'il s'agisse des traitements médicaux (physique et chimique) ou des psychothérapies. Ces dernières, comme aussi la majorité des symptômes, s'inscrivent dans la différence anthropologique qu'elles attestent. L'existence de modèles animaux cherchant à repérer l'action symptomatique de molécules et la possibilité d'expériences communes à l'homme et à l'animal comme le stress, voir comme une atteinte de la thymic que représenterait le "désespoir appris", n'invalident pas cette différence anthropologique. Cette dernière repose en particulier sur le roc du langage (à différencier de ce qui n'est que communication), langage lié lui-même au monde des Personnes, à l'invention de l'INSTITUTION au sens de Pierre Legendre qui nous fait souvenir de l'antique formule "instituer le vivant". La psychiatrie ne peut qu'attester la différence anthropologique. Elle est la branche de la médecine qui s'intéresse à l'homme post darwinien.

Le cerveau, comme nous l'avons illustré, n'est pas un organe comparable aux autres. Il ne fonctionne pas comme une unité mécanique ou comme une unité chimique. Ni même comme une machine informatique. La psychiatrie bio↔psychologique peine à élaborer des modèles de maladies comme ceux se rapportant aux schizophrénies ou aux maladies maniaco-dépressives. On ne cesse de faire l'annonce de nouvelles pistes : identification de gènes qui se révèlent multiples, régulateurs d'échange ionique, immuno-inflammation etc etc. L'addition de ces multiples hypothèses d'explications linéaires réalise un patchwork non significatif et versatile. Comment passer du changement local au changement global structurel et systémique ? Dans l'attente d'une nouvelle révolution comme l'avait été "l'invention" empirique des premiers psychotropes, il faut rester prudent et ne pas s'autoriser à déclarer obsolète les approches psycho-dynamiques etc. S'agissant du cerveau, appliquons ce jugement de Isaac Newton qui conseille sagesse et modestie "nos connaissances sont une goutte. Notre ignorance un océan".

La clinique psychiatrique se différencie de la clinique somatique du fait qu'elle est une clinique survenante et émergente. Ceci est particulièrement évident s'agissant des phrénopathies qui sont le type même de la maladie systémique. Elles s'expriment dans le métasystème Moi-conscience↔Monde qui est l'actualisation synchronique, en fonction du contexte, du potentiel du Moi-suppôt diachronique. Ces Moi sont intégrés mais il est commode de les différencier, en particulier au niveau des substrats neurobiologiques entrelacés. L'approche systémique (système Moi-Monde) des phrénopathies a été anticipé par Hegel. Nous reprenons ici le passage cité par G. Swain et que nous avons évoqué dans notre texte se rapportant au pilier philosophique : "le sujet se trouve [...] dans la contradiction entre sa totalité systématisée à l'intérieur de sa conscience et, d'autre part, la déterminité particulière qui, dans cette totalité, n'est ni fluide, ni ordonnée, ni subordonnée". L'un des Moi répond à une coupe transversale (synchronique) l'autre à une coupe longitudinale (diachronique) qui est appelée à se parachever en Sujet. Sans que la psyché ne le soit totalement, une des organisations, de la psyché, est pathologique. Le potentiel du suppôt diachronique est lui aussi potentiellement altéré. Un foyer d'auto-hétéro déterminisme, qu'on lui donne le nom d'automatisme ou d'inconscient (affectivo-cognitif) échappe à la gouvernance du Sujet, comme lui échappe la manifestation du rêve dans sa survenance. L'effet de ce foyer est la création de véritables symptômes et non de simples lapsus. Aujourd'hui, nous n'en savons toujours pas assez sur les corrélations évoquées, comme nous n'en savons pas assez sur la construction normale du cerveau et sur celle du Sujet. La personnalité globale, bifocale, où peuvent s'inscrire aussi bien la pathogénie que la pathoplastie constitue un cadre incontournable pour la poursuite des réflexions et des recherches. La personnalité est un modèle qui peut être utilisé de manière scientifique (Ladrière). Le concept de personne que l'on doit au génie de la pensée médiévale et des théologiens chrétiens (selon Mauss et Ladrière) se situe dans un tout autre registre. Il doit même, sur le plan éthique, rester un sanctuaire, ce qu'il n'était plus dans la société hitlérienne, pour ne citer que celle là et ce temps-là. Malheureusement, l'actualité nous révèle chaque jour ou presque que cette perversion est toujours possible, sous d'autres déguisements.

CHAPITRE 5

Approches théoriques : épistémologie et vues spéculatives

"Comme cette discontinuité[1] *est fonction non seulement de l'être mais aussi de l'environnement où il se trouve, on peut dire que la vie que va avoir cet être est fonction à la fois de ce qu'il est à sa naissance et de l'environnement où cette naissance le jette. On retrouve donc l'idée traditionnelle voulant que l'être soit le produit de son hérédité et de son environnement à ceci près qu'il ne s'agit plus ici d'additionner des informations génétiques et des informations externes, mais de résoudre une tension née de la discontinuité entre un être et un environnement, tension sans cesse renouvelée en même temps que résolue par la vie même de l'être".*

André Pichot (2011)

"J'accepte aussi volontiers la critique du dilettantisme. Se promener sur la frontière entre nature et esprit donc ***entre***[2] *deux domaines qui possèdent chacun leur savoir spécialisé, et s'y promener en émettant des suppositions, voilà qui est le dilettantisme même".*

Hans Jonas

Comment rendre compte de la subjectivité corporelle (oxymore que nous avons utilisé dès l'introduction), de la soudure articulée (autre oxymoron) entre le pôle neurobiologique et corporel de la personnalité globale, pôle mal désigné autrefois par les termes de constitution, de tempérament, et le pôle psychique qui renvoie à l'identité et à la subjectivité, au style propre, à l'humain particulier, d'un ensemble de conduites. Comment concevoir de manière dialectique le dualisme interactionniste ? L'unidualité métasystémique de la personnalité bifocale, de la subjectivité corporelle est en attente, car elle anticipe, de nouvelles logiques, de nouveaux paradigmes. D'une véritable révolution épistémologique. En attendant, il ne nous paraît pas possible de nous passer de vues spéculatives dont nous savons qu'elles sont spéculatives et discutables justement. Nous ferons un détour par un

---

[1] Note : Il s'agit du résultat de la disjonction : le vivant est "jeté dans un monde où il est physiquement improbable et où il va devoir vivre".
[2] Note : Souligné par l'auteur

certain nombre d'approches dont l'utilisation par des sciences fondamentales pourraient susciter notre envie : ainsi l'auto-organisation, le déterminisme non linéaire, la causalité en boucle etc. Des penseurs, si ils étaient psychiatres, auraient eu une plus grande légitimité et capacité que nous à rédiger cet essai. Ne citons que Merleau Ponty, décédé en pleine créativité, et sa réflexion, par exemple, sur le chiasme.

Le développement des sciences va à son propre rythme et la psychiatrie, qui est une pratique initialement empirique, ne peut en attendre aujourd'hui les réponses à l'ensemble de ses questions. Le psychiatre est conduit à des vues spéculatives, à une méta-psychologie, une méta-psychopathologie, une méta-psychobiologie. S'agissant de cette dernière que nous préférons écrire psycho↔biologie, elle a connu des développements qui confortent notre modèle bifocal de la personnalité sans prétendre en épuiser le sujet (en acceptant même ici le jeu de mot sur sujet et Sujet). L'ouvrage de Psychobiologie (47) de Breedlove (et collaborateurs) dans sa sixième édition donne une définition de cette discipline : psychobiologie ou biopsychologie ou psychologie biologique ou neurosciences comportementales. Domaine né de la fusion de la psychogie et de la biologie, il étudie les bases biologiques des processus psychologiques et comportementaux. Les auteurs citent ses relations directes avec la psycho-physiologie, la psycho neuro immunologie, l'endocrinologie comportementale, la psycho-pharmacologie, l'imagerie cérébrale, la neuroanatomie comparative, la psychobiologie du développement, la génétique des comportements, la psychologie comparative et l'éthologie, les modélisations neurologiques, les neurosciences cognitives, la neuropsychologie cognitive, la psychologie de l'évolution, la psychologie de la santé. A ces quatorze sciences de base formant le noyau de la psycho↔biologie, les auteurs rajoutent le rôle de sciences mères, celles de la psychologie cognitive, de l'intelligence artificielle, de la neuropsychologie clinique, de la neurophysiologie, de la médecine expérimentale, de la pharmacologie, de la neuro-immunologie, de la neuro-endocrinologie, de la génétique, de la neurobiologie du développement, de la neuro anatomie, de la paléo anatomie, de l'écologie du comportement, de la sociobiologie. D'un point de vue plus général, la neurologie, la physiologie, la biochimie, l'immunologie, l'endocrinologie, la biologie moléculaire, la biologie du développement, l'anatomie, la paléontologie, la biologie de l'évolution, l'anthropologie, les sciences cognitives. Sur les 740 pages du traité, 31 sont consacrées aux bases biologiques des troubles du comportement (essentiellement sous ce terme, non pas les troubles mais les maladies de la personnalité comme la schizophrénie, les pathologies thymiques et les pathologies liées à l'anxiété). En dehors de ce chapitre 16, quelques pages sont consacrées au trouble du développement cérébral et à l'autisme de l'enfant, ainsi qu'au vieillissement pathologique. L'ouvrage très documenté est à étudier pour le psychiatre qui ne trouvera cependant consacré au problème de la conscience, sous le titre "la plus mystérieuse propriété du cerveau" que quatre pages et également le même nombre sur les relations entre lobes frontaux avec la cognition et les émotions. Le moi et le Self ne figurent pas dans le copieux index des notions. Heureusement pour nous, Damasio (déjà cité) par ses réflexions sur le Soi (Soi neuronal, soi autobiographique) nous a encouragé dans nos vues spéculatives que certains considérerons peut-être comme des élucubrations (nous sommes prêts à tenir compte des critiques et des perfectionnements). Nous avons visé la personnalité bifocale comme objet composite, un méga-système et c'est même l'objet le plus complexe des objets composites connus. Maturana nous dit, dans l'ouvrage psychologie de la Pleïade, qu'un système est un objet composite si les parties ou composantes interagissent de telle façon que l'objet se comporte à certains égards comme une unité et non comme la simple réunion d'éléments. Chacun des composants du système, de l'objet composite, a une influence sur certains autres composants du système, l'état de chacun étant lié à l'état de l'autre et à l'état global du système. Nous avons volontairement, avec lourdeur, énuméré les disciplines concernées par la psycho↔biologie afin de souligner la complexité du modèle de la personnalité psycho↔biologique, de la personnalité bifocale. L'impossibilité de réduire notre modèle à une science comme la biologie moléculaire nous oblige à un détour en interrogeant le concept de scientificité et en justifiant le recours à des vues spéculatives. C'est bien ce qui donne lieu au moi diachronique suppôt qui paraît "implémenté" dans l'organisation cérébrale fonctionnelle et sa capacité d'émergence, et au moi synchronique fluctuant et doté de survenance que nous avons à faire. Emergence et survenance nous éloignent du modèle de l'ordinateur.

A. Epistémologie et nouveaux paradigmes

Nous avions déjà abordé l'épistémologie et en particulier l'épistémologie régionale en exposant le thème de la psychiatrie générale. Piaget (347) confirme que "toute science qu'on le veuille ou non, est conduite tôt ou tard à procéder à sa propre critique épistémologique c'est-à-dire à constituer une épistémologie intérieure à son propre usage". Piaget donne comme exemple la critique des "concepts utilisés lorsqu'il s'agit d'établir des relations entre la conscience et les processus physiologiques". Ce type de problèmes (le mind body problem) n'est, remarquons le, jamais abordé dans les précis et même les traités de psychiatrie et pourtant il est au cœur de cette discipline : émergence des symptômes psychiques, à partir de corrélations neuro-synaptiques, effet des chimiothérapies sur ces même symptômes etc ? S'agissant de la psychiatrie et de la psychopathologie compréhensive, nous avons vu que nous avons une solide référence avec Jaspers. S'agissant du compossible qui, selon le dictionnaire Godin (déjà cité), qualifie ce dont l'existence n'est pas exclue, par l'existence d'autre chose, notion leibnizienne, nous y sommes concernés dans notre réflexion. Pierre Greco dans l'ouvrage cité, dirigé par Piaget, fait allusion à celui qu'il nomme le psychiatre philosophe et de sa distinction "entre les sciences de la nature qui expliquent, et les sciences de l'esprit et de la culture qui peuvent comprendre sans expliquer causalement". Janet (déjà cité) pour sa part dit qu'il faut ajouter à l'étude de la conscience et des comportements basiques celle des conduites, y compris les formes supérieures, selon lui, les croyances. Les conduites signifient. Claude Jacques Blanc (31) nous rappelle une remarque de Bateson selon lequel l'originalité de la psychiatrie est de se développer à l'intersection des savoirs sur la substance, la matière et des sciences de la structure et de la relation. Pour Blanc, théories et modèles ne doivent pas être séparés de la pratique psychiatrique. Nous avons déjà évoqué Balvet qui en 1946 appelait à réfléchir sur l'objet, la méthode et la finalité de la psychiatrie sans se contenter paresseusement et illusoirement, et selon ses termes, "d'imiter le médecin". Quelle est la scientificité de la psychiatrie, discipline composite, comme son objet ?

Pour Ullmo (448) la science est une méthode qui a la particularité de consister à "rechercher dans le phénomène ce qui donne prise à la causalité". Ces phénomènes peuvent être reproduits au moins en pensée. Il s'agit d'une causalité étrangère au sens d'intention d'un agent. Elle est de type "règles" et "légalité". La causalité s'étend d'une relation fonctionnelle quasi mécanique à une relation simplement probable comme *l'univers de propension* évoqué par Popper et qui convient mieux à notre sujet. En effet, cet univers manifeste "un processus de déploiement de possibilités en voie d'actualisation et de nouvelles possibilités et il existe de nombreux possibles qui cherchent à s'actualiser, mais seuls quelques uns d'entre eux possèdent une propension élevée, étant donné les conditions réellement existantes". Ceci n'est pas sans évoquer les manifestations de certaines populations neuronales qui accèdent à la "notoriété" que nous avons déjà évoquée. On est passé d'une conception mécanique et concrète de la causalité par contact, par poussée, impulsion, à une conception plus subtile où la cause devient l'état de chose, le système décrit par les conditions initiales et *relativement à une théorie admise*. "L'effet n'est autre que l'événement ou l'état de choses prédit par la théorie en présence des conditions initiales". La causalité au sens plein ne devient que le "cas particulier de la propension ; le cas d'une propension égale à 1". Il s'agit d'un déterminisme partiel tel celui évoqué par Claude Bernard. Nous pouvons nous retrouver, en tant que nécessairement pragmatique, dans la formulation de Bergson[1] concernant le vrai : "nous appelons vrai toute affirmation qui, en nous dirigeant à travers la réalité mouvante, nous donne prise sur elle et nous place dans les meilleures conditions pour agir". Comme l'écrit le philosophe et mathématicien Luciano BOI dans sa contribution à l'ouvrage " la fabrication du psychisme (35) : "C'est à une véritable refonte des idées antérieures d'une causalité purement mécanique, physiquement réversible et strictement déterministe qu'on conduit les concepts mathématiques et physiques de chaos dynamique,

[1] Note : Introduction à l'œuvre de W. James

d'attracteur étrange, de turbulence et de fractabilité. Ceux-ci ont montré l'existence, dans de nombreux domaines, de systèmes qui se comportent de façon aléatoire, chaotique, complexe. Ces systèmes sont régis par des structures mathématiques non linéaires et non intégrables ; ils présentent également une certaine irréversibilité temporelle, un caractère souvent intrinsèquement non local et une information infinie (c'est-à-dire non épuisable par des algorithmes finis) défiant toute prédictibilité qui prêtant être totale et infaillible".

1) La trinité : je, tu et il

"Par-delà les déterminismes biologiques et les contraintes sociales, le processus de l'existence individuelle est un processus qui s'auto-détermine, avec émergence d'une conscience individuelle, d'un "je" qui donne tout son sens à sa propre existence".

Jean Staube et Eric de Romain (242 bis)

Du fait de son caractère composite, la psychiatrie est confrontée à un dualisme incontournable, non pas celui des substances mais bien celui des propriétés. Et même un trialisme : propriétés physiques, propriétés biologiques et propriétés mentales. De plus, les processus psychopathologiques relèvent de l'utilisation des pronoms personnels évoqués. Habermas (189) relève une "béance sémantique" entre le langage courant "dans lequel les premières et deuxièmes personnes communiquent entre elles à propos de quelque chose, et les langages scientifiques qui se livrent à un "découpage nominaliste" et sont spécialisés dans les énoncés descriptifs" La psychiatrie doit associer les deux langages, ce que Habermas désigne comme un dualisme incontournable. Nous retrouvons le dualisme méthodologique et ontologique dans notre modèle hybride de la personnalité. Le savoir des sciences humaines comme par exemple l'herméneutique implique "l'interprétation ... de significations et de circonstances qui peut être contrôlée au moyen de questions et de réponses hypothétiques". D'où la référence au cela mais aussi au tu et au je. L'interprète doit avoir acquis une précompréhension qui se situe à la fois dans son mental et sa pratique, l'un et l'autre participant à son savoir. Dans notre idéologie scientiste, l'explication tend à prendre l'avantage sur la compréhension. Nous pourrions reprendre s'agissant du modèle de la personnalité psycho↔biologique le terme créé par Habermas de naturalisme atténué. Pour Habermas, "l'ontologisation des connaissances issues des sciences naturelles aboutissant à une image d'un monde réduit à des faits "durs" n'est pas de la science, ce n'est qu'une mauvaise métaphysique". La psychiatrie, critique d'elle-même, peut se compter parmi les forces résistantes à cette mauvaise métaphysique dénoncée par le philosophe. Le réductionnisme méthodologique est légitime et nécessaire, le réductionnisme ontologique est une métaphysique qui s'ignore.

2) Au-delà du modèle mécaniste

Ullmo indique qu'un renouvellement de la pensée scientifique est nécessaire pour rendre compte de phénomènes de niveau supérieur comme l'émergence. Nous ajoutons la survenance, l'incarnation. Comme Popper que nous avons évoqué précédemment le physicien Stapp (426) souligne cette idée que la mécanique classique notamment, qui fut pendant des siècles la principale science, a développé l'idée d'impulsion et de passivité. Dans cette optique "chaque être humain est ainsi conçu comme un automate qui obéirait à des commandes microscopiques et dont chaque acte aurait été prédéterminé des avant la naissance". Nous sommes ainsi irresponsables de nos pensées et aussi de nos actes auxquels nous assistons passivement. Cette conception mécanique a pu avoir l'illusion d'atteindre la perfection (voir le démon de Laplace). Elle a été ébranlée en particulier par la physique quantique et celle impliquée dans les systèmes dynamiques non linéaires, la théorie des catastrophes, le chaos, la causalité en boucle etc. Le monde s'est ré-enchanté par ces apports des sciences nouvelles. Cependant ces nouveaux concepts ne semblent pas toucher actuellement nettement les neurosciences. Ils commencent à peine à s'inscrire dans la théorie de la physiologie du cerveau. Ils sont ignorés par la psychobiologie. Selon A. Revonsuo "les neurosciences fondamentales font usage d'explication mécaniste à tous les niveaux de descriptions" (380). Le même auteur évoque le concept d'explication mécaniste causale propre à la physiologie. Revonsuo donne comme modèle la synapse, la transmission synaptique, la connectivité neuronale, l'électrophysiologie. On est devant un paradoxe : le cerveau est l'objet le plus complexe du monde physique mais le paradigme mécaniste (dépassé dans les autres sciences) reste dominant en neurobiologie. La causalité reste proximale, locale, et non systémique. Des neurobiologistes commencent cependant à évoquer des mécanismes en boucle s'agissant de la physiologie cérébrale. Leur étude demanderait l'association de biologiste, de physicien et de mathématicien. Le même auteur remarque que "le problème est que nous n'avons aucune garantie que le cerveau soit totalement décomposable". L'approche systémique que nous évoquons à plusieurs reprises a permis de dépasser ce problème et a mis l'accent sur le niveau d'organisation envisagé. Il y a moins de problèmes si on n'envisage qu'une fonction déterminée comme la mémoire dont l'étude a bénéficié de magnifiques avancées de la biologie moléculaire. Les difficultés concernent les causalités de types ascendante ou descendante. Il faut faire intervenir d'autres modalités d'explications comme les concepts de boucle, de système, de bifurcation, d'auto-organisation etc. On en est réduit à conjecturer une métaphysiologie (au méta-psycho-physiologie) en s'écartant des seules données factuelles acquises, ici bien insuffisantes. Ainsi, nous avons évoqué le Moi diachronique "implémenté" en tant qu'analogon neuro-synaptique du Moi. Il s'agit d'un ensemble de sous systèmes interconnectés dépassant une localisation anatomique précise mais corrélées à des régions cérébrales que nous évoquerons. Nous avons un autre analogon neuro-synaptique qu'est lié au précédent, celui du Moi/conscience synchronique. Mieux connaître ces structures supposerait aussi de mieux comprendre la construction ontogénique et épigénétique du cerveau, et le nombre très élevé de gênes impliqués rend compte de la lenteur des progrès des connaissances. Quelle est la génèse et l'épigénèse des bases neurobiologiques du Moi qu'évoque Damasio ?

3) Informations/système/auto organisation et épigénèse

Quelques rappels sur les systèmes vivants qui appartiennent à la classe des systèmes à états déterminés. Dans le livre évoqué de la Pléïade (302), Humberto Maturana en donne une définition : "un système à états déterminés est un système dynamique dont les changements d'état, définis comme des changements structuraux sans perte d'identité, sont déterminés par la structure du système et non par un agent perturbateur extérieur. Tout système à états déterminés définit, par son organisation et sa structure, un domaine d'interactions possible, qui peut déclencher en lui un changement d'état" et "en principe le système nerveux, par un processus de couplage structural, répétitif et récurrent, peut subir des transformations structurales". La psyché elle-même pourrait être aussi imaginée comme répondant aux caractéristiques des systèmes à états déterminés qui définit par son organisation un domaine d'interactions et de changement possibles. Freud n'a pas hésité à utiliser le terme d'appareil psychique. S'agissant de l'auto-organisation propre au vivant, Maturana et Varela la désignent comme auto-poïétique (de poïésis : faire). Les systèmes vivants sont des auto-producteurs qui génèrent leurs propres frontières. L'autopoïèse dépasse l'opposition classique entre internalisme et externalisme. Dans le premier cas, l'organisme considéré comme fermé s'est auto-construit et auto-régulé. On peut évoquer l'homéostasie ou l'idée de programme génétique basal. Selon l'externalisme, l'organisme ouvert à l'environnement est le produit des échanges avec lui, la membrane étant un lieu d'échanges sélectionnés. L'autopoïèse qui inclut l'interaction dépasse cette opposition. Nous y avons fait appel en distinguant l'hominisation de la personnalité et l'humanisation de cette dernière. Dans une certaine mesure, on est dans un processus en boucle. L'organisme produit l'environnement et l'environnement produit l'organisme. L'instituant produit l'institué qui re-produit l'instituant. Les interactions avec l'entourage, les expériences de vie, influencent, structurent la construction de la psyché et aussi de son corollaire neuro-synaptique s'agissant du moi diachronique "implémenté". Cette construction qui associe en partie l'hominisation et en totalité l'humanisation est de nature épigénétique. L'épigénèse peut se traduire, entre autres, par l'expression des gènes. Cette expression fait jouer un rôle à des groupes de molécules. Le groupe méthyle diminuerait la capacité d'expression du gène et le groupe acétyle en faciliterait l'expression. Même si les recherches concernent le stress chez le rat et les soins maternels, ils nous intéressent aussi à travers, en particulier, une hormone qui nous est commune (la corticostérone) et aussi le B.D.N.F. (Brain Derived Neurotrophic Factor). Ainsi, selon les neurobiologistes, les expériences stressantes chez la souris fermeraient par le groupe methyl l'expression du gène codant la B.D.N.F. A noter que chez l'homme, la sismothérapie et les thymoanaleptiques augmenteraient la quantité produite de B.D.N.F. Dans l'addiction à la cocaïne, on aurait mis en évidence l'effet du groupe acetyl sur le développement d'épines dendritiques du noyau accumbens. S'agissant de l'animal, la modification du fonctionnement d'un allèle ne suffit pas, à lui seul, à améliorer le comportement. Il faut aussi le support d'un environnement favorable. Il y aurait des changements structurels liés à l'évolution des organisations vivantes, véritable saut d'un fonctionnement à un autre, et également des changements liés aux interactions avec le milieu y compris, pour nous, le milieu humain avec des périodes de sensibilité critique, où le potentiel de plasticité est le plus grand, bien que cette plasticité perdurerait toute la vie, ce qui donne ses chances à de nouvelles expériences de vie structurantes et à la psychothérapie. Maturana distingue le couplage par input et donc par certaines caractéristiques de l'environnement et le couplage par clôture opérationnelle où le système nerveux central est défini par ses divers modes de cohérence interne (lesquels découlent de ses inter connectivités). On peut donner dans ce dernier cas l'exemple des couleurs que les êtres vivants perçoivent différemment. Comme le dit Kant, il faut non seulement s'interroger sur l'objet mais aussi sur notre manière de connaître l'objet.

Le concept d'information a bouleversé la représentation de la réalité réduit un temps au binôme matière/énergie au profit d'une trinité : matière/énergie/information. C'est une science relativement récente car née dans les années 1940 des travaux de Shannon, de Wiener ; de Brillouin dans les années 1950 etc. Elle a pu être appliquée à la biologie, en particulier à la génétique avec le succès que l'on sait et également à la neurobiologie (par exemple s'agissant des boucles de rétroaction). Antoine Danchin, selon Jérôme Segal[1], nous dit "qu'il faut voir les organismes vivants comme les systèmes qui recueillent de l'information et l'utilisent". S'agissant du cerveau, l'image (et la métaphore de l'ordinateur) est une image améliorée, une métaphore moins fruste que celle du central téléphonique ou de l'automate. On parle de "langage des neurones" comme les auteurs d'un article rattaché à la même revue citée. Les synapses régulent la circulation des informations, c'est-à-dire des potentiels d'action de membranes qui durent quelques millisecondes et se propagent dans les axones. Les auteurs de l'article, Sejnowski et Delbrück ont étudié l'importance de la synchronisation. "Les assemblées de neurones synchrones transfèrent beaucoup plus efficacement l'information". C'est cette synchronie qui rendrait compte du temps très court, une fraction de seconde, nécessaire à la reconnaissance d'un visage autrefois familier. Pour ces auteurs, l'attention

[1] Note : Numéro 424 Février 2010 Pour la science

comme la mémoire dépendent de la synchronie des impulsions et de même "l'émission synchronisée de potentiel d'action dans le cortex renforce les synapses (c'est-à-dire augmente l'intensité de la réponse du neurone post synaptique à un potentiel d'action)". Ils émettent l'hypothèse (une de plus) du rôle possible d'une réduction de l'activité synchronisée dans la bande gamma (liées à des anomalies du fonctionnement des circuits du cortex préfrontal) dans les troubles de la pensée pouvant accompagner la schizophrénie. Que vaut cette hypothèse ? Elle a le mérite de se situer à un niveau plus systémique que la seule biologie moléculaire. Le concept d'information est beaucoup utilisé en neuroscience, en psychologie cognitive. Mais ce concept est très polysémique et hélas souvent mal défini. On s'écarte en effet du sens initial donné par les ingénieurs. Pour Shannon, l'unité d'information est le bit (binary unit) et le but de ces chercheurs était, par exemple, la compression compatible avec les algorythmes. Les généticiens l'on utilisé avec succès dans un sens différent, celui de la biologie moléculaire, avec la conception de gènes contenant l'information nécessaire à la construction d'un organisme vivant, fiable, fonctionnel. Comme nous l'avons évoqué, en neurobiologie, en parle plutôt d'influx avec son onde de dépolarisation qui circule à une vitesse analysable. On évoquera un codage, un code binaire. Comme l'indique l'encyclopédie historique des neurosciences (78), on cherche de nouvelles pistes par la simulation et la modélisation du transfert d'information mais le même ouvrage reconnaît que "la naissance de la cybernétique et de la neurocybernétique a été certainement plus propre au développement de l'informatique, du secteur de l'intelligence artificielle et de la robotique qu'à la compréhension même des mécanismes intimes impliqués dans le fonctionnement cérébral". On a vu une avancée à travers l'étude de la synchronie qui pourrait s'appliquer au flux de fonctionnement des assemblées de neurones accédant de façon éphémère à la "notoriété cérébrale", et à l'image que l'on pourrait se faire de l'analogon neurosynaptique nuageux du moi synchronique, le moi/conscience/contenus de conscience. Le concept de message nerveux reste très polysémique. On a évoqué l'information circulante hic et nunc, Laborit (déjà cité) évoquait le concept intéressant d'un autre type d'information, l'information structurante. Elle nous parait applicable à l'édification plastique du moi diachronique "implémenté" (sur qui vont agir les chimiothérapies et les psychothérapies). Il semblerait que les variations de décharge seraient, elles-mêmes, porteuses d'information, la fréquence des décharges étant le nombre de potentiel d'action dans un temps donné. On a vu aussi que la névroglie était toute dernièrement invitée dans un rôle avec effet sur le fonctionnement synaptique. Les sciences cognitives utilisent le terme d'informations dans un sens différent de celui de message nerveux. Le vocabulaire des sciences cognitives[1] nous dit qu'il est nécessaire d'étudier "comment l'information de l'environnement est encodée, sélectionnée,

[1] Note : Vocabulaire des sciences cognitives PUF 1998. Houde Kayser Koenig Proust Rastier

organisée, stockée, récupérée par le biais des systèmes sensoriels perceptifs, attentionnels et mnémoniques". On pourrait, au-delà du rappel mnémonique, évoquer aussi les informations liées à la conscience impressionnelles et au corps, et celles liées à la conscience intentionnelle. Ce fonctionnement d'apparence chaotique et kaléidoscopique va aboutir à la pensée, à l'image, au vécu, à l'action. Selon la pensée de Cocteau, on nous pardonnera, à travers notre modèle de personnalité qui comporte des larges plages de blanc, de feindre d'en connaître tous les mystères… En éthologie, on désigne comme informations l'ensemble des données fondamentales fournies à un être vivant, par son environnement ou par son milieu intérieur. Selon Thines et Lempereur, en psychologie, l'information désigne "l'ensemble des données significatives et concertantes pouvant être transmises par un signal ou une combinaison de signaux et ayant pour but une adaptation". L'information comporte une source, des récepteurs, des dispositifs. On parle d'entrée (input) et de sortie (output) lorsque le comportement a été modifié. Chez l'homme, il faudrait ajouter aux signaux les significations. Le même ouvrage indique qu'en sociologie au psychosociologie "on entend par information soit un contenu significatif, soit un processus par lequel ce contenu est transmis d'un sujet à un autre ". La référence est dans ce dernier cas la communication. L'interactionnisme symbolique est une des approches de la psychosociologie compréhensive. Le processus d'interaction est symbolique. C'est-à-dire : "il est l'objet d'un échange de significations". L'interactionnisme animal en reste à un interactionnisme de signaux. David Le Breton écrit "le monde social n'est pas préexistant à la manière d'une structure dont il faudrait s'accommoder ; il est constamment créé et recréé par des interactions à travers des interprétations mutuelles suscitant un ajustement des acteurs des uns par rapport aux autres". Le concept d'information pour évoquer les états mentaux reste insuffisant. Plus modestement, on dira que si un état (E) interne d'un système cognitif est corrélé à un fait (F) alors on convient qu'il l'indique. Nous sommes intéressés par l'ensemble information/interprétation/signification. Mais ceci nous éloigne de la conception inaugurale de Shannon. Selon une remarque d'Henri Atlan, "la théorie de Shannon n'a permis de quantifier l'information qu'au prix de la mise entre parenthèse de la signification". Atlan s'est intéressé, à travers son principe d'ordre par le bruit, au problème qu'avait dû négliger Shannon. Mais comment calculer en terme d'informations, chez l'être humain, ce qui vient à la fois de l'ontogénèse, de l'épigénèse, du développement avec son histoire et ses avatars, et enfin du contexte hic et nunc ? Comme le confirme le mathématicien Jean Paul Delahaye (96) c'est tout à fait impossible aujourd'hui. On peut douter que cela soit possible demain si l'on tient à l'exhaustivité. Appliquer les termes d'information aussi bien aux messages nerveux qu'au stimulus, signaux, significations est confusionnant et nous donne l'illusion de passer de façon magique du cerveau aux comportements, vécus, représentations et réciproquement de ces derniers au premier. Exit le mind body problem ! Une signification est corrélée à un fonctionnement cérébral diffus où circulent un ensemble non dénombrable de messages. Le problème est plus simple lorsqu'il s'agit du trajet d'un stimulus visuel et l'on ne sera pas étonné que la neurobiologie de la vision soit une des recherches les plus avancées.

4) Complexité et émergence

Comme nous l'avons évoqué à plusieurs reprises et venons de le faire de nouveau la notion de complexité s'est approfondie par le passage du déterminisme linéaire au non linéaire qui lui est plus proche de la propension. La théorie des systèmes a apporté un éclairage dont le bénéfice reste d'actualité. Selon Luciano Boi (35), mathématicien et philosophe, dans les systèmes dynamiques "le temps se révèle être l'un des constituants essentiels permettant de comprendre le comportement qualitatif de plusieurs classes de phénomènes naturels et dans certains cas d'expliquer pourquoi ils évoluent d'une certaine façon plutôt que d'une autre". L'auteur évoque en particulier les systèmes dissipatifs, ceux faisant intervenir le concept d'attracteurs étranges etc… Il précise "une petite modification des conditions initiales change considérablement l'évolution ultérieure du système". Nous pourrions qualifier l'analogon neurosynaptique diachronique du moi comme un attracteur. En lien avec l'autre attracteur, l'analogon neurosynaptique du Moi/conscience synchronique. On évoque le caractère systémique des maladies de la personnalité concernée par une psychiatrie non lésionnelle. Pour s'en tenir à la biologie, en particulier à la neurobiologie, on peut reprendre les propos de Jean-Pierre Dupuy (126), dans un ouvrage collectif : "la théorie des systèmes complexes permet de tenir pour non contradictoires les deux propositions suivantes :

1) les phénomènes vivants sont des phénomènes physico-chimiques
2) les phénomènes vivants ne sont pas réductibles aux phénomènes physico-chimiques qui les ont engendrés parce qu'ils sont infiniment plus complexes qu'eux".

Certains mécanismes vivants engendrent une phénomalité émergente qui n'est pas réductible à sa condition d'engendrement. Le niveau émergent acquiert une autonomie relative et devient capable de s'auto-déterminer (d'ou le concept d'auto-organisation), voir de rétro-agir. Nous ne pouvons que constater que la matière vivante introduit le concept incontournable d'émergence, concept bien entendu fondamental s'agissant du "mind body problem" et de la psychiatrie. Cette question du rapport psycho↔biologique est plus facile à appréhender par le biais de la dimension pathologique, psycho-pathologique, qui induit un déterminisme autre que le simple niveau biologique (et celui de la survenance normale), ou psychologique. Nous avons exposé grâce aux concepts de structure, d'information, de système, d'autopoïèse, une conception élaborée du vivant qui rapproche ce dernier du niveau émergent qui est le psychisme, ce que ne permet pas la seule représentation du vivant comme un objet physique inanimé. Luciano Boi confirme qu'il s'agit d'une nouvelle conception de la nature qui, sous cette forme, "ne sépare plus totalement le milieu vivant de la matière soi-disant inerte, ni la sphère des phénomènes dits naturels des faits humains (psychique, culturel etc.)". L'auteur insiste sur la dimension temporelle et les non linéarités et il ajoute en critiquant le réductionnisme ontologique de certains biologistes qu'il est nécessaire de concevoir "des modèles théoriques et épistémologiques qui soient aptes à rendre compte d'une telle richesse et complexité de la réalité physique et de la nature humaine, ainsi que du caractère infini, pluridimensionnel et inépuisable du sens". Selon Matras et Chapoutier (300) : "un vivant est un système hautement organisé, qui possède le même bagage matériel et énergétique que le reste du monde, mais qui le gère différemment. Il repose sur des bases que l'on peut décrire aujourd'hui avec profit à partir des concepts d'information et de structure". André Pichot (348) nous explique que le vivant est capable de se spécifier en entité distincte de ce qui devient son milieu extérieur et "le vivant ne peut être défini que comme ce qui définit soi-même". Ce qui n'est pas sans évoquer la psyché qui, elle aussi, peut être définie comme ce qui se définit soi-même. Le Moi a aussi une aptitude nécessaire à constituer une frontière avec ce qui extérieur. Du moins si on désigne par extérieur l'extériorité et non le monde transitionnel et commun, le monde social et institutionnel, symbolique. Pichot ajoute « le vivant se définit par la capacité de sa matière (la matière vivante) à se constituer en entité distincte de ce qui devient ainsi son milieu extérieur, milieu avec lequel il effectue divers échanges (matière, énergie, information) régis de manière stricte par l'organisation physico-chimique de part et d'autre de la frontière les séparant". Pour ce penseur de la biologie "le milieu extérieur n'est pas une simple toile de fond, il est à l'être vivant ce que le pôle (-) est au pôle (+)" et "en tant que dialogue, la vie est un processus bipolaire unissant l'être vivant et son milieu en même temps qu'elle différencie l'un de l'autre". Ce qui est également important, c'est le maintien de l'identité à travers l'ontogénèse et l'épigénèse et l'histoire des transformations des structures. Selon Lucinio Boi : "l'ontogénèse d'un système vivant est l'histoire de l'évolution et de la conservation de son identité par la perpétuation de ses capacités d'auto-organisation dans l'espace substrat de son métabolisme biochimique et physiologique". L'identité psychique se conserve aussi à travers la mémoire autobiographique et les relations subjectivité-intersubjectivité relevant de l'auto-organisation si nous acceptons l'analogie du psychique avec le vivant.

Le concept d'auto-organisation est une avancée. Jean-Marie Lehn[1] a ainsi pu développer une chimie supramoléculaire et intégrer sa recherche dans cet horizon. Cette science est devenue une science de l'information avec l'étude des réponses aux interactions avec l'environnement. Pour ce chercheur " la

---

[1] Note : Jean-Marie Lenn "vers la matière complexe". *Le Débat* n°152 novembre décembre 2008. L'auteur est titulaire de la chaire des interactions moléculaires au Collège de France.

complexité implique et résulte de la multiplicité des composants, de l'interaction entre eux et de l'intégration de l'ensemble comprenant *corrélation, couplage* et *rétroaction* ". Trois maitres mots qui pourraient inspirer la neurobiologie. Il est difficile de ne pas percevoir de résonnance avec le fonctionnement cérébral : corrélation, couplage, rétroaction. On pourrait ajouter *bifurcation.* On note aussi chez ce scientifique l'usage du mot *émergence* "à chaque niveau de complexité croissante se manifeste l'émergence de nouvelles propriétés, propriétés qui sont déductibles de celle du niveau inférieur mais ne leur sont pas réductibles". L'auto-organisation est un état métastable (intermédiaire entre stabilité et instabilité), qui a l'aptitude comme on l'a vu de se différencier de son milieu et de se maintenir différente. On a caractérisé la vie par cet aspect néguentropique à l'opposé de l'entropie qui exprime elle la dégradation inévitable de l'énergie. Selon le dictionnaire Godin (déjà cité) la néguentropie est un terme forgé par Léon Brillouin pour rendre compte du phénomène vivant ne respectant pas la deuxième loi de la loi thermodynamique. Le même ouvrage précise à propos de l'entropie négative, la néguentropie, qu'elle sera utilisée pour rendre compte du côté créateur de la vie. Evoquant la phrase célèbre de Bichat : "la vie est l'ensemble des fonctions qui résistent à la mort", on peut associer survie et autonomie, conquise grâce à la néguentropie. Hans Jonas (228) dans son ouvrage "le phénomène de la vie" voit dans cette autonomie le début d'une proto-liberté. Tout se passe comme si *l'auto-organisation* se préoccupait de sa propre *durée* et de sa propre *identité.* Ne serait-ce que pour maintenir le milieu interne, l'homéostasie. Pour la psyché, nous dirions le for intérieur, le monde intérieur. Jonas souligne aussi le lien et non l'opposition entre une certaine marge de liberté et la nécessité. La liberté ne flotte pas dans l'éther mais s'appuie sur des déterminismes car l'être vivant est un être concret. Nous avons déjà évoqué l'image de la colombe qui tombe car elle s'imaginait que, libérée de l'air, elle volerait mieux dans le vide. Elle tombe si on accède à son caprice. Ces déterminismes sont biologiques, nous avons vu aussi qu'ils sont sociologiques et psychologiques. Il est important de chercher à les connaître même si il reste toujours un insu, lié à l'inconscient s'agissant du déterminisme psychologique et du résultat incomplet de notre auto-analyse.

5) Déterminisme non linéaire et chaos

"Le temps traduit la relation de la conscience avec la vie".
Nicolas Grimaldi

Pour Prigogine (370) les lois nouvelles de la physique, de l'inanimé, sont devenues plus proches de l'ordre du vivant, plus compatible avec cette réalité des propriétés biologiques, ordre qui posait problème au cartésianisme avec l'approche mécaniste de l'animal-machine. Prigogine cite comme défis de la science nouvelle les phénomènes complexes dont elle doit rendre compte, par exemple la météorologie ou l'activité électrique du cerveau. Ce scientifique insiste sur les fluctuations loin de l'équilibre. Les structures dissipatives liées à cet état entrainent des potentialités qu'on ne pouvait rencontrer dans l'équilibre. Nous avons évoqué l'importance du temps dans l'activité cérébrale, de la temporalité dans celle de la psyché et en particulier de la conscience. Les auteurs de "la nouvelle alliance" nous précisent que la physique d'aujourd'hui "ne nie plus temps". "Elle reconnaît le temps irréversible des évolutions vers l'équilibre, le temps rythmé des structures dont la pulsion se nourrit du temps qui la traverse, le temps bifurquant des évolutions par instabilité et amplification de fluctuations, et même ce temps microscopique…..et qui manifeste l'indétermination des évolutions physiques microscopiques. Chaque être *complexe* est *constitué* par une pluralité de temps". De même qu'une physique de la complexité comble la distance de l'inanimé au vivant, une biologie de la complexité se rapproche des propriétés du psychisme. Erwin Lazlo (261) évoque les systèmes du troisième état, différents des deux autres qualifiés de classique. Il s'agit des états dans lesquels le système est soit en équilibre, soit proche de l'équilibre et tendant vers l'équilibre. Dans ce type de fonctionnement, l'équilibre est un pôle d'attraction. L'équilibre maniaque ou l'équilibre mélancolique sont-ils de tels pôles ? L'euthymie évoquerait l'harmonie dans le contraire comme l'arc et la lyre invoqués par Héraclite. On pourrait imaginer un état maniaque ou mélancolique proche de l'équilibre et tendant vers l'équilibre au sens unipolaire et homogénéisant, au sens stationnaire. L'euthymie et ses fluctuations normales (comme la tristesse et la joie) que le sujet peut amplifier ou restreindre à certains moments évoquent plutôt le troisième état de Lazlo, celui qui se trouve très éloigné de l'équilibre stationnaire. Cet auteur nous dit qu'il peut " ainsi amplifier certaines fluctuations et évoluer vers un nouveau régime dynamique radicalement différent de l'état stationnaire". Ce troisième état, disions nous, évoque la ligne de crête de l'euthymie, de l'équilibre thymique.

Chez l'être humain, le développement et l'autonomisation de l'humeur, de la thymie et la fonction anthropique nous éloignent de la régulation animale des dispositions instinctivo-affectives, en particulier émotionnelle. Cette bifurcation anthropique entraine une vulnérabilité potentielle. En ce sens, la pathologie maniaco-dépressive est une diathèse liée à une génétique complexe et à une histoire de vie, histoire incluant le développement et la petite enfance. Cet état loin de l'équilibre peut aussi être imaginé à travers le fonctionnement cahotique, qui serait celui de la normalité, du thymostat hypothétique. Normalité liée aussi à un système psycho-biologique ago-antagoniste avec deux attracteurs, la rupture entrainant l'état stationnaire mélancolique ou maniaque. Le chaos "élimine l'utopie laplacienne d'une prédictibilité déterministe" selon Gleick (171) qui y voit la troisième révolution scientifique après la relativité et la mécanique quantique. Ce chaos concerne le fonctionnement de systèmes. Il peut conduire à l'étude des rythmes cardiaques, et de leurs troubles, comme à celle des rythmes électriques cérébraux. On est plus proche du concept Popperien de propension. Dans la même approche, on peut évoquer le système stochastique qui est un ensemble indéterminé mais où toutefois une certaine probabilité d'actions relativement stables sont identifiables. Le chaos se formalise comme étude qualitative d'un comportement apériodique instable dans des systèmes dynamiques déterministes et non linéaires. L'attracteur étrange est un concept qui a bénéficié des travaux de Poincaré sur les systèmes dynamiques à trois dimensions. Yves Pomeau, dans l'ouvrage traitant de la complexité (360), nous indique que l'attracteur étrange désigne un comportement dans lequel les trajectoires ne repassent jamais au même endroit. Le bassin d'attraction est caractérisé par le même auteur comme "la région des points qui vont tomber sur l'attracteur étrange... l'attracteur étrange indique une sensibilité par rapport aux conditions initiales, en ce sens qu'une petite variation initiale sera amplifiée. Il peut y avoir plusieurs attracteurs, étranges ou non, dans le même système ... plusieurs types de comportement sont possibles et suivant les conditions initiales, tel ou tel type de comportement, aléatoire ou non, apparaîtra. Ce sont alors les bassins d'attraction qui définissent les différents comportements". En résonnance à ces propos, on ne peut s'empêcher d'évoquer le cerveau avec les trois influences, celle de l'ontogenèse, celle de l'épigénèse, celle de la structuration aussi par l'expérience (avec le rôle du Kairos). Le cerveau comme le psyché fonctionne grâce à cette complexité comme une auto-organisation dont le dynamisme est lié à la propension et n'écarte pas l'aléatoire. Sous cet angle, le cerveau vivant est un système non linéaire complexe. A la question : l'activité bio-électrique du cerveau est elle cahotique, Buser et Lestienne (51) répondent positivement. En ce qui concerne les crises d'épilepsie (avec foyers temporaux et dont intéressant la psychiatrie) les évaluations fondées sur une analyse non linéaire permettraient une prédiction des crises quelques minutes avant leur survenue, ce que ne permet pas de faire une évaluation fondée sur un modèle classique, linéaire. Les auteurs concluent que "l'activité électrique globale du cerveau, ou plus précisément des territoires limités du cortex, tend à être gouverné par des attracteurs... généralement de quatre à six". Gleick (171) cite les travaux d'un psychiatre, Arnold Mandell, qualifié de dynamicien[1]. Dès 1985, ce psychiatre mettait en cause le pardigme sous jacent à la psychopharmacologie. Il considère que, en dehors du contrôle de certaines manifestations aigües de quelques maladies mentales, la psychopharmacologie est plutôt en échec s'agissant du moyen terme et long terme. Très peu de patients peuvent être considérés comme guéris. Quand aux conséquences à long terme des traitements, elles sont insuffisamment évaluées. On connaît en particulier les obésités et les troubles neurologiques notamment induit par les antipsychotiques de type neuroleptiques. On se

[1] Note : article cité : "From molecular biological simplification to more realistic central nervous system dynamics : an opinion".

demande actuellement si l'usage très répandu des antidépresseurs n'accroit pas la fréquence des effets cyclothymiques avec inversion de l'humeur. Les rechutes seraient plus fréquentes avecc une plus grande sensibilité à un stress ou un problème relationnel. Seul le lithium échapperait à cet effet déstabilisant sur le "thymostat". Mandel souligne le caractère trop linéaire du schéma implicite de la neuropharmacologie dominante : un gène → un peptide → un neurotransmetteur → un récepteur → un comportement animal → un syndrome clinique humain → un médicament → une échelle d'évaluation. Mais la dynamique du cerveau est non linéaire avec un enchevêtrement de sous systèmes, de niveaux, de boucles diverses d'où émerge in fine la boucle "étrange" qui est le Moi. Marie Christine Hardy Bayle (190) critique l'option psychopharmacologique implicite de type : à thérapeutique identique, cause identique. Cette déviation est renforcée par le DSM IV, cheval de Troie de la mondialisation chimiothérapique. La multiplication des "dépressions" qui, le plus souvent, sont des para-dépressions a sans doute, en plus de l'effet de mode des médias friands du termes, une de ses causes dans l'utilisation abusive de psychotropes (benzodiazépines et thymoanaleptiques) qui eux-mêmes engendrent une forme de dépendance et une attitude d'évitement de la recherche de significations des affects. L'approche psychiatrique nécessite une option pour des causalités non linéaires de type propension et le recours à la théorie des systèmes. Pierre Roubertoux (395), neurobiologiste et généticien, met bien en évidence l'illusion de la pensée linéaire qui fait à tort l'hypothèse implicite d'un isomorphisme entre trois niveaux, le niveau génome, celui du cerveau et celui des comportements. Nous y reviendrons dans le chapitre consacré à la personnalité psycho-biologique.

S'agissant de la théorie des systèmes, elle reste d'actualité comme le montre la réimpression de l'ouvrage ancien de L.Von Bertalanffy. Elle se base sur trois principes généraux :

- le tout est supérieur à la somme des parties
- l'interaction nécessite une connaissance du contexte
- la causalité essentielle est non linéaire, par exemple en boucle avec rétroaction.

Cette théorie des systèmes rejoint celle de la complexité et des émergences. Pierre Roubertoux (déjà cité) montre que, pour un organisme, le passage d'un niveau donné à un niveau d'intégration plus élevé s'accompagne d'un gain d'informations mais aussi de l'obsolescence d'une causalité "mécanique" et linéaire au profit de ce que Popper désigne comme propension. Il en est ainsi lorsqu'on passe du gène au cerveau et de manière encore plus accentuée du cerveau au comportement. Mario Bunge (50 bis) dans la même optique indique "la perception, la sensation et les formations de pensées sont des fonctions de systèmes neuronaux qu'aucun neurone individuel ne peut manifester". Roubertoux en conclut qu' "il est impossible de concevoir une relation linéaire entre gène et phénotype" et que "non seulement la carte chromosomique des comportements était du domaine de l'utopie, mais elle était un non sens". La complexité organisée est définie par Jean Paul Delahaye (96) comme "fortement structurée, riche en formes diverses et combinaisons d'éléments ajustés les uns aux autres". Elle se distingue de la complexité banale (au sens d'absence de toute régularité). Cette complexité organisée aboutit au concept d'émergence qui est au cœur de la psychiatrie mais dont peut se passer la médecine somatique d'organes, organes qui ne sont à leur échelle que des "machines" et des "usines". La psyché (et donc le Moi) émerge du cerveau qui en est la condition (à ne pas confondre avec cause). Cette réalité émergente est une boucle psycho-biologique qui, une fois crée, est douée d'une certaine autonomie par rapport au substrat dont elle émerge ou sur lequel elle survient (survenance). La conscience est à elle-même son propre stimulus. La psyché est une auto-organisation. Pour Jacques Ricard (382 bis), le système organisé "est un ensemble d'éléments en interaction mutuelle de telle sorte que les propriétés globales, collectives du système sont différentes de celle de l'ensemble de ses éléments constitutifs, et non directement prédictibles à partir de celle-ci". S'agissant de l'émergence : "si les propriétés collectives du système sont plus riches que les propriétés individuelles des éléments, on dit que le système possède des propriétés émergentes". Il donne comme exemple la cellule vivante "les composants d'une cellule ne sont pas vivants. La vie est émergente et non pas résultante relativement aux composants d'une cellule". Lorsque nous écrivons que la psyché émerge du cerveau qui en est la condition, nous allons dans le même sens. Cela est vrai pour la conscience. La conscience de l'éveil suppose l'intervention du non Moi, du Monde extérieur et n'est pas la résultante du seul cerveau. La survenance de tel état du moi est liée, elle, à la propension.

Pour revenir à la psychiatrie et au concept de non linéarité, il faudrait que les psychiatres, qui commentent les travaux des chercheurs, se gardent de trop extrapôler à propos de l'imagerie cérébrale et des expériences chez la souris. Ainsi, l'hippocampe est mis en cause à la fois dans les états dépressifs et la schizophrénie. Mise en cause à travers l'observation d'une atrophie ou d'une hypothèse sur une substance, le glutamate par exemple. Il faut garder à l'esprit que l'hippocampe fait partie d'un système, le système limbique et que les fonctions complexes de ce système ne peuvent être expliquées de manière causale linéaire. Karli (déjà cité) écrit à propos du dialogue de l'organisme (et donc du cerveau) avec son milieu, qu'il faut tenir compte de l'histoire de ces interactions : "il ne saurait donc surprendre que les répercussions d'une lésion limbique (touchant en particulier, l'amygdale, l'hippocampe ou certaines régions du cortex "transitionnel") soient d'autant plus profondes que, parmi les facteurs de motivation entrant en jeu, ceux liés à l'expérience passée, au vécu individuel, jouent un rôle plus important. Ce rôle est primordial dans le cas des comportements socio-affectifs...". Il faut souligner dans la non linéarité la prise en compte de l'histoire, de la temporalité. S'agissant du système limbique, le neurobiologiste cité montre comment "il intervient de façon essentielle dans l'expression des nuances individuelles du comportement, dans l'expression d'une personnalité modelée par un vécu". Voilà qui devrait nous éloigner de modèles trop réducteurs, modèles qui doivent être repensés dans le cadre de la personnalité globale.

B. Vues spéculatives

1) Boucles étranges

La conscience émerge des corrélats neuronaux qui fonctionnent comme des systèmes dynamiques complexes non linéaires, des auto-organisations dotés de rétroactions et apte à se coupler avec le monde extérieur. Ce sont des systèmes ouverts et (ou) fermés. Nous distinguons la conscience et les contenus de conscience. La *conscience phénoménale* est le contenant, l'écran neuro-phénoménal. La *conscience automorphe* est celle qui donne des formes (informe) et, en cela, assure l'existence de contenus, qu'il s'agisse des contenus de l'onirisme liés à la clôture opérationnelle d'un Système Moi↔Monde ici fermé ; ou des contenus de la vie mentale éveillée, contenus liés au for intérieur et à l'extériorité et donc ici au système Moi↔Monde à la fois ouvert et fermé. Avec dans ce dernier cas de figure intrication d'une extraspection (terme que nous définissons dans notre conclusion) et d'une introspection. Nous évoquons l'émergence s'agissant de la conscience et la survenance s'agissant des contenus. La conscience est l'écran vivant qui nous paraît correspondre à ce que Benjamin Libet (291) nomme E.M.C : l'état mental conscient qui est pour lui "une perception subjective unitaire ou unifiée". La conscience écran vivant (C.E.V.) liée à l'émergence transcérébrale assure la médiation entre les activités des populations neuonales hic et nunc et le contenu de conscience lié à la survenance. Sans C.E.V, sans émergence, pas de survenance, y compris dans le rêve où existe une proto-conscience écran onirique (reformatée lors de l'éveil) et une succession de survenances de contenus, les contenus du scénario du rêve. La C.E.V, au sens plein, ne fonctionne totalement que si il y a un effet de reformatage par action sur le cerveau de l'extériorité, donc dans l'éveil, la vigilance. L'imaginaire de la vie onirique est retenu (sauf dans les états pathologiques oniroïdes). Le reformatage donne à la conscience sa pleine autonomie et son orientation. Elle n'est plus un automatisme "mental". Le sujet peut faire le choix, par la conscience d'accés, de la rêverie ou d'une tache cognitive. Il a une certaine capacité de diriger, d'orienter. De la conscience écran vivant (C.E.V), Libet fait l'hypothèse qu'elle résulterait d'une communication qui serait de nature autre que celle résultant des connexions, réseaux, faisceaux neuronaux. Pour nous, ces derniers sont davantage liés à la survenance des contenus (de la conscience). C'est un champ activé par d'autres moyens. On a vu que ce problème qui reste mystérieux en égard à nos connaissances actuelles se trouve de nos jours orienté par exemple vers une approche quantique du fonctionnement cérébral.Nous avons déjà cité le mathématicien et physicien Roger Penrose (entre autres). Benjamin Libet dit lui-même que "l'E.M.C. putatif ne fait pas partie des catégories existantes d'états physiques connus...". Il est une catégorie "phénoménologique qui n'est pas réductible aux mécanisme neuronaux, bien qu'il leur soit étroitement relié". Si l'E.M.C ou ce que nous préférons nommer la conscience-écran-vivant (C.E.V) est médiateur, il permettrait à la fois la survenance de contenus mentaux mais aussi l'effet du mental (doté d'une certaine autonomie) sur ce que Libet nomme les fonctions neuronales. Ce dernier processus mériterait le terme d'incarnation, du moins chez le sujet éveillé. Le rêve paraît plus proche d'un déroulement, d'un flux de survenance de contenus mentaux, ceux du scénario du rêve marqué d'un automatisme onirique. Chez le sujet éveillé, la C.E.V étant émergente et médiatrice permet la réalisation de contenus à partir d'un double potentiel,conjugué, de survenances et d'incarnations. Cette réalisation se faisant non dans le cadre d'un déterminisme stricte mais d'une propension. Pour simplifier nous parlerons de Moi/conscience/contenu de conscience et nous ne reviendrons pas sur la distinction qui restera souvent implicite entre la conscience en tant que contenant et médiatrice (la C.E.V) et les contenus de conscience liés au moi et à la dialectique survenance et incarnation. Ces développements ne veulent modestement qu'illustrer le "tout se passe comme si". Comme si, pour rendre compte de la complexité, il fallait distinguer émergence, survenance, incarnation, Top down, Bottom up etc...

Nous distinguons le moi/conscience/contenus de conscience synchronique, hic et nunc, et le moi diachronique "implémenté" qui représente toutes les potentialités du sujet telle qu'elles sont inscrites dans le système nerveux central à partir de l'hominisation, de l'humanisation, de l'ontogénèse, de l'épigénèse, et des traces de l'expérience, de l'identité narrative etc. Bien entendu l'intégration est permanente entre les deux analogons neurosynaptiques qui ont un support en grande partie commun et fonctionnent en boucle avec une dialectique entre un fonctionnement synchronique pour l'un et diachronique pour l'autre. L'analogon du Moi/conscience/contenus de conscience (M/C/CS), est un analogon neuro-synaptique de type assemblées neuronales furtives accédant successivement à la "notoriété". De type "nuageux", il connaît une rencontre entre les causalités ascendantes s'inscrivant dans la survenance et les causalités descendantes, ou la psyché, a acquis une certaine autonomie et obéit à la régle, elle aussi de type propension, qui est celle de l'implication (un état mental A a le potentiel d'impliquer un état B ou C etc...). Un besoin, survenant, a priorité sur la conscience d'accés et peut interrompre les concaténations de la pensée du sujet qui s'était isolé de la conscience de son corps. Il y a rupture dans les relations d'implications des contenus psychiques. Le niveau psychique rétro-agit sur le niveau neurobiologique qui en a été la condition, et non la cause au sens strict sauf peut-être s'agissant de besoins primaires, ceux en particulier assurant la survie, l'homéostasie, la vie. Dans ce dernier cas, le niveau neurobiologique peut contraindre le niveau psychique. On peut retrouver cette contrainte dans les conditions artificielles créées par l'addiction et le sevrage de substances. Incarnation et survenance constituent ces boucles étranges, terme que nous empruntons à Douglas Hofstadter (204), boucles étranges qui impliquent aussi l'émergence comme nous l'avons indiqué à propos du contenant médiateur. Boucles étranges entre la psyché en tant que Moi/conscience/contenus de conscience avec son potentiel d'états psychiques possibles hic et nunc pour un sujet donné et l'analogon neurosynaptique (ici synchronique et diachronique) avec son potentiel d'assemblées neuronales possibles. Nous ne pouvons qu'être proche des théories de Sperry (cité par Benjamin Libet). Le célébre neurobiologiste "opte pour la possibilité selon laquelle les fonctions mentales puissent contrôler certaines activités neuronales sans être complétement déterminées par les lois naturelles du monde physique" (ajoutons les lois actuellement connues). Pour Sperry, l'activité mentale peut à son tour, en raison d'une certaine autonomie qui fait que le mental est un stimulus pour le mental et qu'un état mental implique un potentiel d'états mentaux, de même que du fait que le mental n'existe pas sans le neurobiologique, l'activité mentale incarnée, disions-nous, peut influencer l'activité neuronale, l'activité du cerveau. Nous retrouvons les fonctionnements en boucle du modèle hybride de la personnalité, modèle psycho↔biologique. Et également le néodualisme interactionniste (Libet). Quelle est l'articulation entre le méta-niveau, le niveau émergent qui est celui de la conscience phénoménale et les niveaux neurobiologiques ? Nous constatons cette articulation même si nous en ignorons toujours la nature spécifique. Il faut affronter ce constat en attente d'une explication probante faisant appel à des paradigmes autres que ceux que nous manipulons actuellement. Mais s'agissant de la recherche neurobiologique et des thérapies physiques ou chimiques des troubles mentaux majeurs, il apparaît une possibilité de reconnaître certains processus locaux ayant un impact de type propension sur cette articulation de la survenance (*du contenu)* et des niveaux neurobiologiques, et la possibilité d'utiliser cette connaissance qui ne fait pas intervenir le cerveau dans son ensemble …

Comment évoquer maintenant le redoutable "mind body problem"dont la psychiatrie ne peut faire l'économie car il est au cœur de sa théorie et de sa pratique, fait fondamental qui n'est généralemennt pas évoqué dans les précis et traités de la psychiatrie. On n'a pas le droit d'en faire l'impasse. La dimension n'est pas seulement psycho↔biologique ou Bio↔psycho↔sociologique mais plutôt, s'agissant de l'être humain : Bio↔Psycho/socio↔anthropologique.

Tout se passe, au niveau du mental, comme si il existait une propension causale propre qui est une relation d'implication. Qu'il s'agisse de logique cognitive ou de "logique" de l'affectivité (y compris celle de l'inconscient freudien). Il existe aussi un inconscient cognitif. Une siginfication A implique une signification B ou C etc avec de multiples bifurcations. Un état mental A implique un potentiel d'états psychiques chez un sujet donné, à un moment donné, dans un contexte donné. Cette relation d'implication atteste de l'autonomie du psychique et de son émancipation d'un déterminisme qui resterait une causalité réduite au seul neuronal. La concaténation des contenus psychiques obéit à une relation d'implication ce qui conforte l'approche psychogénétique. On l'a vu à propos de la psychopathologie et de la psychiatrie dynamique. La psychanalyse a introduit comme facteur influencant la concaténation un attracteur supplémentaire, l'inconscient. On ne peut parler que de propension en particulier chez le sujet normal. La psyché s'émancipe des états neuronaux fonctionnant en circuit fermé, en clôture opérationnelle. Chez le sujet éveillé, le système neuronal est ouvert. Le scénario onirique du rêveur indique le poids de la survenance en système fermé. L'influence et l'incidence de l'extériorité chez le sujet éveillé reformate la capacité simulatrice du cerveau qui est retenue et développe la capacité imitatrice, spéculaire. Chez le sujet délirant se produit une clôture opérationnelle pathologique qui n'est pas sans évoquer celle, physiologique, du rêve. Les relations d'implication qui reflètent une certaine autonomie du psychisme ne flottent pas dans l'ether. Les états psychiques induits par des états psychiques sont évidement corrélés à des états cérébraux. Cette corrélation est active ou (et) passive. Dans l'incarnation elle est active, dans la survenance elle est passive. La propension est descendante dans l'incarnation et ascendante dans la survenance. Ce n'est pas le psychique seul qui agit sur le cerveau. Le psychique n'est jamais seul. C'est le psychique incarné donc corrélé à des traces neurales. Les états mentaux ne sont pas des états physiques mais ils supposent un état physique animé, un état physiologique, comme le son musical suppose l'instrument et aussi l'instrumentiste. Certains courants de la philosophie de l'esprit dénonce le dualisme interactionniste. Cette dénonciation repose sur un postulat inexact, celui de considérer le cerveau comme un objet non vivant, un objet physique inanimé de type "in silico". Le psychique n'existe pas isolé s'agissant du cerveau vivant. Il comporte toujours des traces neurales au moment où il se produit comme événement, moment. Le contenu mental A qui a une propension, par relation d'implication, à induire un état mental B ou B_1, ou B_2 etc, en tant que potentiel, a un effet à travers ses traces dans le cerveau. Il devient actif dans le cerveau, il exerce une influence. En effet, dans une pensée en boucle, le contenu mental peut être analysé comme passif et (ou) actif. Survenance et incarnation sont l'avers et l'envers d'une boucle qui est aussi une bande de Moebius. L'interactionnisme a pour base déjà la science de la nature, mais pas seulement. La nature inanimée n'est qu'un cas particulier. Nous avons évoqué le concept de naturalisme attenué de Habermas et la métaphysique naturaliste de M. Conche.

Une signification en entraine une autre dans une logique d'implication et en fonction du nombre d'attracteurs. A une signification correspond, aussi fugitive que sa prise de conscience, un état activé ultrabref, d'une population neuronale détentrice, dans l'instant, d'une notoriété cérébrale également fugitive. Tout ceci dans un flux de notoriétés cérébrales successives avec à l'arrière plan une multitude de notoriétés potentielles. Nous n'emprunterons donc pas à Michael Esfeld (136) dans son ouvrage sur la philosophie de l'esprit le postulat : "les états mentaux causent des états physiques". Nous dirons plutôt qu'un état mental incarné et actif (toujours doté de traces cérébrales) peut avoir une influence dans la complexité du fonctionnement cérébral. Il est lié à la causalité descendante, top down. Il entre en interaction avec la causalité ascendante, bottom up. Le résultat sera un nouveau contenu psychique doté de traces, traces que lui a conféré la notoriété cérébrale fugitive présente au temps T. Les contenus mentaux fugaces se tissent, à travers leurs traces, avec la conscience – écran – vivant - contenant qui est médiatrice. Incarnation et survenance sont à l'œuvre à travers la médiation de *l'écran neurophénoménal* évoqué par Libet. Penser à une action active partiellement les zones cérébrales impliquées dans l'action. Le passage de l'activation de l'analogon neurosynaptique du moi synchronique au contenu de conscience se fait par la médiation de la conscience contenant, de l'écran neurophénoménal. L'Information (avec un grand I) provenant de cette méga-connexion neuronale informationnelle (avec un petit i) devient une signification, un contenu du moi/conscient. La multitude d'informations (avec un petit i) circulantes de la population neuronale furtive intéressée devient une INFORMATION (avec un grand I) *signifiante* et *phénoménale*. Inversement, un contenu du moi/conscience s'incarne, en tant que signification INFORMEE et à travers ces traces neuronales associées et insecables, dans une méga connexion neuronale par le biais aussi de la conscience écran phénoménale. En résumé, on pourrait imaginer la conscience-écran-contenant (proche de l'E.M.C. de Libet : écran neurophénoménal qu'il nomme état mental unifié et qui est la condition de la subjectivité) traversée par une boucle de type bande de Moebius avec sur une face la signification informée et sur l'autre l'information significative.

Ou dit autrement : information significative↔signication informée. Cette texture Is↔Si, temporelle et événementielle, se tisse en tant que moment, et flux de moments, à l'écran neurophénoménal. Comme nous allons l'évoquer, Pierre Buser imagine lui des opérateurs traducteurs.

2) Les analogons neurosynaptiques du MOI

Poursuivant ces vues spéculatives et la métapsychophysiologie de la subjectivité, il nous faut revenir sur l'analogon neuro-synaptique du Moi. Nous y sommes encouragés par l'œuvre du neurophysiologiste, Damasio, qui n'a pas craint d'évoquer le soi neuronal. Pour nous, ce moi neuronal regroupe deux fonctionnements cérébraux et psychiques intriqués, l'un synchronique l'autre diachronique. Ils sont intriqués mais nous nous servons de la formule thomiste : distinguer pour unir. Moi-conscience-synchronique, coupe transversale du Moi global, est le Moi/conscience/contenus de conscience. Le Moi qui se révèle dans la coupe longitudinale du Moi global est le Moi diachronique, le Moi/sujet "implémenté". Ce dernier s'inscrit dans la durée, façonné par l'histoire du Sujet et de ses interactions, doté de mémoire et de plasticité, liés au sous-systèmes sur lesquels repose l'identité, en particulier l'identité narrative. C'est une auto-organisation qui connaît un développement, un stade adulte et une involution. C'est un système fermé dans le sens où il connaît une clôture opérationnelle que nous avons évoqué aussi à propos du rêve et du délire (reprenant la comparaison du rêve et du délire qui a déjà sa source chez Descartes). C'est aussi un système ouvert par son lien au Moi/conscience, contenus de la conscience, lien qui est fondé dans les deux sens : de l'analogon neurosynaptique "implémenté" vers l'analogon neurosynaptique synchronique et inversement. C'est cet aspect du moi que Damasio (88) dépeint sous forme de soi naturel, soi culturel, soi autobiographique etc dans une recherche dont Jean Pierre Changeux nous dit qu'il "dévoile pour la première fois les fondements neurobiologiques du Soi". Les deux analogons sont liés par une information circulante, mais s'agissant du synchronique vers le diachronique d'une information structurante. Une psychothérapie réussie passe par le moi synchronique et modifie le Moi diachronique "implémenté". Dans le cadre d'une psychogénèse, celle concernant la psychopathologie, l'effet peut être au contraire destructurant. Les médicamentations, la chimiothérapie comme les traitement physiques agissent directement sur le moi diachronique "implémenté". Nous verrions une confirmation de l'utilité de notre distinction entre les deux analogons dans une référence à l'étude de la conscience altérée et de ses bases neurobiologiques. Nous évoquons l'article de Olivia Gosseries et Steven Laurey[1]. Le moi/conscience synchronique est en particulier celui de la perception. L'exteriorité est corrélée dans la représentation, et en plus des centres sensoriels spécialisés, au cortex pariétal et au cortex frontal. Le for intérieur branché sur le moi diachronique comme par exemple dans l'expérience de la conscience de soi, celle des pensées, du vécu etc, le monde intérieur, le monde subjectif est corrélé, lui, au cerveau dit de "mode par défaut". C'est ce que nous avons évoqué précédemment en empruntant le terme de Rest (pensée silencieuse épisodique aléatoire). Ce réseau comporte le précuneus, les jonctions temporo-pariétales et le cortex préfontal notamment. Pour les auteurs cités "ce réseau semble impliqué dans les processus internes tels que les pensées spontanées, le discours intérieur, la mémoire épisodique et la représentation de soi". Nous y ajouterons la conscience impressionnelle et la conscience intentionelle. Cette dernière appartenant aux deux Moi, le moi synchronique et le moi diachronique. Pour nous est évoqué plutôt (mais pas exclusivement ici) le moi diachronique, le Sujet et son analogon "implémenté". Ce réseau serait, pour nous, partiellement activé dans le rêve car il concerne alors un système fermé et

[1] Note : *Pour la science* numéro spécial n°422, Décembre 2012.

une activité cérébrale spontanée, bottom up. Dans l'état pathologique dit végétatif, ou coma non répondant, ce réseau évoqué aurait une activité quasi nulle. Si il devait y avoir un certain degré d'éveil, on l'imagine sans contenu, réduit au minimum phénoménal. Par contre, chez le sujet en état de conscience minimale, le réseau est actif mais moins qu'il l'est chez le sujet sain. A propos du rêve, le professeur Charrier[1] précise que les régions corticales associatives pariétales et frontales, qui présentent une importante activité métabolique dans le repos et chez le sujet conscient, ont ici, dans le sommeil paradoxal, une activité très reduite. Il est difficile, et pour cause, d'apprécier le ressenti de l'extériorité éprouvé par l'enfant intra-uterin. On peut imaginer que le noyau du prémoi-conscience synchronique précède celui du moi diachronique car ce dernier est élaboré dans la durée et en particulier par l'expérience et les interactions. Après la naissance et dans la relation avec l'extériorité et les couplages, ce moi synchronique va précipiter, se cristalliser, s'autonomiser. Le rêve semble réaliser à ce qui a été initialement un analogon commun, peu différencié par carence de l'extériorité, de l'effet de l'éveil.

Si nous résumons : pas de conscience sans moi sauf peut-être dans l'état végétatif où serait partiellement activé la seule fonction neurophénoménale de la conscience écran contenant, mais où le moi diachronique est absent où trop débile pour s'acter. Tout se passe comme si il n'y avait pas de contenu perçu. Peut-être dans des formes moins régressives se manifesterait un inconscient cognitif, précédant une amélioration fonctionnelle ? La neurophysiologie de la conscience altérée et celle de la conscience onirique nous apporteront dans l'avenir des vues précieuses permettant de mieux comprendre le fonctionnement du Moi/conscience et leurs correlations.

3) A propos de la subjectivité

> *"... la subjectivité n'est pas chose ni substance, mais l'extrémité du particulier comme de l'universel... une fois introduite en philosophie, la pensée du subjectif ne se laisse plus ignorer...".*
>
> *"La subjectivité est une de ces pensées en deça desquelles on ne revient pas, même et surtout si on les dépasse".*
>
> Maurice Merleau-Ponty (1967)

Pour Prigogine, les structures biologiques sont des états de non équilibre exigeant une dissipation constante d'énergie et de matière. Par analogie, on peut se risquer à dire que les textures psycho-biologiques du Moi-conscience sont des structures dissipatives d'informations et de significations. Nous avons évoqué la bande de Moebius : information↔significations et le potentiel innombrable de populations neuronales candidates à la notoriété, comme le potentiel innombrable de contenus psychiques candidats à la

[1] Note : *Cerveau et psycho* n°55 janvier février 2013

manifestation, pour un sujet donné, à un moment donné, dans un contexte donné. Le Moi/conscience/contenu de conscience synchronique à l'instant T est un champ de probabilité. Ce champ est dépendant de "l'équipement" du Moi diachronique "implémenté" et de son potentiel. Il est aussi dépendant du contexte, de la situation, de l'histoire du sujet. La psyché est la totalité actuelle et la totalité passée, mais aussi la totalité potentielle des impressions, pensées, intentions, représentations, sensations, perceptions, affects, motivations etc… qui, conscients ou insconscients, sont en puissance dans la personnalité bifocale. Le Moi diachronique "implémenté" est aussi une combinatoire d'inombrables états neuro-synaptiques et dentritiques. Le moi diachronique, disions nous, se crée à travers l'histoire qui lui est consubstantielle. La bifurcation dialectique analogon synchronique et analogon diachronique ne s'opère qu'après la naissance et est liée à l'expérience et à l'extériorité et au temps, au Kairos en particulier. Il s'agit d'une construction sous l'égide de l'hominisation et de l'humanisation. Dans l'ouvrage traitant de l'unité de l'homme et auquel il apporte sa contribution (301), Maturana souligne que l'histoire s'inscrit dans l'ontogénèse et l'épigénèse et "qu'il s'ensuit que la connectivité du système nerveux se modifie au cours de l'ontogénèse de l'organisme en liaison avec la manière dont l'autopoïese de l'organisme se réalise". L'histoire est aussi celle des couplages entre l'individu et le monde. Nous y avons insisté à propos du temps sensible, du Kairos, à propos de la Bildung et de la construction du Moi (hétéro et auto construction). Sans compter l'involution et les déconstructions pathologiques. Nous notons au passage au moins trois déterminismes et (ou) propensions : l'ontogénétique, l'épigénétique, l'auto-organisation. Remarquons que, dès que nous abordons la complexité, nous trouvons souvent la référence au chiffre trois, à la trinité, ce qui n'est pas sans évoquer la théorie moderne du chaos et une de ses origines, chez Poincaré, qui étudia l'influence de trois corps et la difficulté de prévision des trajectoires quand on passe de deux planètes à trois.

A la question puissance ou impuissance de la subjectivité Hans Jonas (230) répond positivement. Il propose une illustration de la "puissance psycho-physique" tout en reconnaissant que "c'est un mystère conceptuel dont le contenu ne peut être rendu compatible avec aucune des logiques qui nous sont accessibles". Il s'interroge : "peut-être cela vient-il de la faiblesse de notre logique, qui est adaptée à d'autres objets, de nature matérielle". Il ajoute : comment "des interactions psychophysiques peuvent (elles) êtres rendues compatibles avec notre connaissance admise de la nature" ? On pourrait dire de la subjectivité qu'elle est compatible avec une connaissance plus approfondie de la nature, mais pas de la seule nature inanimée. Le ré-enchantement de la science du vivant (en particulier doté de système nerveux) par l'approche systémique, l'auto-organisation, la propension, le fonctionnement en boucles, le non linéaire, l'émergence etc rapprochent l'ordre biologique de l'ordre psychologique à travers le neurophénoménal. Raymond Ruyer (déjà cité) dans son ouvrage traitant du néo-finalisme prétendait que l'efficacité de la conscience (et donc de la subjectivité) n'était pas niable mais que la difficulté à l'admettre venait de ce que nous en restions à une physique du macroscopique. Nous avons évoqué la biologie moléculaire et même les auteurs privilégiant le niveau quantique. A un dualisme des substances, nous préfèrons un trialisme des propriétés. Il y a des propriétés physiques, des propriétés biologiques et des propriétés mentales. Luciano Boi écrit que "la relation entre l'esprit et la matière et en particulier l'esprit et l'organisation spécifique de la matière qui la sous-tend, doit être fondée sur l'idée que l'esprit est un processus et non pas une substance". Ruyer soulignait que le vitalisme et le spiritisme étaient faux car l'un et l'autre conféraient à l'esprit le caratère d'une force macroscopique agissant sur des phénomènes à notre échelle. Il y a erreur sur les multiples niveaux qui sont à distinguer et à respecter.

Chalmers (66), quand à lui, est partisan d'un dualisme particulier, celui qu'il nomme naturaliste. Il distingue, comme Marcel Conche (déjà évoqué), naturalisme et matérialisme. Pour lui, et en dehors de toute dérive vitaliste, notre image de la nature s'est élargie à travers la référence à la conscience. Il distingue, comme Libet, l'existence, chez les individus, de propriétés phénoménales ontologiquement distinctes des propriétés physiques. Il y a à tenir compte d'une propriété neurophénoménale chez un certain type d'êtres vivants, ceux dotés d'un système nerveux élaboré. La biologie moléculaire et la neurobiologie des réseaux ne suffisent pas à en rendre compte . C'est un constat de carence. Il faut en prendre acte en misant sur des progrès méthodologiques, scientifiques, philosophiques et épistémologiques futurs ; sur de nouveaux paradigmes. Libet a exprimé la même attente. L'E.M.C., l'état mental conscient unifié est "quelque peu analogue aux champs de force". La conscience en tant que réalité neuro-phénoménale n'est pas réductible à l'activité des neurones et aux connexions et faisceaux neuronaux. Chalmers écrit que pour un scientifique "l'aspect phénoménal est un événement supplémentaire inattendu" dont ne rendent pas compte les théories de l'information, le calcul, les connaisssances de la physique. Ajoutons et de la biologie moléculaire. Il souligne que "la nature de notre monde n'est pas épuisée par les trait que lui confèrent les faits physiques, un autre trait est dû à la présence de la conscience."

Chalmers considère "l'expérience comme une propriété fondamentale non physique et les lois psychophysiques comme des lois de la nature qui ne sont pas des lois de la physique". Les lois de la nature, lois psychophysiques, sont appelées à rendre un jour compte de l'expérience et de la réalité neurophénoménale. Les seules lois de la physique ne le permettent pas. On pourrait écrire : nature expliquée = lois psychophysiques + lois physiques. Le monisme matérialiste ne concerne que le seul domaine des lois physiques. L'expérience, la réalité neurophénoménale, sont des évènements supplémentaires et inattendus si l'on ne considère que le monde physique des objets inanimés et des vivants sans conscience, le monde 1 de Popper. Pour Chalmers, les lois de la physique forment " un système causalement clos". Cet auteur souligne que sa conception reste scientifique. Le matérialisme devient un cas particulier du naturalisme comme, nous l'avons vu, le déterminisme un cas particulier de la propension. Le trialisme des propriétés (physiques, biologiques, psychiques) est compatible avec le naturalisme élargi défini par Chalmers. Nous sommes contraint, dans une vue spéculative de dire "tout se passe comme si", en attendant le développement de nouveaux paradigmes, voir d'une nouvelle science comme l'indique Penrose, science incluant le psycho-physique.

Robert Nadeau (326) nous rappelle que "au lieu de penser, le rapport corps-esprit en terme dualiste, à la manière de Descartes pour qui il existe deux sortes de substances, l'une étendue, l'autre pensante, on peut concevoir ce rapport comme une relation de dépendance entre l'esprit et le corps telle que les propriétés psychiques ou mentales sont dites survenir sur des propriétés physiques ou corporelles, neurophysiologiques en l'occurrence". Il y a un moment psycho-neurobiologique (moment au sens éthymologique de mouvement), ontologique, un événement co-variant qui s'inscrit à la fois dans le temps du cerveau et dans la temporalité de la psyché. L'émergence, comme la survenance et l'incarnation (encore une trinité), témoignent d'un occasionnalisme laïque. L'occasionnalisme était, selon le dictionnaire de Godin, la doctrine de Malebranche. Ce dernier résolvait le "mind body problem" en prêtant à Dieu cette capacité d'accorder pensée et mouvement corporel. Nous sommes à la recherche de ce malin génie qui déclenche sans avoir besoin de produire. Pour les romains, l'occasion était une déesse qui symbolisait à la fois la circonstance qui vient à propos et le Kairos justement.

4) Déterminisme et (ou) propension

Nous avons évoqué le déterminisme psychique général en tant que relation d'implication, toujours apte à multi-bifurquer ; et les déterminismes biologiques de type propension et actualisation de potentialités. Que dire des déterminismes pathologiques. La psychanalyse a développé le rôle de l'inconscient comme attracteur, les mécanismes de défense etc… Dans le cadre de la psychiatrie sans lésion, et en dehors des névroses où s'applique la causalité de type psychogénèse, on a constaté la difficulté de cette psychiatrie sans lésion à élaborer un modèle convainquant de maladie mentale. S'agissant par exemple des diathèses comme la maladie maniaco-dépressive et la schizophrénie. Pour nous, il y aurait eu une construction / reconstruction différente du Moi et de son analogon neuro-biologique avec un mécanisme de taquet rendant compte de la difficulté à enclancher la réversibilité. Cette causalité liée à l'information structurante en défaut ou à l'information destructurante n'élimine pas une psychogénèse associée qui doit rendre compte de la construction du néo Moi/ Monde après la catastrophe et qui peut pérenniser cette dernière ou contribuer à la réduire. Il y a eu changement sans lésion, dans la connectivité de l'analogon diachronique du moi "implémenté". On peut réflechir à des déterminismes neurobiologiques à l'état pur comme l'est celui qui est responsable d'une maladie neurologique (et neuropsychiatrique ?) : l'épilepsie temporale, celle qui modifie les contenus de conscience. En particulier les crises dites temporales peuvent entraîner des modifications involontaires des représentations, de l'affectivité, de la mémoire, du vécu. Elles évoquent la capacité simulatrice du cerveau que nous avons déjà retenu et l'existence d'un automatisme comme il y en a dans le rêve, une succession de survenances qui ne nécessitent pas de contexte cohérent participant pleinement au reformatage de la conscience. Différent de l'automatisme mental de Clerambault et de Janet qui est, lui, symptomatique d'un syndrome clinico-anthopologique (Minkowski), générateur, d'une structure psychopathologique et phénoménologique pour qui l'approche herméneutique cherche des significations. Différent donc des maladies de la personnalité d'une psychiatrie sans lésion. Au cours de leur crise, les sujets épileptiques subissent des modifications involontaires de l'affectivité et de la mémoire. Ils peuvent ressentir de la peur mais aussi de l'euphorie ou de la tristesse, plus rarement de l'excitation sexuelle. On note aussi, souvent, des illusions visuelles ou auditives, voir des hallucinations. On décrit le sentiment de déjà vu, de familiarité avec l'environnement. Le sujet peut avoir l'illusion d'une résurgence d'une situation vécue dans le passé. Ces expériences dites de niveau supérieur, peuvent entraîner, comme dans certaines maladies mentales, un syndrome de dépersonnalisation, de désanimation ou de déréalisation notamment. On a souvent cité le personnage crée par Dostoïevski : le prince Myskin. L'écrivain, lui même atteint d'épilepsie temporale, décrit aussi chez ce personnage des états extatiques. Ces états sont entièrement réversibles ; il n'y a pas de mécanisme de taquet. Ils évoquent une auto-activation de ce que nous avons désigné comme l'analogon neurosynaptique. Cette auto-activation pèse sur l'analogon neurosynaptique du moi synchronique et l'oriente dans un clivage de ce moi synchronique par ailleurs couplé à l'extériorité . Mais ici l'extériorité ne reformate pas la conscience avec contrôle de l'imaginaire (qui évoque celui du rêve). La conscience d'accès est altérée et même suspendue. Le moi-suppôt "implémenté" reste lui indemne. Ce qui confirme l'intérêt de notre distinction Moi↔Monde synchronique, hic et nunc, et moi diachronique.

On sait que les troubles affectifs (émotionnels et thymiques) sont liés à des décharges dans les régions cérébrales profondes, celle que nous avons invoqué à propos de l'affectivité : en particulier l'amygdale, les structures limbiques. Certains sujets peuvent voir des visages, entendre des voix ou des airs de musique etc... S'agissant de l'étiologie de l'épilepsie, elle est complexe. Dans beaucoup de cas, on incrimine une cause génétique avec des variances polygéniques et monogéniques. Plusieurs mutations ont été identifiées. D'autres épilepsies sont liées à des anomalies de structures cérébrales ou à des lésions (séquelles d'accident vasculaire, de traumatisme crânien, d'infection et également de tumeur, de maladies neurodégénératives etc….). Dans un certain nombre de cas, on n'a pas trouvé d'étiologie, d'où le terme d'épilepsie cryptogénétique. On constate que l'étiologie et la pathogénie sont variées. Qu'en est-il de la physiopathologie des symptômes ? On sait qu'une crise d'épilepsie résulte d'une décharge soudaine et synchrone d'une population de neurones d'une zone cérébrale plus ou moins étendue. La décharge neuronale est excessive et la synchronisation exagérée par rapport à l'état normal. Il y a dépassement d'un seuil dans l'intensité ou dans l'extension du nombre de neurones intéressés. Nous avons évoqué l'approche selon la théorie des attracteurs. La compréhension de la crise est encore insuffisament connue. Cette crise ferait intervenir, entre autre, les effets excitateurs du GABA (Acide Gamma Amino Butyrique) et également ceux du Glutamate. On ne sait pas actuellement comment tous ces facteurs se conjuguent.

Le type d'épilepsie, on l'a vu, concerne des états mentaux, des contenus et des polarisations de la conscience, du Moi/conscience. Ces phénomènes "neuropsychiatriques" s'imposent dans leur automaticité, automaticité qui introduit un clivage. On peut parler de survenances pathologiques (elles sont physiologiques dans le rêve). Cette survenance concerne une auto-activation du Moi diachronique "implémenté" qui va induire un clivage du Moi synchronique. Apparaît un autre attracteur que l'extériorité, un attracteur interne, qui impose un second monitoring dans une co-existence. Il est certain que des progrès dans la connaissance de la physiopathologie des symptômes permettraient un approfondissement de la modélisation de l'analogon du moi diachronique "implémenté" et de son articulation avec le Moi synchronique. Il y a réversibilité des troubles. Il n'y a pas eu de modification durable de la connectivité. Mais cette pathologie aiderait-elle à comprendre les processus en jeu dans les maladies de la personnalité, celles de la psychiatrie sans lésion et dépourvues des indices liés à l'épilepsie ? Celles où il y a eu changement dans la connectivité du moi "implémenté". Cet espoir n'est pas actuellement recevable. L'automatisme des psychoses est autre que cet orage électrique. Henri Ey n'avait pas hésité à placer l'épilepsie au centre de sa réflexion sur la psychiatrie dans son magistral traité sur les hallucinations. Il en fait même "la clef de voute de la psychopathologie". Il avait aussi fait du rêve une clef de voute pour la compréhension du délire. Certes, comme nous le disions, une meilleure connaissance de la physiopathologie des symptômes de l'épilepsie temporale apporterait une meilleure connaissance du volet neurobiologique de la personnalité globale, hybride, bifocale, psycho↔biologique. Mais l'épilepsie ne peut donner à la psychiatrie sans lésion un modèle. Il ne s'agit pas des mêmes automatismes. La psycho physiopathologie des symptômes est différente. Il faudra faire appel aux concepts de systèmes, d'attracteurs, de boucles, ces boucles qui permettent d'envisager nous dit Le Guyader (déjà cité) "une voie royale entre le raisonnement linéaire et la finalité". Nous avons insisté sur le concept de notoriété cérébrale, sur celui de potentialité, sur celui de propension, de probabilité. Nous sommes proches de ce que Henry Stapp nomme l'ontologie de Von Neumann. STAPP évoque la conception classique et opposée à cette ontologie ou devant un problème, le cerveau doit contribuer à la production du modèle d'une action cohérente. C'est le modèle mécaniste "chaque être humain est ainsi conçu comme un automate qui obéirait à des commandes microscopiques et dont chaque acte aurait été prédéterminé dès avant sa naissance. Nous nous considérons comme moins responsables de nos actes ou pas responsables du tout parce que la science nous a appris à nous considérer non pas comme les agents d'un pouvoir créateur, libres de choisir plusieurs possibilités, mais comme des mécanismes à commande automatique, subordonnés à des forces sur lesquelles nous n'avons aucune prise". Dans l'autre conception liée, elle, à la non linéarité et dans la même situation, ce n'est pas un modèle mais une pluralité de modèles de conduites que le cerveau va contribuer à élaborer. A travers la notoriété cérébrale et l'approche quantique, l'événement choisit une possibilité et "élimine toutes les autres. Il s'agit d'un événement mental représenté dans la conception quantique du monde physique par un changement de forme de l'onde de probabilité qui passe brusquement à une forme ayant toute la probabilité concentrée sur la branche qui représente la procédure choisie et par conséquent une probabilité nulle sur toutes les autres branches". Pour le physicien du Lawrence Berkeley Laboratory (Californie) et à cette échelle "les évènements mentaux et physiques peuvent donc être considérés comme deux aspects de la même réalité". Une réalité insécable s'agissant de la "vie mentale" et non du seul psychisme.

5) Conclusion provisoire

Nous n'en avons pas fini avec les mystères du Moi et de la conscience. Luciano Boi distingue une conscience de l'extériorité. Pour nous, elle est davantage liée au Moi/conscience synchronique du sujet éveillé. Boi utilise le terme d'extraspection (à opposer à introspection). C'est cette fonction isomorphique qui établit une correspondance entre un objet et les dispositifs neuronaux actifs. Comme il l'indique, c'est la vision qui est la capacité la plus approfondie sur le plan des bases neurophysiologiques. Il oppose à cette extraspection, l'introspection, celle du for intérieur et de la conscience impressionelle "complexe de sensations et de pensées, de connaissances réfléchies sur soi". Pour nous plus proche du moi diachronique. L'extraspection peut donner lieu à des expériences scientifiques répétables et, comme dit l'auteur, "objectivement déterminable". L'introspection, elle, n'est "ni cognitivement ni ontologiquement réductible à ses prétendus substrats cérébraux ou à des réseaux de neurones". Pour lui, elle n'est pas localisable dans l'espace et le temps[1]. Il ajoute "on pourrait dire que

[1] Note : Le rêve n'est pas localisable dans l'espace et le temps. Il est cependant corrélé à des substrats neuronaux.

quelques propriétés, que l'on attribue au principe de " non localisé" dans le monde quantique et dans de nombreux phénomènes chaotiques de nature irréversible, s'appliquent aussi, en quelque sorte, au phénomène de la conscience". S'agissant de la conscience, John R. Searle (415) se réjouit de l'intérêt que, de nos jours, elle suscite comme sujet de recherche "en philosophie, en psychologie, en science cognitive et même en neuroscience". Comme le remarquait Bateson, elle est plus difficile à expliquer que l'inconscient freudien. Searle nous confesse que l'étude de la conscience est "redevenue respectable" sic. Elle ne l'était plus au milieu du vingtième siècle après l'avoir été. De fait, nous pensons à l'originalité du livre de Henri Ey sur la conscience, en 1963. La bibliographie de l'édition de 1968 était encore bien modeste. C'était avant la vague de la philosophie de l'esprit, du cognititisme, des neurosciences, de la neurobiologie. Searle qualifie cette nouvelle époque de plus excitante. Il insiste sur le fait que le cerveau n'est pas une machine comme l'est l'ordinateur. C'est un appareil biologique . Il se réfère lui aussi à un naturalisme et écrit " ce qui nous empêche de voir le caractère biologique naturel de la conscience et d'autres phénomènes mentaux, cest notre tradition philosophique qui fait du "mental" et du "physique" deux catégories naturellement exclusives". Pour nous aussi, le phénomène mental subjectif et qualitatif est en même temps, chez le vivant, toujours correlé au cerveau à travers les traces neurosynaptiques qui lui sont insécablement liées. Cerveau qui appartient au monde de la nature, mais qui est la condition du culturel. Le cerveau fonctionne selon des syntaxes au sens ethymologique du terme (arrangement, disposition), selon des programmes. L'esprit fonctionne selon une sémantique, au sens ethymologique, et le corps à travers l'action, les conduites, nous introduit à une pragmatique (pragma : action). La syntaxe, nous dit Searle, "ne suffit pas, par elle-même, à garantir la présence de contenu sémantique et mental". L'auteur a créé pour l'expliciter un scénario, celui de la chambre chinoise[1]. Il met en évidence la différence entre cerveau et ordinateur. Les ordinateurs sont des dispositifs très utiles pour simuler les processus cérébraux "mais la simulation des états mentaux n'est pas plus un état mental que la simulation d'une explosion n'est elle-même une explosion." Il résume ainsi "vous ne pouvez ni réduire les activations neuronales à des sentiments ni les sentiments à des activations neuronales, parce que, dans chaque cas, vous laisseriez de côté l'objectivité ou la subjectivité de la question". Pour Boi (déjà cité), l'esprit et la conscience (pour nous le moi conscience) "possède bel et bien un statut ontologique à part entière, qui n'est aucunement réductible à l'existence de substrats neurophysiologiques dans le cerveau. En d'autres termes, il faut admettre que l'esprit fait intervenir en plus de l'espace et du temps, une

[1] Note : Il imagine qu'il est enfermé dans une pièce et, qu'alors qu'il ne comprends pas le chinois, on lui fait passer des questions en chinois. Sa conduite obéit à un livre guide dont il dispose (programme). Il accomplit les opérations et renvoie à l'extérieur d'autres bribes de symbôles chinois. Il peut être efficace tout en ne comprenant pas toujours cette langue. Il fonctionne comme un ordinateur.

troisième dimension fondamentale qui est celle du "sens", c'est-à-dire de la sphère des évènements signifiants qui se construit dans une interaction vitale de l'homme avec le monde naturel phénoménologiquement et culturellement appréhendé". Une fois emergé, le psychique s'auto-édifie (autopoïèse) en tant qu'univers propre, autonome. Le modèle de la personnalité bifocale rassemble une ontologie à la première personne (celle du sens) et une ontologie à la troisième personne (le substrat neurobiologique). C'est une auto-organisation dotée d'autonomie/hétéronomie. En clôturant ce chapitre, nous insiterons de nouveau sur le caractère global, configurateur, organisateur de la conscience dans sa dimension neurophénoménale. Sur son caractère emergent et non déterminé, selon Libet, par des réseaux neurosynaptiques déterminés. Cette conscience émergente paraît dotée d'une capacité hologrammique (dans l'hologramme la partie a la propriété de contenir l'information concernant le tout) si, du moins, une certaine fonctionnalité du cerveau est assurée. Par ailleurs, le moi/conscience synchronique réassure une cohérence (pour lui-même) qui n'est pas à confondre avec la cohésion qui implique aussi le partage possible avec un ou des tiers. Une pseudo-cohérence mais sans cohésion existe aussi dans le délire et son ombre qui est la négation, le déni ou mieux la forclusion de la réalité. La cohérence sans cohésion (car le sujet dort et mime des actions) peut être celle solipsiste du rêve, ou du para-somnambulisme du délire. Le Délire, pour le délirant, rétablit une "cohérence" vis-à-vis de lui-même et son monde, à condition d'exclure le dialogisme. Cette mère, délirante n'est, à ses yeux pour rien dans ce qui lui arrive, le fait d'être maltraitante vis-à-vis de ses enfants qu'elle frappe dans une logique délirante. Ses enfants ne s'expriment pas comme des clones donc ils subissent une influence de quelque appareil imaginé à la manière de Tausk[1]. L'intervention de la justice pour les protéger lui confirme à ses yeux sa théorie du complot. Dans le domaine de la neuropsychiatrie, la fabulation peut jouer le même rôle que le délire en rétablissant une cohérence chez le Moi/conscience du sujet atteint de troubles cérébraux particuliers. Ainsi, les sujets observés par Sperry, sujets aux hémisphères cérébraux partagés par le chirurgien. Rémy Lestienne (déjà cité) qui commente les recherches du neurobiologiste dit de ces sujets qu'ils peuvent avoir recours à la fabulation (de bonne foi ajoutons nous) pour rendre compte d'une perception dissonante. Mais n'est-ce pas aussi la fonction des idéologies. Quoiqu'il en soit, et pour revenir à ces sujets qui ont dû subir une section des corps calleux et des commissures secondaires, cette capacité à fabuler pour rétablir la cohérence du vécu, de l'expérience, est un argument puissant en faveur de la conception émergentiste de la conscience. Remarquons que chez ces sujets, il n'y a pas de dédoublement du moi, bien

[1] Note : L'appareil à influences a ici la particularité d'exercer une influence transformatrice dépossessive non pas sur la personne mais sur ses enfants . La mère ajoute au patronyme de celui qui manipule l'appareil un nom épithète : TAENIA ce parasite de l'intestin des mammifères !

que chaque hémisphère soit capable pour son propre compte "de percevoir, de mémoriser, de raisonner, de vouloir, d'apprendre, de ressentir une émotion etc...". Ce qui invalide l'hypothèse naïve et simpliste qui, pour rendre compte de la schizophrénie (et de sa discordance) évoque de soi-disant "dysconnections interhémisphériques"... ! Ce qui plaide en faveur de la capacité hologrammique des dispositifs biologico-neuro-synaptique et dentritiques qui sont associés à cette même conscience, et même au moi/conscience. Lestienne cite Kim qui critique l'émergentisme. Nous distinguons l'émergentisme global qui est celui de la conscience écrant vivant et l'émergentisme partiel qui est la survenance. Ici, il semble s'agir plutôt de ce dernier concept qui évoque la survenance d'un contenu de conscience, survenance liée au bottom up. L'objection à la manière de Kim serait d'argumenter en évoquant par N1 un état de réseau neuro-synaptique-dentritique et par C1 le processus survenant, contenu de conscience. Cette conception suppose aussi que C1 puisse conduire à C2 : relation d'implication psychique selon laquelle un contenu de conscience oriente vers un autre contenu (et l'implique). C1 implique C2 qui deviendrait un facteur causal de N2. Le contradicteur fait observer que N1 pouvant lui aussi être directement cause de N2 pourquoi recourir inutilement à C2. Passe le rasoir d'Occam. Mais Kim suppose un fonctionnement en circuit fermé alors que celui-ci est ouvert et qu'il faut conjuguer survenance et incarnation. N2 résulte de C2 mais aussi de N1 qui le précède et qui avait de multiples potentialités et une probabilité de multiples candidats à la survenance de l'état neuro-synaptico-dendritique physiologique suivant. Il ne s'agit pas d'un effet Bottom up isolé mais de la rencontre d'une potentialité d'effets ascendants et d'une potentialité d'effets top-down liée à l'implication et à l'incarnation (choisie). Ces phénomènes sont difficiles à se représenter dans la conception du spatial et du temporel à notre échelle. Nous avons vu qu'il en est différemment à l'échelle quantique.

Nous nous sommes appuyés, en tant que psychiatre ne pouvant pas ne pas spéculer compte-tenu de nos connaissances encore trop insuffisantes de la psycho↔biologie sur les idées développées en particulier par Libet et Sperry. En particulier sur la boucle impliquée par la conjugaison de la survenance et l'incarnation et de leurs rétroactions. Nous insistons sur ce que nous ne savons pas dans les faits. Nous ne pouvons pas nous permettre de dire avec l'assurance d'un esprit brillant comme l'était Francisco Varela que l'émergence a mis fin au nœud si complexe de l'opposition et lien âme/corps et qu'il a été mis un "point final à toutes ces questions éculées" pour conclure "la question est résolue, n'en parlons plus". Pour nous, des problèmes demeurent mais ils sont mieux cernés en distinguant la conscience comme contenant phénoméno neuronal et les contenus de conscience liés à la survenance et à l'incarnation. Il y a lieu de retenir les propensions de type bottom up et top down, les boucles. Le contenu de conscience qui, dans sa brièveté, est pris dans un flux psychique, corresond au moment où une population neuronale nuageuse et éphémère accède dans ce qui est aussi un flux, mais ici cérébral, à la notoriété fugace qui dépend de la renconte des causalités ascendantes et descendantes. La conscience a un rôle organisateur dans ces doubles potentialités, la conscience au sens psychique, ou plutôt le moi/conscience synchronique, et la conscience comme contenant neurophénoménal au sens de Libet et qui est médiatrice des contenus psychiques résultant de la conjugaison incarnation et survenance qui se tissent avec elle. Nous paraissons dans ces vues spéculatives errer loin des soucis de la psychiatrie pratique. Cette dernière dépend cependant aussi des progrès réalisés dans la complexité exposée du Bio↔neuro↔psychique. Ces mécanismes devraient être plus connus dans un avenir qu'on ne peut anticiper dans sa durée et ses étapes. Nous n'en savons pas assez sur les dispositifs neuro-synaptiques et dentritiques du nuage de réseaux liés à la survenance d'un contenu mental. Il ne faut pas jeter le bébé avec l'eau du bain et bien plutôt continuer d'approfondir la psychiatrie dynamique comme les concepts de capacité cognitive à configurer, de conscience impressionnelle, de conscience intentionnelle, de disposition, de mémoire autobiographique, d'inconscient, de pulsion, d'extraspection, d'introspection, d'imaginaire, de Désir etc... Nous avons évoqué l'incarnation et la survenance, survenance qui peut se produire à partir d'un cerveau même fonctionnant en circuit fermé comme dans le scénario du rêve. Cette survenance peut être liée à des signaux internes du système nerveux central. Elle peut, chez le sujet vigile, être liée aux signaux créés par l'interaction avec l'extériorité, via les organes sensoriels et les relais, boucles, zones associatives etc... La survenance devient la représentation.

Nous avons différencié survenance, incarnation et émergence. Et également conscience et contenu de conscience. La conscience écran, contenant, qu'il s'agisse du sujet éveillé ou du rêveur, résulte d'une émergence. Le Moi/conscience synchronique est la pulsation du Moi-suppôt diachronique. Ce moi diachronique se tisse à la conscience écran et la résultante est un contenu de conscience. Chez le sujet éveillé, des contenus mentaux surviennent de manière directe si ils sont liés à des besoins homéostasiques ou assurant la survie. Nous avons cité les travaux de Derek Denton. La corporéité est impliquée dans ces contenus. Mais les manipulations et interactions dans la recherche du plaisir et l'évitement de la douleur peuvent être lues comme relevant de la survenance. Les neurobiologistes ont rendu célèbre le noyau accumbens et aussi l'image du rat, doté d'électrodes implantées dans le cerveau, et se livrant à l'auto-stimulation. Le modèle de la personnalité référé au bio-psycho-social est riche en enseignement, y compris s'agissant du comportement humain. Mais il ne semble pas y avoir de modèle animal du masochisme qui reste propre à notre espèce et atteste une différence anthropologique. Et donc la nécessité d'une référence bio-psycho-socio-*anthropologique*. Pour en revenir à la survenance, nous avons utilisé ce terme pour qualifier les contenus mentaux du rêve. L'éveil modifie la conscience à travers l'expérience de l'extériorité, du non moi. D'autres régions du cerveau (que celles impliquées chez le rêveur) modifient la qualité de l'émergence. Il y a, s'agissant des contenus mentaux, chez le sujet éveillé, reformatage par l'extériorité et par la capacité d'incarnation du mental dont le travail nécessite la vigilance.

S'agissant du passage mental↔neural, nous avons évoqué la bande de Moebius avec signification ou signe sur une face et information sur l'autre face. Pierre Buser évoque lui (53) des opérateurs traducteurs avec une bascule qualitative de l'information (nuage fugitif) d'un ensemble de traces neurobiologiques, vers la signification. En symétrie, nous imaginons une bascule quantitative de la signification vers un méga-complexe de signaux neurobiologiques dont l'ensemble est l'information circulante. Nous avons tenu à distinguer la subjectivité liée au flux des contenus de conscience et la conscience comme contenant qui est le résultat d'une émergence et non de la somme des contenus. Le contenu de conscience est une manifestation de la conscience. Manifestation qui, chez le sujet éveillé ou rêvant, a un sens pour lui-même et pour l'observateur (dialogisme) chez le premier. Pour progresser, il faut continuer d'approfondir notre connaissance de la biologie moléculaire du cerveau mais aussi associer neurobiologistes et physiciens, et mathématiciens, à la recherche de nouveaux modèles. Notre approche spéculative et forcément métaphysique relève du naturalisme élargi et créatif invoqué par Marcel Conche (déjà cité). Brian Goodwin (173) nous dit que selon Whitead : "à la base de la nature il y a création et variété". Le modèle de la personnalité biface est en accord avec la pensée de Goodwin, une pensée non vitaliste mais organismique. L'organisme est plus que la somme des organes qui s'y réfèrent. Il est une totalité qui ne peut être conçue sans l'environnement et s'agissant de l'homme le Monde, le moi/Monde. L'auteur nous dit, et ce sera la conclusion de ce chapitre "les organismes sont les causes et les effets d'eux-mêmes" et la biologie est "création de formes et de comportement. C'est une danse sacrée de la nature."

Nous avons cité les neurobiologistes Libet et Sperry. Nous aurons l'occasion de citer M.S. Gazzaniga (165 bis) qui est dans la même ligne. Il est à la recherche d'un langage apte à rendre compte de "ce qui se passe quand un processus mental contraint le cerveau et réciproquement". Pour lui, développer un vocabulaire apte à cette opération : "constitue, pour moi, le problème scientifique de ce siècle". Dans l'attente de ces progrès à accomplir, on nous pardonnera nos spéculations tatonnantes.

Au chapitre précédent nous avons evoqué *les* psychiatries (pluriel). La psychiatrie est en effet une discipline *composite*, *compartimentée*. Mais par ailleurs il n'y a pas la science, une science générale, mais des sciences. Nous avons cité Heidegger pour qui la théorie du réel est nécéssairement une science compartimentée. La personnalité globale est un objet composite. L'objet référent de la psychiatrie est la pathologie de cet objet-composite. A la suite de notre cheminement et avant de conclure nous revenons dans le chapitre suivant, sur ce thème central de la personnalité globale et sur sa pathologie.

CHAPITRE 6

La pathologie de la personnalité globale est le champ spécifique de la psychiatrie

"Que faire pour ramasser dans un même élan corporéité et pulsions de l'homme, psychisme et affectivité, intellect et pensée, pensée et action ?"
Kostas Axelos

"Reste à tenter de comprendre cette unité d'une dualité dont nous avons vu qu'elle s'éprouve autant comme l'antagoniste conjonction du volontaire et de l'involontaire, de l'effort et de la résistance, que comme l'énigmatique distinction de l'inobservable et de l'observable et par conséquent de l'intérieur et de l'extérieur. Comment est-il possible que le même moi s'éprouve unique, constamment identique, et cependant presque aussi scindé que si quelque partie de lui-même le séparait de l'autre ?"
Nicolas Grimaldi

"On devra dire... que toute personne ***est***[1] *un sujet dans la mesure où elle se tient dans une connaissance de soi".*
Dieter Henrich

A. Généralités

Personnalité psycho↔biologique, bifocale, biface, hybride, intégrée. Nous reprenons le terme de personnalité gobale utilisé par Guiraud, comme nous l'avons indiqué, mais que ce dernier n'a pas développé. De même Allport qui avait la même approche, indique qu'à son époque, le volant neurobiologique n'étant pas assez documenté, il ne développera que la dimension psychologique. Ce modèle est compatible avec l'inconscient freudien et avec cette réalité que Pierre Buser (53) nomme l'inconscient cognitif-affectif. Ce modèle de personnalité intégrée, en dehors de la seule psychiatrie, s'applique à la psycho↔biologie humaine puisque dans le traité cité les auteurs écrivent que "le challenge capital auquel se confronte la

[1] Note : Souligné par l'auteur

recherche en psychobiologie est de comprendre exactement comment l'expérience modèle le système nerveux et comment les modifications neurologiques résultantes pilotent à leur tour de nouveaux comportements". Les auteurs évoquent ici un fonctionnement en boucle et ce qu'ils nomment "les subtiles modifications physiques du cerveau". Ainsi, le modèle de la personnalité globale est le seul par exemple à rendre compte de l'ensemble des manifestations liées à l'émotion, qu'elles soient physique ou comportementale et corporelle. Sur le plan neurobiologique, il suffit de faire mention des systèmes neuro-synaptiques et dentritiques du cerveau viscéral que nous avons déjà évoqué. Sur le plan de la corporéïté, les manifestations mimiques, gestuelles, les expressions sonores, les comportements (approche, fuite etc…), les communications (signaux), les manifestations langagières chez l'homme. Sans oublier les manifestations végétatives. Celles liées aux systèmes sympathiques et parasympathiques, à leurs médiateurs et à leur retentissement sur les organes (système cardiovasculaire, système digestif etc..). Les effets endocriniens sont associés. Enfin, le pôle psychique avec l'analyse des différentes émotions et de l'expérience subjective. Ces émotions peuvent être compréhensibles, pour l'observateur, à la lumière de la situation du sujet. Elles relèvent d'une approche explicative si l'on se réfère au schéma des circuits nerveux impliqués proposé par Joseph Ledoux, auteur de "the emotionnal brain", schéma figurant dans l'ouvrage de Marc Jeannerod sur "le cerveau intime" (225). Pierre Buser (déjà cité) met l'accent sur l'inconscient cognitif et affectif et sur les émotions suscitées par des stimulus non cognitivement identifiés. Le psychiatre a entendu, à la phase de début de certaines psychoses, ces sujets faire part de leur désarroi devant des émotions (le rire, le pleurer) qui surviennent à vide, sans crier gare ; qui leur échappent. Si l'on se réfère maintenant, comme exemple, à la sexualité, le modèle global de la personnalité est incontournable comme nous l'exposerons plus en détail, plus loin. Si on évoque le comportement alimentaire il faut tenir compte aussi bien du milieu, des habitudes culturelles, des facteurs somatiques (le rôle de l'héritabilté, celui de la leptine etc.) et, bien entendu, celui des facteurs psychiques. En ce qui concerne la psychopathologie, on a retenu la boulimie, l'anorexie mentale etc. On retrouve le pôle corporel et neurobiologique ainsi que le pôle psychique, ou plutôt psycho-culturel et anthropologique. Nous reconnaissons l'apport de la psychanalyse s'agissant de ce dernier pôle et par exemple l'exposé qu'en a fait André Green dans sa réflexion sur la psychanalyse contemporaine (178). Nous ne croyons pas, par contre, à la fiabilité d'une neuropsychanalyse qui se donnerait comme objectif, selon Green, d'établir une neuro-anatomie de l'appareil psychique freudien. Cette trinité, Moi, Ça/Surmoi, n'a pas valeur universelle, n'est pas représentative des strucutres mentales de tous les humains. Elle convient sans doute à certaines catégories de névrosés et aux sujets dit normaux (il y a un continuum entre névrose et normalité). Pour les freudiens, le surmoi est acquis dans sa plénitude après le parcours de l'Oedipe. Il ne s'applique pas à ceux qui sont tombés en panne avant l'accession à cette parousie (parousie : arrivée, présence). Ce schéma ne s'applique pas aux schizophrènes chez qui d'ailleurs les auteurs psychanalystes font appel à des instances plus archaïques. Difficile d'évoquer aussi la nature du Surmoi du grand pervers (au sens de perversité morale), du criminel qui échappe totalement à la répentance. De plus, le terme de neuro-anatomie donne l'illusion d'une localisation. S'agissant du cerveau anthropologique, il s'agit plus de corrélations neurophysiologiques. Le psychisme se manifeste dans des états mentaux et des conduites qui relèvent du cognitivo-affectivo-pulsionnel. On retrouve déjà cette triade chez certaines espèces évoluées. Nous ajoutons, s'agissant de l'homme, la dimension du narcissisme et du Désir, du symbolico-imaginaire etc. Comme l'indique Ladrière, la personnalité contrairement à la personne, est un concept scientifique. La science exige des concepts opératoires. La personnalité globale en est un. Pour Vilmo, la définition opératoire comporte la description de procédés réguliers, pour repérer, atteindre et identifier ce qui est défini, ce qui implique un postulat de répétition. La personnalité globale est un concept opératoire par exemple dans le repérage de particularités neurobiologiques comme les corrélations. Ou le repérage de particularités psychiques (la mémoire par exemple) ou psychopathologiques (les symptômes par exemple). L'exigence méthodologique scientifique est donc bien respectée.

Détaillons davantage l'approche de la sexualité à travers le modèle global de la personnalité. L'animal évolué a une proto-personnalité au sens bio-psycho-social et éthologique. La psycho-biologie (47) distingue dans le comportement l'attirance, qui dans certaines espèces est synchronisée avec l'oestrus, la disponibilité femelle physiologique à se reproduire. Les comportements d'appétence sont des "comportements spécifiques à chaque espèce qui établissent, maintiennent ou favorisent l'interaction sexuelle". Une femelle manifestant ce comportement est dite proceptive. La copulation vient en troisième puis le comportement post copulatoire. Nous suivons les descriptions faites par les auteurs du traité de psycho↔biologie et par l'ouvrage de Jacques Balthazart (13), ce dernier dirigeant un groupe de recherche en neuroendocrinologie du comportement. La castration fait disparaître l'activité copulatoire chez le rat. Une administration minime de testostérone la restaure. A noter qu'il n'y a pas d'effet linéraire, ce qui souligne qu'on a à se réferer à un objet complexe : le cerveau. Il s'agit en effet de l'effet des hormones sur les structures cérébrales. Les androgènes vont stimuler le développement de structures neuronales particulières, notamment l'aire préoptique médiane de l'hypothalamus dont la destruction supprime le comportement copulateur des mâles de nombreuses espèces de vertébrés. Chez l'animal, la copulation implique une activité sensorielle olfactive de l'organe voméronasal qui rend sensible au phéromones. Le signal nerveux atteint l'amygdale cérébrale médiane, elle-même reliée à l'aire préoptique médiane. Le circuit impliqué dans la copulation va concerner aussi le tronc cérébral, la moelle épinière (L5) et va aboutir à permettre l'éjaculation. Ce qui est remarquable, c'est que cela soit à une phase très précoce que se fait la détermination sexuelle des structures cérébrales, le dimorphisme sexuel. L'idéologie du genre (gender) ferait de l'orientation sexuelle et chez l'homme de l'identité sexuelle un choix comme si le jeune enfant était, sur le plan biologique, une cire molle, une tabula rasa. En fait, le modèle de personnalité globale avec l'importance des boucles et des déterminismes non linéaires, avec le concept de propension nous montre qu'on a à faire à une alchimie, celle du Bio-psycho-socio-anthropologique. Identité et orientation sont données et reçues de manière indisociable et non choisies ce qui sinon ferait de l'homme s'agissant de l'orientation, une exception dans le monde animal. Par ailleurs sur le plan darwinien, quel serait l'avantage de l'homosexualité ? Chez les tenants de l'idéologie du genre, on rencontre la combinaison paradoxale d'une révolte contre l'ordre biologique (qu'évoquait Janine Chasseguet-Smirgel, déjà citée) voir aussi du butoir de la pensée que ne peut pas ne pas aborder l'esprit humain "la différence sexuée : il a toujours des mâles et des femelles", selon Françoise Héritier[1] et d'autre part une attente quasi magique des retombées du développement biologico-technique. Si on a dit que les mythes étaient l'inconscient des peuples archaïques, le biologico-technique est au service des fantasmes et en particulier du fantasme de l'homme auto-construit selon Olivier Rey (déjà cité). Ce dernier ajoute que " la rationalité, produit tardif de la culture, se fait l'instrument de pulsions archaïques - ces puissances obscures avec lesquelles les êtres humains avaient jusque-là, vaille que vaille, appris et réussi à composer afin de faire vivre sujets et sociétés" et donc que "au lieu de civiliser l'inconscient ; c'est à dire l'infantile en nous, au lieu d'apprivoiser les fantasmes, elle se met à leur service". L'idéal moderne ou post moderne devient l'être auto-construit, le personnage que la mythologie égyptienne désignait sous le nom d'Atoum, l'être auto-suffisant qui a surgi de l'océan par un acte de volonté personnelle et est apparu sur la colline primordiale, copulant avec son ombre, s'inséminant lui-même. En crachant et en se masturbant il créé le dieu de l'air et celui de l'humide qui incarnent le principe masculin et le principe féminin. Il y a une naïveté dans l'idéologie du gender qui évoque celle de certains théologiens du moyen-âge qui pensaient qu'avant le péché originel, Adam pouvait mouvoir à sa guise son membre, sa mentule. Après la faute, le mouvement du dit membre n'obéissait plus qu'à la concupiscence, était sous sa coupe.

Pour en revenir à la pesanteur biologique le gène SRY (sex-determining region on Y), va transformer les glandes indifferenciées du fœtus, très précocement, en testicules. L'appareil génital est masculin par la sécrétion de testostérone et par celle de l'hormone antimullérienne, ce qui provoque l'involution et la résorption des canaux de Müller. La testostérone masculinise les structures woolfiennes. Pour modifer les tissus et aboutir au

[1] Note : *Le Débat* n° 1059 – Gallimard 2010. *Les racines corporelles de la pensée.*

scrotum et au penis, la testostérone se tranforme en dihydrotestostérone à la capacité androgénique plus élevée. Ce qui nous importe est de souligner le fait que les hormones sexuelles provoquent des modifications fines dans l'organisation du système nerveux. Il s'agit d'un effet micro-organisationnel, structurant, qui se fait en relation avec une période critique de sensibilité biologique (kairos neurobiologique). Selon les espèces de mammiféres, cette période se situe à la phase anténatale ou néonatale. La puberté réalise une seconde période critique s'agissant de l'organisation cérébrale fine. On peut donner comme exemple l'aire pré-optique (APO) de l'hypothalamus s'agissant d'évoquer l'effet précoce hormonal. Il existe chez le rat mâle un noyau plus souligné chez le mâle que chez la femelle : c'est un noyau dimorphique (N.D). Les rats castrés à la naissance ont des N.D APO réduits à l'âge adulte, alors que castrer des mâles au même âge adulte ne réduit pas le volume de leur N.D APO. De manière à première vue paradoxale, et dans les cellules du cerveau du rat mâle, la testostérone est transformée en œstrogène qui se fixe au récepteur des œstrogènes pour masculiniser le N.D APO. Par ailleurs et au niveau de la moelle épinière, la castration provoque la disparition des motoneurones du noyau spinal bulbo-caverneux qui innervent les muscles de la base du pénis. Nous voyons l'implication du corps, du milieu intérieur, du cerveau dans le versant biologique de la thématique comportementale éthologique de la sexualité. Seul le modèle global de la proto personnalité de l'animal peut rassembler tous ces éléments, le modèle bio-psycho-social.

Chez l'homme, le modèle est bio-psycho-socio-culturel. La sexualité humaine, dont l'importance a été soulignée avec succès par la psychanalyse est un exemple de la nécessité de lier la corporéité, le pôle neurobiologique, le pôle psychique identitaire avec le développement socio-culturel du pulsionnel et de l'inconscient[1]. Chez l'homme, on peut avec Jacques Balthazart (13), et c'est le volet anthropologique qui s'ajoute au modèle précédent (bio/psycho-social), distinguer la motivation (le Désir), l'orientation sexuelle des comportements ou des fantasmes et l'identité sexuelle psychoculturelle et enfin les rôles sexuels liés à la culture. Chez la majorité de la population, les données biologiques et le phénotype vont dans le même sens que l'identité et l'orientation sexuelle. Selon les études retenues par Balthazart, 2% de la population concernent des individus orientés exclusivement vers le même sexe. Ainsi donc environ 90% des sujets ont une orientation exclusive vers le sexe opposé. La bisexualité étant définie comme "l'existence d'un degré quelconque d'attraction simultanément pour les hommes et pour les femmes" elle ne concernerait qu'un pourcentage d'individus de l'ordre de 4%, pourcentage plus élevé que

[1] Note : La vulgate psychanalytique n'a pas permis à la pulsion de mort, à la Destrudo, à la violence autotélique, au sadisme, de connaître le même succès. Il est vrai que le terme destrudo a été retranché dans le célèbre vocabulaire de la psychanalyse (258) et n'a pas eu le même succés que celui de libido.

celui en rapport avec l'homosexualité exclusive. Le transéxualisme, lui, est beaucoup plus rare, de l'ordre de 0.01% dans le sens homme→femme et de 0.003% dans le sens femme→homme. Par essence, le transéxualisme ne concerne que les êtres humains et nous reviendrons sur ce sujet. Nous retenons la question : l'orientation et l'identité sexuelle sont-elles induites par la biologie ou par le psycho-socio-culturel ? On doit se poser aussi la question d'un effet éventuel du comporterment lui-même sur le cerveau. On cite souvent le cas des chauffeurs de taxi à Londres qui auraient un hippocampe plus volumineux en raison des prouesses de leur activité professionnelle, prouesses qui demandent une mémorisation accrue des possibilités de trajet et des représentations spatiales. Remarquons que la question posée est dans certains cas indécidable. Ainsi, des porteurs XY du syndrome d'insensibilité aux androgènes (S I A). Ces personnes, qui ont un chromosome Y et des testicules, présentent un phénotype féminin à la naissance. Sans utérus et sans ovaire, elles n'ont pas de menstruation à la puberté. Les sujets semblent satisfaits de leur identité sexuelle feminine déclarée à l'état civile. Elles sont élevées en filles depuis la naissance. Mais s'agit-il d'une prégnance du milieu culturel ou de l'absence d'empreinte par la testostérone des cellules du cerveau potentiellement sexuelles puisque les cellules somatiques de ces personnes sont dépourvues de récepteur aux androgènes ? Cependant, un certain nombre d'observations, en plus du constat de la coïncidence du phénotype et de l'identité sexuelle chez la majorité de la population, sont en faveur d'une propension biologique liée en particulier à l'empreinte précoce du cerveau par les androgènes. Ainsi un cas d'ambiguité sexuelle : celui de l'hyperplasie congénitale surrénalienne chez les filles lors de leur vie intra utérine. Elles secrétent des quantités augmentées d'androgène. A la naissance, les petites filles ont un clitoris hypertrophié et des lèvres sexuelles fusionnées. Les filles vont avoir un niveau d'activité physique élevé comme ceux des garçons et des activités ludiques également de ce type. Il existe une augmentation chez les femmes adultes de l'orientation homosexuelle. Un pourcentage de 40%, supérieur donc à celui de 10% au-dessous duquel est reférée la population féminine générale. Bien entendu il s'agit là de propension et non de déterminisme au sens fort. Il faut noter que les anomalies des organes genitaux sont corrigées chirurgicalement à la naissance et un traitement hormonal bloque la sécrétion d'androgènes. L'interprétation qui paraît la plus fiable serait d'attribuer un effet androgène sur le cerveau du fœtus. Comme l'indique le traité de psycho ↔ biologie, des études en double aveugle confirment que "la testostérone stimule l'intérêt et l'activité sexuels des hommes" si il s'agit de sujets privés de testicules après un accident. Mais on retrouve, comme les enseignements des expériences chez le rat cités précédemment, une absence de linéarité entre effet et dose. Il suffit d'un minimum de testostérone et il n'y a pas de corrélation entre dose et activité sexuelle factuelle. Le même traité évoque les sécrétions testiculaire précoces qui génèrent le comportement masculin ultérieur chez l'adulte.

"L'hypothèse organisationnelle fournit une explication unique et générale pour la différenciation sexuelle : un seul signal stéroïdien (les androgènes) masculinise le corps, le cerveau et le comportement…"

Le système nerveux n'est qu'un tissu de plus attendant des instructions androgéniques pour finaliser sa maturation sur un monde masculin. Si le système nerveux ne détecte pas d'androgène, il aura une fois adulte tous les attributs de la féminité. Un exemple instructif est donné à propos des sujets présentant un phénotype non d'hermaphrodisme mais d'ambiguité sexuelle. Il s'agit de garçons porteurs d'une mutation génétique observée en particulier en République Dominicaine. Elle se marque par l'absence de production de l'enzyme x-réductase qui est normalement à la source de la transformation de la testostérone en super-testostérone (la D.H.T) .Les 5 x-réductases qui se trouvent normalement dans les cellules de la peau des futurs organes génitaux sont ici absentes et le phénotype n'est plus celui d'unc masculinisation complète. Chez le jeune garçon, le phallus ressemble à un gros clitoris et les replis génitaux à des lèvres vulvaires. Ces garçons sont considerés et élévés dés la naissance comme des filles. A la puberté et sous l'influence d'une sécrétion accrue de testostérone, il se produit une certain masculinisation de la région génitale. La majorité de ces jeunes hommes va avoir alors une orientation hétérosexuelle. Il est donc préférable de leur donner à la naissance un prénom à connotation bisexuelle comme Camille ou Claude !! On a constaté que certains de ces individus, mariés très jeunes en tant que filles, divorcés, se sont remariés plus tard avec une partenaire. Ces observations confirment que ce n'est pas l'environnement, le culturel qui conditionne entièrement l'orientation et l'identité sexuelle comme le prétend l'idéologie du genre (gender). Les allemands, nous dit Christian Flavigny, traduisent le terme anglais "sex" par sexe biologique et " gender" par " sexe social". Il n'ont pas importé le terme genre qui, existant déjà en français et est créateur de confusion. Un cas tragique confirme que l'orientation sexuelle et sociale initiée par les parents ne détermine par véritablement l'identité sexuelle et l'inclination de l'individu. Il s'agit de John/Joan evoqué par Balthazart et par le pédiatre Lagercrantz (252), ainsi que par le philosophe Dany Robert Dufour (122) dans son essai sur "l'individu qui vient .. après le libéralisme". Deux jumeaux canadiens furent, au cours de leur premiere année, opérés d'un phimosis. Accident sans doute très rare, la circoncision thérapeutique entrainera chez l'un, John, une perte du pénis. Compte-tenu des techniques chirurgicales de reconstruction très limitées à l'époque, un célébre psychologue et sexologue conseilla aux parents de donner à l'enfant l'apparence d'une fille. John fut donc castré à l'âge de 2 ans et une ébauche de vagin réalisée à partir de la peau du scrotum. Selon les conseils du psychologue, il fut élévé en fille. Persuadé du succés de cette orientation choisie par des tiers, le professeur, selon Lagercrantz en publia le résultat apparent, corroborant la thèse socio-culturelle du choix de l'identité sexuelle et de son orientation. L'ouvrage fut un best-seller. Objet d'une enquête journalistique vingt ans après, John/Joan, redevenu John, confia qu'il avait eu une enfance malheureuse et qu'il ne s'était pas véritablement senti fille. A noter que dans l'enfance, il préfèrait uriner debout et n'aimait pas porter de robes. A l'adolescence, ses parents finirent par lui révéler la vérité, l'amnésie infantile ayant masqué son histoire précoce. Il a alors quatorze ans. A sa demande, il va subir une mastectomie et une phalloplastie. Il se marie à l'âge adulte et adopte des enfants. Ce mariage rompu, il s'adonne à l'alcool et reçoit un traitement anti-dépresseur. Il se suicide à l'âge de trente-neuf ans. Ce cas tragique confirme le poids du biologique et l'importance d'un effet précoce des androgènes sur le comportement sexuel futur, l'orientation et l'identité sexuelle. On n'avait *pas changé* son sexe mais *l'apparence* du sexe.

Le sexe masculin implique le chromosome Y mais aussi l'effet précoce des hormones et également une condition sine qua non : posséder dans les cellules du soma un récepteur adéquat à l'hormone androgène. On ne peut pas non plus s'en tenir au "tout biologique". On a déjà écarté aussi le "tout psychoculturel". S'agissant des facteurs psychiques propres à l'humain, il faut tenir compte des interactions avec le milieu, des identifications, des fantasmes permis par l'imaginaire, de l'inconscient. Ce développement a été bien décrit par les psychanalystes. La sexualité humaine est une psycho-sexualité. Elle commence à s'élaborer, en particulier sur le plan fantasmatique, au cours de la longue enfance et elle anticipe à cette période précoce "l'impossibilité d'atteindre le but génital" comme le précise Janine Chasseguet-Smirgel dans l'ouvrage "le corps comme miroir du monde" (71). Elle fait allusion à la néoténie : "au petit animal, en possession de sa fonction génésique assez tôt après la naissance, s'oppose le petit de l'homme chez qui elle advient qu'au bout d'un temps qui représentait près de la moitié de la durée moyenne de vie au XVIIème siècle." Il y a ainsi un moment bisexuel dans l'évolution de l'enfant, voir du jeune adolescent. Il est le plus souvent transitoire et le plus souvent inconscient. Il peut se poursuivre chez l'adulte ne serait-ce que sur la planfantasmatique. J.D Nasio (327) en donne un exemple : Bernard, un haut fonctionnaire de 35 ans. Cet homme "avait l'habitude de se masturber en se branchant sur le téléphone rose, où une voix féminine humiliante et injurieuse, lui enjoignait de se mettre à quatre pattes avec un godemiché à la main et de s'imaginer battu, souillé et sodomisé par une femme dominatrice". L'inconscient est un attracteur de la psyché, celle de l'humain. L'individu a à construire son propre Désir. Nous ferons allusion à une observation : l'interrogation d'un jeune garçon à qui on avait offert un livre d'éducation sexuelle "le zizi". Il fait cette remarque à un membre de son entourage : "mais comment font les animaux qui eux ne savent pas lire ?". Les animaux bénéficient de montages d'une thématique éthologique programmée. Leur personnalité, chez les plus évolués, est bio-psycho-socio-éthologique. Celle de l'être humain est bio-psycho-socio-anthropologique.

S'agissant de l'homme, les schémas anthropologiques n'ont pas de déterminisme câblé. Il s'agit d'une propension. L'enfant qui découvre le butoir mâle-femelle qu'évoque François Héritier doit intégrer cette différence. Il le fait avec son intellect, son imaginaire, ses fantasmes, son inconscient. Sa psychosexualité se construit à travers les interactions avec l'entourage, les identifications etc... Il doit construire son propre Désir. Désir recherché, écrit André Green, mais aussi désir du désir de l'autre. Nous ne pouvons qu'effleurer la question du transsexualisme qui est par définition anthropologique et qui fait parfois l'objet d'une demande de changement de sexe selon l'état civil. Mais s'il y a une demande chirurgicale et médicale de changement du phénotype, c'est comme le remarque D.R Dufour une demande de changement d'apparence. Cette demande est rare. Un homme adulte sur 30 000 et une femme adulte sur 100 000 avec un groupe qui débute dans l'enfance et un autre à début plus tardif. S'agissant de ce dernier groupe, il n'est pas homogène. Il faut différencier une demande qui parait très structurée de celle pouvant émaner de sujets pathologiques. Ainsi, nous avons eu à connaitre une patiente psychotique âgée de 40 ans dont la mère psychotique était décédée et qui a fait une demande de ce type de changement à un chirurgien qui a sollicité notre avis. Dans la réalité, ou dans l'imaginaire (ce n'était pas vérifiable), son père, inconnu d'elle, aurait été un soldat américain sur une base implantée en France, après la guerre. Très sensibilisée à la guerre d'Irak dont elle parlait avec subexcitation, elle s'habillait en vêtements évocateurs d'une tenue militaire. En dehors de ce cas pathologique, la recherche d'une cause du transsexualisme reste indécidable. Est-ce une cause psychique liée à une identification psychique précoce à l'autre sexe ? Est-ce un phénomène d'empreinte lié au Kairos ? Est-ce chez ces sujets qui ont la conviction assurée et précoce d'appartenir au sexe opposé à celui défini par leur phénotype et leur génotype, une perturbation passagère et atypique du milieu endocrinien embryonnaire ? C'est dans ce dernier cas la position de certains chercheurs en neuroendocrinologie du comportement comme Jacques Balthazart qui met en avant, du moins chez le transsexuel homme→femme, une réduction de volume et de nombres de neurones de structures cérébrales : la partie centrale du noyau du lit de la strie terminale et le noyau interstitiel de l'hypothalamus (numéro 3). On peut opposer un déterminisme biologique et un autre lié à l'inconscient et son rôle d'attracteur. Dans les deux cas on se réfère au modèle de la personnalité globale. La neurobiologie de la sexualité a montré l'incidence de modifications fines de l'organisation du système nerveux. Les neurobiologistes ont élaboré aussi des modèles animaux s'agissant du comportement alimentaire ou de l'addiction aux substances psychoactives. Chez l'homme, ces comportements sont aussi des conduites (les manières de cuisiner, le rituel toxicomanique etc). Dans le domaine de la sexualité, il faut distinguer aussi chez l'homme le comportement et conduite. D'autant que chez lui, il n'y a pas cette dépendance à un déterminisme biologique cyclique qui règle les approches des mâles et des femelles avec chez ces dernières des signaux liés aux changements hormonaux (odeur, gonflement vulvaire, appel etc). Il importe chez l'homme de tenir compte de la créativité culturelle et non de la seule approche éthologique et sociale. Il n'en demeure pas moins qu'on ne peut scinder totalement une réalité psycho-biologique impliquant le néo-dualisme interactionnel. L'orientation sexuelle ne dépend pas du libre choix du fantôme dans la machinerie (cérébrale). Elle dépend d'une complexité de facteurs dont certains, en particulier les plus liés à l'empreinte biologique, fonctionnent en boucle.

S'agissant de la psychiatrie et compte-tenu de l'impossibilité éthique d'expérimenter chez l'homme, les connaissances progressent lentement s'agissant de l'hypothèse dune modification fine de l'organisation du système nerveux central, dépassant celle d'un changement chimique qui reste local. Ces observations cependant s'ébauchent comme on l'a vu et sont citées : par exemple des anomalies limbiques, des anomalies dentritiques, des anomalies ventriculaires etc ... Le moi-diachronique "implémenté" correspondant à un ensemble fonctionnel de structures neuronales très nombreuses et non à un centre ou à un "noyau" cérébral particulier. On conçoit la difficulté à montrer une modification fine dans son organisation temporo-spatiale. Revenons à la sexualité avec André Green "la sexualité qui s'enracine dans le biologique est une force intérieure dirigée vers l'extérieur. Inutile de dire que le but procréatif de la sexualité animale est écarté et remplacé chez l'homme par la recherche du plaisir[1]. Nous sommes des sujets dirigés par la recherche du plaisir à travers des objets pour le meilleur et pour le pire. Ceci peut nous conduire à la sublimation[2] ou à la barbarie". On peut accepter la conclusion du chapitre du traité de psycho-biologie (déjà cité) qui traite en particulier de la sexualité. On ne choisit pas son orientation sexuelle. Ajoutons que l'identité sexuelle résulte d'une synthèse alchimique de facteurs biologiques et psycho-culturels et intimement de l'histoire de vie de notre auto-construction. Le pédophile non plus ne choisit pas la pédophilie. Cette dernière lui est révélée. On ne peut lui reprocher ses pulsions mais seulement ses passages à l'acte. La morale est surtout le fait d'inhiber les actions. L'homme indemne de maladies mentales majeures a le moyen de ne pas donner libre cours à une intention et par contre ne possède pas un pouvoir total sur les fantasmes. Gousseinov (176) résume "l'acte négatif est un acte qui n'a pas lieu habituellement parce qu'il apparaît axiologiquement inacceptable". Le philosophe russe rejoint sur ce point le neurophysiologiste Benjamin Libet pour qui "le libre arbitre conscient pourrait enrayer le résultat d'un processus initié inconsciemment" et "le libre arbitre n'initie pas un processus volontaire ; mais il peut en enrayer le résultat en apposant activement son véto au processus de volition et en abandonnant l'acte lui-même, ou, au contraire, en permettant à l'acte de se produire". On a déjà évoqué précédemment les conséquences d'une lésion du lobe préfrontal. Nous terminerons ce développement sur la sexualité avec J. Chasseguet-Smirgel "la sexualité humaine, qui est au cœur de toute réflexion psychanalytique, se situe à un carrefour privilégié où biologie et culture se

[1] Note : La recherche du plaisir associé alors au lien social est évoquée chez les bonobos.
[2] Ajoutons à la sublimation le simulacre.

rencontrent". Nous avons vu à propos des bonobos que, déjà chez eux, physiologie sexuelle et relations sociales se rencontrent. Pour nos regards voyeurs, "ils mélangent avec bonheur le social et le sexuel" selon Frans de Waal. Mais nous ne saurons si cette caractéristique s'étend à l'ensemble de leur vie psychique et de leurs attitudes, bref de leur conception du monde. Il restera une différence … anthropologique. Le modèle de la personnalité globale intégrée dépasse les seuls approches bio-psycho-sociales qui ont été prônées en médecine par Engel, et par Lalande et Grunberg (déjà cités), ou Michel Reynaud (déjà cité) en psychiatrie. Ce qui différencie la psychiatrie de la médecine, c'est que l'approche du Bio-psycho-social devient celui du Bio-/psycho-socio/-anthropologique. C'est en effet le suppôt (de supponere : placer dessous) de la Personne, la personnalité, qui est le témoin privilégié d'une analyse spectrale à la lumière de sa pathologie. L'objet de la psychiatrie : la personnalité globale dans sa pathologie est en concordance alors avec son approche méthodologique : neuro-bio/psycho-socio/anthropologique et corporelle.

Soulignons l'importance de l'interactionnisme qui se constate aussi bien dans le modèle bio-psycho-social que dans le modèle bio-psycho-socio-culturel. Pierre Karli[1] montre bien ce dialogue entre l'organisme et son milieu à propos des relations sociales et du système limbique. Ainsi du rôle du septum où une lésion peut aussi avoir un effet chez l'être humain. Il écrit : "les interactions sociales ne peuvent avoir leur retentissement normal sur cette dimension du comportement sans la médiation qu'assure le septum ; et, réciproquement, le septum ne peut exercer son action modératrice s'il n'a pas subi l'influence structurante des interactions sociales". C'est aussi cette influence structuante que met en évidence la psychologie du développement et la référence à la Bildung.

B. Le pôle psycho-socio-culturel de la personnalité globale

La subjectivité et l'identité

Nos penseurs médiévaux avaient déjà une représentation de la personnalité globale. Selon Guillaume Canovas[2] les fins théologiens distinguent une pollution nocturne sans péché, celle qui relève du seul pôle corporel et neurobiologique. Le liquide séminal, par son abondance, entraine par automaticité l'éjaculation. Celle-ci s'accompagne de la survenance d'une imagerie érotique qui n'en est que la conséquence. Par contre, si il y a eu la veille des pensées charnelles accompagnées de convoitise plutôt que de répulsion, la pollution nocturne est alors un péché. Ici est en jeu le pôle psycho-socio-culturel. Une trace de ces pensées de la veille demeure dans ce

[1] Note : Dans sa contribution à l'ouvrage de la pléiade "Psychologie", ouvrage déjà cité.
[2] Note : Conférence du 20/01/2012, *Le corps médiéval entre deux subjectivités, l'ecclésiastique et la scolastique.*

que nous avons appelé le moi diachronique "implémenté". L'imaginaire du rêve va s'approprier ces traces et conduire au péché...

Cette référence à un modèle de personnalité globale, hybride, pluridimensionnelle, est la référence à un idéal type (idealtypus de Max Weber). Pour Godin (dictionnaire cité), un idéal type est "une représentation partielle mais assumée comme telle de la réalité". Ici de certaines caractéristiques de l'être humain, de la personnalité comme suppôt de la personne, avec le choix de certaines variables. La personne est plus que la personnalité. Plus fortement et selon Jaspers, "l'homme est toujours plus que ce qu'il sait de lui. Cela est vrai aussi bien de l'homme en général que de chaque homme individuellement". On ne peut "attribuer une portée absolue à un savoir toujours particulier et l'ériger en connaissance humaine totale". Cela est vrai aussi de "l'homo psychanalyticus" (75) et l'anthropologie freudienne a ses limites elle aussi. Godin précise que "l'idéal type fait fonction d'expérimentation mentale dans les sciences humaines, il permet de saisir les relations entre les phénomènes concrets, leur causalité et leur signification". Ici l'idéal type, celui de la personnalité globale concerne aussi le neurobiologique et la corporéité. Ce qui, à travers ces derniers, est lié aussi au concept de personnalité bifocale. Sont associés organisation et système. En 1991, André Bourguignon (46), Neurologue et Professeur de Psychiatrie à Créteil, a publié une brève étude jouxtant organisation neurobiologique et système mental. Il insiste sur l'intersection entre deux entités sans se référer au modèle de personnalité globale qui est pourtant sous jacent à son exposé.

A travers le modèle de personnalité globale, nous poursuivons jusqu'à son terme, jusqu'à ses conséquences logiques, le point de vue d'André Bourguignon qui conjugue les trois dimensions, la dimension neurobiologique, la dimension psychique et la complexité liée à la dimension de l'auto-organisation. André Bourguignon est, selon ses termes, à la recherche de "fondements neurobiologiques pour une théorie de la psychopathologie". Cette recherche doit passer par un modèle global de la personnalité, celui de ce qu'il évoque sous le terme "de système multi-modèle". Pour nous, l'appareil psychique freudien entre comme cas particulier dans le pôle psycho-socio-culturel de la personnalité. Le grand mérite de Freud, rappelle Bourguignon, c'est d'avoir introduit l'inconscient comme système dynamique. Comme attracteur ajoutons-nous en empruntant le terme à la théorie du chaos. Mais la comparaison de Freud avec "l'instinct des animaux" paraît, elle, discutable. Il s'agit chez l'homme, dans ses conduites, de montages anthropologiques où l'inconscient est un attracteur mais pas le seul déterminant de ces mêmes conduites, pas le seul attracteur. Comme nous l'avons évoqué, la néoténie a entrainé une rupture avec la capacité animale des réglages éthologiques. La thématique instinctuelle a été remplacée en grande partir par une superstructure liée à l'artefactualité, celle de la Bildung, de l'éducation, de la socialisation. Nous avons déjà évoqué Pascal et son image de l'homme comme chimère, créature composite et monstrueuse. L'utilisation des concepts d'explication ou de compréhension n'est pas, comme on l'a souligné, en référence à un déterminisme qui serait celui du modèle mécanique. La référence est la propension au sens de Popper. Propension élargie qui est compatible avec les systèmes non linéaires, l'effet retardé, les boucles, la plasticité, l'émergence, la survenance, l'incarnation etc. Avec ce concept de propension et de propensivité, nous sommes dans la lignée de la pensée d'Aristote, dont le père était médecin et descendant d'une famille d'Asclépiades où l'art médical se transmettait de père en fils. Le Stagirite a mis l'accent sur l'actualisation d'une potentialité en puissance, ceci dans le but de rendre compte du changement. Bien entendu, si nous avons récusé le concept d'instinct, il n'en demeure pas moins que le pulsionnel doit se conjuguer avec l'artéfactuel.

L'organisation psycho-socio-anthropologique est héritière de concepts qui resteront incontournables quel que soit l'enrichissement de nos connaissances neurobiologiques dans le futur : Moi, je, conscience, contenu de conscience, identité, subjectivité, inconscient etc… Les seuls concepts d'individu, de personne, d'identité sont insuffisants et débouchent sur des apories si on ne se réfère pas aussi à la personnalité globale. Vincent Descombes (110) dans son ouvrage au titre évocateur "les embarras de l'identité" évoque cette problématique. Il cite Voltaire qui se demandait si un sujet amnésique qui aurait perdu tout souvenir était la même personne. Pour nous, il est la même personne, la personne est un concept métaphysique et moral et comme l'écrit Jacques Maritain (297) le concept de partie est opposé à celui de personne : "la personne comme telle est un tout. Ratio partis contrariatur personae". Il n'y a pas lieu de distinguer des parties dans la personne qui n'est pas un concept scientifique. Elle est un tout insécable. Le sujet a gardé son état civil et son droit d'être reconnu, dans la dignité, une personne. Mais il n'a plus la même personnalité. Une atteinte neurobiologique organique comme celle résultant de la maladie de Korsakov (1854-1900) altère les régions cérébrales corrélées à la mémoire, et donc à l'identité narrative. Ces schèmes cérébraux sont situés au sein de ce que nous avons appelé le moi diachronique "implémenté". L'identité psycho-socio-culturelle du sujet est modifiée dans ses capacités et son expression subjective. Il n'a plus la même personnalité comme en a donné des exemples Damasio, dans les ouvrages déjà cités, chez des sujets victimes de lésion du cortex préfrontal. Il n'a plus le même moi. Il n'a plus non plus le même caractère, le caractère étant une superstructure. Nous suivons Vincent Descombes dans sa définition de la subjectivité qu'il qualifie d'expressivité en s'inspirant de Hegel : "est subjectif ce qui, venant d'un particulier, dit quelque chose de ce sujet particulier parce que cela l'exprime non pas au sens ou cela le dévoile ou parfois le trahit, mais au sens où c'est lui qui, par son acte ou par son geste, s'exprime lui-même, comme s'il parlait à la première personne". L'identité est psychosociale et culturelle, y compris l'identité psychosexuelle qui en est une composante majeure. Elle est liée à la manière dont le sujet se représente lui-même et à la manière dont il imagine que les autres ont une représentation de lui. Nous avons évoqué l'imago avec sa charge d'inconscient. Elle s'applique à l'imago de l'autre mais aussi à l'imago de soi-même. Nous avons évoqué les identifications, en particulier celle de l'enfance et de l'adolescence. Le rôle de l'humanisation, du langage pour accéder au monde des Personnes. La subjectivité implique la catégorie du je, mais aussi celle du nous, de la nostréité. P.J. Labarrière souligne le rôle fondamental du langage "par sa structure même, la parole implique une altérité". La subjectivité suppose comme l'indique Jean-Louis Vullierme[1], au-delà de la théorie de l'esprit, le principe de spécularité qui consiste à se représenter la manière dont les sujets se représentent eux-mêmes les autres et le monde et aussi eux-mêmes. Leur Moi/Monde en quelque sorte. Principe de spécularité et principe dialogique (déjà évoqué) se conjuguent. J.L. Vullierme indique que le monde d'un sujet se compose d'une pluralité de systèmes d'interprétation distincts mais articulés entre eux et qui adviennent dans un flux en fonction des contextes. Le sujet fonctionnel est une unité plurielle. Le monde n'est pas qu'extériorité. Il est moi/Monde. L'environnement n'est pas pur extériorité. Winnicott a évoqué cette réalité à travers son concept d'espace transitionnel, de monde transitionnel. En tant qu'il est pris pour allant de soi, pour Alfred Schutz le monde "est le cadre général des possibilités ouvertes relevant d'une présomption, d'une certitude empirique". J.L. Vullierme insiste, comme les tenants de la théorie de la médiation, sur le fait que le sujet n'entretient pas de rapport immédiat mais a recours à la médiation symbolique. La communication humaine se fait aussi à travers le paralangage et ses signaux, mais elle passe surtout et massivement par les signifiants en référence au triangle signifiant/signifié/référent. Pour P.J. Labarrière "la validité d'une parole (c'est-à-dire sa cohérence interne et sa vérité propre) se juge pour l'ordinaire à l'aune de ce que l'on appellera ici, d'un néologisme parlant sa valabilité (c'est-à-dire, très concrètement, sa recevabilité par les autres)". Mais, s'agissant du délire, quelle peut être sa valabilité, sa recevabilité ? Même si le message n'est pas reconnu dans sa cohérence logique et sa valeur logique, le principe dialogique (F. Jacques) atteste d'un partage et échange de significations. Mais, s'agissant du délire, la signification est, pour le thérapeute, décryptée par recours à l'herméneutique et en particulier en référence à l'inconscient. Il n'y a plus la symétrie des échanges de significations du type interactionnisme symbolique. On peut supposer que le délire est concomitant du langage, de "l'invention" du langage. Ce trésor devient porteur d'une faille potentielle en particulier à travers l'imaginaire. Pour Benveniste "nous n'atteignons jamais l'homme séparé du langage et nous ne le voyons jamais l'inventant … c'est un homme parlant que nous trouvons dans le monde, un homme parlant à un autre homme[2] et le langage

---

[1] Note : Site internet.

[2] Note : Ajoutons "et se parlant".

enseigne la définition même de l'homme". Dans cette approche se confondent à juste titre les concepts de personnalité et de personne. Nous avons déjà cité la formule de Sabouraud "la machine à délirer est présente chez tout créateur de Personne". Elle l'est à travers le langage et de manière plus générale l'artéfactualité. L'être humain qui ne peut être imaginé isolé existe, avec le concours d'autres êtres humains qui sont ceux de son intersubjectivité cofondatrice de sa subjectivité, créateur de sa Personne avec le concours du suppôt de cette dernière, la personnalité. Ce qui confirme la nécessité d'ajouter au modèle trine : bio-psycho-social la dimension anthropologique pour en faire un schéma :

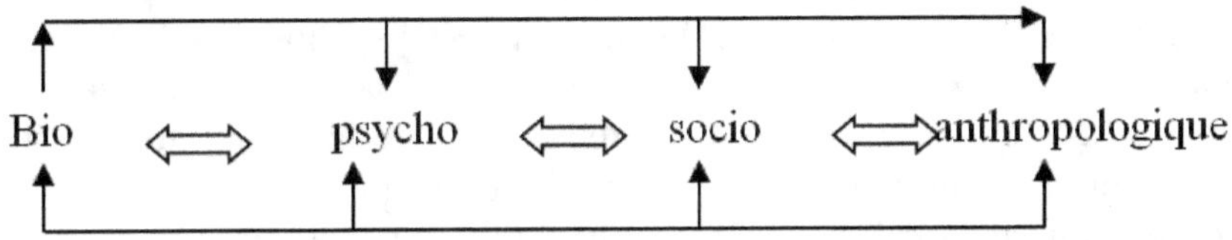

L'ordre symbolique, la symbolicité qui existe déjà dans l'imaginal, est constitutif aussi bien de la psyché que de la culture. L'imaginal est ce qui relie à travers l'imaginaire (voir Castoriadis, Legendre). Pour le meilleur (la nostréité, la socialité, le partage des valeurs et des émotions positives) et pour le pire (la perversion des idéologies, la violence mimétique etc).

L'identité psycho-socio-culturelle et la subjectivité sont celles du Moi, de l'instance caractérisée par la moïté, le sentiment d'appartenance au Moi qui est lui-même un "reflétant", un pour-soi. Cette moïté est celle du for intérieur et du corps. Elle est troublée dans la psychose s'agissant du for intérieur, comme le montre l'invention de l'appareil à influencer. Elle est problématique, s'agissant du corps, du phénotype chez le transsexuel, phénotype qui perd son évidence naturelle. Le transsexualisme comme on l'a vu est un phénomène rare. La relation la plus habituelle au désir (hétérosexuel) est décrite avec humour par Michel Houellebecq dans un interview (208) "j'ai personnellement découvert le désir sexuel à un âge normal (si ma mémoire est bonne, autour de treize ans). Je me félicite de ce que l'initiation n'ait pas eu lieu plus tôt, de ce que le phénomène me soit en quelque sorte tombé dessus comme une catastrophe biologique naturelle – sans, donc, qu'il ne soit possible d'incriminer personne" … Ni d'avoir à choisir ajoutons-nous. Sivadon, dans sa préface à l'ouvrage d'Emile Meurice (déjà cité) nous dit que les maladies mentales se caractérisent par "des perturbations des fonctions grâce auxquelles chacun aménage l'unité de son moi tant en établissant des relations significatives avec les objets et les personnes". Mais on peut évoquer un chiasme Moi↔Monde. Dans les psychoses, on ne peut pas ne pas évoquer ce concept de Moi intégré mais ici altéré. Et tout ce qui perturbe cette intégration perturbe la représentation idiosyncrasique du monde, de la boucle moi↔monde. S'agissant de la personnalité subjective, celle du psycho-socio-culturel, celle de la matrice anthropologique (symbolique, imaginaire, Désir, narcissisme) intriqué à la matrice vitale (affectivo-pulsionnel, mémoire, cognition), l'une et l'autre se retissant mutuellement, on ne peut se passer des concepts de Moi, de Self, de je etc … Ils ne sont pas et ne seront sans doute jamais obsolètes même si des progrès dans la connaissance des analogons neuro-synaptiques du Moi diachronique et synchronique sont prévisibles. Il en est de même du concept de Sujet (déjà abordé) et qui renait après avoir résisté aux attaques rhétoriques des maitres du soupçon, attaques qui, il faut aussi le reconnaître, ont permis de l'approfondir. De ce sujet accompli, Ricœur a évoqué les capacités : pouvoir dire, pouvoir faire, pouvoir raconter, se raconter (identité narrative), pouvoir de reconnaître son agentivité, et donc sa responsabilité. Ce sentiment d'agentivité est altéré dans certaines psychoses (schizophrénie, paraphrénies par exemple). Associons avec Freud la capacité de travailler, d'aimer et ajoutons la capacité d'assurer l'office de parent et donc aussi la transmission. Le sujet réalisé a à sa disposition une métaphore du monde des personnes, un imaginal non séparé du symbolique et qui lui permet de figurer comme acteur sur la scène qu'évoque Legendre à propos de l'institution. En écho avec l'autre scène, celle du for intérieur. Ce qui évoque l'accomplissement de la subjectivation. Nous pouvons adopter pour ce terme la définition qu'en donne, dans "un singulier pluriel" Kaes : "par ce terme nous pouvons entendre non seulement le processus de formation du sujet mais plus précisément sa transformation en je capable de penser sa place et sa condition de sujet de l'inconscient". Non seulement l'inconscient freudien mais aussi l'inconscient cognitivo-émotionnel qu'évoque Pierre Buser (déjà cité)[1]. Pour nous, le sujet est celui du conscient et des inconscients. Kaes rend hommage à Pierra Castoriadis Aulagnier pour "nous avoir introduit à la notion que le sujet est un sujet en devenir, transformé par le processus de l'historisation à travers lequel il advient comme je". Accéder à cette fonctionnalité du "je" permet d'accéder à celle de "l'entre" (au sens de Kimura), à l'intersubjectivité, à l'espace transitionnel qui caractérise le monde humain. J.M. Oughourlian cite E. Webb (the self between) pour qui le moi "est toujours un moi-entre-deux…". Le désir mimétique au sens de Girard et tel que le développe le psychiatre cité n'est qu'un cas particulier, un domaine particulier de l'espace transitionnel interpersonnel. Avec sa profondeur unique, Heidegger nous éclaire sur cette subjectivité intersubjective s'agissant de "l'innigkeit" que lui évoque la lecture de poèmes d'Hölderlein. Celle-ci est "la réalité intime d'un être, ce qui le rend

[1] Note : Les deux inconscients peuvent coexister à partir du même événement. Une personne qui me prête sans doute une opinion particulière m'identifie, à tort, sur la photographie publiée dans un journal, celle d'une manifestation. Le visage a six millimètres de hauteur et on ne distingue aucun trait sinon l'existence d'une barbe. L'illusion visuelle est d'ordre de l'inconscient cognitivo émotionnelle. En dépit de preuve d'impossibilité matérielle de ma présence en cet endroit, preuves apportées par des tiers à qui elle exhibe la photocopie de la photographie, elle persiste dans sa conviction, en raison de l'inconscient freudien. Un sujet névrosé peut tenir à son illusion visuelle comme un délirant tient à son délire.

différent de tout autre, mais qui, en même temps, assure sa communauté intérieure avec les autres". Communauté partagée par les personnes mais tragiquement brisée dans certaines psychoses (schizophrénie, paraphrénie, paranoïa) où la coexistence dialectique du lien et de la séparation n'est plus possible et où le moi est divisé, scindé. Communauté qui fonde l'ordre des personnes et que ne partage pas non plus les grands criminels, ceux de la violence auto-télique et sadique. Nous avons évoqué, s'agissant de la destrudo, le complexe d'Erostrate. Leopold Szondi (431) a décrit le complexe de Caïn. Premier meurtrier de l'histoire mythique des humains il est celui qui veut être tout et avoir tout. L'imaginaire propose à la rivalité mortifère la solution : tuer l'autre. Il suffisait d'y penser : le crime est la solution. Heidegger ajoutait aux propos cités : "l'attestation de l'appartenance à cette essentielle intimité se produit par la création d'un monde et par son aurore, aussi bien que par la destruction et le crépuscule". Il y a une pathologie potentielle de la subjectivation au cours de la formation de la personnalité. Qu'il s'agisse d'anomalies neuro-développementales ou de la construction (auto et hétéro construction) de la personnalité au sens psychique et identitaire. Les psychanalystes ont décrit des stades, comme Fairbairn (140 bis) qui critique Abraham et préfère parler de stade de dépendance infantile, de stade transitionnel et de stade de dépendance adulte. D'autres évoquent des positions, des noyaux etc. Nous avons évoqué le développement que Kohut a donné au narcissisme. Cette psychanalyse qui intéresse le psychiatre est celle de la psychopathologie et non celle d'une vision spéculative totalisante, d'une Weltanschauung. Pour Auguste Comte, lui-même apparemment maniaco-dépressif, la folie est caractérisée par un excès de subjectivité. Disons plutôt par une différence subjective qualitative plus que quantitative. Dans la psychose, il y a perte de cette unité de la subjectivité représentée par le moi et incarné par le je. Il y a clivage, division du moi, au-delà du rôle attracteur habituel de l'inconscient chez le sujet normal ou névrosé, bien que chez ce dernier la trop forte polarisation de la conscience entraine des difficultés de fonctionnement en particulier s'agissant de la conscience d'accès et de la maitrise de l'imaginaire et des fantasmes. Le self monitoring n'est plus unitaire dans la psychose et un noyau a acquis une autonomie qui se traduit par l'automatisme mental. Le psychotique ne connaît pas cette unité qu'évoque Félix Ravaisson cité par Annie Maurel (303) dans son ouvrage intitulé "le pays intérieur : voyage au centre du moi". Le philosophe nous en dresse le tableau suivant : "quand nous rentrons comme on dit, en nous-mêmes, nous nous trouvons au milieu d'un monde de sensations, de sentiments, d'imaginations, d'idées, de désirs, de volontés, de souvenirs, mobile océan sans borne et sans fond, qui pourtant est tout nôtre, qui pourtant n'est autre chose que nous-mêmes". Les contenus de conscience sont nous-mêmes dans une indistinction Moi/Monde. Le même philosophe ajoute : "Comment nôtre, comment nous-mêmes ? Parce que, à chaque moment et en chaque lieu de multiples tourbillons intérieurs, nous formons de sa fuyante diversité des assemblages, des ensembles dont le lien est une unité qui n'est autre que l'opération même par laquelle nous les formons". C'est cette fonctionnalité opérationnelle, qui est introductrice d'une cohésion interne et d'une cohérence dialogique avec les mêmes opérations des tiers, qui est altérée dans la psychose où n'existe plus cette attestation d'une appartenance commune dont l'évidence est implicite chez les sujets indemnes de cette pathologie. Minkowski en ayant à l'esprit les psychoses les plus graves note "qu'entre eux, les "fous" ne forment point de communauté". Chez le sujet normal, il y a une présomption implicite d'appartenance commune. Nous sommes tous embarqués sur la même nef. Minkowski (316) fait remarquer que Kraepelin parlait déjà dans son traité de 1904 de "la perte de l'unité intérieure". Cette unité qui, pour Minkowski, "relie dans la vie d'une façon harmonieuse nos facultés intellectuelles, nos sentiments et nos volitions". Le psychiatre met l'accent sur le vécu douloureux, la rupture, qu'un praticien même expérimenté ressent lorsque "à l'occasion d'une conversation banale avec un ami, nous sommes mis en présence, à l'improviste, brutalement, sans que rien ne nous ait permis de le prévoir, en présence d'un aliéné", ce qu'il nomme "l'image tragique de l'insensé, de la folie". A propos d'une autre patiente qui le met en cause dans son délire de persécution, il note que le contact humain habituel se rompait. Il était devenu un personnage, une imago : "il y avait une image schématique et abstraite d'un Docteur Minkowski qui était son persécuteur et rien d'autre. De ma personne subsistait seulement mon nom auquel venait se fixer le délire. En me penchant sur mes propres réactions, je vivais intensément tout ce qui nous séparait, en me rendant compte en même temps combien les idées délirantes de persécution étaient peu superposables à des persécutions réelles, n'avaient plus rien de commun avec elles, en dehors d'une similitude purement verbale et idéique et à l'exclusion de toute note vivante, susceptible d'alimenter ces réactions". Le délire suppose l'être parlant, la personne et il y a une dimension tragique pour les proches. Souffrance des proches, qui ne paraît pas toujours prise en compte et qui n'est guère "exploitée" s'agissant de la recherche et des publications…

La subjectivité est le Moi dans la mesure où ce dernier est à la fois le monde intérieur, avec l'insu, et aussi la chair (Leib). Le corps est notre étantité spatiale et le pouvoir que nous avons sur le monde (agentivité) et sur lui, dans les limites de notre finitude. Ce sentiment d'agentivité concerne le corps spatial (Körper) et la chair (Leib) avec sa dimension temporelle. Corps doté de parole et donc capable de l'acte de parole dit performatif. Pour Austin, cet acte de parole a la singularité d'introduire un changement dans la relation, ou dans les relations. D. Dufour dans son livre "l'individu qui vient" précise que ce changement se situe "dans la réalité des relations entre les interlocuteurs, dans leur rapport de place". Il ajoute "le performatif produit des effets symboliques, c'est-à-dire des effets qui concernent la réalité intersubjective, c'est-à-dire le contrat sous toutes ses formes (moral, politique ou juridique)". Le psychotique paraît étranger à certains actes illocutoires qui se réalisent par l'existence d'une convention sociale partagée, d'une sorte de "cérémonial social, qui attribue à telle formule, employée par telle personne dans telles circonstances, une valeur d'action déterminée". Des actes qui nécessitent non seulement l'existence d'un autre mais aussi la reconnaissance du tiers, de l'institution au sens de Legendre. Michel Henry (197) insiste dans son ouvrage sur la phénoménologie de la vie sur l'unité qu'apporte la chair "ma chair, c'est-à-dire cette chose originairement donnée dans ses propriétés, que je meus et modifie originairement, qui demeure dans tous ses mouvements et modifications habituelles, une unité originairement présente pour moi ...". Cette chair, qui a le caractère d'une auto-donnée de la conscience, est aussi celle de la temporalité, de "l'auto temporalisation pathétique[1] de la vie". Le Moi est curieusement peu évoqué dans les précis de psychiatrie en dehors de l'ouvrage de Ey (et collaborateurs). Nous distinguons par commodité un moi synchronique qui est le flux des contenus de conscience, un moi↔monde et un moi diachronique subsumé sous le terme d'identité mais composite car associant à la mémoire, le symbolique, l'affectivo-pulsionnel, le cognitif, l'imaginaire, le conatif etc ... De manière aussi composite nous avons associé dans le schème de la personnalité subjective la matrice vitale (l'affectivo-pulsionnel, le cognitif, la mémoire) à la matrice anthropologique : Imaginaire/symbolique/narcissisme et Désir). Bien entendu, dans la réalité, les deux matrices et l'aspect diachronique et synchronique coexistent. Le résultat en est chez le sujet normal une adaptation au monde (extériorité) de l'environnement mais aussi au monde humain culturel et intersubjectif, artefactuel. Freud évoque une adaptation alloplastique avec intervention sur le monde extérieur et une adaptation auto-plastique par modification du moi, modification qui dépasse l'assimilation pour devenir accommodation si l'on utilise la terminologie de Piaget. La cohésion du moi si l'adaptation est réussie s'accompagne d'une cohérence avec le monde extérieur et avec le monde humain commun et partagé des personnes. Le Moi global unifié est celui de la gouvernance, du "working self". Il gère nos états mentaux et nos conduites. L'adaptation est passive et aussi active, cherchant à comprendre et à transformer. Le Désir et l'attente font du temps l'étoffe même de la conscience ou plutôt du moi/conscience.

C. Le pôle neurobiologique et corporel

Nous avons évoqué l'analagon neurosynaptique du Moi en distinguant sur un plan opérationnel un Moi synchronique et un Moi diachronique "implémenté". Nous avons développé ces entités en fait associées et intriquées à la lumière des travaux de Damasio sur le soi noyau et le soi autobiographique et des réflexions d'Olivier Sabouraud sur le cerveau anthropologique. Les deux Moi ont des connexions fonctionnelles et

[1] Note : Pathétique au sens de Pathos, passion.

structurelles mais nous avons insisté sur les connexions structurelles du Moi diachronique et sur les connexions fonctionnelles du Moi synchronique hic et nunc. Nous avons indiqué des corrélations. Dans ce domaine complexe la quête scientifique est toujours inachevée. Les lacunes de ces modèles seront progressivement réduites et les maladies de la personnalité apportent progressivement une accumulation de connaissances et de données empiriques. L'assimilation de ces connaissances éparses permettra d'élaborer, d'accommoder, de nouveaux modèles psycho↔biologiques.

On a pu évoquer ainsi le thymostat qui a sa place dans le moi diachronique "implémenté" alors que la disposition thymique relève à chaque instant du Moi synchronique, dans une unité plurielle des deux "Moi". Compte-tenu d'une génétique complexe se pose la question de l'organisation des bases thymiques et émotionnelles chez le patient maniaco-dépressif. Et celle d'y intégrer l'histoire du développement et les expériences de vie. Nous avons évoqué l'ontogénèse, l'épigénèse, les expériences de vie etc. Nous avons évoqué la nécessité, s'agissant de la psychiatrie sans lésion, d'élaborer un modèle propre à la pathologie organisationnelle, structurale et fonctionnelle du cerveau (organisation fine). Certes, la découverte des neuromédiateurs a été une révolution majeure. Les neurotransmetteurs classiques sont actuellement au nombre d'une vingtaine selon Pierre Schulz (413). Les catécholamines (Dopamine, Noradreline, adrénaline), les indolamines (Sérotonine, Mélatonine), l'histamine, les derivés de la glutamine, la glycine, la sérine, l'aspartate, l'acétylcholine, les nucléotides, les cannabinoïdes endogènes etc. De plus, "des molécules endogènes modulent le fonctionnement des neurotransmetteurs classiques (neuropeptides, hormones, cytokines, etc.)". Les neuropeptides sont des substances endogènes qui "servent à la transmission d'information entre les cellules nerveuses". L'auteur évoque l'existence de plus d'une centaine de neuropeptides. Ces molécules ont aussi d'autres fonctions que la transmission (action locale, action sur la cellule, action à distance etc). Pierre Schulz fait un tableau d'un échantillon des principaux neuropeptides et cite les opioïdes endogènes, la GHRH (growth-hormone-releasing-hormone), l'ocytocine, la vasopressine etc. S'agissant des opioïdes endogènes, on en distinguerait trois groupes (les enképhalines, les endorphines et les dynorphines). Il ajoute que les opioïdes endogènes ont une distribution cérébrale hétérogène "amygdale, hypothalamus, ganglion de la base, néocortex, substance grise périaqueducale, substance noire, noyau acumbens etc". L'auteur nous précise qu'il y a d'autres systèmes de neurotransmission (dit atypiques) comme les neurotrophines, les cytokines, les stéroïdes sexuels, et des gaz comme le monoxyde d'azote, le monoxyde de carbone, le sulfite d'hydrogène. Certes, on décrit certains systèmes : système noradrénergique, système dopaminergique, système sérotinergique, système histaminergique, système gabaergique, système cholinergique etc. Mais les connaissances ne permettent pas une vue d'ensemble articulée et opérationnelle. Comme le remarque Gilbert Chauvet (72) "la chimie est locale, la physiologie est non locale". Il n'y a pas aujourd'hui de modèle intégré de tous ces systèmes multiples.

Cependant, comme nous l'avons vu, nous connaissons maintenant, beaucoup mieux qu'à l'époque de Gordon W. Allport, les systèmes psychophysiologiques que ce dernier évoquait à propos du comportement et des états psychiques. On ne peut plus dire, avec ce dernier, et en 1937, que "l'étude psychologique de la personnalité est considérablement plus avancée que son étude biologique." A vrai dire, y a-t-il aujourd'hui un sens à comparer les avancées de ces deux types de connaissances ? L'idée de Freud, positiviste dans son idéologie, d'une neurobiologie qui rendrait obsolète l'approche psychologique et psychoanalytique, celle de la compréhension en particulier, est datée, réductrice, et non défendable. Il faut poursuivre sans doute à jamais le développement critique des deux approches qui peuvent se contester mutuellement. Aucune de ces approches ne maitrise à elle seule la Triade : décrire, expliquer, comprendre. En attendant de nouvelles avancées, nous avons eu recours à des vues spéculatives sur le moi et ses corrélations cérébrales, encouragés par les hypothèses de neurobiologiste comme Damasio ou les réflexions d'un neurologue inspiré par la théorie de la médiation comme Olivier Sabouraud. S'agissant du Moi/contenu de conscience, moi synchronique, nous l'avons associé à la prédominance des connexions cérébrales fonctionnelles et fugaces, à ces tourbillons de liens neuroniques évocateurs de volutes de fumée. Le moi diachronique "implémenté" est plus lié au concept de système métastable (intémédiaire entre stabilité et instabilité), impliquant la durée prolongée (celle d'une vie). Sans avoir la consistance du cristal puisque doté de plasticité, il est lié à des connexions cérébrales de type structurelles. Il nous a semblé plus commode de nous reprénsenter une dualité du moi, mais c'est une unidualité. Le Moi/conscience/monde est synchronique et représente, à un moment donné, la coupe transversale de la personnalité au sens psychique et neurobiologique. Le moi diachronique "implémenté", ou moi-suppôt, est celui de la durée, du passé et des potentialités futures. Il est longitudinal, historique et même si l'on nous permet ce néologisme destinal. Il est sur le plan mental celui du sujet au sens plénier du terme que nous renvoie le concept d'idéntité et en particulier l'identité narrative. Il est celui des différents cerveaux que nous avons évoqué dans une méta-psycho-physiologie : en particulier le cerveau émulateur, le cerveau dispositionnel, pulsionnel et pathique, le cerveau simulateur (celui de l'imaginaire), le cerveau de l'auto-gouvernance. Nous y associons la matrice vitale et la matrice-anthropologique qui retisse cette dernière. L'analogon neurosynaptique du moi combine connexions structurelles et connexions fonctionnelles. Nous avons évoqué dans le proto-moi un étage programmé (génétiquement et épigénétiquement). Avec Sabouraud, nous avons insisté sur l'étage auto-programmé, où s'associe épigénèse et plasticité, étage qui voit se profiler l'ébauche du choix s'agissant du comportement . Cet étage est en particulier concerné par l'affectivo-pulsionnel, la mémoire (en particulier auto-biographique) et la cognition. Insistons sur le cerveau émulateur étant donné son importance anthropologique majeure. Ce cerveau social et relationnel opère au-delà de la fonction mimétique évoquée par J. M. Oughourlian (337) qui parle de troisième cerveau tandis que Jeremy Rifkin (389) invoque "l'homo empathicus". Certes, la découverte des neurones miroirs, que nous avons évoqué, a été une avancée majeure. Notre cerveau partage cette propriété avec celui des simiens. Mais comme l"indiquent Rizzolatti et Sinigaglia (391) "... le système de neurones miroirs chez l'homme possède des propriétés qu'on ne trouve pas chez le singe : il code des actes moteurs transitifs et intransitifs... il s'active aussi quand l'action est mimée". Le système permet de copier le logiciel d'autrui, il est émulateur. Pour les auteurs cités, il nous aide, et c'est un rôle principal pour ces derniers à "comprendre la signification des actes d'autrui". Ce système joue aussi un rôle dans la compréhension des intentions d'autrui par la lecture d'une séquence d'actes du même autrui. Il y a là une intersubjectivité des dynamiques corporelles et les auteurs citent Merleau-Ponty : "tout se passe comme si l'intention d'autrui habitait mon corps ou comme si mes intentions habitaient le sien". On peut évoquer ici l'importance du paralangage mimique et gestuel dans la communication. Les auteurs insistent sur l'imitation, imitation d'un acte ou apprentissage d'un type d'action dans ses moindres détails, et également sur la conversation par gestes qui est déjà un échange de significations et qui a pu, dans la préhistoire, précéder puis accompagner l'usage de mots. Partage des émotions aussi selon les auteurs : "l'observation d'un visage exprimant une émotion induirait une activation des neurones miroirs du cortex prémoteur. Ceux-ci enverraient aux aires somato-sensorielles et à l'insula en copie une description de leur réseau d'activation (copie efférente) semblable à celui qu'elles décrivaient si l'observateur vivait lui-même cette émotion. L'activation des aires sensorielles qui en résulte, analogue à celle qui se produit lorsque l'observateur exprime spontanément cette émotion ("comme si"), serait à la base de la compréhension des réactions émotionnelles d'autrui" et ils ajoutent "cette couleur émotionnelle dépend, en effet, du partage avec autrui des réponses viscero-motrices qui concourent à définir les émotions." Partage des émotions, partage des significations de source visuelle appartiennent donc au cerveau émulateur. Nous préférons ce terme à celui de cerveau mimétique car, chez l'homme, il implique aussi le langage et les échanges de significations à travers le langage, et donc les échanges d'idées. Le cerveau émulateur est aussi, au-delà du relationnel, un cerveau dialogique et intuitif. On peut imaginer que, lorsqu'on perçoit les mots du message, on actionne les schémas neuronaux qui nous auraient permis d'exprimer oralement cette idée. Un mécanisme cérébral nous aide à séparer message extérieur et message intérieur. Dans l'hallucination auditive et l'automatisme mental, il serait en défaut. Cette défaillance du cerveau émulateur marque l'effet d'un attracteur (l'inconscient, la réduction négative parahypnotique du champ de la conscience) qui échappe au self monitoring. Avec le cerveau émulateur, nous sommes dans le troisième étage évoqué par Sabouraud et que nous avons décrit précédemment. Celui de la matrice anthropologique retissant la matrice vitale et du passage du perceptivo-gestuel-pulsionnel-émotionel au symbolico-imaginaire. Nous renvoyons à notre schéma précédent en le complétant.

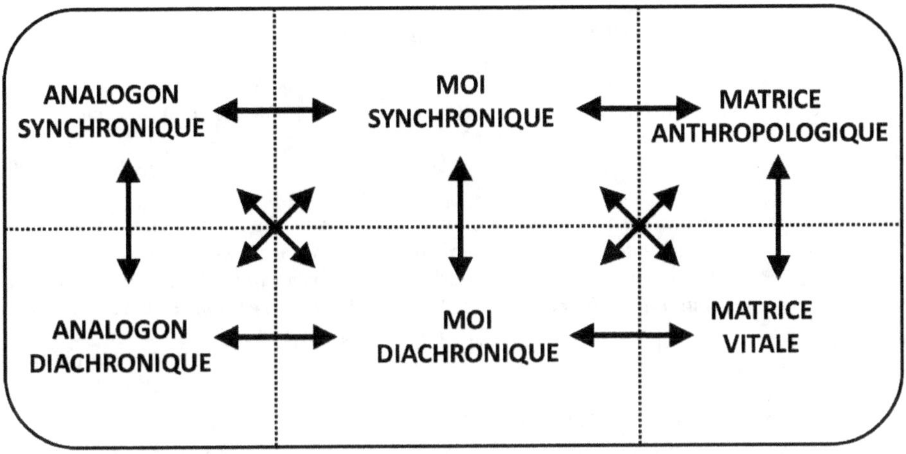

On retrouve les deux pôles de la personnalité globale, bifocale, le pôle neurobiologique et corporel et le pôle anthropologique et vital, le pôle des systèmes psycho-physiologiques et celui du psycho-socio-culturel qui s'exprime à travers le mental et l'action, les conduites et la création d'un système Moi/Monde à la fois subjectif et intersubjectif. Chez le sujet normal, le monde idiosyncrasique et aussi commun peut se vivre et se dire dialogiquement. Il peut s'inscrire dans une histoire de vie et dans l'identité narrative. Cette subjectivité a un développement, une évolution, une involution. Elle est celle de la personnalité qui peut être pathologiquement altérée, au titre de maladies de la personnalité ou de troubles de la personnalité.

D. Développement et devenir de la personnalité bifocale

"Pour penser l'individuation, il faut considérer l'être non pas comme substance, ou matière, ou forme, mais comme système tendu, sursaturé, au-dessus du niveau de l'unité, ne consistant pas seulement en lui-même, et ne pouvant pas être adéquatement pensé au moyen du principe du tiers exclu".

Gilbert Simondon

"Nous prenons toujours le train en marche. Toujours quelque chose a précédé."

"Aussi bien de la vie que du temps, il est en outre vrai de dire que le tout est antérieur à ses parties".

Nicolas Grimaldi

"En même temps que le cerveau assure son rôle de médiation au fur et à mesure que l'individu s'insère dans son environnement et qu'il se l'approprie en interagissant avec lui, c'est ce dialogue même qui – en retour – façonne la maturation du cerveau et, partant, la manière dont l'individu perçoit, interprète et vit les situations concrètes qu'il rencontre".

Pierre Karli (1992)

Nous ne reviendrons pas sur l'importance de la Bildung, sur l'auto-construction qu'avaient anticipé des esprits comme Pic de la Mirandole et Erasme. Citons cependant Erasme à qui on attribue cette remarque, souvent copiée : on ne naît pas homme, on le devient. Celui qui été un maître à penser écrit "les arbres, c'est bien possible, naissent arbres, les chevaux naissent chevaux, mais les hommes, crois-moi, ne naissent point homme, ils sont faits tels". Jean-Claude Margolin le traducteur de DE PUERIS STATIM AC LIBERALITER INSTITUENDIS (1529) traduit ainsi : "l'homme ne naît pas homme, mais il le devient (ou, ce qui serait plus exact, il se fait homme)". Cette construction de l'homme par lui-même se fait à travers ses interactions, le partage social des émotions, des valeurs, des significations et pour Erasme par la fréquentation des maîtres, les lectures, la foi. Sa formulation est célèbre : "Homines non nascuntur, sed finguntur"[1]. Après cet hommage mérité, abordons le développement cérébral en ayant à l'esprit cet éclairage toujours actuel.

Nous avons souligné combien nos connaissances sont insuffisantes s'agissant de la manière dont se construit le cerveau à travers l'hominisation et l'humanisation. Hugo Lagercrantz (252) nous donne quelques informations dans son ouvrage sur le cerveau de l'enfant. On a évoqué six étapes distinctes :

1) la prolifération cellulaire
2) la migration cellulaire avec établissement de populations neuronales distinctes

---

[1] Note : Voir "Erasme une abeille laborieuse, un témoin engagé" par Jean-Claude Margolin, Paradigme éditeur, 1993.

3) la différenciation de types particuliers de neurones et de cellules gliales. On a cité précédemment les nouvelles fonctions attribuées à ces dernières
4) la synaptogénèse
5) l'apoptose : mort cellulaire programmée éliminant les éléments surnuméraires
6) le réarrangement synaptique.

Le même auteur souligne le rôle du patrimoine génétique mais aussi d'autres éléments comme les facteurs neurotrophiques. Il souligne l'importance des gènes nommés homéotiques dans le développement particulièrement du cerveau antérieur, du mésencéphale, du diencéphale. La migration des neurones, si importante s'agissant de la formation du cortex cérébral a lieu chez le fœtus humain de la 12ème semaine à la 24ème semaine de la grossesse. L'auteur évoque la découverte récente du H.A.R (humain accelerated regions), de partie du génome qui joue un rôle dans la formation de circonvolutions cérébrales, celles corrélées au langage par exemple. Il évoque aussi les pathologies neuro-développementales comme la malformation nommée lissencéphalie qui se marque par un retard mental. Il pose la question s'agissant de l'autisme de l'enfant d'une éventuelle anomalie de la migration. Par ailleurs cette migration peut être perturbée par des facteurs exogènes comme la cocaïne, l'alcool ou le mercure. On sait peu de chose sur l'architecture fine des pathologies cérébrales comme la trisomie 21. Une cause fréquente de déficit intellectuel s'accompagne d'un excès d'épines dentritiques, petites et immatures. Plusieurs disparités organisationnelles ont été noté dans l'autisme de l'enfant mais les connaissances de ces anomalies restent aujourd'hui insuffisantes pour établir un modèle neurobiologique convaincant de cette pathologie. On a noté par ailleurs la complexité des incidences génétiques éventuelles. L'organisation du cerveau ne dépend pas que du seul génome. Marc Jeannerod le souligne avec force "d'abord pour une raison de quantité : le nombre de cellules du cerveau et le nombre de connexions par neurones sont si élevés qu'il paraît impossible que le génome puisse coder avec précision toute cette organisation. Tout ne peut donc être programmé. Ensuite pour une raison fonctionnelle : le cerveau ne se développe pas seul, il est tributaire de ce qui se passe dans le reste du corps, et, après la naissance, dans le monde extérieur". Nous avons à maintes reprises souligné le rôle de l'épigenèse, de l'expérience, de la plasticité, des interactions, des couplages d'individu/environnement. On sait en effet que l'expérience et les interactions jouent un rôle majeur dans la construction du cerveau. Nous avons déjà évoqué les travaux classiques de Hubel et Wiesel. Les chatons ayant une paupière suturée deviennent aveugles dans le champ correspondant en raison de l'atrophie des voies neuronales menant au cortex visuel. La libération de la paupière ne rétablit pas la vue. L'expérience doit cependant être menée à un moment sensible, ce que nous avons nommé le

Kairos biologique ou mieux psycho↔biologique (notion de boucle). On peut évoquer aussi le concept de période sensible s'agissant des interactions sociales et des émotions et significations partagées lors de l'humanisation, de la Bildung primaire. A propos de l'épigenèse, il faut noter que des facteurs influencent l'expression des gènes sans intervenir sur la séquence des nucléotides du gène. Nous avons déjà évoqué, chez certains animaux, l'impact du maternage sur l'expression des gènes. Le traité de psycho-biologie, (déjà cité), indique que "des bébés rongeurs ayant des mères peu maternelles, ou privés transitoirement de soins maternels, sécrètent plus de glucocorticoïdes en réponse à un stress, une fois devenus adultes. Une carence en soins maternels programme des réponses hormonales excessives face au stress en induisant la méthylation des gènes du récepteur des glucocorticoïdes situés dans le cerveau. La réduction de l'expression génique rend les animaux hypersensibles pour le reste de leur temps de vie". Selon Hugo Lagercrantz, l'hippocampe se développe à partir de 7 mois et le cortex devient plus mature. On peut tester ce développement avec le jeu de cache-cache. On peut faire un rapprochement avec ce qu'on a nommé l'angoisse du 8ème mois, celle devant le visage d'un inconnu. Le bébé a acquis le souvenir du visage des proches et semble tenir à une grande stabilité de ces repères que sont ces derniers. Le modèle bio↔psychique de la personnalité est compatible avec les théories psychologiques et psychanalytiques des stades, des positions, des "organisateurs" etc. Nous avons évoqué l'angoisse du 8ème mois, l'apparition du non vers le 15ème mois. Spitz indique qu'à cet âge, la rotation de la tête devient un message adressé à une autre personne. Puis plus tard "la matrice du "Non" (geste et mot) a des conséquences d'une grande portée pour le développement mental et émotionnel de l'enfant". Il ajoute qu'ici commence "l'animal politique, la société". Insistons sur les théories de l'attachement de Bowlby, les vues de Winnicott, de Bion, de Mélanie Klein, de Kohut, qui dépassent le point de vue réducteur initial de Freud. La théorie de la libido butte sur les fondamentaux de la schizophrénie comme le fait le modèle Moi/ça/surmoi qui est tardif et précédé de formations plus archaïques dépassant le concept de libido. La libido a été conceptualisé à partir des patients de Freud qui n'étaient pas des psychotiques. Pour Colette Chiland "Freud, conservateur quant à la femme, a été révolutionnaire dans la conception élargie de la sexualité qu'il a inaugurée. Il a réintégré dans la sexualité humaine ce qu'une vision moralisatrice et normative en avait exclu : la sexualité infantile, la sexualité perverse". Il a montré "que la sexualité humaine est une psycho-sexualité, ou les fantasmes sont constamment agissant". Colette Chiland critique Freud qui n'a pas, comme certains de ses épigones, dépassé une ligne de pensée masculine voir patriarcale, en tout cas idéologiquement conservatrice. Pour elle, la petite fille n'est pas un être châtré et le clitoris est un organe sexuel féminin et non un vestige de l'organe sexuel mâle. Freud a ignoré l'envie (et la peur) que l'homme a de la femelléité. La bisexualité humaine est psychique et il n'y a pas lieu d'en chercher des traces anatomo-physiologiques. Le plan des identifications n'est pas celui de la biologie. En résumé, Freud "n'a réussi à définir la féminité que du point de vue de l'homme". L'auteur souligne "de la conception à l'âge adulte (d'un coït[1] à l'autre), de la naissance à l'union sexuelle, l'être humain est confronté à la dualité des sexes, au contact et à l'interpénétration des corps, réelle (porté dans le ventre de sa mère, sorti de son vagin, nourri au sein, tenu dans ses bras, blotti dans son giron) ou imaginaire (la scène primitive, l'inceste), à l'interpénétration des Moi de l'identification fusionnelle (oveness), à la similitude (sameness), la ressemblance (likeness) et l'intimité (closeness) pour reprendre les distinctions faites par Edith Jacobson". Le concept d'identification est incontournable. Elle est comme le rappelle C. Chiland "la construction simultanée de soi *et* de l'autre. Il semble qu'on puisse assimiler self et identité primaire". Identité primaire que l'auteur traduit de Winnicott (the individual being's continuity of being) : la continuité d'être de l'être humain individuel. Ajoutons le conatus de Spinoza, la tendance à persévérer dans son être. *Le concept de libido ne suffit pas pour élaborer une théorie de l'identité*... Le développement de l'être humain, bébé néotène et animal social, ne peut se faire qu'avec le soutien des autres, à qui il emprunte et il prête (les deux mouvements d'identification). Le psychiatre ne peut se passer de l'apport des mécanismes de défense, de l'identification projective s'agissant des états limites et des psychoses par exemple.

Sont intégrables aussi les stades de Piaget s'agissant de la cognition et en particulier les mécanismes de l'assimilation et de l'accommodation. Etienne Bimbenet (25) résume et approfondi la découverte de l'attention partagée, de l'attention conjointe qui semble commencer vers l'âge de six mois "lorsque les enfants commencent à alterner leur regard entre l'objet-cible et le partenaire social". Que se passe-t-il dans le cerveau lorsque s'élabore ce triangle référentiel, cette relation triadique et non seulement dyadique ? On donne à cette performance du bébé une grande importance dans la Bildung, s'agissant de l'humanisation. Cette attention conjointe semble absente chez les animaux, en tout cas statistiquement rare et non redondante. On en fait le début de ce qui sera la théorie de l'esprit et de la personne. Bimbenet cite Michael Tomasello qui souligne cette capacité des très jeunes humains "à comprendre que leurs congénères sont comme eux, qu'ils ont une vie intentionnelle et mentale semblable à la leur". On a vu l'intérêt de la découverte des neurones miroirs qui apporte sa contribution neurobiologique. Bimbenet souligne : "l'attention conjointe résulte aussi d'une identification précoce à autrui, perfectionnée vers neuf mois à travers le raisonnement instrumental". Nous partageons en partie, sous ses formes élémentaires, le raisonnement instrumental avec d'autres espèces mais il semble bien que l'identification précoce (et non le seul attachement) soit une spécificité anthropologique. Nous sommes ainsi passé de l'imitation, du mimétisme et de la théorie de l'esprit à la conscience de soi. Ces expériences

[1] Note : les techniques procréatives mettent un bémol sur cette affirmation.

participent à la structuration du cerveau en tant qu'empreinte laissant des traces. Elles doivent de préférence se produire au moment où la sensibilité et la plasticité sont au summum (Kairos psycho-biologique). Il y aura une succession d'identifications jusqu'à, au moins, l'adolescence. L'attention conjointe est déjà un début de partage du monde, un début de l'intersubjectivité. Bimbenet souligne que ce n'est pas une raison abstraite qui aimante et cimente la petite enfance "mais c'est une succession de drames petits et grands, évoluant entre plaisir et douleur, réconfort et anxiété, salut et perte". C'est la famille qui est la première institution et qui pour les anthropologues structurait classiquement la différence des générations et des sexes. Autrui a toujours précédé et accompagné l'infans (celui qui ne parle pas). La famille comme propédeutique de la rencontre avec l'institution globale dont parle Legendre. Louis Dumont dans son ouvrage l'idéologie allemande (125) rappelle la définition de Mauss "qu'est-ce en effet qu'une institution sinon un ensemble d'actes ou d'idées tout institués que les individus trouvent devant eux et qui s'imposent plus ou moins à eux ? ". Dumont évoque un autre sens du mot Bildung que le sens premier d'instituer le sujet. C'est celui de la culture de soi (self-cultivation) lors des années d'apprentissage de l'adolescence et du juvenat. Ce processus a été illustré dans des romans célèbres (voir Goethe en particulier). J.C Quintel (déjà cité) nous dit que le processus de tentative de maitrise n'est jamais complet et jamais terminé : "l'adolescence inaugure en chacun de nous un conflit qui durera jusqu'à la fin de nos jours : en tant qu'adulte nous sommes sortis de l'état d'enfance, mais paradoxalement, elle ne cesse de nous habiter". Nous avons évoqué à plusieurs reprises ce sujet capable de se rassembler à travers le récit et à propos duquel Ricœur a utilisé l'expression éclairante d'identité narrative. Elle est une condition pour accéder à une identité supérieure reconnaissable en ce qu'elle est la capacité d'accéder à la promesse tenue mais ici nous pénétrons dans un domainc particulier du monde des personnes, celui de l'éthique.

Le développement cérébral et psychique renvoie à l'épigénèse, à l'expérience vécue, à l'importance de l'empreinte, celle des moments sensibles (Kairos psycho-biologique). Les insuffisances ou défectuosités de ces empreintes successives, qui devraient s'accompagner d'accommodations progradiantes, entrainent une vulnérabilité future s'agissant de l'adolescence et du jeune adulte. L'expérience, le comportement modifient le cerveau. Le traité de psycho-biologie (déjà cité) nous indique que les épines dentritiques "semblent être constamment en mouvement, changeant de forme en l'espace d'une minute". Il serait important de connaître l'organisation et réorganisation du cerveau à chaque stade du développement mais l'expérimentation ne le permet absolument pas chez l'homme. Les modèles animaux ont leur intérêt mais sont insuffisants s'agissant justement des processus d'humanisation qui ont des corrélations cérébrales. On n'a même pas de modèle animal de l'attention partagée que nous avons évoqué alors que par ailleurs on a vu que les neurones miroirs on été mis en évidence chez les primates. Nous avons vu que le modèle de la personnalité globale, psycho-biologique, est compatible avec les écoles qui insistent sur le développement cognitif comme avec celles qui le font s'agissant du développement affectif. Eclairante en particulier, s'agissant de cette dernière, est l'œuvre de Kohut qui prend en compte l'intersubjectivité et "l'entre" (à travers les besoins primaires et l'attachement) dans une approche du selfobjet primordial et du narcissisme structurant. Agnès Oppenheimer, citée dans l'ouvrage élaboré par Paul Denis (101), souligne que "c'est le mérite de Kohut d'avoir décrit de façon cohérente le développement du courant narcissique et d'en avoir souligné le rôle organisateur pour le psychisme dans son ensemble". Un esprit aussi avisé que Ricœur, salué par André Green qui lui a rendu hommage pour sa capacité à "avoir procédé à un examen détaillé et rigoureux de l'œuvre de Freud", un esprit aussi avisé, disions nous, a relevé d'emblée l'avancée dont Kohut était porteur. Le self, avec son besoin de cohésion vitale ne peut être assimilé à l'appareil psycho freudien, d'apparition plus tardive, et de plus élaboré à l'écoute des névrosés et non devant l'énigme de la psychose. Le besoin de cohésion est plus primaire que la seule "libido sexualisée et que l'agression qui accompagne cette dernière". Freud est marqué par le positivisme de son époque à prétention scientifique mais, de plus, sa métapsychologie "apparaît l'héritière de l'idéologie des lumières, triomphante dans la Vienne fin de siècle". Ricœur (388) résume ainsi "pour qu'un narcissisme mature émerge d'un narcissisme archaïque, le self doit découvrir, au prix de blessures inévitables, qu'il n'est pas ce self omnipotent que le transfert en miroir à réactivé, et que l'autre, essentiellement la mère ou le père, n'est pas un objet-soi parfait, omniscient, et surtout toujours prêt à soutenir, ni même ce jumeau rassurant qui dispense d'affronter un autre différent, un autre vraiment autre que soi, jusque dans sa ressemblance même". Autonomie au moyen de l'hétéronomie, narcissisme et élaboration du Désir, seront des mécanismes régulateurs (mais vulnérables surtout si on les compare à la thématique éthologique de l'animal) s'agissant de l'élaboration et du fonctionnement du Moi, de l'identité subjective, celle du futur "je". L'identité est aussi en grande partie, de nature relationnelle et l'identification est liée aux mécanismes d'introjection, d'internalisation, et de projection. Kohut rejoint Winnicott avec le concept de mère suffisamment bonne et la nécessité d'accepter la dialectique bon/mauvais et interne/externe, dialectique qui est impliquée, si elle est efficace, au renoncement à un Moi idéal tout puissant. Kohut décrit une internalisation transmutative permettant la mise en place des fonctions psychiques et anthropologiques du futur Sujet. La manière la plus adaptée de l'adulte en charge de l'enfant est "la frustration optimale", celle qui a le plus de chance de favoriser un développement sans distorsion grave. Agnès Oppenheimer (334) souligne que "l'objet remplit pour le psychisme de l'enfant une fonction qui est celle d'assurer la continuité du self" et elle salue cette avancée vers une théorie du lien narcissique à autrui. Le selfobjet (en un seul mot à ce stade) évoque un stade initial unaire de non séparation qui est à la fois une matrice psycho-somatique et une ébauche d'un pré Moi↔pré Monde, Monde qui est un espace transitionnel et non le seul monde physique (monde 1 de Popper). Le Moi (toujours vulnérable et parfois scindé) peut être considéré comme un pli de ce selfobjet initial chez l'infans.

Nous ne reprendrons pas en détail l'évolution du selfobjet jusqu'au moi et au sujet, évolution potentiellement riche en avatars pour le petit de l'homme post-darwinien. Déjà, dans cette expérience de Selfobjet, le Corps (Leib) à travers les besoins, les émotions, les sensations (voir par exemple le couple plaisir/déplaisir) va créer une différence entre le proto Moi et les objets. Chez l'animal, cette proto conscience (voir Denton déjà cité) va s'appuyer sur une thématique éthologique et assurer son autonomie. Nous avons souligné la dépendance plus forte et plus prolongée du jeune néotène. Elle va favoriser un syncrétisme normal qui culmine dans les exigences du Moi idéal qui ne tient pas compte, à ce stade, du principe de réalité. Ce syncrétisme normal va se retrouver sur le plan culturel dans l'animisme des premières sociétés et dans le finalisme des religions déistes et en particulier monodéistes. Sur le plan anthropologique, il anticipe le monde transitionnel de Winnicott qui est aussi en lien avec le monde intersubjectif, avec l'imaginaire et le symbolique bien au-delà de la simple idée de milieu, d'Umwelt. Il va se retrouver, mais cette fois sur le plan pathologique dans le syndrome de transitivisme et dans le délire égocentré. Dans ce dernier cas, il s'agit de déformer le réel (la plasticité cérébrale le permet chez l'homme) pour maintenir une pseudo cohésion du Moi. Au sens fort de la pensée égocentrique de Piaget comme il y a une représentation géocentrique. Le langage, l'imaginaire, la plasticité cérébrale (eux-mêmes en interaction synergique) vont ainsi assurer au syncrétisme une extension qui va des croyances collectives au délire individuel en s'appuyant sur l'artefactualité (Tinland) qui manifeste la différence anthropologique.

A partir d'environ six ans l'enfant devient apte à raconter, imaginer une histoire si l'on met à sa disposition un jeu d'images. Il est déjà sur la scène du monde interhumain comme acteur et auteur. On estime qu'avant l'âge de 12 ans, l'enfant est bien entendu, comme le bébé, une personne, mais qu'il ne dispose pas encore des capacités permettant de l'identifier comme sujet. Le sujet est le pli et le dépassement d'un moi plus mature et intégré. L'enfant n'assume pas encore l'histoire dans laquelle il s'inscrit et qu'il doit s'approprier en tant que sujet. L'enfant, dit Quintel (déjà cité), "demeure dans l'apprentissage de la Loi, il ne fait que s'imprégner des usages de son entourage et de la société et n'est pas encore en mesure d'instaurer en lui cette distance qui lui permettra de se les approprier et donc de les transformer". Ce qui évoque la formule fameuse de Goethe "ce que tu as hérité de tes pères acquiers le pour le posséder". La crise d'adolescence est accompagnée par les adultes, dans les sociétés archaïques, à travers les rites d'initiation, période de changement qui peut durer plusieurs années. Dans les sociétés occidentales, l'adolescence est démesurément prolongée mais sans véritable aide des adultes. On ne propose que le "care". Il n'y a pas cet aspect performatif du rituel qui engendre pragmatiquement du symbolique. Dire c'est faire et faire c'est dire. L'adolescent doit faire seul ce travail sur lui-même, travail qui doit, si possible, lui permettre d'émerger en tant que véritable sujet. Au delà de 16 ans, on parle de Juvénat (jusqu'à 25 ans). L'état de sujet n'est pas acquis une fois pour toute, illusion contre laquelle nous met en garde Vincent de Gaulejac (95). L'auteur résume "entre l'illusion déterministe qui tend à réduire l'être de l'homme à ses composantes génétiques, neurobiologiques et sociologique et l'illusion libérale qui postule que chaque homme peut maitriser son destin s'il en a la volonté, la condition humaine est inscrite dans un double mouvement par lequel l'individu est à la fois le produit et le producteur de son histoire". On déborde ici vers l'éthique avec l'aphorisme d'Eric Weil "l'homme n'est pas, il se fait et l'acte continu dans lequel il se fait est à la foi créateur du monde" qui est en écho avec les propos célèbres de Lequier : "faire et en faisant se faire". Terminons avec une évocation de la neurobiologie avec l'épistémologue Evariste Sanchez-Palencia (402) "pratiquement tout au long de la vie de l'individu, il y a des modifications épigénétiques de l'architecture même du cerveau. Il y a formation, destruction, reconstruction et restructuration des neurones et de leurs connexions, guidé par l'activité même du cerveau". Il n'y a pas à se demander si un nouveau stade du développement psychique est secondaire à une modification neurobiologique ou inversement. Bien sûr, l'un et l'autre existent dans une certaine autonomie mais ce que nous avons voulu souligner c'est l'importance aussi du fonctionnement en boucle, boucle psycho↔biologique.

Nous aurions pu consacrer un chapitre spécial à la pédopsychiatrie comme à la gérontopsychiatrie car elles s'intègrent naturellement au modèle de la personnalité globale. Comment évoquer le nourisson ou l'adolescent ou la personne très âgée sans s'y reférer. Mais cette évidence fait que pour nous cela aurait été un choix de facilité. Nous aurions pu nous étendre, par exemple, sur la puberté, et sur l'adolescence qui s'inscrit dans le neuro-bio-psycho-socio-anthropologique. Le changement est bien corporel, hormonal, cérébral, psychologique, social, anthropologique. Pour s'en tenir au seul cerveau se rejoue, à l'adolescence, un remaniement, un remodelage de ce que nous avons nommé la "subjectivité cérébrale" et, au-dela de cet oxymoron, le moi "implémenté". Il y a eu, comme nous venons de l'évoquer, un premier modelage dont l'aboutissement se fait vers l'âge de 4 ou 5 ans. A l'adolesence, il y a une modification fine du cerveau, et en particulier sous l'effet des interactions et pas seulement des hormones. Des chercheurs travaillent sur ce thème : "imagerie et psychiatrie". Ils ont ainsi mis en évidence des différences fonctionnelles entre le cerveau des adolescentes et des adolescents dans le traitement de certaines émotions. Nous avons déjà évoqué l'importance du cortex orbito-frontal qui est un des derniers à accéder à une organisation mature dans les corrélations entre cerveau et conduites sociales. Ceci nous conduit à une réflexion sur l'effet de l'alcool et des drogues sur un cerveau en voie de remodelage. Une recherche de même type sur les corrélations pourrait apporter un éclairage dans l'étude de l'involution.

E. La personnalité pathologique

Maladies et troubles de la personnalité globale, bifocale

> *"... il n'est pas inutile de faire une remarque d'un ordre très général : la réflexion sur la constitution de la personnalité et, plus encore, celle sur les troubles du développement, requièrent beaucoup de lucidité, d'esprit critique et d'humilité, sans qu'on puisse dire qu'il s'agit là des vertus les mieux partagées".*
>
> Pierre Karli

> *"... les pathologies sont le révélateur non pas du fonctionnement normal, mais de la nature de ce qui fonctionne".*
>
> Philippe de Lara

Selon Sanchez-Palencia, la pensée dialectique (dont la logique formelle est un cas particulier et réduit) a un domaine propre qui dépasse la logique du verbe être (qui est lié à cette même logique formelle évoquée). Selon cet épistémologue, cette dernière logique ne prend pas en considération le temps et s'en tient au principe du tiers exclu hic et nunc. S'agissant du tiers exclu, nous avons souvent utilisé la formule et/ou, même la formule et (et) ou. Exogène (et) (ou) endogène par exemple, en considérant le concept de boucle. Inné et (ou) acquis, ontogénèse et (ou) épigenèse etc. S'agissant du temps, Bourguignon avait insisté dans sa définition d'un programme fondamental de recherche en psychiatrie sur l'importance des études longitudinales. Actuellement, histoire de vie et histoire de la pathologie paraissent négligées et les propos d'André Bourguignon ont eu peu d'écho en France. Une même patiente vue par des psychiatres à des moments différents a été étiquetée border line, phobique, hystérique, schizophrène, maniaco-dépressive, paranoïaque. Actuellement, et après une évolution de quinze ans, elle n'est pas suivie depuis plusieurs années et ne prend pas de psychotrope. Le tableau actuel serait celui de la paraphrénie. Des études longitudinales ont pu mettre en évidence des effets inattendus du cannabis sur le risque d'évolutions psychotiques et la baisse des capacités cognitives. S'agissant du tabac, un effet dynamisant sur la mémoire et l'attention à court terme devient à long terme un effet altérant. Pour revenir à l'épistémologue cité, et dont la dialectique n'est plus celle de Engel mais s'est considérablement enrichie, les dimensions comme "devenir", "évoluer", appartiennent à cette logique non formelle. Cette dialectique "prend en considération des processus où les effets ne suivent pas instantanément les causes : la causalité est *différée* ou *cumulative*...". Il énumère quelques principes de cette pensée dialectique nouvelle comme ceux de l'action réciproque (ou interdépendance), le passage du quantitatif au qualitatif (bond et rupture). Il ajoute la prise en compte d'attracteurs et des systèmes non linéaires. On pourrait ajouter la théorie des boucles, des catastrophes, la théorie de la complexité etc. Comme exemple l'épistémologue commente le problème des trois corps (Poincaré) que nous avons évoqué. Le néodualisme interactionniste entre dans cette nouvelle dimension de la dialectique comme aussi l'effet retardéd'empreinte et le Kairos psycho-biologique, comme aussi l'émergence, la survenance, l'incarnation etc.

André Bourguignon fait jouer un rôle à une triade : *l'ontogénèse*, *l'épigénèse* et les caractéristiques de *l'auto-organisation*. Plasticité et épigénèse s'agissant de la construction neurobiologique de la personnalité en lien avec l'hominisation et l'humanisation comme l'a précisé Karli (déjà cité). On avait initialement sous estimé l'importance de l'épigénèse ce qui rendait difficile l'appréciation de l'expérience, de l'interaction, des sauts qualitatifs. Sanchez-Palencia n'hésite pas à écrire que l'épigénèse est un deuxième code, le premier étant celui de l'A.D.N. Selon lui, ces données remettent en cause la vulgate bio-génétique classique. A. Bourguignon n'hésitait pas, en 1981, à parler déjà de programmation épigénétique venant en plus de la programmation génétique. Il insistait sur l'auto-organisation qui permettait d'acquérir plus de complexité et de créativité "sous l'influence des perturbations aléatoires imposées par l'environnement". L'auto-organisation est celle du cerveau mais aussi celle de la psyché, de leur fonctionnement en boucle. François Ansemet et Ariane Giacobino (7) évoquent l'exposome (lié à l'environnement), l'épigénome, le transcriptome et le génome. A. Bourguignon soulignait l'importance de l'expérience, de l'interaction : "l'histoire personnelle de chacun pouvant, suivant les cas, jouer un rôle d'amplificateur, de stabilisateur ou de réducteur…". Il rappelle que l'effet des premières interactions, dans le cercle de la famille, peut être différé. Souvent en toute bonne foi et "selon leur personnalité et leurs propres désirs les parents favorisent ou contrarient les tendances spontanées de l'enfant, soit l'aident à développer au mieux toutes ses potentialités, soit l'obligent à développer prématurément des formations psychiques réactionnelles par auto-organisation". A. Bourguignon reprend le terme de la plasticité élective, sensibilité critique que nous avons relié au Kairos psycho-biologique. Il insiste : "Pendant ces périodes sensibles du développement, le cerveau est particulièrement réceptif aux influences environnementales, c'est-à-dire aussi qu'il est éminemment vulnérable aux déficiences, aux distorsions ou aux excès de l'environnement". Les conséquences en sont fonctionnelles puis structurales mais le plus souvent méconnues car différées. Il y a lieu d'envisager aussi bien l'environnement utérin que celui du jeune âge et donc l'épigénèse post natale. De son coté, Changeux a développé le concept de stabilisation des synapses : "l'environnement en fonction de ses qualités sélectionne les synapses les plus actives et découpe ainsi des circuits spécifiques dans l'enveloppe génétique du réseau". L'épigénèse post natale, les mécanismes interactionnels de couplage de l'individu à la péristase, les phénomènes d'empreintes se conjuguent avec l'information structurante, au sens de Laborit (qui la différencie de la simple information circulante). Pour Bourguignon les "processus d'auto-organisation liés à la plasticité neuronique sont maximum aux niveaux d'intégration les plus élevés". Lorsqu'on passe du cerveau câblé au cerveau anthropologique avons nous rappelé avec Sabouraud. L'épigénétique des conduites concerne avant tout les domaines de l'affectivité, des émotions, des sentiments, et de leur régulation. Les régulations de "la vie : mode d'emploi" s'agissant de la vie des personnes. Ces périodes sensibles, prégnantes, sont donc aussi celles qui correspondent aux périodes de vulnérabilité. Cette vulnérabilité peut rester potentielle ou être acquise et se révéler à l'adolescence ou chez le jeune adulte, ou même à la faveur des charges et offices de la maturité, ou enfin à l'occasion de l'involution. La qualité des interactions avec l'entourage se mesure à la rapidité et à la pertinence des réponses de ce dernier "aux signaux de l'enfant et de la nature des signaux par lesquels il exprime ses désirs conscients et inconscients". Les atteintes sévères précoces laisseraient des traces dans l'organisation fine du S.N.C. Boris Cyrulnik (87) évoque une résilience neuronale qu'il distingue d'une résilience psycho-affective et d'une résilience socio-culturelle. Il invoque des atrophies frontales et limbique chez les enfants ayant connu des carences de soins et de "handing et holding". A. Bourguignon propose de distinguer "les traces irréversibles non compensées et/ou non recouvertes par des néoformations psychiques secondaires, qui s'exprimeraient tout au long de la vie, et les traces irréversibles compensées et/ou recouvertes qui ne se manifesteraient alors, dans leur expression première, que dans des circonstances exceptionnelles et graves (deuil, abandon, accident, échec etc)". Nous y ajouterions des circonstances non tragiques mais caractéristiques du statut du sujet : accession à l'autonomie, séparation, accession à l'office parentale, accession à l'indépendance par un travail impliquant des responsabilités, accession à la conjugalité, à la citoyenneté etc. Les traces évoquées sont aussi liées au concept d'inconscient freudien, à la tendance à la répétition, y compris la répétition de conduite qui accentue ce que Bourguignon nomme le désavantage pour la personne, désavantage liée à l'attitude de fixation. La puberté et l'adolescence entrainent un réajustement de la psyché en tant qu'auto-organisation, réajustement qui se fera à l'avantage ou au désavantage du sujet. André Bourguignon souligne à ce propos le rôle des mécanismes de défense permettant à la psyché de se protéger, avec plus au moins de succès, des perturbations psychiques et tenter ainsi d'échapper "au déplaisir et à l'angoisse". Le risque est que quelques mécanismes de défense deviennent exclusifs dans le mode de fonctionnement habituel par suite de la permanence de la source intérieure de la perturbation. Avec "Déni" du réel et saut dans l'imaginaire par exemple. Il y a un passage qualitatif à un système moi/monde pathologique, à un fonctionnement pathologique de l'auto-organisation. A. Bourguignon a élaboré en 1981 une approche théorique d'un système qu'il nomme multi modèle et qui nous paraît tout à fait adapté à la personnalité globale, à la pathologie de cette personnalité qui justifie l'appartenance de la psychiatrie à la médecine mais aussi sa spécificité et son indépendance. Maladies de la personnalité et troubles de la personnalité sont des constructions qui rendent compte de ces différents modèles du fonctionnement, psychologique et neurobiologique de la personnalité psycho-biologique, en en réalisant une analyse spectrale. L'approche de Bourguignon repose sur un postulat, qui est aussi le nôtre, à savoir qu'un état présent de la psyché peut être la résultante d'une série de détermination de type propension, en cascades et en boucles, d'origine génétique, épigénétique et auto-organisationnelle et d'un ensemble de processus aléatoires dus à des contraintes externes et internes. André Bourguignon reproche à certains psychanalystes l'usage de vues trop déterministes parce qu'oubliant l'importance des processus d'auto-organisation. On pourrait faire ce même reproche aux tenants d'une approche "naturaliste" réductrice. Freud en son temps avait tenu compte du biologique tout en soulignant la faiblesse, à l'époque, des connaissances scientifiques s'y rapportant. Pour A. Bourguignon, la faille de la maladie mentale est le revers de la médaille que s'épingle "l'homo sapiens", l'avers étant le développement si remarquable de la culture et du cerveau culturel, anthropologique, artéfactuel. Homo sapiens demens pour reprendre l'expression forte d'E. Morin. Citons une avant dernière fois A. Bourguignon : "il est permis de voir dans cet état de chose l'origine, surement pas exclusive, de la pathologie mentale de l'homme. Ainsi l'étonnant accroissement de la complexité du cerveau de l'homme et de sa culture est la source, tout à la fois de l'accélération de ses progrès psychiques et la fréquence de ses troubles mentaux". Le prix à payer, non de l'hominisation proprement dite, mais de l'humanisation "a été entre autres, la maladie mentale". Nous y avons ajouté deux failles, celle de la démesure et celle du mal (malfaisance). L'homme imprévu de Bourguignon est l'homme post-darwinien, l'homme aléatoire, l'homme artéfactuel.

Marcel Gauchet et Gladys Swain (165), dans leur ouvrage magistral, développent à partir d'une réflexion sur l'œuvre novatrice d'Esquirol une analyse de la désorganisation du sujet, du Moi. Ce Moi qui a une double filiation. L'une à travers Pinel ou Esquirol voit naitre "une notion nouvelle du **sentiment du moi**[1]" à travers une transformation de "la matrice logique pourrait-on dire où produire l'idée du moi". Les auteurs évoquent une filiation parallèle (et probablement liée), une filière philosophique avec en particulier Fichte et la catégorie du Moi. Pour les mêmes auteurs et s'agissant du Moi/Sujet, cette organisation va être mise en cause et en jeu par la folie "à des niveaux très différents de la réalité psychique depuis la conviction d'être à un titre ou à un autre le seul de son espèce, qu'on peut tenir pour le trait minimal de la pathologie subjective, jusqu'à l'impossibilité de se situer dans l'espace et dans le temps, en passant par l'impossibilité de

[1] Note : Souligné par les auteurs

mesurer la neutralité du monde (qui ne veut d'ordinaire rien dire pour moi en particulier, puisqu'il signifie simultanément pour tout le monde, mais qui se met là soudain à signifier de toutes parts pour vous seul) et l'impossibilité d'assumer la relativité de son existence au milieu de tous les autres (qui vous enferme dans la certitude d'être l'unique, le meilleur ou le pire)". Nous avons évoqué à propos du transitivisme le sentiment non pas d'être le seul de son espèce mais le "tout" de l'espèce, en citant en particulier des observations de Henri Grivois. M. Gauchet et G. Swain évoquent l'expérience psychotique de la dépersonnalisation et dépersonnation où "ça se met à parler" à la place du Je. Nous avons évoqué précédemment la particularité de la personne humaine, et souligné que là, l'animal n'est pas en ce sens fondateur, une personne. L'abaliété caractérise la personne. Ce concept qualifie les êtres dont l'existence est conditionnée par celles d'autres qu'eux même. Dans la subjectivité de l'ipséité, dans l'identité, il y a du relationnel, de l'altérité, mais aussi de la nostréité, du culturel de l'imaginal et de l'institué. Se tissent ici la dimension du *conscient* et de *l'inconscient* qui, plus qu'un simple plissement, participe à l'architectonie du premier. On pourrait reprendre au sens fort les termes hugoliens : "Insensé, qui crois que je ne suis pas toi".

Nous avons évoqué à plusieurs reprises une nosologie à la lumière de processus généraux en lien avec la théorie de la personnalité globale. Nous pourrions, sans nous appesantir car il ne s'agit pas ici d'un précis de psychiatrie clinique, rappeler que l'on peut évoquer s'agissant d'abord des maladies de la personnalité :

- 1) Les neurophrénies. Il s'agit des troubles neuropsychiatriques secondaires à une lésion, lue par l'anatomo-pathologie, ou à une modification identifiable du milieu local : présence d'une substance en quantité anormale ou de qualité anormale, que cette substance soit l'origine exogène (alcool par exemple) ou endogène (effet toxique). Cette clinique va des démences à la confusion mentale et nous l'avons évoqué à propos de la neuropsychiatrie. Une atteinte neurophrénique, une atteinte du lobe préfrontal accidentelle ou autre, peut se situer au niveau aussi des troubles de la personnalité (syndrome frontal). Troubles de la personnalité et maladies de la personnalité coexistent s'agissant de la neuropsychiatrie.
- 2) Les Diathèses psychiatriques. Elles associent un terrain, une constitution (facteurs génétiques complexes) et des facteurs favorisant voir déclenchant liés aux interactions avec le milieu, au moment critique de l'enfance (que nous avons évoqué) ou au moment ultérieur de la décompensation. Nous sommes dans le domaine des causalités complexes (ontogénèse impliquant de multiples gènes ou systèmes de gènes, épigénèses, facteurs liés à la créativité dysfonctionnelle de l'auto-organisation psychique). Les conséquences ne suivent pas immédiatement les causes contrairement à ce qui se produit le plus souvent dans la pathologie neuropsychiatrique. On peut évoquer une

diathèse à décompensation plus forte lorsque se conjuguent plusieurs facteurs : génétique, épigénétique, événement ou situation. Où placer le curseur entre ces différents facteurs ? Nous avons évoqué les propos de l'épistémologue Sanchez-Palencia "lorsque il y a au moins trois éléments en interaction et que leurs relations sont non linéaires (effet non proportionnels aux causes) l'évolution du système dans l'avenir, tout en étant déterminé, peut ne pas être complètement prévisible à partir d'une connaissance approchée de l'état présent". Ces diathèses nous renvoient à la maladie maniaco-dépressive, à la schizophrénie, aux paraphrénies, peut-être aux bouffées délirantes redondantes. La personne dotée d'une personnalité globale fonctionnelle englobe le concept de sujet, concept qui est commun à personne et personnalité. Le sujet référé à la personnalité globale fonctionnelle est le sujet au sens plénier, celui du moi intégré qu'il contient et constitue. Les psychoses sont des maladies de la personnalité qui sont aussi des maladies du sujet et donc touchent aussi la personne. Les névroses (maladies de la personnalité) et les troubles de la personnalité sont des pathologies du moi, et supposent un moi intégré. Rappelons que nous passons en revue les pathologies du *sujet*, celles du *Moi*, celle du *caractère et des conduites*. Ce que Guiraud nommait syndromes hormo thymiques, et qui regroupaient maladies maniaco-dépressives, schizophrénie, délires, rejoint ce que nous désignons comme pathologie du sujet.

– 3) Les phrénopathies. Ici les facteurs psychologiques, la construction du moi, sont au premier plan mais les facteurs génétiques et épigénétiques ne sont pas exclus. On retrouve le délai avant l'apparition des troubles qui surviennent après la puberté, voir à la fin de l'adolescence ou chez l'adulte jeune voir lors de l'involution. Les névroses classiques y ont leur place. S'y ajoute les états limites qui parfois semblent réversibles mais peuvent être durables et se structurer sur un mode paraphrénique ou paranoïaque[1] ou un autre mode. L'état limite parait se situer à la marge de la diathèse et de la phrénopathie. Dans son ouvrage (265) Jean Pierre Lebrun cite M. Safouan qui propose une délimitation de l'état limite avec la schizophrénie et la paranoïa "cette forclusion se distingue de celle de Schreber, en ce qu'elle constitue un mécanisme de défense et non un défaut primordial du symbolique comme tel". Dans ce vaste cadre des phrénopathies, on peut citer aussi bien la paranoïa sensitive que les états dépressifs névrotico-réactionnels, l'hypochondrie etc. La paranoïa au sens classique, paranoïa de combat a une place à discuter entre diathèse et phrénopathies.

[1] Note : Il s'agit des états limites au sens de Kernberg et non du fourretout cité par le DSM IV dans les troubles de la personnalité

Diathèse et phrénopathies supposent une créativité du patient, une dimension psychogénétique. Il y a plusieurs modèles psycho↔biologiques ou plutôt Bioneuro↔psychopathologiques des maladies psychiatriques sans lésion. L'organo-dynamisme a été une impasse en imaginant un modèle unique avec une causalité unidirectionnelle : organo→psychique. En qualifiant la maladie mentale de "somatose à symptomatologie mentale", Ey s'inspire par ce terme de somatose de la médecine des organes. Sa définition ne s'applique qu'aux neurophrénies, aux pathologies neuropsychiatriques. L'organodynamisme ignore la causalité descendante (top down) et la causalité en boucle, comme il ignore aussi la plasticité cérébrale. La pathologie mentale sans lésion se construit à travers ces processus et l'interactionnisme (interaction entre les deux organisations : l'organisation complexe neurobiologique et corporelle et l'organisation complexe qui est la psyché). Le Moi participe à l'élaboration des symptômes. Nous devons davantage réfléchir aux modèles neuro-biologiques d'une maladie psychiatrique avec symptôme mais sans lésion. Alors que l'organodynamisme voit par nécessité un déficit dans l'architectonie du Moi, il faut souligner que plasticité, créativité, auto-organisation, peuvent aussi avoir un aspect négatif dans la production de symptômes pathologiques. Leur rôle dans la différence anthropologique a son avers et son revers. D'où la faille invoquée.

Les troubles neuro-développementaux comme l'autisme de l'enfant prennent leur place, à côté des diathèses et des phrénopathies, dans le cadre des maladies de la personnalité. Ces troubles entrainent un handicap. Dans les formes les plus atténuées, on pourrait discuter leur place éventuelle dans les troubles de la personnalité plutôt que dans les maladies. On regroupe en effet dans la *pathologie* de la personnalité, à côté des *maladies* de la personnalité, les anomalies psychiatriques du caractère et des conduites. Le terme le plus utilisé est celui de *troubles* de la personnalité (personnalité paranoïaque, hypomaniaque, dépressive, narcissique, anxieuse, évitante etc). Nous nous sommes demandés si le profil de personnalité sociopathique a sa place dans la nosologie psychiatrique ou si il ne relève pas plutôt de la psycho-socio-criminologie. Nous ne verrions pas de difficulté à élargir par ailleurs ce cadre de troubles de personnalité en y intégrant les paraphilies, les troubles de l'adaptation évoquées par le DSM IV, les conduites alimentaires pathologiques, les passions qualifiées aujourd'hui de manière discutable d'addiction (jeu etc), certaines pathologies psycho-somatiques, fonctionnelles. Voir les paradépressions comme la dépression "emblématique" ou par exemple le sujet manifeste devant certains tiers, à travers le modèle que lui tend la culture dominante, et de manière indirecte, son "malheur" conjugal (par exemple) et le "masque imaginé" de la dépression, thème cultivé par les média. Les perturbations liées aux troubles du caractère et des conduites, aux troubles de la personnalité au sens élargi, n'altère pas les capacités du moi et en particulier celles liées au statut de sujet. Elles ne conduisent généralement pas à une hospitalisation ou à une mesure relevant de la juridiction des incapables majeurs. Elles ne justifient pas le bénéfice de l'allocation adulte handicapé. Ce chapitre des troubles de la personnalité qui, pour nous, déborde les troubles du caractère et des conduites, est soumis à des révisions permanentes et paraît moins fiable que le cadre des maladies de la personnalité. Il est influencé par le culturel et par le socio-politique, y compris les groupes de pression. Son approfondissement demanderait une étude ethno-psychologique et ethno-psychiatrique pour se décentrer du seul contexte occidental. Ce chapitre est hétérogène s'agissant des processus en cause. On peut invoquer aussi bien des facteurs psychologiques ou des facteurs constitutionnels style diathèse atténuée (personnalité hyperthymique, schizoïde etc) ou même des facteurs organiques (syndrome frontal avec désinhibition) voir des facteurs exogènes (effets de substance) etc… Il peut être problématique devant un trait de caractère de la classer comme pathologique ou appartenant à la seule déviance. Une violence sadique envers les animaux par exemple surtout si elle est répétée ? Si elle survient chez l'enfant ou chez l'adulte ?

Les maladies de la personnalité se situent au-delà du caractère et implique des altérations du Moi ou même du Sujet. On a évoqué le Moi polarisé, le moi divisé ou scindé, le moi clivé, le moi fragmenté, le moi démantelé, le moi décomposé, le moi disloqué etc. Le moi si particulier de l'état limite vrai (au sens de Kernberg) pourrait être décrit comme un moi mosaïque associant des symptômes psychotiques *et* névrotiques voir pervers, remettant ainsi en cause la nosologie traditionnelle, celle du *ou.* Il prétend au : et (et) ou. Les psychoses sont des maladies *systémiques*, celles justement du système Moi↔monde. Pour Widlöcher (464) le Moi psychotique implique :

- 1) une appréhension faussée du monde commun.
- 2) une expression immédiate du registre fantasmatique.
- 3) un archaïsme des formes d'organisation de la vie pulsionnelle et de l'expression de l'angoisse. Ces caractéristiques témoignent d'une défaillance des processus secondaires de pensée et une altération du principe de réalité. Ajoutons une pensée de modalité syncrétique qui reflète "la tendance à tout lier à tout" (Piaget). Ce que permet l'imaginaire et ce qui va être redoublé par le langage et la synergie entre les deux. Ainsi, une paraphrénie que nous avons citée (et considérée quinze ans avant comme une organisation limite au sens de O. Kernberg) vit dans la croyance à l'imminence d'un danger la visant ou visant ses enfants dont elle n'a plus la garde depuis une décision judiciaire. Elle ne vit pas dans le présent mais dans cette perspective et cherche à décoder un complot permanent. Pour ce faire, elle réaménage le passé dans une thématique de son discours ou une pensée syncrétique et des processus primaires ne tiennent plus compte des déictiques et des catégories logiques. Confusion des dates sans véritable chronologie de type avant ou après, confusion des lieux, dans une absence d'unité de temps et de lieu. Absence d'unité d'action et d'imputation par une confusion des personnages où il n'est pas tenu

compte de la différence identité/altérité. Confusion des catégories où l'esprit du persécuteur s'empare du cerveau de l'autre etc etc. Le langage et l'imaginaire, ainsi que la plasticité cérébrale qui leur est liée, permet cette créativité du délire qui atteste de la différence anthropologique radicale. Le délire enfin est performatif car les mots du discours psychotique participent à la construction des "choses".

Le délire suppose un monde de personnes, une communauté d'êtres ayant accédé au langage et aux formes symboliques avec leurs royaumes de significations. Les êtres humains "désanimalisés" (Bimbenet), "anaturels" (Prochiantz), excentrés par rapport à l'umwelt et excentriques (Plessner) accèdent au statut célébré de Personne (à l'image de Dieu pour les religions monothéistes) mais en même temps ils acquierent une vulnérabilité potentielle aux affections psychiatriques. Nous avons rappelé l'aphorisme de Sabouraud selon qui chez cette créature particulière qu'est la personne "la machine à délirer est présente". C'est une créature crée dans un monde post-darwinien comme le sont aussi les prix Nobel et d'un point de vue général les figures remarquables de nos grands récits. Sans oublier les grands pervers et l'homme habituel.

Il y a chez le psychotique et en particulier dans le délire paranoïaque (et paranoïde) une projection massive. Benedetti (16) nous dit que le patient (de manière aveugle à ses yeux) rend compte de son échec de vie, de son échec de la vie d'une personne. Echec à propos duquel il refuse toute implication. Il déni toute responsabilité dans ce qui lui arrive. Comme le personnage de Sophocle, il pourrait dire "mes actes je les ai subis". Benedetti ajoute "le patient se défend en projetant sur les autres - les persécuteurs - la responsabilité concrète de l'échec de sa propre réalisation narcissique". On retient le recours archaïque au Moi idéal tout puissant, puissance décuplée par le chiasme imaginaire/langage. N'ayant pas ou plus à sa disposition le recours à la médiation du monde symbolique commun des représentations liées dans l'imaginal, à ce que Benedetti nomme la métaphore symbolique du Monde, il se rabat sur un monde imaginaire, fantasmatique, solipsiste. Plutôt que de Surmoi, il faudrait retenir l'action persécutrice d'un Moi idéal projeté et contre identitaire. Ce mouvement transitionnel associe l'identification projective où le sujet est dans l'objet persécuteur et l'identification introjective où c'est le persécuteur qui pénètre en lui et le dépossède de son ipséité. D'où l'importance de l'automatisme mental et des hallucinations acoustico-verbales dont l'approche neurobiologique reste encore devant nous pour l'essentiel.

Les phénoménologues ont souligné la perte de la familiarité du moi avec le monde intersubjectif, transitionnel, celui des personnes. La citation de Husserl est devenue classique : "Le Monde réel n'est que dans la présomption constamment préformée que l'expérience continuera à se dérouler constamment dans le même style constitutif". Caractéristique qui n'est pas non plus pleinement présente dans le rêve et en tout cas y serait très singulière. Le choix du terme "sujet emprunté" pour traduire en français l'ouvrage cité de Benedetti nous paraît particulièrement pertinent. Le moi du psychotique n'est plus intégré et ne fonctionne plus comme celui qui caractérise le sujet à part entière. Les psychoses de type schizophrénie ou paranoïa supposent dans leur fonctionnement une faille dans l'élaboration de leur Moi, une faille liée à une distorsion laissant une trace, une empreinte, et liée donc à la période plastique, électivement sensible, du développement. Bourguignon, nous l'avons rappelé, a précisé ces processus. On pourrait appliquer à ces psychoses *identitaires* et *systémiques* le concept de pseudo-morphose. Nous empruntons ce terme à Pierre Legendre qui l'a utilisé dans l'un de ses ouvrages : la balafre (278). Le même terme était utilisé initialement par les minéralogistes. Dans le sens où les fissures de l'ancien attirent le nouveau, l'actuel, dans l'ancien. Les failles imposent la forme de l'ancien au nouveau. Déjà Schopenhauer parlait de réminiscence en évoquant les maladies mentales. S'agissant des diathèses et des phrénopathies, on pourrait évoquer les fixations et entraves au développement qui ont pu être masquées jusqu'à l'adolescence, période de transformation physiologique ou jusqu'au stade de jeune adulte, stade qui implique des prises de rôle et de statut. Il peut y avoir résonnance amplificatrice entre un événement, que le sujet n'arrive pas à vivre en tant que personne, qui ne s'élabore pas en vécu d'une personne, mais qui entraine un déni ; résonnance disions-nous avec cette fixation dystocique ancienne. L'événement signifie dans cette résonnance qui s'inscrit dans son vécu. On décrit des régressions qui peuvent être crisiques et réversibles ou qui peuvent être progressives. Leur sévérité peut impliquer une désorganisation du Moi et par plasticité une nouvelle réorganisation, mais frelatée, par une création pathologique. Le délire (comme les hallucinations) peut être considéré, par analogie avec les techniques actuelles du virtuel, comme une "réalité" augmentée, ajoutée par le patient. Les formes les plus sévères par leur prolongation et en l'absence de traitement paraissent se chroniciser par un mécanisme de taquet qui les rend quasi irréversibles. On peut décrire toute une évolution, du $ujet (barré) lacanien au moi clivé, divisé, dissocié etc. Le $ujet (barré) en tant que fonctionnel est sur la ligne de crête entre deux attracteurs. Le $ujet fonctionnel est dans la dialectique Moi idéal et Idéal du Moi. S'il accède à la dimension éthique c'est que le jeu de l'ipséité et de l'altérité a permis l'élaboration mature du Surmoi qui prend l'avantage sur le Moi idéal et l'idéal du moi. L'insuffisance "d'aliénation" à l'idéal du moi (qui autant que ce peut doit inspirer attachement et respect à l'Autre) entraine une agénésie du Surmoi. Ce qu'on retrouve chez les déviants comme les personnalités dissociales ou les grands pervers moraux où il n'y pas de véritable identification à un Autre apte à transmettre des valeurs et objet d'amour et de respect du futur sujet. C'est le domaine du narcissisme révolutionné par Kohut au-delà de l'insuffisant concept de libido.

L'approche phénoménologique de Marc Richir (384) nous aide à comprendre l'expérience psychotique qui concerne aussi bien le Moi que le corps et le Monde. Le philosophe traduit "Leib" par "corps-de-chair" et ajoute "à condition d'entendre que le corps-de-chair est aussi indistinctement le monde". Pour nous, ces propos évoquent non pas le monde physique de Popper (Monde 1) mais le monde intersubjectif et culturel, le monde transitionnel au sens de Winnicott. Marc Richir nous rappelle que tel était le point de vue de Merleau Ponty dans sa dernière période : "l'individuation du corps propre ici et maintenant ne fait qu'un avec son institution symbolique, c'est-à-dire tout autant avec celle de mon ipséité, de ce qui me détermine comme sujet ayant son identité". Richir cite Husserl qui distingue le corps-de-chair interne (Innenleib) et la corporéité externe (Aussenleiblichkeit). Il s'interroge sur la pathologie des "voix" où "aucun corps-de-chair extérieur n'apparaît, sinon l'hallucination de la voix elle-même". Mais le corps-de-chair extérieur de l'Autre a une analogie avec le mien. Cependant je n'ai pas accès directement à son monde intérieur. Et réciproquement l'autre a besoin aussi d'une médiation pour avoir accès à mon monde intérieur. Seul le Dieu pourrait se passer de médiation. Mon corps propre est une limite et atteste ma finitude. "L'ipséité pure et absolue est l'ipséité de Dieu". Dans le délire du transitivisme, le sujet psychotique se vit comme doté de cette ipséité absolue et l'attribue aussi au persécuteur de son choix qui bénéficie de la même toute puissance. Au contraire, chez le sujet non psychotique, on peut évoquer "une vie que je vis au lieu de vivre celle des autres ou de l'Autre". Il y a proximité mais aussi distance à l'autre, de l'autre. Sans cette *proximité*/distance "je" nous dis le philosophe et "comme le pense Husserl, serait fou". Cette distance n'existe plus dans le cas clinique du président Schreber. Richir ajoute "qu'est-ce à dire sinon que mon ipséité passerait immédiatement dans celle de l'autre, c'est-à-dire tout aussi immédiatement dans celle de Dieu". Il précise : "Si j'avais un accès immédiat à l'intériorité de l'autre, ce que Hegel ou Sartre ont pensé avec le regard, celle-ci m'anéantirait, me signifierait ma propre mort, contre laquelle me protège, selon l'expression de Husserl, mon "corps propre" c'est-à-dire l'enchevêtrement de "l'Innenleib"[1] et de "l'Aussenleib"[2] autour de mon ipséité". La confusion évoque celle, imaginable a postériori, du Selfobjet (en un seul mot), ou celle de la moïté onirique du moi du rêve et de sa production de scénarios imaginés. Cet enchevêtrement, lui fonctionnel, est remis en cause dans certaines formes de destructuration psychotique. Une telle destructuration suppose un être doté du langage et de l'imaginaire dans sa construction et son fonctionnement. Nous avons souvent évoqué l'automatisme mental. On peut trouver un écho dans l'approche phénoménologique de Richir : "et si, d'une manière dont on sait qu'elle est extrêmement difficile à comprendre, le moi se retire dans son château au point d'y perdre toute spatialité d'incarnation (toujours coextensive, immédiatement, des autres) il se peut que l'Autre y fasse directement

[1] Note : intériorité du corps-de-chair
[2] Note :Corporéité externe

entendre ses voix, comme si l'inconscient symbolique, se codant à l'aveugle en Gestell ou **machin**[1] symbolique, s'y mettait automatiquement "en marche" pour ainsi dire à fleur de terre, d'une manière contre laquelle la conscience ne peut rien, mais qu'elle reçoit sans médiation". Le psychotique a perdu conscience de sa propre énigme et de celle de l'autre ou ne supporte pas cette dimension énigmatique. Si je ne suis pas dans ce champ de la psychose "j'accueille l'autre comme une autre version, contingente et irremplaçable, de la même énigme, qui est celle de l'ipséité – énigme que je ne tiens pas seul pour moi-même, mais que je partage et dont le partage, loin de me menacer, m'agrandit – alors l'ipséité et l'incarnation peuvent faire sens phénoménologique : toute personne, tout individu est susceptible d'apparaître, en se temporalisant/spatialisant, comme un style irremplaçable de vie, d'être, de penser, d'agir. C'est à chaque fois un style inimitable – sinon d'en accuser les traits – mais style inimitable de l'imprévisibilité – de ce qui, une fois accompli, sera bien reconnaissable mais sans concept, comme le mien, le tien ou le sien". Richir remarque que la perte de cette imprévisibilité idiosyncrasique permet d'établir, s'agissant de la pathologie, une nosologie et une nosographie. Les pathologies "au contraire sont inexorables, monotones, répétitives, susceptibles d'être repérées et analysées, d'être mises en tableaux plus ou moins idéaux, de faire l'objet de cette science nommée la psychopathologie". Le philosophe ajoute cette notation "et si il n'y a pas de "cas pur" c'est qu'il n'y a pas de "pathologie pure", c'est que, malgré tout l'ipsé y apporte son style à lui". Le drame du psychotique (et l'on pense en particulier à la schizophrénie) c'est n'avoir "plus de corps-de-chair, et celle de l'illusion où il s'en reconstruit un à mon insu, à l'aveugle, où "je" ne suis pas à proprement parler". Nous avons ainsi, fidèles à notre exposé sur la psychiatrie psycho dynamique et la psychopathologie, tenu à évoquer aussi bien l'approche psychanalytique avec Benedetti que celle de la phénoménologie à travers les analyses subtiles et profondes de Richir. Face à l'énigme scandaleuse aux yeux de la logique (du tiers exclu) de la psychose, il est indispensable d'associer les différents regards, les perspectives différentes, sans prétendre à un syncrétisme dont se passe le psychiatre caméléon que nous avons évoqué.

Il y aurait tout un chapitre à écrire sur le thème plasticité et psychiatrie sans lésion. Nous nous écartons ici de la tendance à glorifier sans cesse la plasticité ; c'est aussi cette plasticité neurobiologique qui nous paraît aussi rendre compte du modèle de la maladie de la personnalité, maladie sans lésion mais liée à des variations organisationnelles, structurelles et fonctionnelles du moi diachronique "implémenté". La prédominance des processus primaires sur les processus secondaires entraine un remaniement du Moi "implémenté" et diachronique. *La plasticité neurobiologique est aussi ce qui permet une psychogénèse du psychopathologique.* A travers le déni le "réel est reporté à une date ultérieure" selon l'expression, ici

[1] Note : Souligné par l'auteur

détournée, de Philippe Muray. Le réel est congédié ce qui demande un travail de la psyché à travers les mécanismes de défense. Au contraire, comme nous l'avons évoqué au chapitre de la conscience imageante, c'est la rétention de l'information reçue et acceptée qui permet la réflexion (la réflexion a une dette envers la rétention). Le Déni implique, à travers les processus primaires, une atteinte à sa propre capacité de penser (nous avons évoqué Bion et le sabotage de sa propre pensée). La plasticité permet le travail du négatif. Il n'est pas surprenant de constater chez le patient schizophrène l'existence de troubles cognitifs : troubles de l'attention, de la mémoire, de la perception, du raisonnement. On propose actuellement au patient des exercices de remédiation cognitive. Pourquoi pas mais il faut convenir que ces troubles sont secondaires à la catastrophe "ontologique". Y remédier suppose la coopération du patient mais aussi une prise en charge plus approfondie des troubles générateurs. Le patient subit sa pathologie mais aussi y participe, participe à la création des symptômes. C'est évident dans la névrose et son "attente anxieuse". Il faut aborder la question en ayant à l'esprit la psyché comme une auto-organisation comme nous l'avons analysé : le psychotique tente à travers sa créativité négative à rétablir une cohésion de son expérience. La plasticité est un des facteurs pour construire différemment son moi/monde, un moi/monde artéfactuel et solipsiste dont la cohésion n'est plus en cohérence avec le principe dialogique et le point de vue commun des personnes, du tiers. Cette plasticité négative se "fabrique" à travers un fonctionnement en boucle. Le moi synchronique qui est un moi clivé, voir fragmenté, modifie par des expériences pathologiques redondantes (et la capacité d'information structurante de Laborit) le moi diachronique "implémenté" à son tour clivé ou fragmenté. Il y a auto-développement et auto-entretien des troubles à la fois subis et objets d'une création aveugle. D'où aussi diverses interventions au niveau de cette boucle, intervention dans le domaine psychothérapique ou psycho-socio thérapique, intervention à travers des traitements chimiques ou physiques au niveau du Moi "implémenté". S'agissant de l'effet psychothérapeutique, Benedetti nous éclaire. Il reprend le terme "d'intériorisation transformante". Par ce terme, Kohut évoquait le fait que "l'enfant arrive à se former des structures psychiques internes en accomplissant par lui-même certaines fonctions qui, auparavant, étaient accomplies pour lui par l'objet avec lequel il s'identifiait". Pour Benedetti, l'intériorisation transformante "devient aussi, dans notre expérience psychothérapique, un processus symétrique qui, de façon concordante, accroit le soi du thérapeute et la structure du patient". Nous avons déjà évoqué les traitements chimiques et physiques qui ont un impact sur le Moi diachronique "implémenté". Les psychothérapies utilisent le détour, la médiation, du Moi synchronique, pour, si elles sont efficaces, entrainer un changement fonctionnel et structurel dans le Moi diachronique "implémenté". Mais ce processus implique la durée. L'intériorisation transformante est une accomodation du Moi comme elle l'était dans le développement de ce même Moi.

Cette neuroplasticité, cette fois négative, et ce rôle de la durée sont aussi évidents s'agissant de l'effet à long terme des drogues. On peut prendre au passage exemple sur la nicotine (on a précédemment cité la cocaïne). Selon les auteurs de l'ouvrage sur la plasticité (déjà cité), la nicotine, hic et nunc, "favoriserait l'attention et la mémoire de travail en agissant au niveau du cortex préfrontal et du thalamus en se fixant sur les récepteurs nicotiniques." Mais la prise chronique entraine une neuroplasticité délétère au niveau de l'hippocampe "augmentation de la mort cellulaire, baisse de la neurogénèse dans le gyrus denté, baisse de l'expression des protéines d'adhésion." L'effet de la drogue est paradoxal, facilitateur à très court terme, et détériorant à long terme. Une équipe de neurobiologistes de Bordeaux, nous disent les mêmes auteurs, a identifié chez les adolescents des changements moléculaires différents de ceux constatés chez l'adulte. On a souligné que l'adolescence est une période critique, où la plasticité du cerveau est plus marquée par des remodelages synaptiques.

La recherche, s'agissant de la pathologie de la personnalité, est largement ouverte s'agissant du pôle neurobiologique ou du pôle psychique et de leurs inter-relations. André Bourguignon plaide pour cette ouverture : "contrairement à la pratique psychiatrique dont il faut – pour des raisons connues de tous[1] – se garder d'étendre le champ d'action à l'infini, la recherche clinique en psychiatrie ne peut et ne doit avoir d'autre limite que celle de l'imagination des chercheurs, à cause de la position spécifique de la psychiatrie, d'une part face au problème du normal et du pathologique et d'autre part face au *double domaine* des sciences de l'homme et des sciences fondamentales". Il y a lieu que les neurobiologistes et psychopathologues de tout poil poursuivent dans leur champ respectif leurs recherches pour mieux rendre compte (décrire, expliquer, comprendre) de l'expérience psychotique *tout particulièrement* qui doit interpeler le psychiatre conséquent. Ils trouveront un encouragement dans l'ouvrage de Marcel Gauchet consacré à la condition historique (161). Il écrit en effet "si nous devons un jour avoir une pensée éclairée du sujet humain, c'est dans la clinique des maladies mentales qu'elle trouvera l'un de ses appuis les plus surs".

Nous avons clairement distingué le champ de la psychiatrie de celui de la criminologie. Les maladies de la personnalité (en dehors de la paranoïa et de la schizophrénie) ne sont que rarement évoquées dans les statistiques concernant la criminalité. A travers le concept de réaction médico-légale, Georges Heuyer (203) a consacré un ouvrage aux maladies de la personnalité pouvant être concerné par le passage à l'acte criminel. Le concept de personnalité antisociale nous paraît plus relever des déviances de la personnalité que des troubles psychiatriques de la personnalité. Les troubles psychiatriques comme ceux mentionnés dans le DSM IV relèvent d'une analogie avec des maladies de la personnalité (schizophrénie → personnalité schizoïde ; paranoïa → personnalité paranoïaque ; hystérie → personnalité

[1] Note : est-ce toujours vrai trente ans après la tenue de ces propos ?

histrionique, anxiété → personnalité évitante et personnalité dépendante ; névrose obsessionnelle → personnalité obsessionnelle compulsive ; narcissisme → personnalité narcissique). Les troubles de la personnalité sont tous en résonnance avec des psychoses et des névroses "sans symptôme". La personnalité dite psychopathique (ou dissociale ou antisociale) apparaît comme sans référence de ce type et liée à la non observation de l'ethos (selon Godin "construction subjective de l'ordre légitime du monde organisant la conviction intime de chacun sur ce qui doit ou ne doit pas être fait"), à la non observation de la Loi, qu'il s'agisse de la loi morale ou de la Loi juridique. Son introduction dans les troubles de la personnalité enlève tout homogénéité à cet ensemble nosographique. Cette personnalité dite psychopathique est présentée comme caractérisée par un manque d'empathie envers autrui, une impulsivité, une fréquence augmentée des comportements antisociaux. Pour nous, elle fait partie des attitudes culturellement et moralement déviantes. Cette conduite est proche de celle que Pinatel (déjà cité) décrit comme celle de la personnalité criminelle. Elle en est une forme atténuée. C'est l'existence de ce concept dont l'histoire sémantique est aberrante (puisque initialement le terme psychopathe signifiait : relevant de la psychopathologie) dans la nosologie psychiatrique qui sème la confusion dans l'esprit du public et de ses relais et sources médiatiques ainsi que dans la relation psychiatrie et (psycho-socio-) criminologie. Le terme psycho-socio étant oublié. Colin Campbell et collaborateurs[1] évoquent une note officielle ciblant "l'identification internationale de la violence comme un problème majeur de santé publique" !! Santé (bien entendu mentale) et problèmes de respect des règles dans une société voilà bien la confusion avec cet oubli de l'éthique. Cette confusion est alimentée non seulement par le déni collectif du fait que la perversité morale (au sens de potentialité, de propension à la transgression mais aussi à la malfaisance) existe en chacun de nous, mais aussi par une cécité d'un courant philosophique qui fait benoitement du mal le malheur d'une ignorance. Ce courant qui nie le pulsionnel reconnu par Schopenhauer et Freud est bien représenté par Fichte cité dans l'ouvrage coordonné par S.C. Goddart (171 bis) "la perversion (verkehrtheit) qui leur fait haïr le bien, parce que c'est le bien, et favoriser le mal par pur amour du mal comme tel … je ne l'attribue à personne ayant figure humaine, car je sais qu'elle ne réside pas dans la nature humaine". Cet optimisme de Fichte cèdera piteusement à l'entrée dans l'histoire de Napoléon et la défaite de l'Allemagne. Ce dernier incarnera dès lors aux yeux du philosophe le mal radical. Sade paraît plus lucide lorsqu'il fait dire à un de ses personnages, dans l'histoire de Juliette, "ne sentons-nous pas que l'atrocité dans le crime plait à la nature, puis que c'est en raison d'elle seule qu'elle règle la dose des voluptés qu'elle nous procure, lorsque nous commettons un crime ? Plus il est affreux, plus nous jouissons". S'agissant des troubles de la personnalité qui pour nous vont inclure les paraphilies, il

[1] Note : Colin Cambell / Nigel Eastman, *Nature reviews neuroscience* n°7, Avril 2006.

faut faire mention de la pédophilie : "celle impliquant une préférence pour les garçons est à peu près le double de ce qu'il est pour ceux qui préfèrent les filles" selon le DSM IV. Dans les média, il y a souvent confusion entre mineur et prépubère, cette dernière caractéristique étant incontournable pour parler de pédophilie. Les DSM IV évoque une évolution chronique. Le pédophile n'est généralement pas demandeur de soin et n'a pas choisi son orientation sexuelle. Il y a une croyance, partagée par le public et des magistrats et certains "psy", qu'il suffit de "soigner" les délinquants sexuels pour éviter la récidive. Les condamnations sont assorties d'une mythique "injonction de soins". En ce qui concerne la personnalité dite psychopathique (sociopathique), nous sommes encouragés dans notre proposition d'exclusion de la nosologie psychiatrique par la lecture de Michel David traitant dans un ouvrage de la psychiatrie en milieu pénitentiaire. Il évoque "les conduites hétéros agressives", selon ses termes, et note que le recours au psychiatre et la demande de consultation "est le plus souvent à l'initiative du personnel pénitentiaire". La demande est donc de faire cesser des comportements agressifs (violence à l'égard de détenu ou de surveillant, comportement clastique etc), chez des sujets reconnus indemnes de maladies mentales. L'infortuné psychiatre, comme le note l'auteur, risque d'être utilisé par le détenu comme son porte parole dans le conflit ou bien il risque d'être vécu par le même sujet comme un auxiliaire de la répression. Pour le psychiatre cité, il n'y a pourtant pas de "rupture avec les patterns comportementaux habituels du sujet". Si cette impulsivité est considérée comme relevant de la psychiatrie à travers la catégorie confuse de personnalité psychopathique se pose un problème déontologique avec le risque d'utilisation de neuroleptiques et autres psychotropes, réalisant une camisole chimique transitoire chez un sujet qui n'est pas pourtant considéré comme atteint d'une véritable maladie mentale. Les données neurobiologiques actuelles ont-elles modifié l'approche de la psycho-socio-criminologie ? Des études de neuro imagerie auraient montré un dysfonctionnement des lobes frontaux et temporaux chez des individus asociaux. Les auteurs cités (Campbell et Eastman) font remarquer que "le cerveau d'un sujet violent peut certes être dans un état particulier, mais s'agit-il d'une cause ou d'une conséquence ? " Du fait de la *plasticité* de notre cerveau à travers nos habitudes et nos choix, nous sommes aussi, en partie, responsables de notre cerveau (c'est aussi le problème de la toxicomanie et de l'alcoolisme, même si il s'agit d'un problème différent du fait de l'exogénose). De plus, une difficulté d'interprétation des images est celle du choix de l'image de référence s'agissant de neuro imagerie fonctionnelle. Une autre est le choix du groupe témoin. Les auteurs concluent que les données issues de la neuro imagerie sont loin d'être concluantes. Nous avons par contre cité le cas de certaines lésions cérébrales qui favorisent une inclination à la violence. Mais en l'absence de lésion "les données existantes qui relient fonction cérébrale et comportement sont exprimées en terme d'association à l'échelle de population". Les auteurs ajoutent "rien ne peut être dit au sujet d'un individu donné, mais seulement à propos de cet individu en *tant* que *membre* d'un groupe présentant les mêmes caractéristiques". Il ne faut pas confondre individu et groupe. Le biais est d'appliquer à *un individu* un pourcentage "portant sur un groupe d'individus comparables auquel il appartient". Pour M.S. Gazzaniga, qu'il s'agisse d'évaluer la responsabilité, d'apporter une preuve, d'estimer la dangerosité ajoutons nous, et s'agissant d'aujourd'hui "les arguments contre l'utilisation de l'imagerie cérébrale dans la justice sont actuellement évidents …". Il affirme que si on élimine les affections psychiatriques sévères et les atteintes neuropsychiatriques et donc lésionnelles spécifiques, le développement fantastique des neurosciences ne remet pas en cause "l'une des valeurs centrales de la vie humaine qu'est la responsabilité". Il précise même "nous sommes personnellement responsables de nos actes et devons en être tenus pour redevables, mêmes si l'Univers dans lequel nous vivons est déterminé". Inclure la psycho-socio-criminologie qui étudie les conduites délinquantes et criminelles, dans la psychiatrie serait une erreur reposant sur une idéologie, celle d'un fondamentalisme déterministe. C'est celui dont faisait preuve Sade : "pédants, bourreaux, guichetiers, législateurs, racaille tonsurée, que ferez-vous quand nous en serons là ? Que deviendront vos lois, votre morale, votre religion, vos potences, votre paradis, vos Dieux, votre enfer, quand il sera démontré que tel ou tel cours des liqueurs, telle sorte de fibre, tel degré d'âcreté dans le sang ou dans les esprits animaux suffisent à faire d'un homme l'objet de vos peines ou de vos récompenses". La psychanalyse comportant, en dehors de la psychopathologie, une psychologie psychanalytique, il est légitime de vouloir édifier une psycho-socio-criminologie psychanalytique.

Bien entendu, nous sommes tous des personnes, et conduites criminelles (et déviantes) et une frange de la pathologie de la personnalité se rencontrent dans l'opacité du Désir, source d'interrogation. Les désirs en tant que spécification du Désir concernant le monde des Personnes. On ne peut qu'être d'accord avec l'inventeur du désir mimétique René Girard quand il souligne que "à la différence de nos besoins qui se passent très bien des autres pour se manifester à nous, car notre corps leur suffit, nos désirs ont une dimension sociale irréductible". Nous avons évoqué la question à propos du cerveau dispositionnel et de la matrice anthropologique. Nous avons fait figurer le Désir dans celle-ci avec l'imaginaire, le symbolique et le socle narcissique… Désir qui concerne et dépasse le concept de personnalité globale et qui, dans sa dimension inconsciente, concerne aussi bien la psychopathologie que la psycho-socio-criminologie, et qui concerne tout un chacun fut-il normal. Nous ne voyons pas d'argument pour, une fois que l'expertise psychiatrique s'est prononcée sur la notion de maladies ou de troubles de la personnalité, sur le discernement et le contrôle des actes, et, dans les cas où le praticien écarte la pathologie mentale, pour disions-nous attribuer un monopole, comme le dit Xavier Bebin (14 bis), criminologue, s'agissant de l'expertise d'évaluation de la dangerosité, aux seuls psychiatres. Un psychologue formé à la psycho-socio-criminologie peut être compétent tout aussi bien.

Certains ont tendance à confondre les sujets atteints de troubles psychiatriques de la personnalité et les personnes (et personnalités) déviantes par rapport à l'ethos (construction subjective de l'ordre légitime du monde organisant la conviction intime de chacun sur ce qui doit ou ne doit pas être fait, selon Godin (déjà cité)). Ces personnes tranchent avec la nostréité et transgressent ce qui, dans les premières sociétés, est fondée sur la religion avant de l'être sur la morale et le droit. L'éthymologie de transgressif nous renvoie au latin transgedior : franchir. Ici franchir des limites. Godin souligne que la transgression va plus loin que la simple violation car elle touche, précise-t-il, à l'imaginaire. Disons l'imaginal, celui de la nostréité et l'imaginaire personnel. Prétendre identifier les transgressions assumées de la loi et de la morale comme des troubles de la personnalité, concept propre à la psychiatrie, est source de confusion. Il s'agit de déviation anthropologique, attestant la différence anthropologique avec l'animal. Elles sont de nature psycho-sociologique et normative (la normativité étant l'état de ce qui est conforme à des normes, ici juridiques et morales, avec la distinction de cette dernière entre le bien et le mal). Elles ne relèvent pas, a priori, de la psychiatrie, mais de la psycho-socio-criminologie et de l'anthropologie criminelle. Nous n'avons pas de modèle animal de ces conduites. Rendre compte de la conduite criminelle par des infrastructures de la personnalité paraît plus ardu que d'analyser une conduite délirante. Il n'y a pas, comme dans les maladies mentales, de catégorie de type symptômes (hallucination, obsession, phobie, angoisse avérée, automatisme mental etc), symptômes dont on peut avoir l'espoir de trouver un jour des corrélations cérébrales. Nous avons vu que le concept de psychopathie (sociopathie) est trop vague et vaste car on s'y réfère aussi bien pour le voleur récidiviste où la conduite délinquante relève d'une forme de coping, d'adaptation, que pour des tueurs en série comme Thierry Paulin auteur de dix-huit assassinats de personnes âgées (et dont le complice avec qui il vivait sera condamné à une peine incompressible de dix-huit ans), ou comme Guy Georges condamné pour sept assassinats et trois agressions sexuelles. De plus, ce concept de sociopathe ne peut s'appliquer à des cas comme Fourniret ou Pierre Chanal ou J.C Roman etc. Un tueur en série qui s'entretient avec ses victimes mutilées et mortes en manifestant un syndrome d'automatisme mental derrière un rituel satanique est un psychotique. Zagury indique avec justesse que le choix d'agir du pervers (au sens de perversion morale) ne peut être assimilé au passage à l'acte qui est un élément d'un processus psychotique symptomatique et que "le tueur en série ou le violeur diffère son action lorsque les conditions d'une impunité ne sont pas remplies". Cependant, certains experts psychiatres semblent tenir à une confusion entre les deux domaines, la psychiatrie et la psychocriminologie. Dans un ouvrage récent[1] dont nous prenons connaissance en relisant notre texte, ces auteurs font de ces conduites perverses (au sens de perversité morale qui conjugue haine, relation physique d'emprise, violence raptive), qui sont celles qui font réagir le plus l'opinion et les média, un "troisième champ de la psychiatrie" ? Pour justifier ce pré-carré des psychiatres (par rapport aux psychocriminologues) ils empruntent à la psychopathologie psychanalytique mais c'est celle des névroses (et en particulier de l'hystérie), des théories concernant les psychoses et des réflexions freudiennes sur les perversions sexuelles. Si il arrive que des sujets relevant, entre autre, de perversions sexuelles, soient rencontrés par des analystes, ce n'est pas le cas des serial killers. Les psychiatres de la tendance évoquée sont amenés à élaborer un schéma qui reste *emprunté*. Bien entendu, l'impulsivité est rattachée "à la carence d'élaboration psychique", la réalité ontologique pour l'être humain d'être bon *et* mauvais (et non bon ou mauvais) devient un clivage du moi. Dans cette dernière hypothèse, la remarque de La Rochefoucaud est ignorée : "il y a des méchants qui seraient moins dangereux s'ils n'avaient aucune bonté". Il est noté dans l'ouvrage à plusieurs reprises l'absence de culpabilité chez ces criminels, sentiment qui implique une dimension d'altérité, alors que persiste la honte (à leurs propres regards) de s'être laissé prendre dans les rets de la police et de la justice. On ne trouve pas de réflexion sur l'appareil psychique freudien (avec son surmoi) qui est ici d'aucun secours pour l'évaluateur. Pas de réflexion non plus sur la conscience morale (et le terme de perversité narcissique est préféré à celui plus ancien de perversité morale). Le philosophe Dieter Henrich a finement analysé ce concept et montré, qu'ontologiquement, chez l'être humain où règne habituellement un équilibre fragile entre des Moi, des identités divers, l'instance morale va avoir chez le sujet un rôle stabilisateur. Il développe l'idée que si l'on veut que des normes aient une quelconque validité : "le présupposé en doit être situé dans la constitution de la subjectivité elle-même". On ne nous précise pas si il s'agit d'un clivage horizontal, lié à la barrière du refoulement et qui est banal ou un clivage vertical (Kohut) avec des attitudes opposées en profondeur. Le clivage en soi n'est pas pathologique, anormal, et existe chez les sujets dits normaux, comme il existe aussi une identification projective normale. Les auteurs empruntent à la psychanalyse anglaise le terme *d'effondrement* en en faisant la marque de l'évitement de la psychose, de l'effondrement psychotique, de "l'angoisse de néantisation". Cet "événement", qui n'a pas eu d'observateur et n'a pas laissé de trace permettant de le représenter, est situé de manière mythique dans l'enfance ou la petite enfance. La perversion morale, au sens de malfaisance, à l'adolescence ou chez le jeune adulte aurait le mérite de sauver le sujet d'une vulnérabilité à la psychose ! Pourquoi ce long délai ? L'acte pervers devient

[1] Note : *Troubles de la personnalité* sous la direction de R. Coutanceau et J. Smith. Dumod, 2013.

un acte auto thérapeutique sauvant le sujet de "l'angoisse psychotique de néantisation". Il fallait donc ramener ces conduites criminelles à la psychose, mais à une psychose évitée par la créativité de la malfaisance ! Le mal est reporté à la génération antérieure qui n'a pas eu l'attitude adéquate et a provoqué ce risque d'effondrement psychotique. Il y a là une analogie avec la doctrine du péché originel avec une régression à l'infini. On peut évoquer une laïcisation scientiste du problème du mal qui n'est plus un problème ontologique mais un avatar psychopathologique. On pourrait aussi se souvenir de Bossuet et de sa phrase célèbre : "Dieu se rit des hommes qui déplorent les effets dont ils chérissent les causes". Zagury regrette l'utilisation médiatique du concept qu'il a retenu de pervers narcissique et qui n'ajoute rien à celui déjà existant de perversité morale (et non sexuelle). Bien entendu, les deux peuvent s'associer. Le concept de "pervers narcissique" s'est élargi et, au-delà des criminels, il voudrait décrire des sujets cyniques et manipulateurs. Zagury relève que : "dans bien des divorces, la femme qui a lu quelques ouvrages de vulgarisation en est désormais certaine : elle avait épousé un pervers nacissique". Par un effet de mode, et vidé de son contenu initial, il a accédé à ce que Cornelius Castoriadis appelait "une signification imaginaire sociale". Il y a un besoin social et médiatique de caricatures mythiques. A juste titre aussi, le même expert proteste contre les dérives liées à l'utilisation polysémique des termes de *soin* et de *traitement*. Il est vrai que les politiques évoquent aussi le "traitement" du chômage et de l'inégalité et que certains, dans leurs programmes, se réclame du "care". Les réponses pénales, chez des sujets déclarés, par les experts, indemnes de véritables maladies mentales, incluent l'injonction thérapeutique (article L3413-1 à L3413-45 du code). L'obligation de soin constitue une modalité du contrôle judiciaire. Dans l'ouvrage cité, Myriam Quemener, magistrat, nous rappelle que, après déclaration de culpabilité, elle constitue "une obligation particulière prévue par l'article 132-45 du Code Pénal". Zagury trouve aberrant d'utiliser le même terme, soigner, s'agissant du traitement du schizophrène et s'agissant par ailleurs d'un sujet ayant commis un acte transgressif mais indemne de maladie mentale. Il souhaiterait un terme différent mais bute sur l'aporie (qu'il a lui-même encouragé) et va jusqu'à proposer le terme loufoque "d'aide au réaménagement des défenses". A quand un diplôme d'Airedef (aide au réaménagement des défenses) décerné à un coach ? Nous aurions dit un technicien des relations humaines à la Vauban au sens psycho-criminologique si ce dernier ne s'était pas contenté d'améliorer nos fortifications et n'avait pas été aussi un expert de perfectionnements des techniques d'attaque… La véritable clinique psychiatrique médico-légale est celle concernée par les crimes et délits des sujets reconnus comme d'authentiques malades mentaux. C'est ce qu'avait fait en son temps Heuyer. On peut par contre attendre un apport d'une psycho-criminologie (à construire) et aussi d'une psycho-socio-criminologie. Comme rendre compte, en temps de paix, des variations des taux de criminalité selon les états ? Ainsi en Colombie, s'agissant de l'année 2010, les violences meurtrières ont été la première cause de mortalité chez les sujets masculins : 27% des décès, loin devant les cancers. On ne peut mettre en cause, dans cette population particulière, plus d'anomalies génétiques, plus de dysfonctionnements cérébraux, plus de risque "d'effondrement psychotique" à colmater etc... Que dire aussi de la violence mimétique en cas de génocides, d'éthnicides. En ce qui concerne ces derniers, les événements récents du Rwanda, nous renvoyons à nos réflexions sur cette faille anthropologique, celle du mal (malfaisance) et sur la condition humaine. Sur l'homme incertain, aléatoire, à risque et qui n'a pas la sûreté de montage éthologiques de "ses frères" animaux. Une tache immense attend les psycho-criminologues. Une typologie des personnes criminelles, si elle existe, relève d'une anthropologie. Ses modèles ne doivent pas être emprunté à la psychopathologie psychanalytique ni à la pathologie de la personnalité globale. Cette anthropologie criminelle ne peut se dispenser d'un approfondissement du concept de personne. Sinon, le risque est grand, comme nous l'avons évoqué, d'une réification sous le couvert de la biologie, ou d'une construction fictive liée au caractère performatif d'une option qui se manifeste paradoxalement comme une "psychopathologie" du normal, un normal "hors norme" dans la mesure où il est transgressif, option qui pour l'essentiel a tendance à créer l'objet qu'elle est censée décrire et analyser. Myriam Quemener, magistrat déjà cité, invite les experts psychiatres et criminologues au travail en faisant remarquer qu'une exploitation collective des expertises n'a jamais été réalisée. Pour elle, pourraient sortir de cette enquête des analyses criminologiques probantes et une normalisation des processus d'expertise. Il faudrait y ajouter des études psycho-criminologiques transculturelles. Et surtout aussi des études longitudinales. Ainsi, la presse nous informait récemment, qu'en raison de la banque d'empreintes ADN, on aurait identifié plus de vingt ans après, l'auteur du meurtre de deux fillettes. Le meurtrier, si l'affaire est confirmée, aurait poursuivi dans la même localité une vie apparemment adaptée, fréquentant les proches des victimes. Il s'était marié et avait un enfant. Une vie sans histoire, d'une banale normalité.

A partir du moment où la mission de l'expert psychiatre s'est écartée de la question de savoir si le sujet est atteint ou non d'une maladie mentale, cette même mission est devenue impossible. Qu'est ce qu'une personne, demande-t-on à l'expert et quelle est cette personne désignée comme inculpé ? Il y a un modèle scientifique de la personnalité. Mais la personne échappe à la réduction scientiste. Faut-il répondre à la question concernant la personne par l'évocation d'une problématique métaphysique ou faire appel à l'écriture d'un roman ou d'une autre création littéraire ? Une expertise psychiatrique ou psycho-criminologique ne peut que décevoir. Pour éclairer le monde intérieur des tueurs en série et d'autres figures lucifériennes, on ne peut faire confiance à l'imaginaire des psychiatres comme, dans un autre temps, on a pu le faire s'agissant du riche imaginaire des démonologues. Il ne peut y avoir d'expertise scientifique d'une personne. Peut-être est-ce la confusion entre personne et personnalité qui rend compte aussi d'une question qui nous a été parfois posée, à savoir le sujet a-t-il un trouble mental ou psychique. Nous n'avons pas pu obtenir près des magistrats de précision sur le sens de cette distinction. Implicitement peut-être le psychique nous renverrait au psychocriminologique et le mental au champ psychiatrique ? Il y a urgence à clarifier ces deux champs et leurs relations. Avec modestie, bien que pour les tiers l'expert est le sujet supposé savoir. Et l'exorciste du mal en tant que malfaisance dans un monde qui croit accéder enfin à "l'empire du bien" pour reprendre une formule de Philippe Muray. Jean Baudrillard[1] qui lui rend hommage, après son décès, évoque le côté grotesque de cette "désincarnation du monde réel – tout ce dont procède une hégémonie mondiale en voie d'expurger notre vie de toute trace du *MAL* et du génie du *MAL*".

F. Conclusion du chapitre

> *"Tout ceci reste sans doute hypothétique mais c'est une conception qui entraine une attitude différente devant la maladie mentale qui peut être utile dans beaucoup de situations, car le patient et sa famille tiennent grand compte de la théorie implicite que le soignant se fait de la maladie mentale".*
>
> J. Guyotat.

> *"Pourquoi une approche transdisciplinaire ? Parce que des concepts aussi notoires que ceux de subjectivité ou de personne, d'individu ou de société, tantôt débordent sur plusieurs disciplines positives, tantôt sont refoulés à leurs marges. On a ainsi un moyen d'éliminer à bon compte les questions les plus difficiles".*
>
> Francis Jacques

> *"En pratique psychiatrique, on rencontre de plus en plus de situations qui ne peuvent être interprétées qu'en faisant varier à leur sujet les perspectives possibles."*
>
> J. Guyotat.

> *"Mais s'agissant de la folie, c'est moins peut-être du malade que vient la demande que de la maladie elle-même, étant vrai, cela dit, que d'une certaine façon, la maladie est le malade et non plus que comme à l'ordinaire le malade à une maladie".*
>
> Gladys Swain

A la question posée par Nicolas Grimaldi (180 bis) sur l'énigme de l'unidualité du Moi, il indique lui-même la réponse suivante. La philosophie a erré en dépit de son déploiement d'ingéniosité : Il fallait en passer par la référence à la vie "car la vie accomplit en elle-même le paradoxe d'unir

[1] Note : Jean Baudrillard "le malin génie de Philippe Muray". *Le nouvel observateur*, 23 mars 2006.

inséparablement l'un et le multiple, le même et l'autre, l'identité et la différence, la permanence et le changement, l'intérieur et l'extérieur ... Aussi, Aristote avait-il eu raison de dire que dans la vie, la fin précède le commencement. Ou, plus précisément encore, que tout être vivant se caractérise par le dynamisme dont son avenir ne cesse de changer, régler, et déterminer son présent." Le concept de personnalité globale se rapporte à la vie (vie biologique et vie mentale) et au temps qui lui est consubstantiel. Pour accéder au concept de personnalité globale, hybride, bifocale, qui dans sa pathologie et ses tentatives de thérapie, focalise l'attention du psychiatre, nous avons balayé un vaste horizon (transdisciplinaire). Nous avons convoqué, s'agissant de la psychiatrie, la médecine, la biologie, les sciences humaines, l'anthropologie philosophique et particulièrement l'approche phénoménologique. La littérature aussi aurait été à considérer mais il nous faut abréger. Evoquons seulement un simple exemple, Flaubert et le bovarysme qui a connu, à une époque pas si éloignée, un grand succès et conserve un intérêt dans notre discipline : il a été évoqué par Genil Perrin, Delay, Porot etc. Nous avons insisté sur la conscience imageante, sur l'imaginaire, sur le cerveau simulateur. Nous avons mis l'accent sur le Délire et l'hallucination comme réalité augmentée, ajoutée. Ces derniers termes sont utilisés dans les techniques artistiques modernes d'images virtuelles projetées sur le réel etc. Nous nous en tiendrons à la rêverie, concept qu'ont développé bien des écrivains, en dehors même de Rousseau. Jules de Gaultier (93 bis) est l'inventeur du bovarysme "ce pouvoir de se concevoir autre". Comme le commente Per Buvik dans l'étude située à la fin de l'ouvrage : "aux yeux de Gaultier, le monde humain est nécessairement constitué de fiction". Selon Jules de Gaultier "ce qui est essentiel c'est le besoin de vivre par imagination, de se créer à elle-même, pour elle-même, en dehors de la réalité commune, une réalité individuelle faite de la substance du rêve". Proche du bovarysme, nous avons cité l'escapisme qui associe la conduite d'abstention et la fuite dans l'imaginaire. L'imago est, elle, liée à l'élaboration de l'intersubjectivité et à la mémoire de l'expérience passée (voir devenue inconsciente), de la vie fantasmatique. Elle ne concerne pas que l'image de l'autre. Elle concerne aussi sa propre image (à travers l'inconscient qui s'est inscrit de manière cryptique dans son histoire autobiographique). Imago qui se corrige dans une certaine mesure (il y a toujours un insu) par l'expérience et l'interprétation critique, le témoignage d'autrui, chez le sujet normal. Plus difficilement chez le sujet névrotique. Mais les imagos sont encore plus fixées dans la psychose comme la paranoïa ou chez l'idéaliste passionné (maladie de la personnalité type psychose passionnelle ou trouble paranoïaque de la personnalité). Le bovarysme peut conduire au suicide. L'escapisme protège. L'idéalisme passionné peut tuer. Il l'a prouvé de tout temps. Il le confirme de nos jours. Nos failles sont éternelles et se moquent des distinctions prétentieuses entre passé, modernité, post modernité. Nous avons fait ce bref détour pour souligner que nous devons rester modeste dans notre prétention à un savoir scientifique concernant la personnalité globale. Qu'en est-il de la neurobiologie de l'imaginaire ? Peut-on justement imaginer un de ces modèles animaux si nécessaire aux chercheurs. Nous qui vivons dans une culture qualifiée de société du spectacle, ne devons-nous pas nous demander si elle n'est pas aussi celle du simulacre, terme qui demanderait de nouveaux développements. Nous avons briévement évoqué ce dernier terme à propos d'internet, des jeux violents utilisant l'instrument virtuel comme à propos des demandes narcissiques adressées à la biologie ou la médecine (et chirurgie) pour une aide technique à un être qui prétend s'engendrer dans ses caractéristiques humaines, y compris son identité sexuelle. Le simulacre est cet auto-envoutement qui bénéficie de l'imaginaire, de la plasticité et de ce vertige identitaire de l'être "jeté dans le monde" et marqué par cette déréliction que le divertissement pascalien ne suffit pas à masquer ; Nous sommes au-delà du bovarysme et de l'escapisme évoqués. Qui illustrera ou développera une analyse de cette forme de clivage redondant (dont l'ambiance n'est pas sans evoquer celle du procés de KAFKA) qui est le drame, l'échec repété, de celui qui se sachant condamné à être, ne réussit pas à se concevoir autre que ce qu'il ne parvient pas à être pour lui et pour les autres ? Une unité qui n'est pas assurée par le forçage de dérisoires ou monstrueux passages à l'acte.

La neurobiologie du pathologique, c'est dire du délire est peut-être plus à notre portée. Le Délire implique un dysfonctionnement de ce que M.S. Gazzaniga nomme le "module interprète" et qui, pour nous, siège dans l'analogon neuro-synaptique du Moi. Pour ce chercheur en neuroscience cognitive, il serait propre à l'être humain et concernerait l'hémisphère gauche. Il serait lié au fait que nous nous sentons unifiés en dépit "des multiples systèmes complexes qui s'activent dans le subconscient d'une manière diversifiée et distribuée". Le chercheur ajoute " l'unité psychologique que nous vivons émerge du système spécialisé appelé" interprète "qui engendre des explications pour nos perceptions, nos souvenirs et nos actions et pour les liens qui les unissent. Cela conduit à une histoire personnelle, tenant les aspects disparates de notre expérience consciente en un tout cohérent…" Le penchant du module interprète à faire des hypothèses " est ce qui suscite les croyances et les pensées humaines, qui à leur tour, imposent leurs marques à notre cerveau ". On pourrait évoquer l'activité délirante produite par le "Moi-conscience synchronique" qui impose en retour une empreinte au moi diachronique. Gazzaniga évoque les travaux de Ramachandram qui suggère que le lobe pariétal droit serait lié à un système détecteur d'anomalies informationnelles, de discordances informationnelles. Le module interprète qui néglige les informations discordantes privilégie une cohésion solipiste à travers des mécanismes de défense (déni, rationalisation) créant ainsi " de fausses justifications aux croyances". Certes il s'agit d'une approche lésionnelle et neuropsychologique qui explique que des patients " ayant des lésions de ce lobe (droit) puissent produire avec leur hémisphère gauche des histoires aussi outrancières... alors que cela n'arrive pas quand les lésions se trouvent dans l'hémisphère gauche et que le droit est pleinement opérationnel". Mais cela souligne" la tendance humaine à générer des explications pour les événements" et à " essayer de tout faire entrer dans une histoire et de la mettre dans un contexte ". La dissonance cognitive est réglée par le changement critique d'opinion dans le meilleur des cas, mais très souvent par la négation, l'oubli, l'élaboration de scénario comme dans la théorie du complot, le renforcement de l'illusion par un mécanisme affectivo-émotionnel voir pulsionnel. Il faut maintenir le point de vue erroné. Il en est ainsi dans les idéologies politiques, religieuses etc... Anticipant même le risque de dissonance cognitive le psychotique a le recours radical au déni comme nous l'avons déjà évoqué. Ce déni entraine une perte d'information et de sens pour le travail de la pensée. Cette "attaque" de la pensée entraine un "trou" cognitif compensé par le Délire. Il y a des analogies entre le délire individuel et les errances idéologiques collectives. Tous les deux sont concernés par le module interprète décrit par Gazzaniga. Pour nous, ce module interprète et identitaire dans ses inter-relations est au centre du fonctionnement de l'analogon neurosynaptique du Moi qui regroupe le complexe matrice vitale (affectivo-pulsionnel et émotionnel, mnésique et cognitif) et le complexe matrice anthropologique (imaginaire, symbolique, narcissisme, Désir).

S'agissant de la personnalité globale et en ce qui concerne la pathologie neurobiologique organisationnelle et fonctionnelle, celle des syndromes hormothymiques de Guiraud (psychose maniaco-dépressive, schizophrénie, délire), il nous reste du chemin à parcourir pour réaliser le programme de ce dernier : "il faudrait expliquer comment et pourquoi la personnalité du malade est atteinte et montrer en quoi cette atteinte diffère de l'atteinte de la personnalité qui est à la base de chaque syndrome pathologique". Il faut aussi entendre personnalité, dans son "précis de psychiatrie clinique", comme ce qu'il nomme la personnalité globale. Guiraud affirmait "notre première tâche est donc d'essayer de nous représenter dans l'état actuel de nos connaissances, quels sont les rapports entre le système nerveux et la personnalité humaine en tant que psychisme". Il ajoutait "on peut envisager l'aspect nerveux de la personnalité humaine sous forme d'un certain nombre de systèmes anatomo-fonctionnels intégrés selon des modes divers de plus en plus complexes et fonctionnant solidairement pour constituer l'unité de l'être vivant". La recherche à l'époque de Guiraud ne disposait ni des avancées de la biologie moléculaire du cerveau, ni de l'imagerie par résonnance magnétique fonctionnelle, ni des acquis des neurosciences etc ... Il n'a fait qu'évoquer le concept de personnalité globale mais ne l'a pas développé. Il ne disposait que des indices relevant de la neuropsychiatrie. Nous avons vu que nous ne pouvions faire comme en neuropsychologie et localiser aussi clairement des systèmes anatomo-fonctionnels. Nos connaissances de l'analogon neurosynaptique du moi sont insuffisantes. Nous avons beaucoup à attendre d'une meilleure connaissance de la construction du cerveau, de l'hominisation et de l'humanisation, en particulier du cerveau social et du cerveau anthropologique. Il ne s'agit pas de parvenir à une explication en établissant une correspondance, un corrélat, entre chaque état mental, fugitif, et chaque état neural. Il s'agit davantage de mettre en évidence les processus qui perturbent les systèmes psychophysiologiques multiples (représentation, motivation etc) qui sous-tendent le fonctionnement de la psyché. Le psycho-physio-pathologique permettra de mieux expliquer le psycho-physiologique comme l'avait vu Ribot qui est un des inventeurs de la personnalité dans sa conception globale et moderne, tenant compte de son incarnation dans le Système Nerveux. Nous avons beaucoup à attendre de l'éclairage d'une génétique complexe s'agissant des diathèses. Nous attendrions avec intérêt une réédition actualisée de l'ouvrage de Mendlewicz (309) qui fut, en 1987, le premier manuel de psychiatrie biologique rédigé en langue française. L'auteur avait la sagesse de préconiser une démarche associant "l'approche psychologique et biologique au sein d'une vision globale du fonctionnement mental normal et pathologique". C'est bien là le cadre de la personnalité globale. Mendlewicz prudent n'oublie pas d'évoquer les facteurs mésologiques à côté des facteurs génétiques. C'est aussi en s'écartant d'un point de vue impérialiste, celui de la pensée unique, que Pierre Sehulz (413) a écrit un ouvrage considérable intitulé "psychiatrie et neurosciences" dont on peut saluer la parution en 2012. Pour Schulz, "les technologies en neuropsychologie, en biologie moléculaire, en génétique, en informatique, en neurochimie et en imagerie permettent de poser des questions qu'il semblait inimaginable de poser dans les années 1960". Années qui suivent les parutions des ouvrages de Guiraud traitant l'un de la psychiatrie générale et l'autre de la psychiatrie clinique. C'est ce décalage qui nous a incité à tenter notre essai théorique de psychiatrie générale, celui d'un modeste praticien et non d'un chercheur. Pierre Schultz est à la fois optimiste quand à l'avenir de la recherche et prudent dans les extrapolations. Il nous rappelle les hypothèses prématurées et aventureuses dans le domaine de la psychiatrie biologique naissante et conquérante, hypothèses qui ont eu cours pendant la période des années 1960 à 1970 et qui ont été "abandonnées ou réformées". Celle par exemple d'une hyperactivité dopaminergique globale dans la schizophrénie ou d'une hypoactivité monoaminergique globale dans la mélancolie. Pour mieux souligner les échecs d'une pensée réductionniste qui extrapole à partir d'un postulat dans un raisonnement vicié car linéaire, il imagine une théorie qui expliquerait l'angor par une anomalie des récepteurs β, hypothèse farfelue mais qui ne s'appuierait que sur la base des effets thérapeutiques des β-bloquants. Le cerveau, encore moins que le cœur avec déjà ces complexes troubles du rythme, n'est pas un organe fonctionnant de manière linéaire. Pour éviter ce réductionnisme engendrant des mythes biologiques il faut, souligne l'auteur, s'éloigner d'un modèle unique et tenir compte des "interactions entre facteurs psychodynamiques, sociaux, environnementaux et héréditaires". Il faut saluer l'ouverture d'esprit de l'auteur qui, lui-même, est un spécialiste de la psychopharmacologie clinique. On peut, comme le dit le Professeur Pierre Magistretti dans sa préface, entrer dans le début de ce qu'il nomme "un changement culturel majeur" où commence à s'élaborer un dialogue entre "les neurosciences et la psychiatrie clinique". Pierre Schulz résume "les travaux en neurosciences montrent que des anomalies de structure du cerveau (construction des réseaux neuronaux et de leurs connexions), ainsi que des anomalies de la biochimie (anomalies des neurotransmetteurs, métabolisme énergétique, expression des gênes, jonctions intercellulaires, matrices extra cellulaires etc) jouent des rôles dans la survenue de troubles psychiatriques : ceci mène les cliniciens psychiatres à réévaluer les modèles de la psychiatrie, dans la direction de l'abandon de l'application systématique d'un seul modèle...". S'agissant des modèles globaux qui sont concernés par la pathologie psychiatrique, l'auteur en évoque quatre : le modèle psycho-dynamique, le modèle cognitivo-comportemental, le modèle social et systémique, le modèle biologique. Il évoque aussi au méta-modèle, le modèle bio-psycho-social qui intègre les quatre modèles cités. S'agissant de l'homme qui partage le modèle bio-psycho-social avec certains animaux, nous avons dit notre préférence pour le modèle bio-psycho-socio-anthropologique qui intègre les modèles précités. C'est aussi l'approche de la personnalité globale, hybride, bifocale dont la pathologie est l'objet spécifique de la psychiatrie qui différencie celle-ci de la médecine somatique tout en à la rattachant aux sciences médicales.

Nous avons tenté de passer d'une complexité, celle de l'organisation neurobiologique à une autre, celle de la psyché dans sa dimension psycho-socio-culturelle et identitaire. La personnalité bifocale globale, réalise ce que Edgar Morin nomme dans le Tome 5 de sa Méthode : la soudure épistémologique. La personnalité intégrée est un méta système neuro-bio-méso-psychique. André Bourguignon fait état d'un fonctionnement ouvert (et) ou fermé. Il insiste sur le bouclage de ce méta système sur lui-même et sur le processus d'auto-organisation apte aussi bien à l'ouverture qu'à la clôture. Il précise l'importance de cette clôture (l'ancienne boite noire) "car seulement 0.02% des neurones sont affectés aux entrées et aux sorties". Nous pourrions pour illustrer le modèle de personnalité globale reprendre le titre de l'article d'André Bourguignon (qui lui même n'évoque pas ce modèle) : "articulation de la complexité du système nerveux central et de la complexité de l'organisation psychique". Voilà bien le programme sous-tendu par le modèle de la personnalité bifocale. Cette articulation, cette soudure[1], est dialectique au sens moderne qu'en donne Evariste Sanchez-Palencia. Nous avons, dans nos vues spéculatives et le chapitre consacré au pilier biologique et médical, exposé cette complexité du neurobiologique. Nous avons également exposé la complexité de la psyché. Pierre Livet qui a participé à l'ouvrage traitant des théories de la complexité y fait allusion dans un domaine particulier que nous avons déjà évoqué et qui distingue l'être

[1] Note : Oxymoron : soudure articulée !

humain. Ce qu'il nomme l'indétermination dans les relations humaines et qui nous éloigne de la thématique du comportement animal et de sa capacité de communiquer qui sont très réglés. Nous avions déjà, avec Blumenberg, évoqué l'angoisse existentielle liée à la situation d'avoir un "horizon" plutôt qu'être dans un umwelt comme l'animal. Boudon que nous avons cité notait aussi le rôle de l'ambiguïté, de l'incertitude dans l'élaboration du symbolique. Ajoutons-y l'imaginaire. Dennett (déjà cité) évoque le contrôle et l'auto-protection, l'auto-définition à travers le langage, les mots. Cela conduit dit-il non seulement à se raconter son histoire mais à raconter des histoires. Une forme de coping qui ne semble pas exister dans le rêve, dans un certain type de rêve où le sujet ne contrôle pas la situation et n'arrive pas à s'inscrire dans une histoire commune "vivable". Alors que l'animal qui rêve semble vivre sa thématique éthologique, l'homme inscrit des scénario que le sujet qui rêve et aussi le sujet du rêve ne choisit pas. Il ne se raconte pas son histoire et il ne raconte pas des histoires. Ça raconte à sa place d'où le sentiment d'incertitude, d'aléatoire, d'absence de contrôle. La personnalité globale est l'articulation entre ces deux complexités qu'elle rassemble. C'est le nom de cette articulation et de cet ensemble. La complexité de la personnalité globale exige pour son étude l'interdisciplinarité (ici neurobiologie, psychologie, psychopathologie). Le réel de la personnalité est aussi transdisciplinaire. Comme l'écrit Isabelle Peschard "la complexité du réel se manifeste par une codépendance entre les différents niveaux d'investigation qui ressortissent à des disciplines distinctes" (344 bis). Le concept de complexité a acquis un sens nouveau en dépassant celui de la complication et est devenu un paradigme incontournable. La complexité répond à un défi. Celui proposé aux scientifiques de "penser des phénomènes où interagissent une multitude de facteurs où se combinent des principes de régulation et de déséquilibre, où se mêlent contingence et déterminisme, création et destruction, ordre et désordre, où enfin s'échafaudent des systèmes composés de plusieurs niveaux d'organisation. La pensée de la complexité vise à construire des concepts et des modes de raisonnement mental aptes à appréhender ce type de phénomène" (118). Nous avons évoqué la complexité au sens de paradigme en particulier au chapitre intitulé "épistémologie et vues spéculatives". C'est en 1982, qu'au Nouveau Mexique, a été créé l'institut de Santa Fe pour l'étude des systèmes complexes. Nous ne reviendrons pas sur la théorie des systèmes, l'auto-organisation, le chaos, la théorie des catastrophes, le troisième état de Lazlo et les équilibres, la nouvelle alliance de Prigogine, les fractales, l'émergence. Le système en état métastable désigne un système provisoirement en équilibre et riche de potentialités qui attendent de se réaliser si certaines conditions sont réunies. Les différences entre les sous systèmes dans leur potentialité hic et nunc vont favoriser telle ou telle évolution et réalisation. Nous avons insisté sur le déterminisme non linéaire. S'agissant de ce dernier, Isabelle Peshard (déjà citée) écrit "la physique non linéaire a identifié ces organisations émergentes au sein de systèmes dissipatifs tenus loin de l'équilibre thermodynamique par une relation de couplage avec l'environnement. La production d'entropie ne conduit pas le système à l'homogénéité de l'état d'équilibre mais se traduit par l'existence de corrélation à longue échelle qui invalident une description en termes de mouvements ou de parties indépendantes". Edgar Morin, particulièrement apte à manier la pensée analogique, a multiplié les ouvrages sur la pensée de la complexité même si un de ces derniers livres "L'identité humaine" (la Méthode 5) nous a laissé sur notre faim et nos interrogations. Il aurait pu être complété par une réflexion sur l'œuvre de Bourguignon. Ce sont deux auteurs pourtant contemporains et qui ne semblent pas se citer bien qu'ils aient participé l'un et l'autre au colloque de Cerisy traitant des théories de la complexité.

Le cerveau n'est pas un simple organe mais doit être considéré comme l'hypocentre (et non l'épicentre comme l'écrit E. Morin), hypocentre organisationnel de tout le méta système bio-psycho-socio-culturel. La psyché hic et nunc étant, elle, épicentre, c'est-à-dire l'espace virtuel de la survenance et de l'émergence. Objet composite (dont nous avons déjà donné la définition), la personnalité globale paraît suivre deux principes qui peuvent paraître contradictoire à une pensée non dialectique, le principe de juxtaposition – intégration, et celui de juxtaposition mosaïque[1]. Le vivant n'est pas de la simple matière (physico-chimique). C'est un système. Ce concept de système est applicable aussi au mental : on évoque le système Moi/monde. On a retenu le concept de *maladie systémique et identitaire* s'agissant des psychoses. Bien des avancées sont à attendre des neurosciences. La neurobiologie des hallucinations viendrait compléter l'impressionnant traité des hallucinations (en deux volumes) d'Henri Ey qui date de 1973 et où cet auteur évoque une "désintégration du corps psychique" (personnalité). Corps psychique, cet oxymore n'est pas étranger à la conception de la personnalité globale, bifocale, ce méta-système bio-neuro-méso-psychique. Nous avons insisté, mais il faut le redire, sur l'historicité intégrée dans le modèle de la personnalité globale. Elle est liée à l'histoire du sujet, à son développement, à ses réalisations, à son devenir incluant aussi bien le psychique que la corporéité et ses avatars. Nous avons pris position pour affirmer l'aspect processuel du Moi/conscience (et son analogon neurosynaptique) et son influence, son effet causal. Nous pourrions reprendre les termes de Douglas Hofstadter (204). "Selon ma propre représentation du cerveau, la conscience est figurée par un agent causal tout à fait réel et atteint une place importante dans la séquence causale et la chaine de contrôle des événements cérébraux où elle apparaît comme une force active et opérationnelle … Dans le modèle cérébral proposé ici, la puissance causale d'une idée, ou d'un idéal, devient aussi réelle que celle d'une molécule, d'une cellule ou d'une impulsion nerveuse. Les idées

[1] Note : nous nous inspirons de Georges Chapoutier (68).

engendrent des idées et facilitent l'élaboration de nouvelles idées...". Hofstadter ajoute à propos de Sperry "il a pris le risque d'oser affirmer dans une revue scientifique sérieuse, ce que l'homme de la rue tient pour une banalité, une évidence : il y a une authentique réalité (c'est-à-dire un potentiel causal) dans ce que nous nommons "je"." S'agissant des relations entre les idées, nous avons évoqué une forme particulière de causalité celle que Piaget désigne comme implication et qui est lié à la concaténation des significations qui n'est pas elle-même sans lien avec l'entendement, lui-même au service du rationnel et de l'irrationnel. L'évocation par Hofstadter de la boucle étrange le conduit à faire l'hypothèse d'une "résonance auto-renforçante" entre les différents niveaux. Ce qui se reflète pour nous dans le moi/conscience synchronique. Rappelons pour terminer que Ribot a été un des premiers à utiliser le terme de maladies de la personnalité. Par personnalité il voulait prendre ses distances avec le concept d'âme à connotation trop religieuse et avec le seul concept de moi qu'il pensait trop proche, à son époque, d'une psychologie métaphysique. Le succès du terme attesté par ses traductions (malattie della personalità, persönlichkeits störungen, discorders, diseases of personality etc) a cependant été obéré par l'attitude ambiguë de Ribot (1839-1916), attitude liée, comme le montre Pradines (368 bis) à son épiphénoménisme. Il écrit parlant de la personnalité : "C'est l'organisme et le cerveau, sa représentation suprême, qui est la personnalité réelle...". La personnalité est réduite à la personnalité physique, physiologique. Il écrit que "la conscience la complète, l'achève, mais ne la constitue pas". On a compris que nous nous sommes employés à esquisser ce "complément" (qui est plus qu'un complément) et cet "achèvement". La personnalité prise en compte n'est plus la seule personnalité biologique mais bien plutôt la personnalité globale qu'avait bien défini Gordon W. Allport comme nous l'avons précisé dans la première partie de l'ouvrage. Reste l'originalité de Ribot d'avoir le premier évoqué une pathologie "de la personnalité" même si ce concept qu'il a décrit comme incarné dans le biologique et resté chez lui inachevé en raison du piège de l'épiphénoménisme. C'est plutôt de l'interaction entre deux organisations complexes qu'il s'agit. L'organo-psychique que nous avons évoqué avec les neurophrénies. Mais aussi l'impact des facteurs psychiques à court terme (comme dans le stress), à long terme comme dans la décompensation psychotique, à moyen terme (comme dans l'effet psycho-immuno-pathologique). Et bien sûr l'effet boucle. Nous avons insisté en début de chapitre sur les effets de la causalité différée et de la causalité cumulative. Nous avons précisé que le pôle physiologique était neuro-biologique et corporel. En effet, non seulement il faut s'étendre sur la communication à double sens organisation cérébrale ↔ organisation mentale et nous l'avons fait, mais il faut aussi le faire pour la communication cerveau ↔ corps associé. Comme l'indique Bruce S. Mc. Ewen[1] cette dernière communication

[1] Note : *Neuroplasticité Olié*, Macher, Costa E Silva, CMG, 2005.

à double sens se fait "via les systèmes nerveux autonomes, endocrines et immunitaires". Cette interaction est elle aussi soumise au temps au cours duquel en effet "des changements apparemment insignifiants de ces systèmes peuvent s'accumuler".

La personnalité globale est bien un concept transdisciplinaire. Cette double communication, elle-même à double sens, de l'organisation cérébrale et du reste du corps, de l'organisation cérébrale avec l'organisation psychique est bien mise en évidence dans l'abord actuel de la pathologie liée au stress. Comme l'indique l'auteur cité, la notion d'homéostasie, dans le modèle intégratif de Selye (le syndrome général d'adaptation) concerne la stabilité des systèmes physiologiques assurant la maintenance vitale, et s'applique à un nombre limité de variables (température corporelle, glycémie, oxygénémie, ph par exemple). Cette stabilité est obtenue par un réseau de médiateurs qui interagissent de manière non linéaire (par exemple les hormones de l'axe hypothalamo-hypophyso-surrénalien, les catécholamines et les cytokines). Selon l'auteur, chaque médiateur affecte l'activité des autres médiateurs d'où une causalité non linéaire. Ces états allostatiques ne doivent pas se prolonger car ils conduiraient à un état de déséquilibre avec une action sur le système nerveux, le système immunitaire, le système cardiovasculaire, le métabolisme. Citons Ewen : "ce n'est pas tant le stress que la charge allostatique qui fait payer un lourd tribu au corps et au cerveau dans le cas où le processus d'adaptation normale de l'allostase est soit en activité permanente soit mal exploité, fonctionnant à "vide" ou insuffisamment en cas de besoin". Laborit (déjà cité) avait anticipé ces constats. Nous avons évoqué l'impact psychiatrique avec une atrophie de l'hippocampe alors que l'amygdale devient hyperactive. L'auteur signale par contre une diminution des ramifications dendritiques et une réduction du nombre des neurones dans les gyrus dentés, structure de l'hippocampe. Même en nous éloignant dc la psychiatrie le modèle de personnalité globale peut être utilisé en médecine comme le souligne le fait que le stress et les émotions favorisent certaines pathologies somatiques. Ce modèle confirme le lien de la psychiatrie aux sciences médicales dont elle fait partie tout en assumant son autonomie, son indépendance. Il faut répéter que le modèle de la personnalité globale repose sur la reconnaissance de l'approche interactionnelle, approche que Buser (déjà cité) qualifie de néodualisme interactionniste. Il est légitimé à travers les concepts d'émergence de survenance, d'incarnation sous figure d'engramme ou de véritable structuration, de top-down et de bottom up... Il manifeste l'interaction systémique entre deux organisations complexes, l'organisation neurobiologique et l'organisation psychique. Cet interactionnisme n'existe pas chez Ribot l'inventeur des maladies de personnalité en raison de son adhésion à l'épiphénoménisme. Il n'existe pas non plus véritablement chez Henri Ey ou la psychogénèse n'est reconnu légitime que chez l'homme normal. L'organo-dynamisme que se veut un néo-jaksonisme se révélera une impasse et ce psychiatre qui a marqué son époque ne nous donnera pas de description neurobiologique des niveaux structuraux impliqués dans le dynamisme du "corps psychique". Il admet une " psychogénèse de la vie psychique normale" et l'oppose à "l'organogénèse de la maladie mentale" ce qui nous renvoie à un dualisme des substances. Lorsque nous avons commencé à nous interroger sur l'objet de la psychiatre nous nous sentions plus proche de H. Ey. En cours de route nous avons réalisé que Guiraud avec son concept de personnalité globale, de "personnalité psychique" selon ses termes, qu'il distingue de la personnalité neurobiologique, l'une et l'autre réalisant" la structure neuro psychique de la personne humaine" (sic), était moins éloigné de notre modèle. Il ne nie pas la psychogénèse des troubles mentaux et dépasse le concept du parallélisme psycho-physiologique dans son invention du monisme neuro biologique et dynamique à double aspect. Il cite comme facteurs psychologiques les conflits, les frustrations, les événements traumatisants. Cette psychogénèse se réalise selon ses termes en modifiant le système nerveux et à travers les engrammes (du grec en et gramma gravé). C'est par scrupule de scientifique qu'il renonce à faire davantage entrer en ligne de compte la relation psycho-neuro(biologique) en justifiant cette abstention par le manque de donnés : le fait que, en 1950, moment ou il rédige l'ouvrage "nous n'en connaissons actuellement rien ou peu de choses". Nous avons indiqué la même réserve d'Allport s'agissant de ce qu'il nomme les systèmes psycho-physiques dans son livre sur la personnalité dont la première version date de 1937. Les avancées que nous avons évoquées nous autorisent à refonder ce modèle dans sa bifocalité et à confirmer l'intuition de nos devanciers, en particulier Allport, Guiraud, et surtout André Bourguignon. Nous avons ainsi vu que nous ne pouvions garder les mêmes réserves après les avancées des neurosciences de la psycho ↔ biologie. Nous sommes confortés par les prises de position de philosophes comme Popper et Jonas, de neurobiologistes comme Eccles, Damasio, Ledoux, Sperry, Libet, Karli, Buser, Gazzaniga pour ne citer que quelques uns de l'un et l'autre groupe. Pierre Karli (240) écrit "on reconnaît aux processus mentaux conscients des vertus causales, cette causalité "descendante" ayant des effets d'intégration, d'organisation, et de régulation (voir Sperry 1979, 1980, 1981)". Comme l'indique Pierre Buser, il existe aussi un inconscient cognitif et affectivo-émotionnel. Il développe cette conception en évoquant les pathologies neuropsychologiques (vision aveugle, tact aveugle, agnosie, hémi négligence). Associé à l'inconscient freudien, ces deux inconscients ont un effet causal dans les pathologies mentales comme nous l'avons évoqué. Un effet "créatif" au sens négatif et lié à la plasticité (jouant ici un rôle négatif) et à la fonction de cohérence que nous avons évoqué s'agissant du module interprète de Gazzaniga, spécifique à l'homme. Nous n'avons pas exclu l'apport de la psychanalyse, apport que Guiraud reconnaissait mais que Ey cantonnait dans la créativité de la "part positive" liée à la "forme négative de la dissolution", désorganisation qui précède donc la manifestation psychique. S'agissant de la psychanalyse et bien qu'il soit souvent difficile de faire la part de l'idéologie et de la théorie, nous tenons compte des acquis de la psychologie psychanalytique et de ceux de la psychopathologie psychanalytique. La Weltanshauung psychanalytique s'exprime (s'exprimait les dernières décennies) à travers une rhétorique versant dans la mode intellectuelle et aussi dans la vulgate médiatique.

On aura compris que, du fait que la personnalité est un modèle bio-psycho-culturel, l'opposition n'est pas entre organogénèse et psycho-socio-génèse. L'organogénèse, nous l'avons longtemps décrite s'agissant de la neuropsychiatrie. Les neurophrénies sont liées à des lésions ou à des anomalies endogènes (hormones, modification de constantes, etc) ou à des substances exogènes (psychodysleptiques, etc). Nous distinguons plutôt génèse psycho-organisationnelle et autogénèse tout en admettant qu'elles puissent aussi être complémentaires. Il y aurait dans l'autisme de l'enfant un facteur psycho-organisationnel lié, entre autres, à une génétique complexe et à ce jour mal élucidé. Nous avons évoqué dans les diathèses un facteur génétique, également non mendélien, et un rôle de l'épigénèse, et à travers ce terme, de l'histoire du sujet dans son développement et ses interactions avec le monde humain, celui des personnes. La diathèse associe aussi le fait que le sujet est une auto-organisation et donc a une capacité d'auto-génèse, d'auto-construction de ses troubles. Derrière ce concept d'auto-organisation qui a une dimension temporelle, il faut voir aussi à l'œuvre l'inconscient freudien et ce que Buser nomme l'inconscient cognitivo-affectif. Cette auto-génèse est au premier plan dans les phrénopathies. Cette auto-génèse est favorisée par la plasticité cérébrale et repose sur l'interactionnisme (au sens de Buser). Le terme de diathèse pourrait nous faire classer, à tort, dans une résurgence du courant développé par Morel et Magnan, ou de celui des constitutions. Disons au passage que Gladys Swain, historienne éminente de la psychiatrie, soulignait que ces doctrines étaient certes une réponse erronée mais une "réponse extrêmement intelligente et élégante". Notons en particulier que Magnan anticipe le modèle de la psychiatrie biologique à travers son concept de prédisposition et de déséquilibre dans l'organisation et (ou) le fonctionnement cérébral, mais son approche reste trop linéaire et ne tient pas compte de l'auto-génèse. Le modèle bio-psycho-culturel de la personnalité couvre l'ensemble du champ psychiatrique et permet d'évoquer aussi bien la génèse iatrogène, et celle liée aux psychodysleptiques, que l'effet du stress ou celui des traitements physiques ou chimiques ou psychothérapiques etc. Ce modèle pourrait peut-être contribuer à éviter un effet paradoxal et morcelant selon Gladys Swain (430 bis) de l'invention des psychotropes. Ceux-ci, par leurs effets, introduiraient un risque de clivage entre une médicalisation enfin légitimée, et une tentative psychothérapique enfin possible chez des patients dont la fonction de Sujet "collapse", tentative inconcevable sans l'appoint de ces médications, et enfin clivage avec un simple accompagnement existentiel et l'aide à "l'aménagement et à la gestion du cadre de vie". Espérons que ce modèle bio-psycho-culturel écarte le risque vu par G. Swain dès 1987, celui "que court aujourd'hui la psychiatrie..., c'est que cette virtualité morcelante inscrite dans son instrument thérapeutique de base ne conduise à un véritable clivage institutionnel qui nous ramènerait en arrière à un autre des vieux partages de la psychiatrie : le partage entre aigus et chroniques. D'un côté, la médicalisation des épisodes aigus ; de l'autre côté, une prise en charge purement socialisante du sédiment chronique. Or, il me semble que c'est plutôt dans la direction inverse qu'il y aurait intérêt à s'orienter". Aujourd'hui, nous n'avons pas inversé cet effet pervers et l'on constate une aggravation de cette sédimentation, déjà constatée dans l'article de synthèse d'Yves Lecomte, Psychiatre au Québec, article portant sur "les jeunes adultes (18 à 35 ans) en voie de chronicisation" (267).

S'agissant de la personnalité globale normale, on constate la complémentarité entre la psychologie et l'anthropologie. Ainsi ce que David Le Breton nomme l'anthropologie des limites s'agissant des conduites à risque chez les jeunes (les garçons en particulier), dans une société qui, paradoxalement, met l'accent sur le principe de précaution. Au-delà de l'éclairage des cas par la psychologie (ces conduites ne sont pas a priori pathologiques) que pourrait nous en dire une psycho↔biologie ou plutôt une Bio↔psycho-anthropologie ? L'approche de la psychiatrie suppose aussi l'éclairage de la psychologie et de l'anthropologie mais aussi de la psychopathologie et de la Bio↔psychopathologie. Comme Ribot l'avait indiqué les maladies mentales représentent une expérience non voulue qui réalise une analyse spectrale de la personnalité globale. Pour ce faire, il nous faut passer d'une approche bio-psycho-socio-éthologique (celles concernant certaines espèces animales pourvues d'une proto-personnalité) à une ouverture Bio-psycho-socio-anthropologique. Le savoir psychiatrique est interdisciplinaire, pluridisciplinaire, et donc composite. Ce savoir ne débouche pas, le plus souvent, sur une synthèse permettant de cibler un modèle exhaustif des pathologies. Il conduit plutôt à discuter les diverses approches et à en privilégier ou invalider certaines. L'approche de la psychiatrie est la pathologie de cet objet composite qu'est la personnalité globale. On n'en attend pas la synthèse comme pouvait prétendre le faire à travers son "grand œuvre" un savant, père d'un Frankenstein. Il suffit, comme on l'a vu, au modeste psychiatre caméléon de passer d'un pôle à un autre, d'un plan à un autre, voir de conjuguer plusieurs niveaux, en fonction du cas. Pour ce faire, le modèle de la personnalité globale donne à la psychiatrie son autonomie. Autonomie implicite en germe déjà lors de la naissance de la vénérable (et toujours vivante) société savante qui s'était intitulée : société médico-psychologique. Il ne s'agit pas de prétendre annexer, tous les comportements à ce modèle. Nous avons écarté les conduites criminelles et délinquantes les plus fréquentes. La personnalité n'est pas la personne.

Constatons, pour finir ce chapitre, que les concepts de personnalité, de caractère, de constitution, de tempérament etc ne sont pas utilisés de manière assez rigoureuse, ce qui entraine maintes confusions et contradictions. Par ce modèle ouvert de personnalité globale et par la division (à discuter) entre maladies et troubles de la personnalité, nous pensons introduire une plus grande cohérence. La lecture d'un texte récent[1], alors que nous relisons notre ouvrage, corrobore indirectement notre sentiment d'avoir fait œuvre utile. Le DSM V sème le trouble en y supprimant l'axe II, celui des troubles de la personnalité (bizarrement associé à retard mental). Il conserve le fourre-tout de la personnalité limite (fourre-tout que n'est pas l'état limite, *l'organisation limite* avec sa légitimité attestée par ses mécanismes de défense, de type clivage, idéalisation, dévalorisation du même, déni, identification projective et par la survenue du délire) et le concept de personnalité antisociale. Cette dernière qui manifeste un style de vie adaptatif de type coping transgressif relève plus pour nous, comme nous l'avons montré, de la psycho (socio) criminologie. Julien Daniel Guelfi donne un éclairage intéressant sur cette instabilité du terme de personnalité et sur la danse fluctuante et ectoplasmique des catégories. Il nous révèle que l'exclusion de l'axe II s'est faite aussi sous l'influence de pressions d'un groupe de praticiens, et cela du fait du non remboursement des frais médicaux par les assurances "pour un trouble isolé de la personnalité" (sic). D'où l'intérêt aussi dans ce cas des co-pathologies ! C'est donc un critère économique et financier qui prend le pas sur les critères scientifiques. Dans le même ouvrage, des experts reconnus comme D. Zagury et R. Coutanceau semblent admettre que l'extension du champ psychiatrique peut être admis, non pour des raisons scientifiques, mais parce qu'il existe un "troisième champ de la psychiatrie", commun avec la justice où ce sont les représentants de la société (législateurs, magistrats, opinion "publiée" et reconnue) qui confient "de nouvelles missions" aux psychiatres et se muent en nosologistes et nosographes. Le mal (malfaisance) est-il enfin devenu un trouble psychiatrique ? R. Coutanceau paraît confirmer cette "psychiatrisation" du mal dans son exposé type de "l'expertise psychiatrique, psychologique ou psychocriminologique" en déclarant qu'il s'agit de "l'évaluation d'un sujet ayant commis un passage médico-légal" (sic). En fait, il s'agit d'un sujet mis en examen et dont à ce stade il n'est pas prouvé qu'il est l'auteur d'une transgression de la loi et qui, a priori, peut être coupable *et normal*. La psycho-criminologie ne se confond pas avec une psychopathologie et le passage à l'acte n'est pas en soi, et systématiquement, *médico*-légal, c'est-à-dire relevant d'une pathologie psychiatrique.

Réaffirmons que, s'agissant de l'être humain, la personnalité globale est la réalité insécable d'une méta-organisation dynamique bio-neuro-psycho-socio-anthropologique qui articule elle-même une organisation psychique complexe et une organisation neurobiologique et corporelle relevant aussi de la complexité.

1) L'organisation psychique est celle de la subjectivité et de l'identité. Elle associe la psyché, le caractère, et les conduites et s'exprime dans

[1] Note : *Troubles de la personnalité* (sous la direction de R. Coutanceau et J. Smith). Dunod, juillet 2013.

un métasystème Moi/Monde et des systèmes psycho-socio-anthropologiques à travers des aspects cognitifs, symboliques, imaginaires, mnésiques, affectivo-thymiques, conatifs (pulsionnel et volitionnel).

2) L'organisation neurobiologique et corporelle de la personnalité, le pôle de la personnalité biologique (terme quasi inusité mais implicite dans le titre de la traduction d'un ouvrage de Joseph Ledoux : neurobiologie de la personnalité) s'appuie sur des éléments neuronaux que l'on peut qualifier, comme nous l'avons vu, de structures psycho-biologiques et qui relèvent des neurosciences du comportement et du psychisme.
3) L'articulation évoquée entre les deux organisations complexes se marque à travers l'inscription de la personnalité psychique dans les structures de la personnalité biologique, à travers l'émergence de la conscience et la survenance des contenus de conscience, enfin à travers l'interactionnisme (néodualisme selon Buser).
4) Dans le langage courant, la personnalité n'est pas utilisée dans son sens global mais plutôt partiel et renvoie à la seule organisation psychique qui repose sur une trinité qui est celle du moi intégré : la psyché, le caractère, et les conduites. Chacun des éléments de la trinité renvoie au Moi. La psyché renvoie à l'identité et à la subjectivité, à l'intersubjectivité, au vécu, aux capacités du Sujet, aux états psychiques conscients ou inconscients (inconscient cognitivo-affectivo-freudien). Cette trinité, comme nous l'avons dit, est à la base du système moi/monde à travers les aspects cognitifs, symboliques, affectifs etc que nous avons déjà énuméré. Il est important pour éviter toute confusion de préciser si nous utilisons le terme personnalité au sens global ou au seul sens restreint de pôle psychique. Nous ne reviendrons pas sur l'importance des conduites, déjà longuement évoquée. Les conduites peuvent, sur un plan pathologique, être liées aux symptômes d'une maladie de la personnalité ou aux avatars du moi du sujet atteint de troubles de la personnalité. Chez l'un et chez l'autre et tout particulièrement chez le sujet normal, les conduites sont liées au caractère. Caractère qui est la superstructure de la personnalité globale et qui se réfère à l'adaptation biface (alloplastique et autoplastique) au Réel, tandis qu'elle reflète le relationnel et le style de vie, le fonctionnement interpersonnel et enfin qui utilise les capacités du Sujet et ses potentialités, y compris dans le monde des personnes et donc dans l'ethos (déjà défini). Ainsi se boucle la relation personnalité/personne comme nous l'avons déjà évoqué. Par le biais du Sujet, instance commune aux domaines de ces deux entités, même si il n'a pas le même développement dans chacune d'elle.

Terminons ce chapitre par une référence à une nécessaire modestie. Le modèle de la personnalité globale est d'une complexité telle que la recherche est une quête inachevable, qui ne sera jamais épuisée. Nos connaissances sont fragmentaires et lacunaires. De nos jours, et plus dans l'avenir, elles soutiennent cependant des applications, certes limitées, mais incontestables, applications qui doivent être toujours reprises et situées en tenant compte des particularités de cet organisme qui dit "je".

CONCLUSION GÉNÉRALE

"Ce qui persiste à nous échapper de la folie par-delà ce qu'elle nous a dès à présent révélé recèle un renouvellement de l'idée de l'homme aussi considérable sans doute que celui, indiscutable et fuyant, sur lequel nous vivons. "

M. Gauchet et G. Swain (1980)

"La corrélation, concordance et collaboration des diverses couches et des plans différents qui composent cet être complexe qu'est l'homme ne peut jamais être comprise d'après le schéma du compromis ou de l'harmonie égalisante (composition de forces) mais toujours et uniquement selon l'image des cordes tendues, qui d'une part rendent possible la musique, mais de l'autre se rompent facilement."

Keyserling H. Von 1936[1]

" Tout individu vivant se présente non seulement comme une distribution de structures et de fonctions au sein d'un corps confronté au monde mais encore comme la trace d'un devenir et le moment d'une genèse".

F. Tinland 1984

"Le but est maintenant de reconnaître et d'analyser des niveaux de description et d'organisation pour les articuler entre eux et mettre en évidence les propriétés émergeant à chaque niveau. C'est pourquoi le psychiatre ne peut davantage ignorer le niveau moléculaire que les niveaux psychologiques et sociologiques, sans chercher à réduire le supérieur à l'inférieur."

André Bourguignon 1994

"Quelque chose comme un retour burlesque du polythéisme menace la représentation de l'homme : un dieu chimique, un dieu du génie génétique, et tout à l'avenant."

Pierre Legendre 1996

Nous avons rassemblé de multiples arguments mais aussi des preuves, des faits, permettant de répondre sans ambage aux questions fondamentales suivantes : la psychiatrie est la médecine de quoi ? De la maladie de quoi appartenant à la personne, au sujet, à l'individu, s'occupe le psychiatre ? Une réponse échappant à l'ambigüité, au plurivoque, à l'arbitraire nous paraît possible. Une réponse qui atteste l'appartenance de la psychiatrie à la

[1] Note : cité par Jean Jacques Wunerburger (464).

médecine mais qui consacre aussi son autonomie, son indépendance. A discipline composite, hybride, la psychiatrie → objet hybride, objet composite : la personnalité bifocale, globale. Il est aberrant de dire, en les opposant, que la neurologie et la psychiatrie sont respectivement les médecines du cerveau et celle de l'esprit. La psychiatrie n'est pas la médecine de l'esprit, ni du psychisme. Elle est la *médecine de la personnalité globale*, bifocale, hybride, bio↔anthropologique. Mais le psychiatre doit être un médecin et, comme l'a souligné H. Ey, aussi un psychothérapeute. Ce dernier terme tend à être remplacé par thérapeute qui devient plurivoque ; ajoutons donc que le psychiatre doit être psychopathologue. Médecine de l'esprit frise l'oxymoron. Le mot médecin a été précédé, avant le 16ème siècle, par celui de physicien, terme gardé en langue anglaise : physician. Le physicien était celui qui s'occupe des choses naturelles comme le naturaliste. Personne n'étant pas un concept scientifique, le terme médecine de la personne est exclu. La psyché étant l'ensemble des seuls phénomènes psychiques est donc, en elle-même, anencéphale, ceci écarte l'expression médecine du psychisme. Il importe (Russel) d'éviter la confusion des types logiques, des niveaux. Le concept de personnalité globale, transdisciplinaire, repose lui sur le respect de la différenciation des niveaux et des types logiques et sur la référence à la complexité. La neurologie n'est pas que la médecine du cerveau, elle est celle de l'ensemble du système nerveux. Elle a partie lié à la neuropsychologie. Elle a en commun avec la psychiatre la neuropsychiatrie. La médecine de la personnalité déborde le somatique, déborde le neurobiologique, déborde le psycho-social, et son autonomie lui rend indispensable une approche pluridisciplinaire. D'où notre trépied (Biologie et médecine, sciences humaines, philosophie et en particulier anthropologie philosophique). *L'autonomie* et le développement de la psychiatrie reposent sur la *complexité* de son objet, celle dc la personne globale.

Il n'y a pas lieu d'opposer monisme et dualisme des substances. En dehors des adeptes des religions, plus personne ne défend ce dualisme cartésien de la pensée et de l'étendu, dualisme devenu celui de la matière et de l'esprit. L'esprit n'est pas une substance. Mais qui peut nier qu'il y est un dualisme et même un trialisme des propriétés. Il y a des propriétés physiques (et une réalité physique) des propriétés biologiques (et une réalité qui est la vie) des propriétés mentales enfin (et une réalité qui est la vie mentale). L'émergence rend compte du passage du physique au biologique et du biologique au mental. Cette émergence doit être prise en compte. La Clinique psychiatrique est aussi une clinique émergente et non une clinique basée sur des indices somatiques comme la médecine somatique qui se veut basée sur la preuve somatique. La personnalité globale associe une organisation complexe : celle du neurobiologique (et du corporel) à une autre organisation complexe : celle de la psyché. Cette notion d'organisation psychique dépasse le concept d'appareil freudien qui n'en est qu'un cas particulier. Une psychiatrie anencéphale serait une impasse dangereuse. Une psychiatrie réductionniste ne prenant en compte que le champ neurobiologique verserait dans la mythologie cérébrale. La personnalité globale dépasse le seul concept de caractère avec qui elle ne doit pas être confondue. Le caractère est une superstructure qui illustre une manière relativement stable d'être d'une personne, la façon dont celle-ci réagit aux situations et assume son style de vie. La confusion caractère et personnalité est la faille majeure du DSM IV. La personnalité globale est, au-delà du pluridisciplinaire et de l'interdisciplinaire, un concept supradisciplinaire. C'est un objet composite comme nous l'avons indiqué.

Nous avons balayé un vaste champ, de la médecine et de la biologie aux sciences humaines et à la philosophie en privilégiant le questionnement. Guiraud allait dans notre sens lorsqu'il écrivait "toute psychiatrie qui s'interdit de poser les questions fondamentales, sous prétexte qu'elles sont du domaine de la métaphysique reste superficielle". Lui-même, dans les deux ouvrages qu'il a publié, a rendu compte de manière approfondie d'options qui n'étaient pas les siennes : la psychanalyse, les conceptions philosophiques, anthropologiques, l'organodynamisme. Contrairement à Guiraud et s'agissant de ces approches, nous ne voyons pas un risque, un danger pour la psychiatrie. Nous ne croyons pas comme lui "qu'elles risquent d'envahir la psychiatrie". Nous voyons plutôt une chance, un bénéfice à les cultiver et une nécessité qui tient à l'autonomie même de la psychiatrie par rapport à la médecine somatique fondée sur les preuves (E.B.M). Comme le remarquait Guiraud, il n'y a pas symétrie entre la démarche de l'étudiant en médecine qui passe de la physiologie de l'organisme à la physiopathologie des maladies et la démarche de celui qui s'initie à la psychiatrie. Il notait qu'il ne passait pas de l'étude de la psychologie à celle de la psychopathologie. Soixante ans après, cependant, on doit reconnaître que les sciences psychologiques ont progressé qu'il s'agisse d'une psychologie d'inspiration psychanalytique, de la psychologie cognitive, des psychologies de l'affectivité et de la motivation, de la psychologie du développement etc. Le médecin psychiatre de nos jours doit s'initier aux psychologies, aux psychopathologies, aux psychothérapies. Il ne peut s'en tenir aux neurosciences, à la neurobiologie, à la neuropsychiatrie. Il ne peut donner son congé au Moi et au Désir et à l'inconscient. La démarche explicative est condamnée à cheminer avec la démarche compréhensive : encore une boiterie.

La psychiatrie doit spécifier ses propres modèles des maladies et troubles (mentaux) et ne doit pas croire qu'il suffit d'ajouter ses maladies aux maladies de la médecine somatique fondée sur la preuve. Le psychiatre n'est pas le clone du médecin somaticien, qu'il porte ou non une blouse. Il serait alors un médecin "as if" comme il y a des personnalités "comme si". La personnalité as if correspond, nous dit-on, à une adaptation apparente reposant sur un mimétisme, une conformité au milieu sans véritable investissement et internalisation conséquente. Comme l'indique le dictionnaire de psychanalyse paru sous la houlette de Alain de Mijolla (100 bis) il est question d'une répétition qui peut être habile, mais "d'un prototype sans la moindre trace d'originalité". La psychiatrie se légitime dans son autonomie du fait de la complexité de son objet composite. Wilden (464 bis) nous a démontré le fait que lorsqu'on a affaire à une série d'ordre de niveaux différents, comme ceux de matière inanimée/matière animée ou système vivant/société/culture, on met en évidence une typologie logique des contraintes. Chaque niveau contraint le niveau supérieur qui, cependant, ne peut être réduit au précédant. Il garde une autonomie. Dit autrement : "plus un système est complexe, plus sera distinct le rapport entre matière/énergie et information". Ajoutons le rapport information/signification/vécu/ téléonomie. Le champ de la psychiatrie, comme celui de la personnalité globale est un système topologique qui englobe et traverse les différents niveaux, les différents ordres que nous avons évoqués. Wilden insiste sur l'importance des concepts de "cadrage", de "ponctuation", de "frontières". Les interfaces, les frontières, sont d'un type logique plus complexe que ce qu'elles délimitent. Le réductionnisme ontologique, en ignorant ces niveaux et ces réalités, fait que, selon Bateson, "en sautant ainsi des niveaux, nous nous trouvons à utiliser une information, parfaitement adaptée à une prise de décision à un niveau, pour prendre une décision à un autre niveau, variété d'erreur très répendue dans la typologie logique". La prise en compte de ces règles méthodologiques éviterait bien des polémiques ineptes. Le modèle de la personnalité globale répond bien à la question fondamentale : à quelle condition une psychiatrie clinique (psychodynamique et thérapeutique) est-elle possible ? En effet, la personnalité globale n'est pas que la juxtaposition entre une organisation neurobiologique et une organisation psychique ; elle est aussi le corrélat et l'interface dynamique entre ces deux réalités. Entre ces deux organisations complexes, il y a, à la fois, soudure et articulation[1] corrélées aux processus cérébraux. Il y a le néodualisme interactionniste.

Contrairement à ce qu'écrit Victor Souffir (101 bis) qui écarte pour la psychiatrie (qu'il réduit bien entendu à une spécialité médicale, comme une autre) la possibilité d'entretenir des rapports stables avec une théorie, nous pensons en avoir montré la faculté s'agissant de la psychiatrie actuelle, celle qui a pris en compte le paradigme de la complexité, complexité qui est aussi une nécessité.

Cette possibilité d'une approche théorique repose sur, au moins, la reconnaissance des réalités suivantes, des acquis fondamentaux :

- 1) La psychiatrie n'est pas une des spécialités de la médecine somatique fondée sur la preuve. Il faut rappeler, au-delà des nomenclatures administratives, que la psychiatrie est une des sciences médicales, les autres étant la médecine somatique fondée sur la preuve (somatique), la chirurgie, l'obstétrique qui a une dimension physiologique et physiopathologique. C'était vrai hier, cela l'est aujourd'hui.

---

[1] Note : Oxymoron : soudure articulée.

- 2) Si la psychiatrie est entée sur la médecine somatique, elle est aussi indépendante en raison de son objet qui n'est pas réduit au corps mais qui est la personnalité globale, Bio-neuro↔psychique. La psychiatrie sursume[1] (sursumer : dépasser en conservant) son lien avec la médecine somatique fondée sur la preuve (somatique). Ce mouvement hégélien ne paraît pas compris par les tenants d'une explication linéaire que l'on retrouve chez les fondamentalistes de la neurobiologie mais aussi de la psychanalyse.
- 3) Le Modèle de la psychiatrie, sous l'angle de sa pathologie, est la personnalité globale dans son champ Bio-neuro-psycho-socio-anthropologique. Ce modèle théorique est charnellement intégré à l'individu et est le suppôt (supponere : placer en-dessous) de la personne. La personnalité globale s'exprime dans des états mentaux et des conduites mais aussi dans des traces neurobiologiques, synchroniques et diachroniques, traces elles-mêmes en interaction avec le corps (dont fait partie le cerveau, faut-il le préciser !!). Cette interaction corporelle est permanente.
- 4) Contrairement à ce qu'écrit Souffir qui paraît plaider pour une pensée univoque, une pensée unique gage de pureté "scientifique", la psychiatrie actuelle n'est pas opportuniste par manque de théorisation. Le changement de regard ou le choix praxique (praxéologique) reflète la nécessité pour le praticien de s'ajuster à la problématique du patient. Le praticien a corrigé son diagnostic et sa "conduite à tenir". La problématique du sujet a pu évoluer (en particulier s'agissant du relationnel voir du caractère relativement contrôlé ou non contrôlé des symptômes). Le praticien peut changer d'approche (biologique, mésologique, psychologique), voir combiner ces approches. Tallenbach, nous l'avons vu, a évoqué positivement cet aspect caméléon du praticien. Cette théorie intégrée, mais à plusieurs niveaux, peut paraître à certains inconfortable. Elle est une remise en cause. D'aucuns ressentent ces changements, comme une stimulation de la créativité du thérapeute et aussi comme une source de méditation sur la condition humaine. Cette approche, comme l'évoque Targuieff à propos d'un autre domaine, celui du sectarisme et même du fanatisme (mais est-il si éloigné ?), nécessite le sens de la pluralité des points de vue et la capacité de flexibilité du jugement.
- 5) La psychiatrie de la personnalité globale implique une réflexion méthodologique qui porte aussi bien sur la démarche clinique que sur la pratique. Cette orientation théorique est celle du néodualisme interactionniste (que nous avons plusieurs fois évoqué). Nous avons déjà cité J. Delay "tout se passe comme si ces superstructures mentales

[1] : Selon le dictionnaire Godin ce néologisme veut traduire de Hegel : *aufheben*. Ce mouvement hégélien est à rapprocher de la néo-dialectique de Sanchez-Palencia (déjà évoqué).

étaient capables de réagir sur les infrastructures organiques dont elles dépendent et réciproquement".

- 6) Une psychiatrie intégrée complémentariste[1] repose sur l'idée que pour tenter de rendre compte de la subjectivité et des conduites humaines. "Il faut considérer que tous les phénomènes qui, de près ou de loin, s'y rattachent sont complémentaires et qu'aucun type de phénomène ne peut prétendre, à lui seul, les expliquer totalement". Nous qui avons plutôt affaire aux sciences "molles", nous pourrions nous inspirer de la modestie de ce physicien de haute volée, à savoir Niels Bohr[2].

A. Bourguignon, absent des manuels récents de psychiatrie que nous avons cités, a développé une approche théorique basée sur quatre réquisits et un certain nombre de principes. S'agissant des réquisits :

1) Il faut constater que l'organisation neuro-psychique comme tout système vivant est "un système complexe hors de l'équilibre et sensible aux conditions initiales. Par conséquent, pour expliquer son état à un instant donné, il faut retracer son histoire depuis son origine, c'est-à-dire avoir observé et reconstruit ses caractéristiques initiales, les étapes de son développement et les événements"qui *ont décidé de son histoire réelle parmi toutes les histoires possibles*"[2].
2) "Tout processus psychique n'est qu'un des aspects sous lesquels se manifeste l'activité de millions ou de milliards de neurones".
3) "Pour l'observateur – et non pour le système – un système vivant est organisé par niveaux, chaque niveau est caractérisé par des lois et des propriétés spécifiques. Les composants de chaque niveau sont en interaction, tout comme le sont les niveaux entre eux". A. Bourguignon illustre l'approche néo-dualiste interactionniste en évoquant les contraintes réciproques entre le cerveau et la psyché. Il utilise le terme esprit-cerveau là où nous nous référons au terme de personnalité globale. "La compréhension de l'esprit-cerveau ne peut donc exclure la connaissance du niveau sus-jacent psychosociologique et du niveau sous-jacent neurobiologique".
4) S'agissant de la psychopathologie (et de la neuro-psycho-pathologie) nous ajoutons un quatrième réquisit : Le déterminisme non mécaniste, que nous préférons appeler propension (Popper) repose sur un ensemble de facteurs liés au fonctionnement propre de l'auto-organisation. Ces facteurs sont génétiques, épigénétiques et événementiels. Ils sont repris dans un processus qui est celui de l'auto-

---

[1] Note : Nous empruntons ce qualificatif de complémentariste à l'ethnopsychiatre G. Devereux (1908-1985). A. Bourguignon cite lui Bohr qui admet que "l'intégrité des organismes vivants et les caractéristiques de la conscience des individus autant que celles des cultures humaines, présentent les traits d'un tout, qui impliquent pour en rendre compte un mode de description typiquement complémentaire".

[2] Note : A. Bourguignon cite Prigogine et Stengers dans la phrase que nous avons soulignée

organisation (déjà évoquée) dotée d'autopoïese, de plasticité, de créativité. Il faut donc exclure une causalité de type linéaire. Nous avons développé cette approche à propos de l'émergence, la survenance, l'incarnation, le fonctionnement en boucle etc…

Ceci admis A. Bourguignon va ébaucher un certain nombre de principes théoriques qui sont des principes de fonctionnement mais aussi de développement. S'agissant du fonctionnement il énonce :

- a) un principe de fiabilité[1]
- b) un principe de clôture opérationnelle[1]
- c) un principe de cohérence. Il suppose des automatismes psychologiques et biologiques liés eux-mêmes au concept d'auto-organisation. Ainsi, "la cohérence psychique est maintenue par un travail non-conscient d'ajustement de l'image de soi, de l'histoire personnelle et familiale, des valeurs, des systèmes de croyances". Nous avons évoqué ce principe de cohérence quand nous avons, à plusieurs reprises, eu recours aux travaux de Gazzaniga et en particulier ce qu'il nomme *le module interprète*. Ce constructivisme de la conscience apparaît bien dans l'activité onirique. Le Moi qui rêve met en évidence le chiasme du monde du rêve et du Moi du rêve. Il n'y a pas de continuité entre les Moi des rêves. Et même dans un même rêve se succèdent des Moi. Comment fonctionne ce module interprète dans les rêves ? Quelle est la cohérence des scénarios ? La psychanalyse s'est plutôt intéressée à la signification de ceux-ci pour le sujet éveillé qu'à la phénoménologie de la vie onirique. L'extériorité, le non-Moi, sont nécessaires à la fonctionnalité du module interprète et du sentiment de moïté, comme le sont aussi le monde commun partagé, la nostréité ? Quel est le fonctionnement du module interprète dans les psychoses ? … La neurobiologie du rêve apporterait-elle un éclairage ? Ce même auteur souligne que "la nature construite de notre conscience ne nous apparaît pas". Ce constructivisme et ce travail cryptique de la psyché et du cerveau peuvent être évoqués à plusieurs niveaux. Par exemple, on peut citer les mécanismes de défense, apport majeur de la psychanalyse que le DSM IV n'a pas pu ne pas évoquer comme on l'a vu, mais seulement s'agissant des troubles de la personnalité, alors que l'abord des psychoses nécessite cet éclairage… S'agissant d'un travail occulte de l'organisation cérébrale et de l'organisation psychique, donc de la personnalité globale, on peut imaginer un étagement de fonctionnement :

1) L'inconscient physiologique A. Bourguignon souligne "qu'il est arbitraire d'isoler l'activité psychique de celle du reste de l'organisme" Il mentionne le rôle des hormones. Nous renvoyons à

[1] Note : Nous renvoyons à l'ouvrage (44).

l'évocation que nous avons faite du stress et des médiateurs de l'allostase, médiateurs reliés en un réseau interactif. L'allostase fait allusion aux facteurs maintenant le système en équilibre sans faire partie de l'organisation même du système (voir homeostasie et allastase).

2) L'inconscient thématique, éthologique. Nous avons évoqué le remaniement opéré chez l'homme baptisé néotène, l'homme post darwinien, à risque. Les régulations anthropologiques viennent se substituer à "l'instinct" qui était plus sûr. L'homme à risque, risqué, est celui du monde des personnes.
3) L'inconscient cognitif. De développement relativement récent dans les recherches neurobiologiques. Nous renvoyons à l'ouvrage de Pierre Buser.
4) L'inconscient affectivo-pulsionnel-émotionnel. Nous l'avons évoqué dans le chapitre sur le cerveau dispositionnel, dans la réflexion sur l'attente, le Désir. Buser propose de les associer car ils illustrent la réalité de "ces émotions implicites, suscitées par des stimulus non cognitivement identifiés". Buser souligne le rôle de la mémoire et des amnésies "fonctionnelles". Ceci nous introduit au cinquième inconscient qui est lié particulièrement aux précédents.
5) L'inconscient freudien. Nous retrouvons le rôle du refoulement, du désir. Nous avons évoqué la construction de cet inconscient à travers l'histoire d'un être parlant et pulsionnel. Nous avons insisté sur le rôle de la néoténie, de la Bildung (celle du cercle familial) dans le développement d'un sujet "institué" qui se souvient et qui oublie et garde un insu. Nous renvoyons à Bourguignon qui développe dans son ouvrage (44) une analyse rigoureuse de l'inconscient-ça et du préconscient.

– d) Principe de stabilité-changement.

Bourguignon souligne que " les schèmes relationnels sont fixés très tôt et présentent une grande stabilité puisqu'ils pourront encore se manifester à l'âge adulte". Freud a particulièrement insisté sur "les traces mnésiques laissées par les premiers modèles" et que nous venons d'évoquer. Bourguignon y voit une des sources de la contrainte de répétition. Nous pouvons étendre le principe invoqué à l'identité ; que nous avons évoqué, en citant en particulier Ricœur, inventeur du concept d'identité narrative liée à la dialectique de l'ipséité et de la mêmeté.

Pour illustrer ces principes théoriques indispensables à l'exploration de la psychopathologie, évoquons ce que Bourguignon dit du délire : "…le délire peut être vu comme le produit et le témoin de la clôture opérationnelle du psychisme, comme la compensation d'un défaut de fiabilité, le rétablissement de la cohérence interne et la répétition, sous une autre forme, d'une situation réelle".

Cette originalité et autonomie de la psychiatrie, bien établie par Bourguignon et par le modèle de la personnalité bifocale devrait se marquer dans l'enseignement même de la psychiatrie, enseignement que nous allons brièvement évoquer. Il faut que le soma dont s'occupe le psychiatre soit celui qui dit "je". Il y a bien entendu une psychologie médicale, une médecine psychosomatique validée par exemple par la psycho patho-neuro-immunologie, il y a une neuropsychiatrie qui ente la psychiatrie sur la médecine (et hante le psychiatre à la recherche d'une étiologie) etc. Mais le psycho-biologique avec son fonctionnement en boucle et en mosaïque est concerné par la complexité de l'organisation neuro-psychique propre à la personnalité bifocale. Cette triple complexité, celle des deux organisations (organisation[1] de la psyché et organisation neurobiologique) et celle de leurs interactions rend légitime l'autonomie de la psychiatrie par rapport à la médecine ou aux approches psychopathologiques se cantonnant dans la référence à la seule psyché, à la seule causalité psychique comme par exemple la psychanalyse qui a eu cependant l'insigne mérite de donner plein droit de cité à la subjectivité et à l'insu. La psychiatrie est concernée par la soudure (terme emprunté à E. Morin), par l'articulation (terme emprunté à André Bourguignon) de la complexité. La psychiatrie est une discipline hybride dont le modèle référent doit par cohérence, être lui aussi hybride. Le concept "d'unitas multiplex" est analysé par Wussenburger (464) au-delà du holon "véritable janus bifrons" et de l'approche systémique. Il cite Gusdorf qui pointe le fait que "le physicalisme de notre temps limite ses investigations à une vérité de surface, étalée comme du beurre sur une tartine ; il s'agit de relier entre elles des apparences... sans qu'on sache ce qui se montre ou plutôt se dissimule sous ces apparences". A. Bourguignon n'utilise pas le terme de personnalité globale mais il évoque "l'esprit-cerveau" et le ou les systèmes neuro-psychiques. La personnalité globale est un méta-système qui regroupe ces systèmes Bio-neuro-psychiques. On a évoqué le système cognitivo-computo-symbolico-imaginaire et le système affectivo-conativo-émotionnel-pulsionnel et motivationnel ainsi que le système mnésique et téléonomique qui participe aux deux précédents. Nous avons eu tendance implicitement à rattacher au cerveau de la neurologie les systèmes sensori-moteurs et instrumentaux. Le système sensori-moteur peut être bien entendu impliqué comme dans la paralysie ou la cécité hystérique. D'autres manifestations y associent souvent le système végétatif comme dans la catatonie et la forme dite catalepsie. Dans les manuels récents, on constate que ce sujet (devenu moins souvent rencontré) est peu développé. Il n'est pas fait mention d'une approche neurobiologique qu'on attendrait avec curiosité. Nous avons insisté sur les relations croisées et en boucles qui ne correspondent pas à la hiérarchie du modèle néo-jacksonien. A. Bourguignon risque le terme de hétérarchie (44). Ces relations en boucle et ces ré-entrées

[1] Note : Nous préférons le terme *organisation psychique*, plus global, à celui d'appareil psychique.

sont aussi des processus qui rendent compte de l'échec du modèle de Henri Ey qui les ignore. Elles caractérisent cependant les fonctions supérieures du psychisme. Pierre Schulz (413) propose le néologisme de Cerprit "pour rendre compte de l'identité cerveau/esprit c'est-à-dire des productions immatérielles du cerveau et de ses substrats physiques". Il s'inscrit dans le monisme à double aspect de Guiraud. Nous avons déjà commenté l'oxymoron proposé par Ey de "corps psychique". Nous avons longuement montré pourquoi nous préférions développer le concept de personnalité globale déjà évoqué par Allport, Delay, Deshaies, Lagache, Guiraud, qui ont su dépasser l'intuition initiale de Ribot. Nous l'avons fait dans l'optique de la soudure[1] (E. Morin) et de l'articulation (Bourguignon) entre une organisation neurobiologique et corporelle (nous ajoutons ce terme car sans la médiation corporelle, sans la corporéité, le sujet ne se sent pas vivre et exister et de plus nous avons insisté sur les relations à double sens corps↔cerveau) et une organisation psycho-socio-anthropologique. L'articulation et la conjonction se retrouvent dans les manifestations de l'ordre charnel. Nous avons utilisé le travail d'André Bourguignon, ses réflexions sur la neurobiologie et sur l'approche théorique de la psychopathologie, sa recherche des fondements de la complexité, de la double complexité (celle de deux organisations). La personnalité globale est le résultat de l'hominisation et de l'humanisation. Elle relève d'une catégorie proche de la pensée hégélienne : l'universel-particulier. Le dépassement dialectique "sursume" en conservant. Mais c'est à la fois l'hominisation et l'humanisation qui vont faire que, en empruntant à Kluckhohn et Murray (cité par G. W. Allport) chaque homme est semblable à tous les autres hommes (particularités universelles s'agissant de l'espèce), mais aussi qu'il est davantage semblable à d'autres hommes (normes de groupes) et enfin qu'il est différent (normes idiosyncrasiques). Dans ces deux derniers cas de figure, la Bildung, la socialisation, jouent leur rôle, mais aussi l'auto-organisation (et la plasticité) sans oublier les pathologies.

La personnalité globale qui dépasse les cloisonnements est le cadre où peut s'effectuer un travail pluridisciplinaire, interdisciplinaire, et, nous l'avons montré, transdisciplinaire. Ce cadre est en attente de nouvelles données, de nouveaux paradigmes qu'ils émanent de neurobiologistes, des psychopathologues des diverses écoles, des philosophes orientés vers l'anthropologie, la phénoménologie, l'épistémologie etc. Le modèle de la personnalité globale, bio-neuro↔psychique, permet de clarifier la pathologie de la personnalité qui se regroupe, comme on l'a vu, en maladies de la personnalité, cadre ignoré du DSM IV qui confond caractère et personnalité et ne sait comment regrouper les entités cliniques symptomatiques, et en troubles de la personnalité qui sont en grande partie des troubles du caractère et des conduites. Nous serions en accord avec Vassilis Kapsambelis (238)

[1] Note : Il s'agit de la soudure épistémologique (l'unidualité) et de l'articulation psycho↔biologique.

qui écrit "à proprement parler tous "les troubles de la personnalité" sont des "caractéropathies" dans la mesure où il s'agit précisément de pathologie du caractère en opposition aux pathologies correspondant à des entités cliniques". Entités cliniques s'entend comme maladies de la personnalité. Le DSM IV, de manière non dite, fait bien appel ici à une théorie, la théorie psychanalytique. Comme l'écrit l'auteur cité "cette notion mal définie mais largement utilisée en clinique est issue de la littérature psychanalytique" et "la caractéropathie renvoie donc essentiellement à des conduites, à des comportements, généralement peu accessibles à la compréhension et au contrôle du sujet, parce que pris dans sa façon même d'être et court-circuitant les processus de mentalisation et d'élaboration". Pour notre part, nous avons indiqué que nous englobions dans les troubles de la personnalité, à côté de ces caractéropathies, les paraphilies et d'autres troubles des conduites, les comportements addictifs type jeu, les troubles des comportements alimentaires etc. On pourrait y discuter la place des troubles de l'adaptation et de certains troubles réactionnels. Il est amusant de constater que J. Guelfi, dans le Manuel de psychiatrie cité (182), cherche lui plutôt à gommer la différence entre caractère et personnalité. Il n'hésite pas à tronquer la définition que donnent Delay et Pichot (déjà cités) de la personnalité en omettant dans la phrase citée des auteurs "les aspects physiologiques". Pour ces auteurs, la personnalité renvoie, comme pour nous, au psychologique et *au physiologique*. Pour nous, le pôle neurobiologique et corporel. Il fallait sans doute se rapprocher de la bible de l'American Psychiatric Association. Le concept de personnalité globale permet de dépasser l'opposition apparente entre ces auteurs de manuels récents, Guelfi (182) et Kapsambelis (238).

En tant que psychiatre, nous pouvons adhérer à une métaphysique naturaliste. Se demander comment la nature s'organise. Pour Robert Langhlin (cité par Gazzaniga) : "l'émergence n'est pas un fantôme mystique mais le passage d'un niveau d'organisation à un autre" et "l'apparition de l'émergence nécessite absolument un contrôle de ce système qui s'active à un autre niveau. L'idée générale est que nous avons divers systèmes émergents hiérarchiques qui jaillissent du niveau des particules élémentaires aux atomes, de la chimie à la biochimie, de la biologie cellulaire à la physiologie pour aboutir aux processus mentaux". On peut être métaphysicien sans le savoir ou au contraire, comme le montre Marcel Conche (déjà cité), l'assumer en faisant de cette même métaphysique naturaliste "un discours de raison au sujet de la réalité, dans le double sens de réalité comme telle et de la totalité des réalités". La pensée scientifique, elle, "n'a affaire qu'à des aspects partiels de la nature". Il ajoute que "la matière n'est qu'un côté ou aspect de la Nature". Il fait du matérialisme qu'un cas particulier du naturalisme philosophique, matérialisme qui "échoue à rendre compte de la vie et de l'esprit". S'agissant de la vie ou du psychisme, nous avons utilisé le concept de système. Adhérent à ce naturalisme métaphysique, nous partageons avec P. Buser (déjà cité) l'approche du "*néodualisme interactionniste*". Plutôt que de dualité, on devrait parler selon Wussemburger de "*dualitude*". Cette dualitude écarte les dilemmes psychiatricides. Celui de phagocytose de la psychiatrie par la neurologie (via la biologie) ou celui de la phagocytose de la psychiatrie par la psychologie (via une psychopathologie anencéphale). S'agissant de l'interactionnisme, nous avons développé les concepts d'émergence, de survenance, d'incarnation. De multiples faits en témoignent en dehors même de la pathologie psychiatrique. Nous pourrions nous contenter ici d'un exemple apparemment trivial : l'effet cocktail[1]. J. Abadie, auteur de l'article, nous rappelle que, dans une foule bruyante, nous parvenons quand même à saisir la signification des propos d'un interlocuteur choisi sur le moment. Notre intentionnalité (et notre attention et conscience d'accès) influence notre activité cérébrale. En effet, les sons des paroles que nous voulons négliger n'activent pas le fonctionnement cérébral de la même façon que ceux des paroles que nous privilégions. L'activation seulement automatique (inconscient cognitif) n'a lieu que sur les zones du cortex auditif alors que les sons des paroles retenues de l'interlocuteur élu sont représentés non seulement dans le cortex auditif (où ils sont amplifiés) mais aussi : "dans les régions dites de haut niveau liées au langage et au contrôle de l'attention, comme le cortex frontal inférieur ou le cortex temporal antérieur". S'agit-il d'information ou déjà de signification ? Les mêmes mécanismes seraient peut-être, de plus, renforcés par la vue de la personne choisie et écoutée. On connait par ailleurs l'importance des neurones miroirs dans la perception d'autrui et nous avons évoqué le cerveau émulateur. Michael S. Gazzaniga (165 bis) évoque deux publications des neurobiologistes Brass et Hoggar (2007 et 2008) qui suggèrent un corrélat au frein du conscient. Nous avions déjà évoqué cette idée de Libet sur la fonction véto qui fait s'opposer à une action. Les chercheurs cités indiquent qu'une aire située dans le cortex fronto-médian dorsal (C.F.M.D) scrait corrélée à une forme de contrôle de soi. Il s'agirait d'un exemple où "un état mental influence le suivant ce qui s'oppose au déterminisme radical", celui du monisme à sens unique neuro-bio→psychique. Top down et bottom up ne s'opposent pas mais se conçoivent comme complémentaire et exemplaire de la complexité. On a vu que Guiraud, clinicien très soucieux de l'intégration de la psychiatrie dans la médecine, critique ce monisme qui veut avant tout paraître scientifique et pour qui "le corps vivant devrait être considéré comme une machine extrêmement compliquée à laquelle devraient s'appliquer les lois ordinaires de la physique et de la chimie". C'est un idéal qui date du 19ème siècle où "l'idéal était alors d'expliquer par des actions mécaniques, électriques ou physico-chimiques, tout se qui se passe dans l'organisme y compris toutes ses activités et toutes ses pensées". On a vu que l'épiphénoménisme de Ribot ne lui a pas permis de développer son "invention" de la personnalité et des "maladies de la personnalité". Comme l'écrit Guiraud, "le terme

[1] Note : L'effet cocktail en partie expliqué. *La recherche* n°475 mai 2013.

d'épiphénomène qu'on a appliqué à la conscience indique bien ce caractère d'inutilité et presque de gêne que sont les phénomènes conscients dans cette conception de l'univers". La psychiatrie et le modèle de la personnalité bifocale se fondent sur et justifient le néo-dualisme interactionniste développé par le neurobiologiste Pierre Buser.

Le DSM IV est révélateur du monisme à sens unique Bio→psychique et d'une doctrine où les troubles mentaux sont des troubles cérébraux nécessitant un traitement chimique ou physique et une rééducation des conduites et du vécu. Cette pensée unique ne reconnaît pas l'autonomisation du psychique. Andreasen (6) qui, nous indique la couverture de son ouvrage, a participé au groupe de travail qui a développé le DSM III puis IV, est elle très explicite. Dans une démarche triomphaliste, elle annonce le décès du modèle psychodynamique et son remplacement par un nouveau paradigme véritable pensée unique "le modèle biomédical et neurologique". L'absence de réflexion sur la personnalité (confondue avec le caractère), sur les différents modèles de maladies, font verser une clinique, qui ne prend pas en compte sa nature émergente (la différenciant de la médecine somatique), mais qui prétend traiter méthodologiquement les symptômes psychiques comme les indices des symptômes somatiques, font verser cette même clinique dans un catalogue figé, dont l'aspect patchwork n'échappe pas à l'arbitraire qu'il prétendait éviter, arbitraire qui est celui d'une conception réductionniste.

La psychiatrie qui se retrouve dans le modèle de la personnalité bifocale, en boucle et en mosaïque, n'est pas invalidée par ce que M. P. Haroche (191) nomme le monisme "incantatoire", d'un scientisme métaphysique dépassé depuis plusieurs dizaines d'années comme nous l'avons démontré. Monisme à sens unique comme nous l'avons souligné et ignorant les niveaux et la complexité. Plus précisément, l'auteur cité évoque un réductionnisme incantatoire misant sur le seul niveau physico-chimique. Comme nous l'avons vu, à ce fondamentalisme réductionniste, échappent des chercheurs reconnus comme Damasio, Libet, Sperry, Buser, Imbert, Karli, Gazzaniga etc, ou un clinicien et chercheur comme André Bourguignon. L'auteur cité prend position : "Aussi la question est-elle de savoir si nous pouvons nous appuyer sur ce que nous savons du niveau inférieur de la physiologie pour arriver à un modèle déterministe prédisant les pensées conscientes... Pouvons-nous déduire l'histoire macro de celle du micro ? Je ne le pense pas". Nous avons donné de nombreux exemples d'une démarche respectant la complexité. Ainsi, J.D. Vincent évoque la régulation et le codage de l'humeur dans le cerveau en faisant appel à un modèle non linéaire comme celui des processus opposants. De même, à propos du stress, est mise en évidence une communication à double sens entre le cerveau et le corps (via les systèmes nerveux autonome, endocrine et immunitaire) et aussi une communication à double sens entre le mental et le cerveau à travers l'expérience et les conséquences à moyen terme de l'expérience sur les structures cérébrales corrélées à l'expression affectivo-conative et émotionnelle.

Le propre d'une psychiatrie autonome et dynamique c'est la pluralité des perspectives, l'association des points de vue et le passage éventuel de l'un à l'autre. Nous avons évoqué cette image du caméléon suggérée par Tellenbach. L'exercice de la psychiatrie ne convient pas à des esprits ayant besoin de convictions dogmatiques comme certains sectateurs d'un freudisme réducteur ou comme certains fondamentalistes matérialistes versant dans la mythologie cérébrale. Targuieff (432) dans son ouvrage consacré à la "complotologie" évoque la réflexion d'Alain Berthoz sur la tolérance. Targuieff nous assure que "le sens de la pluralité des points de vue et de la flexibilité des jugements doivent s'acquérir". En tout cas au moins se cultiver dans une approche forcément pluridisciplinaire et interdisciplinaire qui est celle de la psychiatrie. Bien plus, l'autonomie de la psychiatrie suppose son hétéronomie, reconnaissance dans une optique qui devient alors transdisciplinaire. Le courant psychiatrique qui s'imagine avoir mis fin au modèle de la psychiatrie psychodynamique au profit du seul modèle "biomédical et neurologique" commet le péché d'ubris et renoue avec les illusions de la "phrénologie" à la différence que cette dernière ne pouvait bénéficier des largesses de l'industrie pharmaceutique pour convertir les esprits. Largesse encouragée par ce que A. Bourguignon nomme la "furor sanandi" au point que "tous les malades sont soumis de façon plus ou moins empirique à plusieurs thérapeutiques, si bien qu'on ne sait plus ce qu'est une évolution spontanée" (44). Et ajoutons-nous le médicament actif ou non actif. Gall, par ailleurs excellent anatomiste, a su par son seul talent de conférencier convaincre des esprits éminents de son époque.

Le patient reste et restera un organisme qui utilise les termes "moi" et "je" et qui est atteint dans sa personnalité globale de maladies (de la personnalité) ou de troubles (de la personnalité). Nous avons esquissé, à travers le concept de néoténie, une vaste fresque allant de l'homme darwinien à l'homme post-darwinien, les deux coexistant dans nous-mêmes. On pourrait dire l'homme darwinien que j'ai été et dont il me reste des éléments retissés avec l'homme post-darwinien. Nous n'évoquerons pas ici Jean-Jacques Rousseau et sa fiction de l'état de nature mais plutôt le biologiste Christian de Duve (93 bis) qui prétend que la sélection naturelle est le "péché originel" génétique de l'humanité et qu'elle se trouve à la fois à l'origine d'extraordinaire réussite "mais aussi des périls qui en découlent". L'auteur célèbre "les fantastiques réalisations scientifiques et technologiques responsables de notre succès évolutif". La sélection naturelle est en jeu dans les qualités positives de l'espèce "l'intelligence, l'inventivité, la dextérité, l'ingéniosité et le pouvoir de communiquer" mais aussi de qualités négatives "l'égoïsme, la ruse, l'agressivité et toute autre propriété susceptible de rapporter un bénéfice personnel immédiat, indépendamment de tout coût ultérieur pour soi-même et pour les autres". Le prix Nobel de médecine, conscient des menaces qui pèsent sur l'évolution future de l'humanité comme l'était Hans Jonas (déjà cité), en appelle à la "prévoyance et la sagesse nécessaire pour sacrifier des avantages immédiats aux exigences de l'avenir", qualités éthiques (éthique de responsabilité) que "la sélection naturelle n'a pas privilégié". Pour lui, le péché originel illustre de manière cryptique, en tant que mythe, un défaut intrinsèque génétique de l'homme "qui risque d'entrainer sa perte". Pour nous, le péché originel serait plus celui de l'écart avec l'évolution darwinienne. La coupable n'est pas Eve ou la sélection naturelle mais l'homme imprévu, celui de l'artefactualité. L'accès à l'arbre de la connaissance marque l'éloignement d'une vie proche de l'innocence quasi animale et le saut dans un monde marqué par le libre arbitre et l'acquisition d'un savoir qui fait boule de neige. C'est le monde aussi des trois failles que nous avons évoquées. Dans le même mouvement, l'homme devient sapiens et demens. Dans le mythe, il s'agit aussi d'une injonction paradoxale que permet seul le langage, d'un "double bind" : "si tu veux savoir pourquoi il ne faut pas consommer le fruit de cet arbre, il te faut en consommer". C'est une situation typique de double contrainte. Cioran (76 bis) vient nous épauler dans un texte de 1987 intitulé "le terrifiant et le risible", texte écrit après avoir assisté à l'incinération d'un ami. Cioran qui, par ailleurs, a écrit cette phrase étonnante qui illustre bien le caractère de l'homme d'être à risque, d'être risqué et d'être du langage que nous avons évoqué "je me suis fourvoyé dans les lettres par impossibilité de tuer ou de me tuer. Seule cette lâcheté a fait de moi un écrivain", développe cette idée du péché lié à évolution "lamarckienne" de l'homme imprévu (titre d'un ouvrage de A. Bourguignon). Nous le citons "l'ironie veut que, au début de l'histoire, avant l'histoire en fait, l'homme a été prévenu du glissement que représentait pour lui la *curiosité*[1], germe néfaste de la science. Rien de plus significatif que le choix dramatique d'Adam… En optant pour le Savoir, il marqua dès le début le cours de l'histoire, cette victoire de l'homme sur les autres vivants, cette volonté d'un monstre surdoué d'avoir un destin à tout prix. Le plus grand aventurier qui ait jamais hanté la terre devra un jour payer un tel privilège. Au point où il en est, il ne pourra ignorer, lors même qu'il corromprait et dévasterait toutes les planètes, que sa carrière sera brève. Qu'il ait eu dès l'origine la préscience du pire sans songer à y échapper et sans s'accrocher à une lâcheté déguisée en sagesse, c'est là un mélange de lucidité, d'imprévoyance et d'aveuglement qui invite à une admiration perplexe. C'est un paradoxe de pouvoir être superficiel tout en sachant qu'il est mortel. Si l'individu en tant que tel se résigne à n'être plus rien, pourquoi n'accepterait-il pas aussi le dénouement du processus historique, la fin de l'espèce. Il continue néanmoins comme si de rien n'était. Aussi bien nul ne fait autant de projets qu'un moribond".

Revenons à l'enseignement de la psychiatrie auquel nous avons fait allusion. Disserter à propos de la psychiatrie ne manque pas de nous éloigner de la médecine sans la renier. André Green avait bien perçu cette

[1] Note : Souligné par l'auteur.

problématique de l'autonomie/dépendance de cette discipline médicale. Psychanalyste à l'esprit ouvert, réaliste, il avait posé le problème général de la psychiatrie et les conditions de sa pertinence et de ses progrès dans un article d'un quotidien[1] en 1972 et surtout, dans le même quotidien en 1981. En 1972, il évoque cette parente pauvre de la médecine alors que cette dernière, après les découvertes des chimiothérapies par psychotropes "insiste pour que le modèle médical de la maladie soit appliqué avec la même rigueur aux affections psychiatriques, bien qu'à l'évidence, celles-ci entrent mal dans ce cadre trop étroit s'agissant de la validité de cette discipline". C'est déjà une médecine somatique qui anticipe sur la médecine fondée sur la preuve, "l'évidence based médecine" qui voudrait effacer la bâtardise de la psychiatrie. Le concept de personnalité globale, bifocale, permet de rechercher d'autre modèle que la maladie somatique stricte (faisant abstraction du "je"). Il peut s'agir du modèle dégagé par la neuropsychiatrie ou du modèle biologique et organisationnel, structurel, fonctionnel, de la psychiatrie sans lésion, comme on l'a vu. Le modèle de la personnalité respecte l'originalité du fait psychiatrique et du champ psychiatrique, fondés l'un et l'autre sur la complexité et l'émergence. Green souligne que l'originalité de la psychiatrie est de se situer "au carrefour des sciences de la vie et des sciences du psychisme individuel et collectif". Carrefour qui pour nous peut aussi bénéficier de l'éclairage de l'anthropologie philosophique et de la réflexion épistémologique (voir le terme d'épistémologie régionale). En 1981, Green précise sa pensée "il serait infiniment plus sage d'admettre que la maitrise des problèmes posés par le psychisme humain normal et pathologique constitue à elle seule une entité suffisamment complexe pour justifier une formation longue théorique et pratique qui a droit à l'autonomie". Avec ironie et demi lucidité, Green se donne, en 1981, vingt ans pour être entendu. Plus de trente ans après, il ne semble pas l'être et l'avoir été. En s'inspirant de Green et concernant la formation du psychiatre, on retient un enseignement initial médical puis dans le même cadre une initiation à la psychiatrie clinique et aux thérapies chimiques et physiques. C'est ce qui a continué à se faire. Mais Green imagine une formation complémentaire par une institution pluridisciplinaire et interdisciplinaire. On peut évoquer de nos jours un collège de hautes études associant la neurobiologie, les neurosciences, les sciences humaines, les psychothérapies, les approches philosophiques, l'épistémologie et l'anthropologie philosophique (en particulier l'approche phénoménologique). En plus des spécialistes des disciplines énumérées ci-dessus, on peut imaginer d'autres intervenants ponctuels. Des historiens spécialisés, des ethnologues, des psychosociologues, des criminologues, des juristes, des mathématiciens et physiciens intéressés par le cerveau, des linguistes, des spécialistes de la littérature et de l'art, des religions etc … pourraient apporter un éclairage lié à leur centre d'intérêt. Green ajoute de son côté que "ce qui est important est

[1] Note : *Le Monde*.

de cerner le champ des sciences fondamentales dont l'étude sert de base au psychisme humain et d'en dégager les applications thérapeutiques et les voies de recherche". Le modèle de personnalité bifocale qui repose sur la complexité permet de comprendre pourquoi le schème d'apprentissage diffère en psychiatrie et en médecine somatique. En médecine somatique, la physiologie permet de comprendre la physiopathologie. S'agissant de l'organisation psychique, la psychologie n'est pas utilisable, comme on l'a vu, dans ce schème. Comme l'avait bien remarqué Ribot, c'est plus la pathologie du psychisme qui permet de faire des hypothèses et d'apprendre à propos du psychisme normal. Nous avons cité les propos de M. Gauchet qui vont dans ce sens, celui de la compréhension de l'office du sujet. Green ajoute "qu'on ne nous objecte pas, qu'il s'agit de démédicaliser la psychiatrie. Il s'agit de reconnaître sa spécificité en faisant une large part aux sciences biologiques en les spécifiant à leur objet, et en les articulant sur les deux autres polarités qui gouvernent le psychisme humain : psychologique au sens large du terme et sociologiques". Nous aurions précisé le Bioneuro ↔ psycho-socio-anthropologique. Nous ajoutons le lien qui persiste (contrairement à la médecine somatique) avec la philosophie (anthropologie philosophique, phénoménologie, épistémologie). Nous retrouvons ici le trépied fondateur que nous avons évoqué et le modèle bifocal, hybride de la personnalité. Green ajoute qu'on ne peut pas compter sur la seule médecine "pour répondre à une situation qui la dépasse". Nous pourrions reprendre aujourd'hui la conclusion de Green : "cela impliquerait pour ceux qui se destinent à la psychiatrie un cursus médical concentré, raccourci et en revanche une formation psychiatrique proprement dite beaucoup plus longue et approfondie". Le lien avec la médecine est maintenu de manière indéfectible tout en permettant un développement autonome.

Husserl (209) opposait la médecine liée aux sciences de la nature, avec une référence à l'anatomie et à la physiologie, à ce qu'il nomme les sciences de l'esprit où "l'intérêt théorétique se porte exclusivement sur les hommes en tant que personnes et sur leur vie et leurs prestations personnelles, comme aussi corrélativement sur les formations dues à ces prestations. La vie personnelle est, en tant que je et que Nous, une vie à caractère communautaire, dans l'horizon d'une communauté". Et il ajoute que le mot vivre n'est pas pris ici dans le seul sens physiologique. On pourrait, ajoutons-nous, se référer à l'existence et à la condition humaine. Husserl invoque ce terme de vie dans un sens plus vaste que la physiologie. La vie qui "crée la culture dans l'unité d'une historicité". Nous reprenons une phrase de Gusdorf[1] en la détournant : la personnalité bifocale, hybride, est "un organisme biologique et mental, naturel et culturel tout ensemble et doté d'une histoire". La personnalité globale se conjugue avec la *vie* et avec *l'histoire*. Selon N. Grimaldi "à l'inverse de ce que j'avais pensé, ce *n'est* pas la vie *qui est quelque chose du temps*, mais le *temps qui est* quelque

[1] Note : *Bulletin de psychologie,* septembre octobre 1990.

chose de *la vie*" (souligné par l'auteur). La réflexion sur le concept de sujet, concept commun à la personne et à la personnalité humaine déborde justement cette dernière pour s'épanouir dans l'ordre des personnes. Ici, les psychiatres sont mis en minorité devant la foule des écrivains, philosophes, poètes, historiens, artistes, penseurs divers. Nous avons cité bien des auteurs sensibles à une quête par nature inachevée. André Bourguignon comme on l'a vu s'est interrogé dans ses ouvrages aux titres évocateurs : l'homme imprévu, l'homme fou, sur la vulnérabilité de la personne humaine. Citons seulement ici Gladys Swain et Marcel Gauchet : "A quoi tient cette précarité subjective (à l'intérieur d'une indestructibilité subjective) qui rend possible la vacillation de la possession de soi et de la communication avec autrui ? L'interrogation devient ici celle, ni plus ni moins, de la nature de l'auto-création humaine, de cette force d'arrachement à la Nature qui nous a rendu susceptibles d'une action sur nous mêmes, de l'introduction de cette dimension réfléchie qui fait qu'il y a non seulement sujet, langage et société, mais aussi puissance du sujet sur lui-même, invention du langage dans le langage, voir constitution d'un langage artificiel à partir du langage "naturel" et pouvoir enfin des hommes sur l'ordre de leur société. Sans doute justement la folie fournit-elle une lumière privilégiée sur ce qui pourrait être la clef de voute de ce retournement spécifique : l'intégration de l'autre en soi, qui fait de l'homme le seul animal de l'universel, en lui permettant de se penser depuis ailleurs que lui-même, de se regarder du dehors, comme un autre-et pas seulement de ce fait de se poser devant le monde, mais dans le monde, dans le même monde que les autres -, en le contraignant à s'admettre comme un spécimen relatif d'humanité, comme un parmi d'autres et équivalent aux autres, en conférant à son expérience un statut d'objectivité et d'impersonnalité (ce que je vois, d'autres le voient : il existe par conséquent indépendamment de moi, ce que je vis, un autre pourrait le vivre". James Gammil (158 bis) dans son ouvrage sur "la position dépressive au service de la vie" cite un extrait de Balzac (dans Louis Lambert). L'écrivain illustre l'identification projective normale, point de vue Kleinien passé sous silence, nous dit Gammil, au profit du seul domaine du pathologique. Il cite M. Klein "les projections de clivage, et de projection de parties de la personne, dans les objets ont une importance vitale dans le développement normal aussi bien que dans les relations anormales". Le texte de Balzac nous apporte une illustration et fait dire au personnage qui passe du vous au tu "hier j'ai senti que ma vie n'était plus en moi, mais en vous, hier ton apparente tristesse a passé dans mon âme avec la rapidité d'une ombre qui se projette." Il ne s'agit pas que de partager le Monde 1 de Popper, mais le monde transitionnel intersubjectif, celui des personnes. De l'attention partagée à la théorie de l'esprit, au principe de spécularité et au principe dialogique, de la reconnaissance du moi et de l'autre comme personne, jusqu'à l'appartenance sereine à la nostréité, il y a un long chemin semé d'embuches.

Nous avons insisté sur le stade initial de la Bildung et sur les processus d'humanisation. Nous avons évoqué les trois failles (démesure, malfaisance, folie) qui peuvent conduire, dans leurs formes extrêmes, à ce que l'humanisation de l'homme tourne à la catastrophe comme de son côté Pierre Legendre (déjà cité) l'a annoncé, bénéficiant de la même écoute que Cassandre ...! Etant de nature hybride, bâtarde, la psychiatrie n'a pas l'homogénéité de la médecine ou de la psychanalyse. La psychiatrie est contaminée nous dit Steeves Demazeux (100) par son objet qu'il définit comme impur : "la plupart des objets théoriques ou techniques dans le champ psychiatrique" sont des objets qualifiés "d'impur sur le plan scientifique". Après avoir décrit le psychiatre comme le caméléon qui boite devant nous ajouter qu'il appartient à la catégorie des intouchables (en Inde l'intouchable est la personne hors caste, considérée comme impure dans l'ancien système social hiérarchique[1]). Hans Jonas n'avait pas cette vue particulière des sciences classées dans un système hiérarchique qui est l'impasse post cartésienne. La complexité serait-elle impure ? La psychiatrie boite, elle est souvent dite en crise. Mais comme l'indique Hans Jonas, c'est aussi le cas de la vie "sa réalité, paradoxe et défi constant à la nature mécanique, est au fond crise continuelle dont la résolution momentanée n'est jamais sûre et ne donne jamais naissance qu'à un renouvellement de la crise" (228). De même que nous revendiquons la bâtardise et la boiterie, nous pouvons faire de même pour l'impureté et la compromission dont, nous avons vu, Francis Jeanson félicitait la psychiatrie. Nous avons évoqué les 3 Mondes de Popper (Monde 1 des objets inanimés ou animés, Monde 2 du psychique, Monde 3 culturel), auxquels nous avons ajouté, puisque Popper nous y autorise, deux mondes, le Monde 4 intersubjectif et le monde 5, celui de l'ordre institutionnel (au sens fort de Legendre). Nous avons privilégié le concept de Sujet (et ses avatars), concept médiateur car appartenant au modèle de la personnalité globale (et au bio-psycho-socio-anthropologique) et au champ de la personne. Le sujet est un plissement du Moi, c'est un Moi accompli, parvenu à son entier développement et capable d'évoluer. En en restant à l'éthymologie d'entéléchie (enteles : parvenu à son entier développement), on pourrait dire en empruntant à un langage aristotélicien (qu'il nous le pardonne ainsi que ses illustres collègues) que le Sujet est l'entéléchie première du Moi. Nous quittons le champ de la personnalité (qui lui en reste à une tentative d'analyse scientifique) lorsque nous entrons dans le Monde des Personnes, Monde idéal, axiologique. Le Sage, si il existe, en tout cas dans l'idéal, serait l'entéléchie seconde du Moi "celui qui pense, parle et agit conformément aux idéaux de vérité, de mesure, et de raison" selon Godin (déjà cité). Nous retrouvons ici le sens de perfection alors que le sujet n'a que des capacités. En particulier le fait de se posséder dans sa fin. Le modèle de personnalité reste lui plus modeste et pragmatique.

Nous avons mis l'accent sur le dualisme interactionniste, la soudure épistémologique (nœud gordien, qui nous résiste, entre deux ordres de réalité), l'articulation psycho↔biologique. Cette dernière (sauf chez le

[1] Note : Selon le dictionnaire Robert.

rêveur) se joue dans des interactions avec le contexte, le monde environnant, Monde 1 de Popper mais aussi Monde 4 (intersubjectif) et Monde 5 (institutionnel) ; en résumé des interactions avec le réel. Nous pourrions risquer un oxymoron, celui de soudure articulée entre deux pôles, en attendant que nos successeurs puissent reprendre la question avec de nouveaux outils conceptuels, à inventer de toute urgence.

Comme Guiraud, nous maintenons un intérêt pour la théorie psychiatrique, pour la psychiatrie générale, en nous écartant du modèle de la psychiatrie de type spécialité médicale. Cette conception d'une spécialité (comme les médecines d'organe) est responsable d'une dérive soulignée par Bourguignon : "malheureusement, tout en gardant leurs philosophies implicites, les psychiatres ont abandonné le problème esprit-cerveau aux philosophes et la théorie du cerveau aux neurosciences".

Mettons un point final avec l'évocation d'un psychiatre qui a été un des fondateurs de la psychopathologie et un théoricien de la psychiatrie générale avant d'être reconnu comme un philosophe important et un grand témoin de son époque : Jaspers. Jeanne Hersch qui a été son élève résume sa pensée dans l'ouvrage collectif sur l'éthique dirigé par Monique Canto Sperber (59) et nous aide à souligner la différence entre la personnalité (modèle à prétention scientifique avérée) et la personne. Il y a une biologie, une neurobiologie de la personnalité. Il n'y en a pas de la personne. Elle évoque aussi l'homme en tant que personne à travers l'œuvre et la vie de Jaspers : "Mais l'homme est toujours davantage et autre chose que ce que l'on peut savoir de lui, davantage que ce qu'il croit savoir de lui-même. Il reste irréductible à la somme des disciplines qui le prennent comme objet – de même que "le monde" reste irréductible à la somme des sciences discontinues de la nature". A cause de cette irréductibilité, Jaspers considère que l'homme, comme le monde, est "un englobant (ein umgreifendes)[1]".

Une dernière remarque : des psychiatres aussi différents que Guiraud, Balvet, Ey ont insisté sur la nécessité de fonder la psychiatrie. Comme le dit Guiraud, il ne s'agit pas simplement *d'ajouter* des malades à la médecine somatique que nous disons maintenant fondé sur la preuve scientifique. L'hétéronomie de la psychiatrie la lie à la médecine, son autonomie doit lui faire créer ses *propres modèles* du pathologique. L'autonomie de la psychiatrie est fondée sur la complexité de son objet référent la personnalité bifocale, globale. L'autonomie de la psychiatrie lui assure son indépendance et la légitime en tant que savoir ouvert sur des progrès futurs et des remises en cause dans une quête inachevable.

Nous avons cherché à développer des interrogations et des réflexions théoriques qui puissent être un complément des nombreux précis et rares traités de psychiatries, complément dont j'eusse souhaité prendre connaissance en début de carrière. Plutôt que sur une note nostalgique, terminons sur une tonalité d'espérance. Nous espérons, pour reprendre une

[1] Note : Le dictionnaire Godin indique que littéralement das Umgreifende est "l'empoignant".

distinction faite par E. Morin, avoir évité de verser dans l'idéologie et la doctrine (système fermé). Nous avons souhaité en rester à une approche théorique, la théorie étant un système d'idées, structurant et vérifiant le savoir afin de rendre compte de l'organisation et de la nature des phénomènes, système ouvert sur le monde commun, partagé. Ce qui implique pour l'auteur le caractère à la fois vivant et mortel des idées exprimées. Popper s'est rendu célèbre pour son principe de falsifiabilité qui n'est pas éloigné du faillibilisme de Peirce. Cette allusion à Pierce nous conforte dans notre obligation professionnelle d'être pragmatique (pragmatisme fondé par Peirce et par W. James). Ceci conforte la modestie à laquelle nous devons nous conformer dans ce qui est une quête inachevable si on ambitionne la totalité. Mais, a-t-on dit, la prétention à la totalité amène à la non vérité, et la pratique, l'action, nous apprend plus que ce que nous trouvons dans les livres. La psychiatrie se doit d'afficher sa boiterie comme une chance qui lui est donnée et non comme une infirmité.

8/8/2013

BIBLIOGRAPHIE

1) ABENSOUR Miguel
Dans "Quelques réflexions sur la philosophie de l'Hitlérisme"
Emmanuel Levinas
Payot et Rivages éditeur, 1997

2) ALLPORT. Gordon-W.
Structure et développement de la personnalité
Delaclaux et Niestlé éditeur ,1970

3) ALQUIE Ferdinand
La conscience affective
Vrin éditeur, 1978

4) ALQUIE Ferdinand
Leçon de philosophie
La table ronde éditeur, 2009

5) ANDLER Daniel
Dans *Précis de Philosophie des sciences*
Vuibert éditeur, 2011, sous la direction de Barberousse et collaborateurs

6) ANDREASEN Nancy
Brave New Brain
De Breck éditeur, 2004

7) ANSERMET François et GIACOBIMO Ariano
Autisme. A chacun son génome
Navarin éditeur, 2012.

8) ASSOUN Paul Laurent
Dictionnaire des œuvres psychanalytiques
PUF éditeur, 2001

9) ASSOUN Paul Laurent
Psychanalyse
PUF éditeur, 1997

10)ATLAN Henri
Entre le cristal et la fumée
Seuil éditeur, 1974

11)AUDI Paul
Michel Henry
Les belles lettres éditeur, 2006

12) AXELOS Kostas
Systématique ouverte
Editions de Minuit, 1984

13) BALTHAZART Jacques
Biologie de l'homosexualité
Madraga éditeur, 2010

14)BALVET Paul
Documents de l'information psychiatrique tome 2
Desclée de Brouwer éditeur, 1946

14 bis) BEBIN Xavier
Quand la justice crée l'insécurité
FAYARD éditeur ,2013

15) BELL D.
Vers la société post industrielle
Laffont éditeur, 1976

16) BENEDETTI Gaetano
Le sujet emprunté
Eres éditeur, 1998

17) BENEDETTI Gaetano
Psychothérapie de la schizophrénie
Eres, 2010

18) BENVENISTE Emile
Problèmes de linguistique générale
Gallimard, 1968

19) BERGER Peter et LUCKMANN Thomas
La construction sociale de la réalité
Méridiens Klincksieck éditeur, 1986

20) BERGERET Jean
La personnalité normale et pathologique
Dunod éditeur 1996 3ème édition

21) BERGSON Henri
Ecrits philosophiques
Editeur PUF, 2011

22) BERGSON Henri
L'évolution créatrice
PUF éditeur, 1959

23) *BERNARD Paul et Simone TROUVE*
Sémiologie psychiatrique
MASSON éditeur, 1977

24) BERTHOZ Alain
La simplexité
Odile Jacob éditeur, 2009

25) BIMBENET Etienne
L'animal que je ne suis plus
Gallimard, 2011

26) BINSWANGER Ludwig
Introduction à l'analyse existentielle
Edition de Minuit, 1971

27) BION Wilfred
Réflexion faite
PUF éditeur, 1983

28) BIOY Antoine et FOUQUES Damien
Psychologie clinique et psychopathologie
Dunod éditeur, 2012

29) BLACKBURN Simon
Penser
Flammarion éditeur, 2003

30) BLANKENBURG Wolfgang
dans *Phénoménologie, psychiatrie, psychanalyse* sous la direction de Fedida Pierre
ECHO-CENTURION éditeur, 1986

31) BLANC Claude
Psychiatrie et pensée philosophique
L'Harmattan éditeur, 1998

32) BLANC Claude
Revue *Psychothérapies* VOL III n°4, 1983

33) BLEANDONU Gérard
Dictionnaire de psychiatrie sociale
Payot éditeur, 1976

34) BLUMENBERG Hans
Description de l'homme
Cerf éditeur, 2011

35) BOI Luciano
Dans *Fabrication du Psychisme* sous la direction de S. MANCINI
La Découverte Editeur, 2006

36) BONNAFE Lucien, EY henri, FOLLIN, LACAN, ROUART
Le problème de la psychogénèse des névroses et des psychoses
Desclée de Brouwer éditeur, 1950

37) BORCH-JACOBSEN Mikkel
La fabrique des folies
Edition Sciences Humaines, 2013

38) BOREL Jacques
L'étiologie des maladies mentales
Causse et Castelnau éditeur, 1967

39) BOUDON Raymond
La logique du social
Hachette éditeur, 1979

40) BOUDON Raymond
La place du désordre
PUF éditeur 1984

41) BOURG Dominique
Dans *Revue Droit* n°13, 1991

42) BOURGUIGNON André
Dans *Dictionnaire de l'ignorance* sous la direction de Michel CAZENAVE
Albin Michel, 1998

43) BOURGUIGNON André
Fondements neurobiologiques pour une théorie de la psychopathologie. Psychiatrie de l'enfant un nouveau modèle.
Vol XXIV, 1981

44) BOURGUIGNON André
L'homme fou
PUF éditeur, 1994

45) BOURGUIGNON André
L'homme imprévu
PUF éditeur, 1989

46) BOURGUIGNON André
Appareil cérébral et appareil psychique
Revue *Psychologie médicale* 23.5 1991

46 bis) BOURGUIGNON André
Dans *Les théories de la complexité* sous la direction de F.FOGELMAN
Seuil éditeur, 1991

47) BREEDLOVE S., ROSENZWEIG, M.R WATSON N.
Psychobiologie
De Boeck éditeur, 2012

48) BROCH Hermann
Théorie de la folie des masses
Editions de L'ECLAT, 2008

49) BUBER Martin
Je et tu
Aubier éditeur, 1981

50) BUNGE Mario
Epistémologie
Maloine éditeur, 1983

50 bis) BUNGE Mario
Le matérialisme scientifique
Editions SYLLEP 2008

51) BUSER P., LESTIENNE R.
Cerveau, information, connaissance
CNRS éditeur, 2001

52) BUSER Pierre
Cerveau de soi, cerveau de l'autre
Editions Odile Jacob, 1998

53) BUSER PIERRE
Neurophilosophie de l'esprit
Odile Jacob éditeur, 2013

54) Pierre BUSER et DEBRU Claude
Ce temps, instant et durée. De la philosophie aux neurosciences
Odile Jacob éditeur, 2011

55) CALMEIL L.F
De la folie
Baillière éditeur, 1845

56) CAMPANELLAS et STREEL
Psychopathologie et neurosciences
De Boeck éditeur, 2008

57) CAMUS Albert
Sur une philosophe de l'expérience
Poésie 44, 1944

58) CAMUS Renaud
Décivilisation
Fayard éditeur, 2011

59) CANTO SPERBER Monique
L'inquiétude Morale et la Vie humaine
PUF éditeur, 2001

60) CARRERE Emmanuel
L'adversaire
P.O.L éditeur, 2000

61) CASSIN Barbara (sous la direction de)
Vocabulaire européen des philosophies
Seuil/éditeur Le Robert, 2004

62) CASSIRER Ernst
Essai sur l'homme
Editions de Minuit, 1975

63) CASTEL Pierre Henri
L'esprit malade
ITHAQUE éditeur, 2009

63 bis) CASTORIADIS voir à Cornelius Castoriadis

64) CHABERT Catherine (sous la direction de)
Les Psychoses
Dunod éditeur, 2010

65) CHADWICK Paul, BIRCHWOOD Max, TROWER Peter
Thérapie cognitive des troubles psychotiques
Decarie éditeur, 2003

66) CHALMERS David
L'esprit conscient
ITHAQUE éditeur, 2010

67) CHANGEUX Jean Pierre
L'homme neuronal
Fayard éditeur, 1983

68) CHAPOUTIER Georges
L'homme, le singe en mosaïque
Odile Jacob éditeur, 2009

69) CHAPOUTIER Georges
Kant et le chimpanzé
Belin éditeur, 2009

69 bis) CHAPOUTIER Georges
Les êtres vivants des constructions en mosaïques dans "le tout et les parties"
sous la direction de Thierry MARTIN
Vuibert éditeur, 2007

70) CHARBONNEAU Georges
Introduction à la psychopathologie phénoménologique
M.J.W édition Paris, 2010

70 bis) CHARBONNEAU Georges et J.M LEGRAND
Dépression et para dépressions
SB Publications, 2003

71) CHASSEGUET SMIRGEL Janine
Ethique et esthétique de la perversion
Champ vallon éditeur, 1984

72) CHAUVET Gilbert
Comprendre l'organisme vivant
Vuibert éditeur, 2006

73) CHAUVIER Stéphane
Qu'est ce qu'une personne ?
Vrin éditeur, 2003

74) CHEVILLARD Eric
Démolir Nisard (roman)
Edition de minuit, 2006

75) CHILAND Colette
Homo psychanalyticus
PUF éditeur, 1990

76) CHRISTEN Yves
L'animal est-il une personne ?
Flammarion éditeur, 2009

76 bis) CIORAN
L'herne éditeur, 2009

77) CLAIR Jean
HUBRIS
Gallimard éditeur, 2012

78) CLARAC Francis et Jean Pierre TERNAUX
Encyclopédie historique des neurosciences
De Boeck éditeur ,2008

79) Marcel CONCHE
Métaphysique
PUF, 2012

80) COQUIDE Maryline et TIRARD Stéphane
Neuroplasticité
Vuibert éditeur, 2007

81) CORCOS Maurice
L'homme selon le D.S.M
Albin Michel éditeur 2011

82) CORCOS Maurice
La terreur d'exister
Dunod édition, 2ème édition 2013

83) Cornelius CASTORIADIS
L'institution imaginaire de la société
Seuil, 1975

84) Cornelius CASTORIADIS
Carrefour V/Seuil éditeur 1997

85) COTTRAUX J.
Les thérapies comportementales et cognitives
Masson éditeur, 2004

86) COULOMB Mireille
Phénoménologie du nous et psychopathologie de l'isolement
Cercle herméneutique éditeur, 2009

87) CYRULNIK Boris
Dans "Votre cerveau n'a pas fini de vous étonner"
Ouvrage collectif / Albin Michel éditeur, 2012

88) DAMASIO Antonio
L'autre moi-même
Odile Jacob, 2010

89) DANET Jean
La Dangerosité, une notion criminologique séculaire et mutante
Nouvelle revue internationale de criminologie VOL.V./2008

89 bis) DANZER Robert
Dans *Personnalité et maladie* sous la direction de BRUCHON-SCHWEITZER et Bruno QUINTARD
Danod éditeur, 2001

90) DAVID Michel
Psychiatrie en milieu pénitentiaire
PUF, 1993

91) D'AVILA Nicolas Gomez
Le Réactionnaire authentique
Edition du Rocher, 2005

92) D'AVILA Nicolas Gomez
Les horreurs de la démocratie
Edition du Rocher, 2003

93) DEBRAY Quentin
L'idéalisme passionné
PUF, 1989

93 bis) DE DUVE Christian
Génétique du péché originel
Odile Jacob éditeur, 2009

94) De GAULTIER Jules
Le Bovarysme
Presses de l'université Paris Sorbonne, 2006

94 bis) DEHAENE Stanislas
Vers une science de la vie mentale
FAYARD éditeur, 2006

95) DE GAULEJAC Vincent
Qui est je ?
Seuil éditeur, 2002

96) DELAHAYE Jean Paul
Complexité aléatoire et complexité organisée
Editions QUAE, 2009

97) DELAY Jean et PICHOT Pierre
Abrégé de psychologie
Masson éditeur, 1967

98) DELAY Jean
Introduction à la médecin psychosomatique
Masson, 1961

99) DE LIBERA Alain
La philosophie médiévale
PUF éditeur, 1984

99 bis) DELBROUCK Michel
Psychopathologie
De Boeck éditeur, 2007

100) DEMAZEUX Steeves
Qu'est-ce que le D.S.M. ?
ITHAQUE éditeur, 2013

100 bis) DE MIJOLA (sous la direction)
Direction internationale de psychanalyse
Calman-Levy éditeur, 2002

101) DENIS Paul
Heinz Kohut
PUF 1998

101 bis) DENIS Paul (sous la direction de)
Avancées de la psychanalyse
PUF 2008

102) DENIKER P., LEMPERIERE Th. Et GUYOTAT J.
Précis de psychiatrie de l'adulte
Masson éditeur, 1990

103) DENNETT Daniel
La conscience expliquée
Odile Jacob éditeur, 1993

104) DEREK DENTON
L'émergence de la conscience
Flammarion éditeur, 1995

105) DEREK DENTON
Les émotions primordiales de l'éveil de la conscience
Flammarion éditeur, 2005

106) DE ROUGEMONT Denis
La Part du Diable
Gallimard éditeur, 1982

107) DERRIDA Jacques
Passions sauf le nom, Khôra
Galilée, 1993

108) DESHAIES Gabriel
Psychopathologie générale 2ème édition
PUF édition, 1967

109) DESCARTES
Les passions de l'âme
Flammarion éditeur, 1996

110) DESCOMBES Vincent
Les embarras de l'identité
Gallimard, 2013

111) DE WAEHLENS Alphonse
La psychose
Nauwelaerts éditeur Louvain, 1972

112) DE WAAL Frans
Primates et philosophes
Le Pommier éditeur ,2008

113) DE WAAL Frans
Le singe et nous
Fayard éditeur, 2005

114) DEWEY John
Expérience et nature
Gallimard, 2012

115) DIEGEZ Manuel
Le mythe rationnel de l'occident
PUF 1980

116) DANON BOILEAU Laurent
Les troubles du langage et de la communication chez l'enfant
PUF éditeur 2004

117) DORON Robert et PAROT Françoise
Dictionnaire de psychologie
Editeur PUF 1998

118) DORTIER Jean François (sous la direction de)
Dictionnaire des sciences humaines
Editions Sciences humaine, 2004

119) DOWELL John
L'esprit et le Monde
Vrin éditeur, 2007

120) DUBOIS (sous la direction de)
Dictionnaire de linguistique et des sciences du langage
Larousse éditeur, 1994

121) DUBRAY Jean
Pascal et Baudelaire
Garnier éditeur, 2011

122) DUFOUR Dany Robert
L'individu qui vient... après le libéralisme
Denoël éditeur, 2011

123) DUFOUR Dany Robert
On achève bien les hommes
Denoël éditeur, 2005

124) DUMAS Georges
Nouveau traité de Psychologie
Tome VIII fascicule 1
PUF 1941

125) DUMONT Louis
L'idéologie allemande
Gallimard éditeur, 1991

126) DUPUY Jean Pierre
dans *Comment je suis devenu philosophe* (ouvrage collectif)
Le cavalier bleu éditeur, 2008

127) DURKHEIM Emile
Les règles de la méthode sociologique
PUF 1956

128) ECCLES John
Le Mystère humain
Mardaga éditeur, 1981

129) EDELMAN Gérald
Biologie de la conscience
Odile Jacob éditeur, 1992

130) EDELMAN G et TONONI
Comment la matière devient conscience
Odile Jacob éditeur, 2000

131) EHRENBERG Alain
La société du malaise
Odile Jacob éditeur, 2010

132) ELIAS Norbert
La société des individus
Fayard éditeur, 1991

133) ENGEL G.L.
The need for a new medical model : a challenge for bio-medecine
Science.vol 196 / 1997

134) ERASME
Éduquer les enfants
DROZ éditeur Genève, 1966

135) ERMAN Michel
La cruauté essai sur la passion du mal
PUF éditeur 2009

135 bis) ESFELD Michel
La philosophie de l'esprit
Armand Cohen éditeur, 2005

136) EY Henri
Études psychiatriques Tome I
Desclée de Brouwer éditeur, 1952

137) EY Henri
Études psychiatriques tome II
Desclée de Brouwer éditeur, 1950

138) EY Henri
Des idées de JACKSON à un modèle organo dynamique et en psychiatrie
PRIVAT, 1975

138 bis) EY Henri
Défense et illustration de la psychiatrie
Masson, 1978

139) EY Henri
Traité des hallucinations
Tome I et II
Éditeur Masson, 1973

140) H.EY, P. BERNARD, CH.BRISSET
Manuel de Psychiatrie 4ème édition
Masson éditeur, 1974

140 bis) FAIRBRAIN W. Ronald
Etudes psychanalytiques de la personnalité
Edition du monde interne, 1998

141) FEDIDA Pierre
Crise et contre transfert
PUF 2009

142) FELTEN David et collaborateur
Atlas des Neurosciences humaine
Elsevier-Masson éditeurs 2ème édition 2011

143) FERNANDEZ Macédonio
Papiers du Nouveau venu et continuation du rien
José Corti éditeur, 1992

144) FERRET Stéphane
La leçon de choses
Seuil éditeur, 2006

145) FERRY Luc, DESCARTES
Sagesse d'hier et d'aujourd'hui n°7
Flammarion, 2013

146) FICHTE Johan Gottlieb
Fondement du droit naturel selon la doctrine de la science
PUF éditeur 1998

147) FLAHAULT François
Be Yourself
Fayard éditeur, 2006

148) FLAHAULT François
Le sentiment d'exister
Descartes et Cie éditeur, 2002

149) FLAHAULT François
La méchanceté
Descartes et Cie éditeur, 1998

149 bis) FLAUHAULT François
Le crépuscule de Prométhée contribution à une histoire de la démesure humaine
Mille et une nuits éditeur, 2008

150) FLORENSKI Pavel
Stupeur et dialectique
Payot et rivages éditeur, 2012

151) S.FOLLEN et C.MASI
Notes sur l'évolution de l'épistémologie psychiatrique
Evolution psychiatrique Tome 5 fascicule 4
Privat éditeur, octobre/décembre 1986

152) FONDRAINE Jean
La folie qu'on enferme
Flammarion, 1975

153) FORRESTER J.
Principles of systems
Cambridge Wright-Allen Press, 1968

154) FOUCAULT Michel
Folie et déraison
Plon éditeur, 1981

155) FREUD Sigmund
Inhibition, symptôme et angoisse
PUF éditeur, 1993

156) FREUD Sigmund
Pourquoi la guerre ?
Œuvres complètes tome XIV
PUF 1995

157) FRITH Chris
Comment le cerveau crée notre univers mental
Odile Jacob éditeur, 2010

158) GADAMER Hans Geory
Philosophie de la santé
Editions Grasset-Mollat, 1988

158 bis) GAMMILL James
La position dépressive au service de la vie
Edition in Press, 2007

159) GANOCZY Alexandre
Christianisme et neurosciences
Odile Jacob éditeur, 2008

160) GARDAIS Jean Michel
Pirandello
Larousse éditeur, 1972

161) GAUCHET Marcel
La condition historique
Stock éditeur, 2003

162) GAUCHET Marcel
La démocratie contre elle-même
Gallimard, 2002

163) GAUCHET Marcel
Le désenchantement du Monde
Gallimard, 1985

164) GAUCHET Marcel
L'impossible entrée dans la vie
YAPAKA Bruxelles éditeur, 2009

165) GAUCHET Marcel et SWAIN Gladys
La pratique de l'esprit humain
Gallimard 1980

165 bis) GAZZANIGA Michael
Le libre arbitre et la scène du cerveau
Odile Jacob, 2013

166) GEHLEN Arnold
Anthropologie et psychologie sociale
PUF, 1986

167) GEHLEN Arnold
Essai d'anthropologie philosophique
Maison des sciences de l'homme, éditeur 2009

168) GELDER Mickael et collaborateurs
Traité de Psychiatrie
Flammarion, 2005

169) GIL R.
Neuropsychologie
Masson éditeur, 2003

170) GILBERT Muriel
L'identité narrative

171) GLEICK James
La théorie du chaos
Flammarion édition, 1989

171 bis) GODDART Jean-Christophe (sous la direction de) FICHTE
Moi et la liberté
PUF 2000

172) GOLDBERG Jacques
Ethologie animale et humaine
Editions Frisson-Roche, 2010

173) GOODWIN Brian
L'homme face à la science (sous la direction de STAUNE)
Criterion éditeur, 1992

174) GURZ André
Lettre à D. histoire d'amour
Galilée édition, 2006

175) GOULD Stephen
La Mal mesure de l'homme
Odile Jacob, 1997

176) GOUSSEINOV A.
Les conditions de possibilité d'une morale absolue
Revue philosophique n°2, avril/juin 2013

177) GREEN André
La causalité psychique
Odile Jacob éditeur, 1995

178) GREEN André
Idées directrices pour une psychanalyse contemporaine
PUF 2002

179) GREEN André
La clinique psychanalytique contemporaine
ITHAQUE éditeur, 2012

180) GRIMALDI Nicolas
L'inhumain
PUF 2011

180 bis) GRIMALDI Nicolas
Les théorèmes du Moi
Grasset éditeur, 2013

180 ter) GRIMALDI Nicolas
A la lisière du réel
Les petits platons éditeur, 2013

181) GRIVOIS Henri
Grandeur de la folie
Robert Laffont éditeur, 2012

182) GUELFI Julien et ROUILLON Frédéric
Manuel de Psychiatrie
Masson éditeur, 2007

183) GUILLEVIC Eugène
Maintenant
Revue texture, 1993

184) GUIRAUD Paul
Psychiatrie générale
Le François éditeur, 1950

185) GUIRAUD Paul
Psychiatrie clinique
Le François éditeur, 1955

186) GUIRAUD Paul
Pathogénie, étiologie des délires
Herman et Cie éditeur, 1950

187) GUIRAUD Paul
L'éprouvé psychique global
Evolution psychiatrique tome XI, fascicule 1 / 1975

188) GUYOTAT J.
Etudes cliniques d'anthropologie psychiatrique
Masson éditeur, 1991

189) HABERMAS Jürgen
Entre naturalisme et religion
Gallimard, 2008

190) HARDY BAYLE et collaborateurs
Jusqu'où la psychiatrie peut-elle soigner ?
Odile Jacob éditeur, 2003

191) HAROCHE Michel Pierre (sous la direction de)
L'âme et le corps, philosophie et psychiatrie
Plon, 1990

192) HEGEL Georg, Wilhelm, Friedrich
Cité par Christian GODIN dans *Le comptoir philosophique*
First éditeur, 2007

193) HEIDEGGER Martin
Acheminement vers la parole
Gallimard, 1976

194) HEIDEGGER Martin
Essais et conférences
Gallimard, 1958

195) HEIDEGGER Martin
Séminaire de Zurich
Gallimard, 2010

196) HENRICH Dieter
Pensée et être soi
Vrin éditeur, 2008

197) HENRY Michel
Phénoménologie de la vie Tome 1
PUF 2003

198) HENRY Michel
L'incarnation, une philosophie de la chair
Edition du Seuil, 2000

199) HENRY Michel
L'essence de la manifestation
PUR éditeur, 1968

200) HENRY Michel
De la subjectivité Tome 2
PUF, 2003

201) HERACLITE
Fragment
PUF 1986

202) HERSCH Jeanine, Karl JASPERS
L'âge d'homme
Editeur 1978

202 bis) Docteur Angelo HESNARD
Psychologie du crime
Payot éditeur, 1963

203) HEUYER Georges
Les troubles mentaux. Etude criminologique
PUF 1968

204) HOFSTADTER Douglas
Je suis une boucle étrange
Dunod éditeur, 2008

205) HONNETH Axel
La lutte pour la reconnaissance
Cerf éditeur, 2008

206) HOUDARD Raymond
Le cerveau et l'hominisation
Naïade éditeur, 2002

207) HOUDE Olivier et collaborateurs
Cerveau et psychologie
PUF éditeur 2002

208) HOUELLEBECQ Michel
Intervention 2
Flammarion éditeur, 2009

209) HUSSERL Edmond
La crise des sciences européennes et la phénoménologie transcendantale
Gallimard, 1976

210) IMBERT Michel
Traité du cerveau
Odile Jacob éditeur, 2006

211) IONESCU Serban
Quatorze approches de la psychopathologie
Nathan éditeur, 1991

212) IONESCU Serban et BLANCHET Alain
Psychologie clinique, psychopathologie et psychothérapie
PUF 2007

213) JACOB André
Encyclopédie philosophique
PUF 1990

214) JACOB Pierre
L'intentionnalité
Odile Jacob, 2004

215) JACQUES Francis
L'espace logique de l'interlocution
PUF, 1985

216) JACQUES Francis
Différence et subjectivité
Aubier Montaigne éditeur, 1982

217) JACQUES Francis
Ecrits anthropologiques
L'harmattan éditeur, 2000

218) JAMES William
Psychologie
Les empêcheurs de pensée en rond, 2011

219) JANET Pierre
Cité dans le *Traité de psychologie expérimentale*
(sous la direction de Paul FRAISSE et collaborateurs)
PUF 1963

220) JANKELEVITCH Vladimir
Cours de philosophie morale
Seuil, 2006

221) JAKUREL Doris
Introduction aux œuvres de Ramuz
La Pléiade éditeur

222) JASPERS Karl
Psychopathologie générale
Félix Alcan éditeur, 1933

223) JASPERS Karl
Bilan et perspectives
Desclée de Brouwer, 1956

224) JASPERS Karl
La Foi philosophique
Plon, 1953

225) JEANNEROD Marc
Le cerveau intime
Odile Jacob, 2002

226) JEANSON Francis
Eloge de la psychiatrie
Seuil, 1979

227) JOAS Hans
La créativité de l'agir
Cerf éditeur, 2008

228) JONAS Hans
Le phénomène de la vie
De Boeck éditeur ,2001

229) JONAS Hans
Le principe de responsabilité
Flammarion éditeur, 2008

230) JONAS Hans
Puissance ou impuissance de la subjectivité
Les éditions du cerf, 2000

231) JOUSSET David
Le vocabulaire théologique de la philosophie
Ellipse éditeur, 2009

232) JOYEUX Henri
Les enfants d'abord
Editions du Rocher, 2012

233) JUIGNET Patrick
Manuel de psychopathologie psychanalytique
Presse universitaire de Grenoble éditeur, 2001

234) KAËS René (sous la direction de)
Crise, rupture, dépassement
Dunod, 2004

235) KAËS René
Un singulier pluriel
La psychanalyse à l'épreuve du groupe
Dunod, 2007

236) KAËS René
Le Malêtre
Dunod, 2012

237) KANT Emmanuel
Œuvres philosophiques Tome III
Gallimard Pléiade, 1986

238) KAPSAMBELIS Vassilis (sous la direction de)
Manuel de psychiatrie clinique et psychopathologique de l'adulte
PUF 2012

239) KARLI Pierre
L'homme agressif
Odile Jacob, 1987

240) KARLI Pierre
Le cerveau et la liberté
Odile Jacob, 1995

241) KARLI Pierre
Les racines de la violence
Odile Jacob, 2002

242) KARLI Pierre
Devenir un homme
La nuée bleue éditeur, 2009

242 bis) "Quelques questions posées par le cerveau de l'homme"
dans *l'Homme face à la science*, Ouvrage collectif
Criterion éditeur, 1992

243) KERNBERG Otto
Les troubles graves de la personnalité
PUF 1984

244) KOHUT Heinz
Forme et transformation du narcissisme
dans "Dix ans de psychanalyse en Amérique" (Ouvrage collectif)
PUF 1981

245) KOHUT Heinz
Réflexion sur le narcissisme et la rage narcissique
Revue française de la psychanalyse
XV, XII, 4, 1978

246) KOUPERNIK, LOO, ZARIFIAN
Précis de psychiatrie
Flammarion, 1982

247) LABORIT Henri
La nouvelle grille
Robert Laffont éditeur, 1974

248) LACAN Jacques
Propos sur la causalité psychique
dans "le problème de la psychogénèse des névroses et des psychoses""
Ouvrage collectif, Desclée de Brouwer, 1950

249) LADRIERE Pierre Jean
L'unité plurielle
Aubier Montaigne éditeur

250) LADRIERE Pierre Jean
La notion de la personne
dans "Biomédecine et devenir de la personne"
sous la direction de Simone Navaes
Seuil éditeur ,1991

251) LAGACHE Daniel
Œuvres PUF 1979

252) LAGERCRANTZ Hugo
Le cerveau de l'enfant
Odile Jacob, 2008

253) LAING Ronald
Le Moi divise
Stock éditeur, 1960

254) LALANDE André
Vocabulaire technique et critique de la philosophie
PUF 14ème édition 1983

255) LALONDE ET GRUNBERG
Psychiatrie clinique
Gaëtan Morin éditeur, 1988

256) LANGANEY André
Les hommes. Passé, présent, conditionnel
Armand Colin éditeur, 1988

257) LANTERI Laura G
Pertinence de la réflexion psychiatrique en criminologie
Dans "criminologie et psychiatrie"
Ouvrage collectif
Ellipse éditeur, 1997

258) LAPLANCHE ET FONTALIS
Vocabulaire et psychanalyse
PUF 1973

259) LAPLANCHE Dominique
Penser c'est-à-dire ?
Armand Colin éditeur, 2005

260) LA ROCHEFOUCAULD
Maximes
Librairie générale française éditeur, 1991

261) LAZLO Ervin
La cohérence du Réel
Gauthier Villars éditeurs, 1989

262) S. LEBOVICI, R. DIATKINE et SOULE M.
Psychiatre de l'enfant
PUF 2004

263) LE BRETON David
L'interactionnisme symbolique
PUF 2004

264) LE BRETON David
Passions ordinaires
Payot, 2004

265) LEBRUN Jean Pierre
La condition humaine n'est pas sans condition
Denoël éditeur, 2010

266) LECLERC Bruno et PUCELLA Salvadore
Les conceptions de l'être humain
Edition du renouveau pédagogique, 1993

267) LECOMTE Yves
Les jeunes adultes (18-35ans) en voie de chronicisation
Santé mentale au Québec 1984/IX, 134-140

268) LEDOUX Joseph
Neurobiologie de la personnalité
Odile Jacob, 2003

269) LE CHEVALIER Bernard
La conscience et ses troubles
De Boeck éditeur, 1998

270) LEFEVRE Céline
Dans *Grand dictionnaire de la philosophie*
Larousse éditeur 2012

271) LEGENDRE Pierre
Leçon III, Dieu ou miroir
Fayard éditeur, 1997

272) LEGENDRE Pierre
De la société comme texte
Fayard, 2001

273) LEGENDRE Pierre
Ce que l'occident ne voit pas de l'occident
Mille et une nuit éditeur, 2004

274) LEGENDRE Pierre
Sur la question dogmatique en occident, tome 1
Fayard, 1999

275) LEGENDRE Pierre
Le crime du caporal LORTIE
Fayard, 1989

276) LEGENDRE Pierre
Sur la question dogmatique en occident, Tome 2
Fayard, 2006

277) LEGENDRE Pierre
L'inestimable objet de la Transmission
Fayard, 1985

278) LEGENDRE Pierre
La Balafre
Mille et une nuits éditeur, 2007

279) LE GUEN Claude (sous la direction de)
Dictionnaire Freudien
PUF 2008

280) LEGUIL Clothilde
Sartre avec Lacan
Navarin le champ freudien éditeur, 2012

281) LEGUYADER Hervé
Penser l'évolution
Imprimerie nationale et Actes sud éditeur, 2012

282) LE MOAL Michel
"De la construction de l'individu biologique à l'émergence du libre arbitre chez P. KARLI"
Revue internationale de la psychopathologie, n°23 / 1996

283) LEMOIGNE Jean Louis
Le constructivisme
L'Harmattan éditeur, 2003

284) LEMOIGNE Jean Louis
Intelligence de la complexité
Colloque de Cerisy, Editions de l'Aube, 2009

285) LE NY Marc
Opinion, connaissance et vente
Editions Quintette, 2002

286) LESTEL Dominique
Les origines animales de la culture
Flammarion, 2003

287) LESTIENNE Remy
Dialogues sur l'émergence
Le Pommier éditeur, 2013

288) LEVY Elisabeth
La gauche contre le Réel
Fayard, 2012

289) LEVI-STRAUSS Claude
Introduction dans "sociologie et anthropologie" de Marcel Mauss
12ème édition 2010
PUF éditeur

290) LEYRIE Jacques
Manuel de psychiatrie légale et de criminologie clinique
VRIN éditeur, 1977

291) LIBET Benjamin
L'esprit au-delà des neurones
Dervy éditeur, 2012

292) LOPEZ Gérard et TZITZIS Stamatios
Dictionnaire des sciences criminelles
Dalloz, 2004

293) MACEDONIO Fernandez
Papiers du nouveau venu et confirmation du rien
José Corti éditeur, 1992

294) MALABOU Catherine
Que faire de notre cerveau ?
Bayard éditeur, 2004

295) MANNING Liliane
La neuropsychologie clinique
Armand Colin éditeur, 2007

296) MANNONI Octave
Le Moi et l'autre (ouvrage collectif)
Denoël, 1985

297) MARITAIN Jacques
La personne et le bien commun
Desclée de Brouwer, 1947

298) MARITAIN Jacques
Eléments de philosophie
TEQUI éditeur, 1994

299) MARX Karl
Manuscrit de 1844
Vrin éditeur ,2007

300) J.J MATRAS et G.CHAPOUTIER
L'inné et l'acquis des structures biologique
PUF 1981

301) MATURANA Humberto sous la direction d'E. MORIN et P.PIATTELI
Dans l'unité de l'homme (ouvrage collectif)
Seuil éditeur, 1974

302) MATURANA Humberto
Dans *Psychologie* (sous la direction de PIAGET et collaborateur)
La Pléiade Gallimard, 1987

303) MAUREL Annie
Le pays intérieur : voyage au centre du Moi
Robert Laffont éditeur, 2008

304) MAUSS Marcel
Sociologie et anthropologie
PUF 2010

305) MAZAYER Bernard
dans : *Cerveau et psychologie* (sous la direction de HOUDE)
PUF 2002

306) MC HUGH P.R. et SLAVNEY P.R
Les perspectives de la psychiatrie
Masson éditeur, 1986

307) MELMAN Charles
L'homme sans gravité
Denoël édition, 2002

308) MELMAN Charles
La nouvelle économie psychique
Eres édition, 2009

309) MENDEL Serge
Psychologie et santé mentale
Etudes vivantes édition, 1982

309 bis) MENDLE WICZ J.
Manuel de psychiatrie biologique
Masson, 1987

310) MERLEAU PONTY Maurice
Le visible et l'invisible
Gallimard, 1964

311) MERLEAU PONTY Maurice
Phénoménologie de la perception
Gallimard, 1945

312) MEURICE Emile
Psychiatrie et vie sociale
Mardraga éditeur, 1988

313) MICHEA Jean Claude
L'enseignement de l'ignorance
Climats éditeur, 2006

314) MICHEA Jean Claude
ORWELL éducateur
Climats éditeur, 2003

315) MILLET Richard
Langue fantôme
De Roux éditeur, 2012

316) MINKOWSKI Eugène
Traité de psychopathologie
PUF 1966

317) MISRAHI Robert
La jouissance d'être
Encre marine éditeur, 1996

317 bis) MISSA Jean Noël
Naissance de la psychiatrie biologique
PUF 2006

318) MORANGE-MAJOUX Françoise
Psycho-physiologie
Dunod, 2011

319) MORFAUX Louis Marie
Vocabulaire de la philosophie et des sciences humaines
Armand Colin, 1980

320) MORIN Edgar
Le paradigme perdu, la nature humaine
Seuil éditeur, 1973

321) MORIN Edgar
La méthode (tome V) L'identité humaine
Seuil, 2001

322) MORIN Edgar
L'unidualité de l'homme dans Philosopher (ouvrage collectif)
Fayard, 1980

323) MOUNIN Georges
Clefs pour la linguistique
Seghers, 1968

324) MURAY Philippe
L'empire du bien
Les Belles lettres, 2006

325) MUSIL Robert
L'homme sans qualité, tome 2
Edition du Seuil, 1956

326) NADEAU Robert
Vocabulaire technique et analytique de l'épistémologie
PUF 1999

327) NASIO J.D.
L'inconscient c'est la répétition
Payot, 2012

328) NERVAL, Gérard de
Aurelia
Librairie générale française éditeur, 1994

329) NESCHKE-HENTSCHE
Dans l'humain et la personne, sous la direction de PUTALLAZ et SCHUMACHER
Cerf éditeur 2008

330) NIETZCHE Friedrich
Fragments posthumes
Œuvres philosophiques complètes vol XIV
Gallimard, 1984

331) NIETZCHE Friedrich
La généalogie de la morale
Gallimard, 2011

332) NOE ALVA
Out of our heads
New York Hill and Wany, 2009

333) NOUET Jean Claude
L'animal humain (sous la direction CHAPOUTIER G.)
L'harmattan éditeur, 2004

334) OPPENHEIMER Agnès
Kohut et la psychologie du Self
PUF 1996

335) ORTIGUES Edmond
Encyclopedia universalis (volume 9) 1995

336) ORTOLI Sven et PHARABOD Jean Pierre
Métaphysique quantique
Edition La découverte, 2011

337) OUGHOURLIAN Jean Michel
Notre troisième cerveau
Albin Michel éditeur, 2012

338) PAGELS HEINZ
Les rêves de la raison
Inter édition, 1990

339) PASCAL
Pensées
Gallimard, 1977

340) PELICIER Yves (sous la direction de)
Les objets de la psychiatrie
L'esprit du temps éditeur, 1997

341) PENROSE Roger
Les deux infinis et l'esprit humain
Flammarion, 1999

342) PENROSE Roger
Les ombres de l'esprit
Inter éditions, 1995

343) PEQUIGNOT Henri
Initiation à la médecine
Masson éditeur, 1961

344) PEREIRA Mario Eduardo Costa
Autour de Pierre FEDIDA
(ouvrage collectif sous la direction de Monique David Menard)
PUF 2007

344 bis) PESCHARD Isabelle
dans *Dictionnaire des concepts philosophiques* (sous la direction de Michel Blay)
Larousse éditeur, 2013

345) PHILONENKO Alexis
L'archipel de la conscience européenne
Grasset éditeur, 1990

346) PHILONENKO Alexis
Tueur, figure du meurtre
Bertillat éditeur, 1991

347) PIAGET Jean
Logique et connaissance scientifique
Gallimard la Pléiade, 1967

348) PICHOT André
Eléments pour une théorie de la biologie
Maloine éditeur, 1980

348 bis) PICHOT André
Expliquer la vie
Edition QUAE, 2011

349) PICO DELLA MIRANDOLA GIOVANINI
De la dignité de l'homme
Editions de l'éclat 2008

350) PIERON Henri
De l'actinie à l'homme
PUF 1959

351) PIERON Henri
Vocabulaire de la psychologie
PUF 1968

352) PIGEAUD Jackie
La maladie de l'âme
Les belles lettres éditeur ,1981

353) PIGEAUD Jackie
Aux portes de la psychiatrie
Aubier, 2001

354) PIGEAUD Jackie
Melancholia
Payot et rivages éditeur, 2008

355) J. PINATEL
dans le *Traité de Droit pénal et de criminologie*
sous la direction de Pierre BOUZAT
Dalloz éditeur, 3ème édition 1963

356) J. PINATEL
dans *Médecine légale* (sous la direction du professeur DEROBERT)
Flammario,n 1974

357) PLATON
Œuvres complètes
Gallimard La Pléiade, 1950

358) POIRIER Jean (sous la direction de)
Histoire des Mœurs
Pléiade Gallimard, 1990

359) POIRIER Nicolas
Castoriadis
PUF 2004

360) POMEAU Yves
dans *La complexité, vertige et promesse* (sous la direction de Reda Benkirane)
Le Pommier éditeur, 2002

361) POPPER Karl
L'univers irrésolu
Herman éditeur, 1984

362) POPPER Karl
Un univers de propension
Editions de l'éclat, 1992

363) POPPER Karl
Conjecture et réfutation
Payot éditeur, 1985

364) POPPER Karl
La quête inachevée
Calmann Levy éditeur, 1981

365) POPPER Karl
Toute vie est résolution de problèmes
Actes Sud, 1997

366) POROT Antoine (sous la direction de)
Manuel alphabétique de psychiatrie
PUF 1984

367) POSTEL Jacques
Dictionnaire de psychiatre
Larousse éditeur, 2011

368) POSTEL Jacques et VETEL Claude
Nouvelle histoire de la psyuchiatrie
Dunod éditeur, 2004

369) PRENI Pietro
Psychiatrie et philosophie dans l'univers philosophique
PUF 1998

370) PRIGOGINE Ilxa et STRANGERS Isabelle
La nouvelle alliance
Gallimard, 1979

371) PROCHIANTZ Alain
Machine-esprit
Odile Jacob 2001

372) PROUST Joëlle
La pensée de soi dans *Qu'est ce que la vie psychique ?*
(sous la direction de Yves Michaud)
Odile Jacob éditeur, 2002

373) QUETEL Claude
L'histoire de la folie
Taillandier éditeur, 2009

374) RACAMIER Jean Claude
De psychanalyse en psychiatrie
Payot éditeur, 1979

375) REBOUL Anne
Langage et cognition humaine
Presse universitaire de Grenoble, 2007

376) REEMTSMA Jan Philipp
Confiance et violence
Gallimard, 2011

377) REIL J.C.
Texte cité dans *Melancholia*
de PIGEAUD Jackie

378) RENAUT Alain
La philosophie
Odile Jacob, 2006

379) REVAULT D'ALLONES
Fragile humanité
Aubier éditeur, 2002

380) REVONSO A
Sur la nature des explications en neuroscience
dans "des neurones à la philosophie (sous la direction de P.Poirier)
Editions Syllepse, 2008

381) REY Olivier
Une folle solitude
Seuil 2006

382) REYNAUD
Soigner la folie
Frisson Roche Paris, 1989

382 bis) RICARD Jacques
Pourquoi le tout est plus que la somme des parties
Hermann éditeur, 2008

383) RICHELLE Marc
Du nouveau sur l'esprit
PUF 1993

384) RICHIR Marc
Le problème de l'incarnation dans "l'âme et le corps" sous la direction de M. Haroche
Plon, 1990

385) RICOEUR Paul
Parcours de la reconnaissance
Seuil, 2004

386) RICOEUR Paul
Soi-même comme un autre
Seuil, 1990

387) RICOEUR Paul
Le conflit des interprétations
Seuil, 1969

388) RICOEUR Paul
Ecrits et conférences 1
Seuil, 2008

389) RIFKIN Jérémy
Une nouvelle conscience pour un monde en crise
Babel Actes Sud Lemeac co-éditeur, 2012

390) RIME Bernard
Le partage social des émotions
PUF 2005

391) RIZZOLLATI Giacomo et CORRADO Sinigaglia
Les neurones miroirs
Odile Jacob, 2008

392) ROCKWEL V.T.
Neither brain nor ghost
MIT Press, 2005

393) ROMANO Claude
Au cœur de la raison, la phénoménologie
Gallimard, 2010

393 bis) ROMANO Claude
Il y a
PUF 2003

393 ter) ROMANO Claude
L'événement et le monde
PUF 1998

394) ROSSET Clément
Principes de sagesse et de folie
Les éditions de minuit, 1991

395) ROUBERTOUX Pierre
Existe-t-il des gènes du comportement ?
Odile Jacob, 2004

396) ROULAND Norbert
Anthropologie juridique
PUF 1988

397) ROUSSILLON (sous la direction de)
Manuel de psychologie et de psychopathologie clinique
Masson, 2007

398) PUYER Raymond
L'animal, l'homme, la fonction symbolique
Gallimard, 1964

399) RYCROFT Charles
Dictionnaire de psychanalyse
Hachette, 1968

400) SABOURAUD Olivier
Le langage et ses maux
Odile Jacob, 1995

401) SADE
Les cent vingt jours de Sodome
Editions 10/18 poche, 1998

402) SANCHEZ-PALENCIA Evariste
Promenade dialectique dans les sciences
Hermann éditeur, 2012

403) SARTRE J.P.
L'être et le néant
Gallimard, 1991

404) SARTRE J.P.
L'imaginaire
Gallimard, 2005

405) SARTRE J.P.
L'Arc n°30
1966

406) SAUTON Marcel
Traducteur de "Comment discriminer le spectateur du spectacle"
Librairie de l'Amérique et de l'Orient
Paris ,1977

407) SCHAEFFER Jean Marie
La fin de l'exception humaine
Gallimard, 2007

408) SCHEA SHAWN Christopher
La conduite de l'entretien psychiatrique
Elsevier édition, 2005

409) SCHELER Max
La situation de l'homme dans le monde
Aubier éditeur, 1979

410) SCHNEIDER Kurt
Psychopathologie clinique
Editions Nauwelaerts, 1957

411) SCHOPENHAUER Arthur
Parerga et paralipomena
Editeur Coda, 2005

412) SCHOPENHAUER Arthur
Le Monde comme volonté et comme représentation
PUF 1966

413) SCHULZ Pierre
Psychiatrie et neurosciences
De Boeck éditeur ,2012

414) SCHUTZ Alfred
Essai sur le monde ordinaire
Le Félin éditeur, 2007

415) SEARLE John
Le Mystère de la conscience
Odile Jacob éditeur, 1999

416) SEGAL Lynn
Le rêve de la réalité
Seuil, 1990

417) SENON Jean Louis, LOPEZ Géraud, CARIO Albert
Psycho-criminologie
Dunod, 2008

418) SERBON Claudia
Dans *Revue philosophique* n°4 octobre décembre 2012
PUF éditeur

419) SERRES Michel
En amour sommes-nous des bêtes
Le Pommier éditeur, 2002

420) SEVE Lucien
Penser Marx aujourd'hui Tome II L'homme
La Dispute éditeur, 2008

420 bis) SIMON Pierre Henri
Questions aux savants
Seuil éditeur, 1969

421) SIVADON Paul / DURON Jeanine
La santé mentale
Privat, 1974

422) SLOTERDIJK Peter
La folie de Dieu
Fayard éditeur, 2012

423) SLOTERDIJK Peter
La domestication de l'être
Mille et une nuits éditeur, 2000

424) SLOTERDIJK Peter
Règles pour le parc humain
Mille et une nuits éditeur, 2010

425) STANTON et SCHWARTZ
The mental hospital
Basic books New York, 1954

426) STAPP Henry
Valeurs morales et conception quantique dans "la mutation du futur"
Sous la direction de Michel RANDOM
Albin Michel éditeur, 1996

427) STERN William
Dans "Dictionnaire des philosophes"
PUF 1984

428) STEWART John
Dans "Dictionnaire de l'ignorance"
Ouvrage sous la direction de Michel Cazenave
Albin Michel éditeur 1998

429) STRAUS Erwin
Du sens des sens
Millon éditeur, 1984

430) SWAIN Gladys
Le sujet de la folie
Privat éditeur, 1977

430 bis) SWAIN Gladys
Dialogue avec l'insensé
Gallimard, 1994

431) SZONDI Léopold
Introduction à l'analyse de destin
Nauwelaerts éditeur, 1972

432) TAGUIEFF Pierre André
Court traité de complotologie
Mille et une nuits éditeur, 2013

433) TATOSSIAN Arthur
dans *Phénoménologie, psychiatrie, psychologie*
Sous la direction de P. FEDIDA
Centurion éditeur, 1986

434) TAYLOR Charles
L'âge séculier
Seuil, 2011

435) TELLENBACH Hubertus
Fragments autobiographiques
L'art du comprendre revue n°4 février 1996

436) THERY Irène
Couple, filiation et parente aujourd'hui
Odile Jacob, 1998

437) THINES Georges ET LEMPEREUR Agnès
Dictionnaire général des sciences humaines
Editions universitaires, 1975

438) THOMAS Saint
Somme théologique
Cerf éditeur, 1999

439) THUILLIER Jean
Les dix ans qui ont chargé la folie
Robert Laffont éditeur, 1981

440) THUILLIER Jean
La folie
Robert Laffont, 1996

441) TIBERGHIEN Guy (sous la direction de)
Dictionnaire des sciences cognitives
Armand Colin éditeur, 2002

442) TINLAND Franck
La différence anthropologique
Aubier éditeur, 1977

443) TINLAND Franck
L'homme aléatoire
PUF 1997

444) TRIBALAT Michel
Préface à "Une révolution sous vos yeux"
de Caldwell Christopher, édition du Toucan, 2011

445) TZVETAN Todorov
La vie commune
Seuil, 1995

446) TYRODE Yves et ALBERNHE Thierry
Psychiatre légale
Ellipse, 1995

447) UEXKÜLL Jacob Von
Mondes animaux et monde humain
Editions Gonthier, 1965

448) ULLMO Jean
La pensée scientifique moderne
Flammarion, 1969

449) VALERY Paul
Regards sur le monde actuel
Gallimard, 1945

450) VALLARD Pierre
La seconde guerre mondiale
ACROPOLE éditeur, 2010

451) VAN H et ABRAHAM G.
Psychiatrie psychobiologique
Editions médecine et hygiène, 1995

452) VARELA Francisco
dans "La complexité vertiges et promesses"
Sous la direction de Reda BENKIRANI
Le Pommier éditeur, 2002

453) VENDRYES Pierre
Vers la théorie de l'homme
PUF 1973

454) VILLANI Arnaud
Dans "Le cerveau" (sous la direction de Manuel de Diegez)
Editions Jérôme Million, 1993

455) VINCENT Jean Didier
Voyage extraordinaire au centre du cerveau
Odile Jacob, 2007

456) VINCENT Jean Didier
Biologie des passions
Odile Jacob, 2002

457) VINCENT Jean Didier
Le cœur des autres
Plon éditeur, 2003

457 bis) VINCENT Jean Didier
Dans " neuroplasticité" sous la direction de OLIE, MACHER, CORTA E SILVA
CMG éditeur, 2005

458) VON BERTALANFFY Ludwig
Théorie générale des systèmes
Dunod éditeur, 1993

459) WALLISER Bernard
Systèmes et Modèles
Editions du Seuil, 1977

460) WALLON Henri
La vie mentale
Editions sociales, 1982

460 bis) WATZLAWICK Paul
Le langage du changement
Seuil éditeur, 1980

461) WEIL Eric
Logique philosophique
Vrin éditeur, 1974

462) WIDLÖCHER Daniel
Le fait criminel est il un fait psychopathologique ?
dans *Criminologue et psychiatre* (sous la direction de T. ALBERNHE)
Ellipse éditeur, 1997

463) WINLÖCHER Daniel
Traite de psychopathologie (ouvrage collectif)
PUF 1994

464) WIDLÖCHER Daniel
Problem of psychosis (Montréal 1969)
Experta médica éditeur, 1972

464 bis) WILDEN A.
Système et structure
Boreal express éditeur, 1983

465) Winnicott D.W.
Jeu et réalité
Gallimard, 2011

466) WOLFF Francis
Dire le monde
PUF 1997

467) WOODBURY Michael
L'information psychiatrique n°10
Décembre 1960

468) WUNENBORGER Jean Jacques
La raison contradictoire
Albin Michel, 1990

TABLE DES MATIÈRES

CHAPITRE 3
Les trois piliers d'une psychiatrie cohérente dans son autonomie / hétéronomie

Psychologie et psychanalyse aux éditions L'Harmattan

Dernières parutions

HYPNOSE ET FÉMINITÉ
Actes du 8e Congrès de l'Association européenne des praticiens d'hypnose
Sous la direction de Djayabala Varma
Cet ouvrage est consacré à des problèmes essentiellement féminins et à leurs résolutions. Les traumatismes non résolus du passé entretiennent des émotions désagréables ou des comportements inappropriés. Ainsi, des événements traumatiques peuvent causer une dépression ou une anxiété généralisée. La négligence des parents, aussi, ou des abus sexuels intrafamiliaux, peuvent aboutir, entre autres, à un sentiment de vulnérabilité ou à des troubles du comportement. L'hypnose et les techniques de psychologie de l'énergie permettent de traiter efficacement ces problèmes.
(15.50 euros, 138 p.)
ISBN : 978-2-343-11786-7, ISBN EBOOK : 978-2-14-003334-6

DE LA CRÉATION EN ART ET LITTÉRATURE
Morin Michelle - Préface d'Alberto Eiguer
L'auteur s'interroge sur le processus créateur : pourquoi et comment un créateur conçoit-il une œuvre littéraire, picturale ou musicale ? Gounod, Wagner, Cézanne, Van Gogh, Egon Schiele, Camille Claudel, Virginia Woolf : autant d'exemples qui seront analysés avec méthode. La création est une voie royale qui mène à l'inconscient du créateur, véritable lieu de fantasmes. En analysant une pléiade d'auteurs dans des domaines très différents (littérature, peinture, musique, danse), l'auteur illustre les différentes fonctions de la création et montre qu'elle coexiste avec différentes formes de pathologie.
(Coll. Études Psychanalytiques, 28.00 euros, 278 p.)
ISBN : 978-2-343-10723-3, ISBN EBOOK : 978-2-14-003436-7

UNE VOIX S'EST TUE
Parlons – Le déclin d'une civilisation n'est pas une fatalité
Charvet Bernard Christiane
Que sont devenues l'école, la famille et la religion ? Quelle importance prend un discours scientifique et comptable, qui livre l'être humain aux lois du marché ? Les attentats terroristes interrogent sur les failles d'une société incapable de contenir la pulsion de mort caractéristique de la barbarie. Sous l'égide d'un capitalisme sauvage, les liens sociaux se sont distendus et les idéaux se sont érodés. Ces effondrements successifs ont fait le lit d'un intégrisme religieux, offre funeste à laquelle une jeunesse désorientée n'aura pas de mal à adhérer. Mais l'être humain a de belles ressources, si tant est qu'il veuille les utiliser.
(Coll. Études Psychanalytiques, 22.50 euros, 226 p.)
ISBN : 978-2-343-11315-9, ISBN EBOOK : 978-2-14-003342-1

JE PENSE, DONC JE SOUFFRE
Petit traité de vie consciente
Réale Camille - Préface du Dr. Christophe Massin
Ce formidable outil qu'est la pensée peut se transformer en un instrument d'aliénation, voire de tourment. Sur la base de ce constat, l'auteur, psychologue clinicienne, nous présente un travail sur soi fondé sur la conscience, qui permet de sortir de l'enfer des pensées et des émotions

perturbantes qu'elles génèrent. C'est donc à une véritable aventure intérieure libératrice que l'auteur nous convie dans ces pages qui synthétisent sa démarche personnelle de transformation de soi et sa longue expérience professionnelle de l'écoute de l'âme humaine.
(14.00 euros, 124 p.)
ISBN : 978-2-343-11533-7, ISBN EBOOK : 978-2-14-003366-7

CAHIERS OUBLIÉS
Chronique fictive d'une errance psychodysleptique
Marsel Charles
Une expérience est d'ordre psychodysleptique quand ses effets perturbent l'activité mentale consciente, induisent une dimension irrationnelle du jugement, déclenchant une psychose. Est-cela qui affecte le personnage des *Cahiers oubliés* ? L'homme peut-il s'évader du présent ? Entreprendre cette expérience, n'est-ce pas prendre le risque d'être submergé par la folie ? Et le sujet est-il dominé par les contenus irrationnels de sa psyché, ou assistons-nous à une métamorphose psychique ?
(Coll. Santé, sociétés et cultures, 22.50 euros, 220 p.)
ISBN : 978-2-343-11699-0, ISBN EBOOK : 978-2-14-003491-6

PSYCHOLOGIE DE L'INCONSCIENT ET PAGANISME STELLAIRE INDO-EUROPÉEN
Le mythe de la création des Hyperboréens
Marsel Charles
Cet ouvrage met en avant l'essence psychologique complexe du mythe des origines dans sa relation au langage, à la manifestation de la psyché consciente créative, à la mémoire à long terme, inépuisable source de l'information. Il décrit avec minutie la dimension intemporelle inhérente au mythe de création des anciens Scandinaves. La technique analytique mise en place par l'auteur dévoile donc le mystère attaché au testament culturel des Hyperboréens.
(Coll. Psychanalyse et civilisations, 26.00 euros, 262 p.)
ISBN : 978-2-343-10876-6, ISBN EBOOK : 978-2-14-003490-9

L'INTELLIGENCE PRISMATIQUE
Ce que les machines nous envient
Norrito Magali
Ce livre invite le lecteur à découvrir une nouvelle forme d'intelligence : l'intelligence prismatique. Avec un langage simple et une approche pédagogique affirmée, Magali Norrito nous révèle les secrets du processus mental à travers l'analyse de ses stratégies d'adaptation hors et sous pression.
(30.00 euros, 304 p.)
ISBN : 978-2-343-10979-4, ISBN EBOOK : 978-2-14-003077-2

L'ÉMOTION, SOURCE DE CONNAISSANCE
Avron Ophélia - Préface de Florence Giust-Desprairies et postface de René Kaës
Ophélia Avron propose une théorie des émotions s'articulant à la thèse freudienne de la sexualité infantile fondée plus spécifiquement sur une fonction d'interliaison psychique appelée « émotionnalité participative ». Cet ouvrage porte ainsi sur les dysfonctionnements de l'émotionnalité rythmique et présente les avancées, que rend possibles cette théorie, dans la compréhension et le traitement des dérégulations interpsychiques.
(18.00 euros, 170 p.)
ISBN : 978-2-343-11514-6, ISBN EBOOK : 978-2-14-003093-2

ÉMOTIONS ET APPRENTISSAGES
Pham Quang Long - Préface de Jean-Marie Barbier
Invitation à la lecture de Mireille Cifali - Postface de Pierre Livet
Apprendre de, apprendre par, apprendre dans les émotions : peu de questions présentent un enjeu social et personnel, un enjeu théorique et méthodologique aussi fort pour la recherche et la formation. Loin d'être des états transitoires, les émotions trouvent leur pleine portée dans la mise à jour du rapport qu'elles entretiennent avec l'engagement et la construction du sens dans l'action. À

l'occasion d'une immersion en soin mortuaire - méconnu et pourtant essentiel - sont avancées des propositions analysant le rapport entre émotions situées et apprentissages en situation de travail.
(Coll. Action et savoir, 28.00 euros, 280 p.)
ISBN : 978-2-343-11428-6, ISBN EBOOK : 978-2-14-003188-5

MARIE LANGER – Une psychanalyste féministe en Argentine
Sous la direction de Susana Elkin et Martin Reca
Au moment où la barbarie prend des formes planétaires inédites, la figure de celle qui a été pionnière de la psychanalyse en Argentine, Marie Langer (1910-1987), mérite d'être mieux connue du public français. Les valeurs qu'elle a défendues, les combats qu'elle a menés pour la liberté, la prise en compte de l'influence de la société sur l'individu, les droits des femmes ou encore la nécessité du dire, sont toujours d'une criante actualité. La conviction profonde de Marie Langer pourrait se résumer ainsi : la psychanalyse est l'une des meilleures armes de la civilisation contre la barbarie et l'oppression des minorités.
(Coll. Psychanalyse et civilisations, 15.50 euros, 142 p.)
ISBN : 978-2-343-10714-1, ISBN EBOOK : 978-2-14-003133-5

DE LA HAINE À L'AMOUR
Les relations humaines dans la vie privée et professionnelle
Cuevas Fernando - Préface d'Eugène Enriquez
Fernando Cuevas s'attache à décrire les différentes relations humaines que nous mettons tous en jeu les uns envers les autres, que ce soit au sein de notre vie privée, ou bien dans le cadre de notre vie professionnelle. Cet ouvrage explore différentes modalités de la relation humaine allant du refus à la fusion avec l'autre.
(Coll. Perspectives organisationnelles, 29.00 euros, 284 p.)
ISBN : 978-2-343-11107-0, ISBN EBOOK : 978-2-14-003095-6

NOURRIR LE COLLECTIF
Sortir de l'individualisation pour sauver le travail
Grasset Yves
Il semble aller de soi que le travail témoigne de la réalisation d'une œuvre commune. Pourtant, aujourd'hui, le collectif se fissure, se morcelle, et ce dans un ensemble toujours plus vaste d'environnements professionnels. L'individualisation dans la mesure des performances, la mise en concurrence entre services, départements ou équipiers de la même organisation, accélère ce délitement. Cet ouvrage identifie donc les conditions et les conséquences palpables de ce recul des liens, et propose des modes de traitement et de revitalisation de ces liens.
(Coll. Clinique et changement social, 24.50 euros, 230 p.)
ISBN : 978-2-343-11575-7, ISBN EBOOK : 978-2-14-003273-8

CLINIQUE D'ORIENTATION PSYCHANALYTIQUE
Recherches en éducation et formation
Coordonné par Louis-Marie Bossard
Créée en 2009, la revue électronique *Cliopsy* est reconnue par la communauté des sciences de l'éducation comme une revue de référence. Elle offre deux fois par an un espace de travail aux chercheurs se réclamant de l'approche clinique d'orientation psychanalytique dans le champ de l'éducation et de la formation. Elle témoigne ainsi, année après année, de l'actualité toujours féconde de cette approche. Cet ouvrage reprend donc les articles écrits par les sept fondateurs de la revue, auxquels sont joints quatre articles d'auteurs étrangers.
(Coll. Savoir et formation, série Psychanalyse et Éducation, 26.00 euros, 252 p.)
ISBN : 978-2-343-11463-7, ISBN EBOOK : 978-2-14-003249-3

FIGURES DE LA PÉDOPHILIE
La psychanalyse et le monde du pédophile
Shinaia Cosimo - Préface de Sophie Baron Laforet
Cet ouvrage ne prétend pas être un traité sur la pédophilie, mais une tentative de rassembler nos connaissances sur un sujet difficile et d'une brûlante actualité, à partir d'un point de vue

psychanalytique. Avec des contributions provenant de divers milieux scientifiques, cet ouvrage propose des incursions dans divers territoires culturels (mythes, contes, romans). L'analyse et l'étude de différents cas cliniques permettront enfin au thérapeute de choisir les interventions les plus adaptées, et ce afin de prévenir les récidives.
(37.50 euros, 378 p.)
ISBN : 978-2-343-11703-4, ISBN EBOOK : 978-2-14-003292-9

LA PSYCHOLOGIE DU COLLABORATIF
« Dessine-moi nous »
Matesanz Eva
Dédié à la psychologie du collaboratif, cet ouvrage retrace l'état de l'art du lien groupal à partir du désir de collectif créatif que chacun éprouve dans l'entreprise et dans la société. Il s'agit pour l'auteure de souligner les ressources naturelles humaines, pour trouver un destin partagé. Il s'accompagne donc de retours d'expérience de la conduite de groupes et de l'accompagnement individuel. Il ouvre à la réflexion, au moyen de carnets à personnaliser et à dessiner.
(22.50 euros, 218 p.)
ISBN : 978-2-343-10647-2, ISBN EBOOK : 978-2-14-003279-0

WILHELM REICH OU LE COMPLEXE DE PROMÉTHÉE
Delmas Pierre
Cet ouvrage propose de revisiter tous les grands concepts qui ont fait aussi bien la renommée que le rejet dans les milieux psychanalytiques de Wilhelm Reich. Une place est également accordée à la biographie tant l'oeuvre du savant est indissociable de sa vie. La relecture de son oeuvre avec plus de recul et d'ouverture d'esprit résonne, dans cette période troublée que nous vivons actuellement, comme un avertissement d'une terrible lucidité que son époque n'a pas voulu entendre.
(Coll. Études Psychanalytiques, 35.00 euros, 340 p., Illustré en N&B)
ISBN : 978-2-343-10970-1, ISBN EBOOK : 978-2-14-002852-6

ESQUISSE D'UNE CLINIQUE PSYCHANALYTIQUE STRUCTURALE
Petit essai de formalisation d'une métapsychologie freudonienne raisonnée
Lebailly Marc
Cet ouvrage a pour ambition de proposer une clinique psychanalytique spécifique à partir d'une approche structurale. Elle diverge de celle de la psychiatrique classique et de celle dite «moderne symptomatique», telle que les psychiatres nord-américains la développent dans le DSM5. Elle se fonde sur une métapsychologie non plus fondée sur «la pulsion freudienne» mais en considérant la fonction langagière – telle que Noam Chomsky la considère comme «module neurocérébral» – comme nouveau concept limite d'avec le biologique. À partir de quoi il est possible d'établir une nouvelle taxinomie des troubles psychiques (névrose, psychose, perversion) envisagée comme une structure de transformation.
(45.00 euros, 556 p.)
ISBN : 978-2-343-10816-2, ISBN EBOOK : 978-2-14-003048-2

RILKE-POÈME
Élancé dans l'asphère
Tigirlas Luminitza C.
Dévouant l'amour à « la terrible volonté de l'Art », Rilke devient lui-même poème, espace de l'Ouvert. L'amant parfait du fantasme rilkéen mute en héros afin de saisir l'absolu de l'acte créateur par ses *Élégies* et *Sonnets à Orphée*. Tel son Malte, confronté à la Chose et au mystère de la Lettre, le poète exige l'exclusivité d'une Elle « sans faute » et nous apprend comment on effleure l'Idéal du sacrifice.
(Coll. Études Psychanalytiques, 21.50 euros, 208 p.)
ISBN : 978-2-343-11343-2, ISBN EBOOK : 978-2-14-002971-4

L'HARMATTAN ITALIA
Via Degli Artisti 15; 10124 Torino
harmattan.italia@gmail.com

L'HARMATTAN HONGRIE
Könyvesbolt ; Kossuth L. u. 14-16
1053 Budapest

L'HARMATTAN KINSHASA
185, avenue Nyangwe
Commune de Lingwala
Kinshasa, R.D. Congo
(00243) 998697603 ou (00243) 999229662

L'HARMATTAN CONGO
67, av. E. P. Lumumba
Bât. – Congo Pharmacie (Bib. Nat.)
BP2874 Brazzaville
harmattan.congo@yahoo.fr

L'HARMATTAN GUINÉE
Almamya Rue KA 028, en face
du restaurant Le Cèdre
OKB agency BP 3470 Conakry
(00224) 657 20 85 08 / 664 28 91 96
harmattanguinee@yahoo.fr

L'HARMATTAN MALI
Rue 73, Porte 536, Niamakoro,
Cité Unicef, Bamako
Tél. 00 (223) 20205724 / +(223) 76378082
poudiougopaul@yahoo.fr
pp.harmattan@gmail.com

L'HARMATTAN CAMEROUN
TSINGA/FECAFOOT
BP 11486 Yaoundé
699198028/675441949
harmattancam@yahoo.com

L'HARMATTAN CÔTE D'IVOIRE
Résidence Karl / cité des arts
Abidjan-Cocody 03 BP 1588 Abidjan 03
(00225) 05 77 87 31
etien_nda@yahoo.fr

L'HARMATTAN BURKINA
Penou Achille Some
Ouagadougou
(+226) 70 26 88 27

L'HARMATTAN SÉNÉGAL
10 VDN en face Mermoz, après le pont de Fann
BP 45034 Dakar Fann
33 825 98 58 / 33 860 9858
senharmattan@gmail.com / senlibraire@gmail.com
www.harmattansenegal.com

www.ingramcontent.com/pod-product-compliance
Lightning Source LLC
LaVergne TN
LVHW021147061026
849535LV00002B/382